中国康复医学会"康复医学指南"丛书

康复影像学指南

U0300843

主　编　王振常　梁长虹

副主编　谢　瑛　徐　磊　杨　萌　陈亚平　杨吉刚

人民卫生出版社

·北　京·

图书在版编目（CIP）数据

康复影像学指南/王振常，梁长虹主编. —北京：
人民卫生出版社，2024.5
ISBN 978-7-117-35775-3

Ⅰ.①康… Ⅱ.①王… ②梁… Ⅲ.①康复医学 – 影
像诊断 – 指南 Ⅳ.①R49–62

中国国家版本馆 CIP 数据核字（2024）第 007592 号

人卫智网	www.ipmph.com	医学教育、学术、考试、健康， 购书智慧智能综合服务平台
人卫官网	www.pmph.com	人卫官方资讯发布平台

康复影像学指南
Kangfu Yingxiangxue Zhinan

主　　编：王振常　　梁长虹
出版发行：人民卫生出版社（中继线 010-59780011）
地　　址：北京市朝阳区潘家园南里 19 号
邮　　编：100021
E - mail：pmph @ pmph.com
购书热线：010-59787592　010-59787584　010-65264830
印　　刷：北京汇林印务有限公司
经　　销：新华书店
开　　本：787×1092　1/16　　印张：33
字　　数：824 千字
版　　次：2024 年 5 月第 1 版
印　　次：2024 年 6 月第 1 次印刷
标准书号：ISBN 978-7-117-35775-3
定　　价：139.00 元
打击盗版举报电话：010-59787491　E-mail：WQ @ pmph.com
质量问题联系电话：010-59787234　E-mail：zhiliang @ pmph.com
数字融合服务电话：4001118166　　E-mail：zengzhi @ pmph.com

编者（按姓氏笔画排序）

王　悍（上海交通大学附属第一人民医院）

王立恒（南京医科大学附属苏州医院）

王绍武（大连医科大学附属第二医院）

王振常（首都医科大学附属北京友谊医院）

王陶黎［同济大学附属养志康复医院（上海市阳光康复中心）］

王淑敏（北京大学第三医院）

水　雯（山西医科大学第一医院）

叶　彬（广西壮族自治区江滨医院）

吕发金（重庆医科大学附属第一医院）

刘建华［中国康复研究中心（北京博爱医院）］

刘翠红（山东第一医科大学附属省立医院）

杜启亘（黑龙江省中医药大学附属第二医院）

李洪伦（烟台毓璜顶医院）

杨　健（西安交通大学第一附属医院）

杨　萌（北京协和医院）

杨吉刚（首都医科大学附属北京友谊医院）

吴飞云（江苏省人民医院）

吴新淮（中国人民解放军总医院第七医学中心）

邱士军（广州中医药大学第一附属医院）

佟　帅（北京市海淀医院）

谷　磊（北京小汤山医院）

张　同（哈尔滨医科大学附属第四医院）

张　铎（北华大学附属医院）

张玉梅（首都医科大学附属北京天坛医院）

张伟东（首都医科大学附属北京潞河医院）

张茗昱（首都医科大学附属北京友谊医院）

张晓东（厦门大学附属第一医院）

张瑞平［山西省人民医院（山西医科大学第五医院）］

陈　铃（广东省中医院）

陈亚平（首都医科大学附属北京同仁医院）

陈宝定（江苏大学附属医院）

陈雪丽（首都医科大学附属北京世纪坛医院）

邵　丹（广东省人民医院）

郄淑燕（首都医科大学附属北京康复医院）

郑　堃（北京协和医院）

郑卓肇（北京清华长庚医院）

赵佳琦（同济大学附属上海市第四人民医院）

郝大鹏（青岛大学附属医院）

胡才友（广西壮族自治区江滨医院）

查云飞（武汉大学人民医院）

姜立新（上海交通大学医学院附属仁济医院）

耿左军（河北医科大学第二医院）

徐　磊（首都医科大学附属北京安贞医院）

徐文坚（青岛大学附属医院）

殷小平（河北大学附属医院）

高培森（鄂尔多斯市中心医院）

龚启勇（四川大学华西医院）

崔　芳（同济大学附属东方医院）

梁长虹（广东省人民医院）

董继革（中国中医科学院望京医院）

韩蕴菁（福建医科大学附属协和医院）

谢　瑛（首都医科大学附属北京友谊医院）

解　朋（河北医科大学第三医院）

燕　飞（首都医科大学附属北京同仁医院）

编写秘书

吴春薇（首都医科大学附属北京友谊医院）

刘　旭（首都医科大学附属北京友谊医院）

中国康复医学会"康复医学指南"丛书

序言

　　受国家卫生健康委员会委托,中国康复医学会组织编写了"康复医学指南"丛书(以下简称"指南")。

　　康复医学是卫生健康工作的重要组成部分,在维护人民群众健康工作中发挥着重要作用。康复医学以改善患者功能、提高生活质量、重塑生命尊严、覆盖生命全周期健康服务、体现社会公平为核心宗旨,康复医学水平直接体现了一个国家的民生事业发展水平和社会文明发达程度。国家高度重视康复医学工作,近年来相继制定出台了一系列政策文件,大大推动了我国康复医学工作发展,目前我国康复医学工作呈现出一派欣欣向荣的局面。康复医学快速发展迫切需要出台一套与工作相适应的"指南",为康复行业发展提供工作规范,为专业人员提供技术指导,为人民群众提供健康康复参考。

　　"指南"编写原则为,遵循大健康大康复理念,以服务人民群众健康为目的,以满足广大康复医学工作者需求为指向,以康复医学科技创新为主线,以康复医学技术方法为重点,以康复医学服务规范为准则,以康复循证医学为依据,坚持中西结合并重,既体现当今现代康复医学发展水平,又体现中国传统技术特色,是一套适合中国康复医学工作国情的"康复医学指南"丛书。

　　"指南"具有如下特点:一是科学性,以循证医学为依据,推荐内容均为公认的国内外最权威发展成果;二是先进性,全面系统检索文献,书中内容力求展现国内外最新研究进展;三是指导性,书中内容既有基础理论,又有技术方法,更有各位作者多年的实践经验和辩证思考;四是中西结合,推荐国外先进成果的同时,大量介绍国内开展且证明有效的治疗技术和方案,并吸纳中医传统康复技术和方法;五是涵盖全面,丛书内容涵盖康复医学各专科、各领域,首批计划推出 66 部指南,后续将继续推出,全面覆盖康复医学各方面工作。

　　"指南"丛书编写工作举学会全体之力。中国康复医学会设总编写委员会负总责,各专业委员会设专科编写委员会,各专业委员会主任委员为各专科指南主编,全面负责本专科指南编写工作。参与编写的作者均为我国当今康复医学领域的高水平专家、学者,作者数量达千余人之多。"指南"是全体参与编写的各位同仁辛勤劳动的成果。

　　"指南"的编写和出版是中国康复医学会各位同仁为广大康复界同道、

为人民群众健康奉献出的一份厚礼,我们真诚希望本书能够为大家提供工作中的实用指导和有益参考。由于"指南"涉及面广,信息量大,加之编撰时间较紧,书中的疏漏和不当之处在所难免,期望各位同仁积极参与探讨,敬请广大读者批评指正,以便再版时修正完善。

衷心感谢国家卫生健康委员会对中国康复医学会的高度信任并赋予如此重要任务,衷心感谢参与编写工作的各位专家、同仁的辛勤劳动和无私奉献,衷心感谢人民卫生出版社对于"指南"出版的高度重视和大力支持,衷心感谢广大读者对于"指南"的关心和厚爱!

百舸争流,奋楫者先。我们将与各位同道一起继续奋楫前行!

中国康复医学会会长

方国恩

2020 年 8 月 28 日

中国康复医学会"康复医学指南"丛书
编写委员会

7

中国康复医学会"康复医学指南"丛书

目录

前言

为推进我国康复医学工作有序高质量发展，国家卫生健康委员会特委托中国康复医学会主持"康复医学指南"系列丛书编著工作。本系列丛书的编著工作，以习近平新时代中国特色社会主义思想为指导，以服务人民群众健康为目的，以满足广大康复医学工作者需求为指向，以康复循证医学为依据，以康复医学科学规范为准则，以康复医学科技创新为主线，以康复技术、服务规范为重点，突出康复特色、紧紧围绕要解决的问题，坚持理论与实践结合为指导原则。"康复医学指南"系列丛书为广大康复医学工作者提供指南和参考，服务人民群众健康。"康复医学指南"系列丛书是以康复医学从业人员、相关领域的医疗卫生管理人员以及其他具有康复需求的读者为主要服务对象，是广大康复医学工作者的工作遵循和指南，是行业工作的标准，是康复质量控制的重要依据和参考，包含了国内外发展的最新成果，具有先进性、科学性和实用性，是康复医学工作者随手可阅的参考工具书。

《康复影像学指南》由中国康复医学会医学影像与康复专业委员会承担编写工作，着重介绍影像应用于康复领域所需的基本知识、各康复专业领域常见疾病的不同影像表现及关注要点。全书共分为四章，除概述介绍影像学基础知识外，还包括神经系统、脊柱骨关节肌肉系统及内脏系统中所包含的各类常见康复疾病的影像学内容。每章均以解剖部位划分为小节，按不同部位常见的康复疾病从正常影像表现、康复常见疾病及异常影像表现、康复治疗的影像关注要点三大方面进行了详尽的介绍，把所涉及部位的正常影像，包括 X 线、CT、MR、核医学和超声中的正常表现悉数阐明，在康复常见疾病中的影像表现均图文并茂予以具体清晰的列举，并专门提取康复治疗的影像关注要点以利于理论联系实际，便于读者在康复临床工作中更好地应用。对于较为常见的复杂临床问题，本指南还给出康复治疗影像的选择策略、重要数据测量及康复诊疗指导意义等特色环节。

本指南的编者由全国各大医院放射医学、康复医学、超声及核医学专业的著名专家组成，指南的编写凝聚了专家们宝贵的心血和汗水，在此，感谢参与指南编写的所有专家及学者，正是大家的无私奉献和大力支持，才使本指南能保质保量完成。由于时间和水平有限，书中难免有疏漏和错误之处，恳请各位读者在使用过程中提出宝贵意见，以便日后修订、再版时得以改进和完善。

2023 年 6 月

目录

第一章 概述

第一节　X线的基础与诊断

1895年,德国科学家伦琴偶然间发现了X线,此后,X线在医疗中的应用越来越广泛。通过人体内部结构及器官的影像来了解人体的生理功能和病理变化,用于辅助疾病的诊断,被称为放射诊断学。了解X线的成像原理和方法,掌握X线成像技术及诊断方法,对于合理应用放射诊断至关重要。

一、X线的基本原理

X线是高速运行的电子流撞击钨(或钼)靶产生的,是一种波长很短的电磁波,用于诊断的X线波长范围约0.008~0.031nm。

(一)X线与医学成像有关的主要特性

1. 穿透性(penetrability)　X线具有很强的穿透力,能够穿透可见光不能穿透的物体,这是X线成像的基础。

2. 荧光效应(fluorescence)　X线激发荧光物质,转化为可见荧光,这是X线透视的基础。

3. 感光效应(photosensitization)　胶片经X线照射后产生潜影,产生黑白不同的影像,这是X线摄片的基础。

4. 电离效应(ionizing effect)　X线通过空气被吸收后产生电离作用,这是放射防护和放射治疗的基础。

(二)X线成像的基本原理

人体组织和器官形态、密度、厚度均不同,当X线穿透人体各种不同组织结构时,由于其密度和厚度的差别,X线被吸收的程度不同,到达荧光屏或胶片上的X线量就存在差异,这样就形成了黑白对比不同的影像,这就是X线成像的基本原理。

二、X线的检查技术

(一)普通常规检查

1. X线透视　简便易行,费用低,通过转动患者体位多方位观察器官的动态变化,造影检查及介入操作也是在透视下进行,但透视图像不够清晰,难以留下永久记录。

2. X线摄影　最基本的检查手段,应用范围广,空间分辨率高,便于永久保存。

(二)特殊检查

1. 体层摄影　使某一层面上的组织结构清晰,其他层面模糊,有利于显示病变的内部结构,但随着CT的发展,目前已经很少应用。

2. 软X线摄影　40kV以下管电压产生的X线,通常由钼靶产生,用于乳腺、阴茎、咽喉侧位等软组织的检查。

3. 高千伏摄影　120kV以上管电压产生的X线,常用于胸部,较好地显示气管结构。

4. 其他特殊检查 放大摄影、间接摄影、记波摄影。

（三）造影检查

引入高密度对比剂、低密度对比剂,增大相邻组织间的对比度,进行人工对比,扩大 X 线检查的范围。

三、X 线的临床诊断

（一）X 线图像的特点

X 线图像是二维平面图像,是 X 线束穿过不同组织结构后的叠加图像,空间分辨率高,图像清晰,且方便快速、经济实惠,是影像诊断中使用最基本的技术手段,为明确疾病的诊断、确定病变的范围和程度提供帮助。由于 X 线束是锥形投照,图像会产生不同程度的放大并产生伴影,中心部位较轻,边缘部位歪曲失真情况较严重。

（二）X 线诊断流程

1. 检查 X 线片的图像质量 首先确定患者位置正确,对比度及空间分辨率符合诊断要求,影像中不存在伪影并且标记鲜明。

2. 系统全面观察 X 线片,重点注意病变的部位和分布,病变的数目、形状、大小、边缘、密度,病变所在器官本身的变化,病变周围的组织结构情况。

3. 结合临床资料,根据诊断需要,进行综合分析研究,重点注意患者的性别、年龄、体型、职业史和接触史、生活史、体征及临床检验结果及治疗经过,掌握全面的临床资料,得出最可靠的结论。

（三）X 线诊断结果

X 线诊断结果基本上属于以下三种情况。①肯定性结论:确诊疾病。②可能性诊断:首先从常见病入手,根据影像及临床资料排除部分疾病,提出可能性诊断,不宜超过 3 个,可能性最大的放在首位。③无法诊断:X 线表现滞后于临床体征或无法根据现有图像诊断时,可跟踪随访或提出进一步检查的结论。

（王 悍）

参 考 文 献

［1］ROWLANDS J A. The physics of computed radiography ［J］. Physics in Medicine and Biology,2002,47（23）: 123-166.

［2］LAWSON T L,FOLEY W D,IMRAY T J,et al. Abdominal computed radiography:evaluation of low-constrast lesions ［J］. Invest Radiol,1980,15（3）:215-219.

［3］NAKANO Y,TOGASHI K,NISHIMURA K,et al. Stomach and duodenum:radiographic magnification using computed radiography（CR）［J］. Radiology,1986,160（2）:383-387.

第二节 CT 的基础与诊断

计算机体层成像（computed tomography,CT）是医学影像领域最早使用数字化成像的设备。1972 年,英国工程师 Hounsfield 教授研发了第一台 CT 试验机,研究初期的 CT 扫描和重建算法都比较慢,加上扫描孔径的限制,仅用于头部扫描。随着技术的革新,1990 年,以滑环技术为基础的螺旋 CT 问世,标志着 CT 领域的重大革新,CT 图像像素信息从二维上升到三维,该技术可以实现对肺等运动器官的扫描,1992 年推出了双层螺旋 CT,1998 年推出了 4 层螺旋 CT,促进了 CT 血管成像的临床应用。多排探测器的技术革新也使得扫描的效率得到提升,实现了 3D 容积扫描、CT 灌注成像等。2002 年的 16 排(层)CT 和 2004 年 64 排(层)CT 相继问世,解决了心脏扫描的难题。2006 年,西门子公司推出了双源 CT,这是 CT 发展史上的重大突破,因其拥有两套球管 - 探测器系统,显著提高了时间分辨率,使得高心率患者冠状动脉成像成为可能。2009 年,宝石能谱 CT 进入临床,实现了快速管电压切换。2010 年,宽探测器的 320 层 CT 用于临床,这些技术的发展扩宽了 CT 的临床应用范围,对于辅助疾病诊断是十分重要的。

一、CT 成像基本原理

X 线球管发出高能 X 线,经准直器高度准直后,穿过人体成像部位,探测器接收该层面上不同方向的人体组织对 X 线的衰减值,经模数转换器转换为数字信号传给计算机,经过校正、检验后进行卷积处理,采用特殊算法重建图像,经数模转换成模拟图像,用黑白不同的灰度等级显示在荧光屏上,传输到硬盘上暂时储存或传输到激光相机制成胶片。

二、CT 检查技术

CT 自 20 世纪 70 年代问世以来,经历了三次技术革命,扫描速度、时间分辨率、空间分辨率都有了重大突破,由最初单纯的解剖结构成像,发展到能够反映功能、组织学变化的微观成像,在临床应用方面取得了一定的成果。

1. 平扫(non-contrast enhanced scan)　普通扫描,是指不使用对比剂增强的扫描方式,胸、腹部扫描前训练患者练习屏气,避免呼吸运动产生的伪影,腹、盆部扫描前应口服对比剂。

2. 增强扫描(contrast enhanced scan)　注射对比剂后再扫描的方法,可提高病变部位与正常组织的密度差,有助于疾病的定位与定性。分为常规增强扫描、动脉增强扫描、延迟增强扫描等方式。

3. CT 灌注成像(CT perfusion imaging,CTP)　静脉注射对比剂后对选定的层面进行多次连续扫描,获得时间密度曲线,根据曲线利用数学模型计算出血流量、血容量、平均通过时间、达峰时间等血流动力学参数,用来评价组织器官的灌注情况,从微循环水平揭示组织器官的病理生理改变,是目前研究血流动力学最方便、有效的方法。

4. CT 能谱成像(spectral CT imaging)　物质对 X 线的吸收是随着 X 线的能量变化而变化的,任何物质都有特征吸收曲线,因此利用不同物质在高低管电压扫描下 X 线的衰减值(CT 值)的不同,可以区分不同的物质,通过数学模型可获得单能量图像,通过分析软件可以对人体组织进行物质定量分析,在临床上的应用主要包括硬化伪影的去除、肿瘤的定位定性及分级诊断、提高病变的检出率。

5. CT 血管成像(CT angiography,CTA)　静脉内团注对比剂,当血管内强化达峰值时进行快速连续容积扫描,并通过三维重建技术显示靶血管结构,为血管疾病的诊断带来了曙光。

三、CT 的临床诊断

（一）CT 图像的特点

CT 图像是由一定数目从黑到白不同灰度的像素按固有矩阵排列而成,每一个像素的灰度值反映的是相应体素的 X 线吸收系数,CT 图像的密度分辨率较高,所以能清楚地显示由软组织构成的器官和病变影像,静脉注射高密度对比剂可增加病变与周围组织结构的密度对比,利于病变的检出和诊断。另外,CT 可以根据 X 线吸收系数量化评估密度高低的程度,临床上使用 CT 值量化 CT 密度,为了使所观察的组织结构达到最佳,需依据 CT 值范围选择不同的窗技术,调整窗宽、窗位,使图像显示更清晰。CT 图像常规是横轴位断层图像,各个器官组织的结构能够清楚显示。

（二）CT 图像的后处理技术

随着 CT 设备和技术的发展,在亚毫米薄层扫描的基础上,利用计算机软件对 CT 轴位断面图像信息进行重组,可获得冠状位、矢状位的二维图像以及三维立体图像,称之为 CT 图像后处理技术。目前常用的包括多平面重组(multiplanar reformation,MPR)、曲面重组(curved planar reformation,CPR)、最大密度投影(maximum intensity projection,MIP)、最小密度投影(minimum intensity projection,minIP)、表面阴影显示(shaded surface display,SSD)、容积再现技术(volume rendering technique,VRT)等。

（三）CT 检查的临床应用

1. CT 的平扫及增强检查基本涵盖全身各系统的疾病的诊断,能较早地发现较小的病变和疾病的范围,能检出的病灶包括先天性发育异常、炎症性疾病、代谢性异常病变、外伤性改变、退行性病变、良恶性肿瘤及心血管疾病。后处理图像可以多方位显示病变的位置、范围以及病变与周围组织结构的空间关系,可以在不同方位上测量病变组织的密度和大小。

2. 随着 CT 检查技术的革新,使得诊断信息不只局限于形态学表现,还可通过功能成像反映组织器官和病灶的血流灌注等功能性信息,为疾病的准确诊断提供了新的依据。

3. 由于 CT 技术的快速简便等优点,使其在急诊医学中的应用越来越重要,尤其是急性脑梗死、胸痛三联征(心绞痛、主动脉夹层、肺动脉栓塞)、急腹症等疾病的诊断中,CT 可快速明确病因,为治疗及时提供可靠依据。

（王　悍）

参 考 文 献

[1] HOUNSFIELD G N. Computerized transverse axial scanning(tomography). 1. Description of system [J]. Br J Radiol,1973,46(552):1016-1022.

[2] RUBIN G D. Computed tomography:revolutionizing the practice of medicine for 40 years [J]. Radiology,2014,273(Suppl 2):S45-S74.

[3] SO A,NICOLAOU S. Spectral Computed Tomography:Fundamental Principles and Recent Developments [J]. Korean J Radiol,2021,22(1):86-96.

第三节　MRI 的基础与诊断

磁共振成像（magnetic resonance imaging，MRI）的物理基础是磁共振现象，是继CT之后，借助计算机及图像重建技术的发展而出现的一种新型医学影像检查技术。

一、磁共振成像基本原理

通过对静磁场中的人体组织施加特定频率的射频脉冲，使氢质子受到激励而发生磁共振现象，当射频脉冲终止后，质子在弛豫过程中感应出 MR 信号，经过信号接收、空间编码、图像重建等过程，产生 MR 图像。

二、MRI 检查技术

1. 常规 MR 结构成像　包括平扫和增加检查，通常包括 T_1WI、T_2WI、PDWI 等序列，空间分辨率高，主要用于组织结构和疾病的形态学检查。

2. 磁共振血管成像（magnetic resonance angiography，MRA）　无须注射对比剂即可使血管显影，安全无创，可多角度观察，常用技术包括时间飞跃法和相位对比法。

3. 磁共振水成像（magnetic resonance hydrography，MRH）　重度 T_2 加权成像，使体内静态或缓慢移动的液体呈高信号，实质器官和快速流动的液体呈低信号，主要包括 MR 胆胰管成像（MRCP）、MR 尿路造影（MRU）、MR 脊髓造影（MRM）等。

4. 动脉自旋标记（arterial spin labeling，ASL）技术　无须引入外源性对比剂，应用射频脉冲磁化标记动脉血中的水作为内源性示踪剂，获得与脑血流量相关的半定量或绝对定量图像。用于检测局部血流，评价生理和病理状态下的血流变化，提供灌注的绝对定量值。

5. 磁敏感加权成像（susceptibility weighted imaging，SWI）　根据不同组织间的磁敏感性差异来提高图像对比度。磁敏感性反映了物质在外加磁场作用下的磁化程度，可以用磁化率来度量，主要应用包括脑内小静脉的显示，动静脉畸形、隐匿性静脉疾病、多发性硬化、外伤及肿瘤的诊断。

6. 磁共振扩散成像　反映水分子扩散属性的成像技术，主要包括弥散加权成像（diffusion weighted imaging，DWI）、弥散张量成像（diffusion tensor image，DTI）、弥散峰度成像（diffusion kurtosis imaging，DKI）。DWI 技术简便易行，广泛应用于全身疾病的早期诊断、鉴别诊断及疗效评估，DTI 和 DKI 技术主要应用于中枢神经系统。

7. 功能磁共振成像（functional magnetic resonance imaging，fMRI）　把大脑活动与特定任务联系起来的成像技术，用于研究脑组织病理生理活动，探究大脑神经活动、认知功能。经典技术是基于血氧水平依赖（blood oxygenation level dependent，BOLD）成像，神经细胞的活动需要消耗葡萄糖和氧，从而引起血管内血氧含量的变化，表现在 BOLD 图像上信号强度减低。

8. pH 成像　主要包括化学交换饱和转移（chemical exchange saturation transfer，CEST）技术和氨基质子转移（amide proton transfer，APT）技术，通过评估所处内环境的 pH 的波动，判断组织内代谢物质的交换情况，适用于疾病早期诊断，对于急性脑梗死和肿瘤的鉴别诊断具有较高的敏感性。

9. MR 弹性成像（magnetic resonance elastography，MRE） 通过机械波来定量测量组织弹性剪切力的弹性成像方法，通过检测组织的弹性和硬度特征，主要用于慢性肝病硬度评价、乳腺良恶性肿瘤的鉴别、骨骼肌弹性评测量、脑肿瘤硬度评价等。

三、MRI 的临床诊断

（一）MRI 图像的特点

1. MRI 图像是数字化的模拟灰度图像，通过窗技术可以进行图像后处理，灰度代表信号强度，反映该物质弛豫时间的长短。MRI 检查具有多个成像参数，如 T_1 弛豫时间、T_2 弛豫时间、质子密度弛豫时间等。人体不同组织和病变具有不同的弛豫时间，因此在不同的加权图像上产生不同的信号强度，表现为不同的灰度。

2. MRI 检查可以采用不同的序列进行成像，常用的包括自旋回波序列（SE）、快速自旋回波序列（FSE 或 TSE）、快速反转恢复序列（IR）、梯度回波序列（GRE）、回波平面成像（EPI），因其具有不同的成像速度、不同的组织对比，具有不同的临床应用价值。

3. MRI 图像不仅能常规获取横轴位断层图像，还可以直接进行冠状位、矢状位，甚至任何方位的断层图像，且软组织分辨力高，因此可以多方位显示组织结构的解剖关系，识别正常结构和病变的不同组织学类型。

4. MRI 图像因受流动效应的影响，不但能显示血管的形态，还能提供血流方向和流速方面的信息。MRI 图像还可以显示组织磁敏感性差异、显示含水的管道系统、活体监测组织成分、显示水分子扩散运动、反映组织血流灌注信息，显示脑区功能与连接。

（二）MRI 图像的临床应用及诊断

随着 MR 设备及软件的持续发展，MRI 检查目前已广泛应用于人体各系统疾病的检测与诊断。与其他成像方法比，MRI 具有更高的敏感性，可早期发现较小病变，例如垂体微腺瘤、脊髓病变、早期肝细胞癌及软骨损失。另外，对于疾病的诊断也更加准确，例如利用同反相位检查鉴别肾上腺腺瘤和非腺瘤、应用磁共振波谱成像（MRS）鉴别前列腺癌及良性前列腺增生。目前出现的新技术，扩宽了 MRI 的应用领域，SWI 技术可清晰显示脑内小静脉发育异常，MRS 分析代谢物谱峰，DWI 检查有助于肿瘤的分期与治疗。在患者就诊过程中，应当结合临床信息和其他影像学检查，在常规 MRI 检查的基础上，有针对性地选择相应的序列，提高 MR 设备的使用效率。

（王 悍）

参 考 文 献

［1］BAAS K P A，PETR J，KUIJER J P A，et al. Effects of Acquisition Parameter Modifications and Field Strength on the Reproducibility of Brain Perfusion Measurements Using Arterial Spin-Labeling ［J］. Am J Neuroradiol，2021，42（1）：109-115.

［2］LEFEBVRE T，WARTELLE-BLADOU C，WONG P，et al. Prospective comparison of transient，point shear wave，and magnetic resonance elastography for staging liver fibrosis ［J］. Eur Radiol，2019，29（12）：6477-6488.

［3］CHEN J E，GLOVER G H. Functional Magnetic Resonance Imaging Methods ［J］. Neuropsychol Rev，2015，25（3）：289-313.

[4] HOSADURG N, KRAMER C M. Magnetic Resonance Imaging Techniques in Peripheral Arterial Disease [J]. Adv Wound Care (New Rochelle), 2023, 12 (11): 611-625.

第四节　核医学基础

一、核医学总论

核医学是利用放射性核素示踪技术进行临床诊断、疾病治疗及生物医学研究的一门学科,是核技术与医学相结合的产物,是现代医学的重要组成部分。核医学在内容上分为实验核医学和临床核医学两大部分。

实验核医学是应用核素进行生物医学基础理论的研究,探索生命现象本质和物质变化规律,为认识正常生理、生化过程和病理过程提供新理论和新技术;实验核医学已广泛应用于生命科学各个领域。

临床核医学是将核素及其标记化合物用于诊断和治疗疾病的临床医学学科,包括诊断核医学和治疗核医学。诊断核医学包括以放射性核素显像及脏器功能测定为主的体内诊断法和以体外放射分析为主的体外诊断法。放射性核素显像是利用放射性核素及其标记化合物进行脏器或病灶功能显像的方法,有别于单纯形态结构的成像,是一种独特的分子功能影像,是核医学的重要特征之一。现代分子生物学的发展更为临床核医学的分子功能显像注入了强大的生命力。治疗核医学是通过高度选择性聚集在病灶部位的放射性核素或其标记化合物所发射出的射程很短的核射线,对病变部位进行内照射治疗。

实验核医学和临床核医学是同一个学科的不同分支。实验核医学的研究成果不断推动临床核医学的发展,而临床核医学在应用实践中又不断向实验核医学提出新的研究课题,二者相互促进,不断发展进步。

二、核医学与其他影像学的比较

核医学核素显像技术与超声、CT、MRI 是当今医学诊断的四大影像技术,在临床诊疗中占据举足轻重的地位。核医学功能显像与超声、CT、MRI 等成像技术有一定的不同点。

超声成像是利用声呐原理,通过探测回波信号直接成像,以人体不同组织间或正常和异常组织的声阻抗不同作为诊断依据,成像速度快、成像成本低。CT 成像是以测定人体的 X 射线吸收系数为基础,以衰减系数为重建变量,用数学方法通过电子计算机处理重建断层图像,以物理密度差异为诊断依据,成像分辨率高。MRI 是利用人体中氢质子在磁场中经共振吸收后的弛豫过程而形成的多参数重建图像,其共振信号反映了受检体的氢质子密度,以人体正常和病变组织或器官的质子密度分布不同作为诊断依据,对软组织的区分能力强。鉴于仪器有较高的物理空间分辨率、图像清晰,上述三种手段所获得的影像基本为解剖结构成像。近年来,随着设备硬件完善和各种软件开发及计算机技术应用发展,超声和 MRI 有向功能成像过渡的发展趋势。

核医学成像是以核素示踪技术为基础,以放射性浓度为重建变量,以组织吸收功能的差异作为诊断依据。将放射性核素标记的分子探针和 / 或显像剂、示踪剂引入机体后,探测并记录引入体内靶组织或器官的放射性示踪剂发射的 γ 射线,以影像的方式显示出来。这不仅可以显示脏器或病变的位置、形态、大小等解剖学结构,还可以同时提供有关脏器和病变的血流、功能、代谢和受体密度的信息,甚至是分子水平的化学信息,因此有助于疾病的早期诊断。这也是核医学成像最有特色之处。此外,放射性核素显像为无创性检查,所用的放射性核素物理半衰期短,化学量极微,患者所接受的辐射吸收剂量低,因此发生毒副作用的概率极低。

新型核医学显像仪器将单光子发射型计算机断层仪(single photon emission computed tomography,SPECT)和正电子发射型断层仪(positron emission tomography,PET)同机配置 CT 和 MR 装置,即 SPECT/CT、PET/CT 和 PET/MR,能同时反映活体功能代谢信息和精细解剖形态,改写了传统的核医学影像由于放射性仪器分辨率的限制不能提供病变细微结构的历史,这是核医学功能代谢显像发展的一个新里程碑。

PET/CT 和 PET/MR 是将高性能的 PET 和多层螺旋 CT 或高磁场 MR 通过多种技术在硬件和软件方面结合在一起的高科技产品。这种结合并不是 X-CT 或 MR 功能和正电子符合探测功能的简单相加,还具有单独螺旋 CT 和 MR 或正电子符合成像设备不具备的同机图像融合功能,是目前最先进的医学影像检查设备之一。

因此,核医学显像具有灵敏度高、特异性强、分辨率和安全性好,快速获得全身分子功能显像,对病灶提供精细定位和定性诊断、反映疾病病理生理过程而进行早期诊断等特点,这是其他影像技术不可替代的。

近年来,各种成像技术均有很大的发展。超声成像利用更多的声学参数作载体,获取更多的生理、病理信息,如通过数字化等途径,努力提高声像图质量,使其能显示更微细的组织结构。增强 CT 和动态 CT、磁共振波谱技术等可显示血流动力学、分子微观运动、生理、生化代谢变化及化合物定量分析,但其探测灵敏度极限仍然停留在毫摩尔或微摩尔级水平。以显示脏器功能、代谢信息为优势的核医学 SPECT 和 PET 显像,解剖分辨率却没有明显提高;而光学成像灵敏度高,但穿透力有限,对在体深部组织的显示有限。这些表明各种成像技术都受限于自身的特点而存在某一不足,没有一种显像技术是十全十美的。目前解决这一问题的方法是多模式分子影像。多模式分子影像是指在一次影像检查中联合使用两种或两种以上的显像模式,不仅获得脏器、组织或病灶的解剖学信息,同时获得分子功能信息等,实现不同影像模式的优势互补,提高影像诊断效能。多模式的分子影像包括两层含义,一是指不同模式的影像仪器融合,如 PET/CT 和 SPECT/CT 是目前最成功的多模式影像设备,大大提高了影像诊断准确性;二是多模式分子影像探针的设计,如在一个特异性的分子探针上同时连接放射性核素和磁共振成像的对比剂,将多功能探针引入体内后可以同时进行核素显像和磁共振成像,从而反映不同的信息。

三、分子核医学

进入 21 世纪后,随着分子生物学技术的迅速发展并与放射性核素示踪技术的相互融合,形成了核医学新的分支学科——分子核医学(molecular nuclear medicine),使得核医学的诊断进一步深入到细胞及分子水平,从分子水平揭示生命现象的本质,生命活动的物质基础和组织细胞新陈代谢的变化规律,阐明病变组织受体密度与功能的变化、基因的异常表达、生化代谢和细胞信息传导的改变等,为临床疾病的诊断、治疗、疗效评估等提供分子水平信息。自 1999 年正式提出分子影像学(molecular imaging)概念以来,在当今的分子影像技术中,核医学分子影像已经走在前列,特别是代谢显像、受体显像等技术已经广泛应用于临床,是目前最为成熟的分子影像技术。

　　核医学分子影像技术不仅将成为分子水平的诊断手段,而且这些技术的进一步发展和成熟还有助于开发新的分子靶向治疗药物,尤其是受体、抗体等介导的核素治疗。放射性核素分子靶向治疗不仅可以利用放射性核素释放的射线杀伤病变细胞,还可发挥生物治疗作用,获得生物与放射双重治疗效果,将有可能成为生物靶向治疗的重要内容之一。核医学分子影像的理论基础是分子识别。例如:抗原与标记抗体的结合、受体与相应配体的结合都是分子识别的结果;反义探针与基因的分子识别是建立在核苷酸碱基互补的基础上;酶与底物的识别也同样具有分子基础。因此,分子识别是核医学分子影像的重要理论依据之一,核医学诊断与治疗的本质都是建立在放射性药物与靶器官或靶组织特异性结合基础之上的。根据标记分子探针与靶分子结合的类型或原理不同,核医学分子影像主要包括代谢显像、受体显像与受体靶向治疗、放射免疫显像与放射免疫治疗、基因与报告基因显像、凋亡显像等。

　　1. 代谢显像　是利用放射性核素标记葡萄糖、脂肪酸、氨基酸等相关代谢底物作为显像剂,引入体内后,由于其生物学行为同天然元素或其化合物类似,能够参与机体的正常或异常代谢起始过程,反映相关代谢底物的细胞摄取与转运、代谢与转化,但多数显像剂不会参与整个代谢过程而沉积于相关细胞中,可选择性地聚集在特定的脏器、组织或病变部位,借助核医学成像设备,可在体外探测到脏器与邻近组织或脏器内正常组织与病变组织间放射性分布的差异,从而为临床提供反映局部组织细胞的存活、增殖、分化等生物学代谢功能信息,对疾病进行早期的诊断和疗效评价。

　　目前临床应用最为广泛的是葡萄糖代谢显像,最常用的显像剂是 ^{18}F-氟代脱氧葡萄糖(^{18}F-fluorodeoxyglucose, ^{18}F-FDG)。 ^{18}F-FDG PET/CT 代谢显像在临床上的主要用途有三个方面:一是用于恶性肿瘤的早期诊断与分期、转移与复发监测、疗效评价等(图 1-4-1、图 1-4-2);

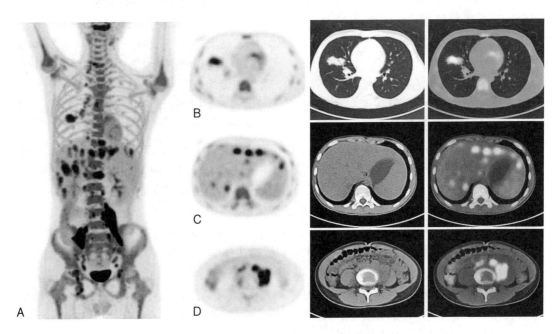

图 1-4-1　 ^{18}F-FDG PET/CT 代谢显像

患者,男,22 岁,因为噬血细胞综合征而行 ^{18}F-FDG PET/CT 扫描(A),PET/CT 显示右肺(B)、肝脏(C)、腹膜后多发淋巴结(D)FDG 代谢增高,淋巴结活检证实为霍奇金淋巴瘤(Ⅳ期)。

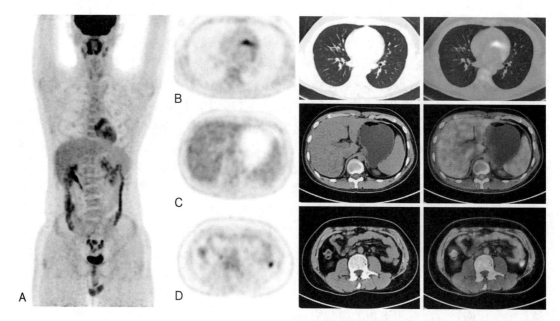

图 1-4-2　^{18}F-FDG PET/CT 代谢显像

患者接受了淋巴瘤的化疗,化疗后行 ^{18}F-FDG PET/CT 评估疗效,PET/CT 示右肺、肝脏和腹膜后淋巴结未见 FDG 代谢异常增高,考虑为完全缓解。

二是神经、精神疾病以及脑功能的研究;三是用于心肌细胞活性测定,被认为是判断心肌细胞存活的"金标准"。此外还有针对蛋白质、核酸、磷脂酰胆碱、脂肪酸等代谢显像。

2. 受体显像　是利用放射性核素标记配体或配体类似物作为显像剂,引入体内后,利用配体与受体特异性结合的原理,在体外用 SPECT 或 PET 显像,显示受体空间结合位点及分布、密度和功能。受体显像是将放射性核素显像的高灵敏度与受体 - 配体结合的高特异性和高亲和性相结合,靶组织受体的高表达是受体显像的基础。由于配体或配体类似物多为小分子的肽类或化合物,具有分子量小、血液清除速度快、穿透力强和低免疫原性等优点,所以受体显像安全性高、灵敏度高。目前,受体显像已经被广泛用于肿瘤、神经和心血管系统疾病的诊断、治疗及基础研究中。

(1)肿瘤受体:由于基因的突变与扩增,肿瘤细胞膜上的受体往往过量表达,因而放射性核素标记配体可与相应细胞膜上的特异性受体结合而使肿瘤显像,用于肿瘤定位诊断、指导治疗和评价疗效。目前研究较多的肿瘤特异性受体包括生长抑素受体、整合素受体、血管活性肠肽受体、转铁蛋白受体、叶酸受体、肾上腺素受体(图 1-4-3)等。

(2)神经受体:神经系统含有丰富的受体,受体种类多、分布广泛,神经受体对维护中枢神经系统功能具有重要作用,并与多种神经和精神疾病密切相关。目前神经受体显像主要包括多巴胺受体及多巴胺转运蛋白(图 1-4-4)、乙酰胆碱受体、苯二氮䓬受体、5- 羟色胺受体和阿片受体等,它们分别在运动系统共济失调、学习记忆、癫痫、精神疾病、疼痛及药物依赖研究方面有重要价值,近年来取得了长足的进展。

(3)心脏受体:心脏具有丰富的交感神经,通过末梢释放去甲肾上腺素(NE)作用于心肌细胞中的 BI- 肾上腺素能受体,NE 可为神经末梢所摄取。间位碘代苄胍(MIBG)是肾上腺素能神经元阻滞剂溴苄铵和胍乙啶的类似物,也是 NE 的功能类似物,可通过与 NE 类似

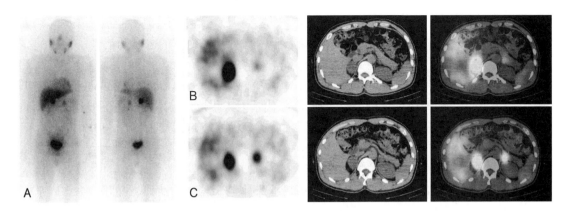

图 1-4-3 ¹²³I-MIBG SPECT/CT 平面显像和断层显像

患者,男,28 岁,主因间断、突发高血压发现双侧肾上腺占位,后行 ¹²³I-MIBG SPECT/CT 平面显像和断层显像,前位和后位图像(A)示双侧肾上腺区可见放射性异常浓聚,SPECT/CT 断层显像示右侧肾上腺区(B)和左侧肾上腺区(C)分别可见 MIBG 异常浓聚,提示为嗜铬细胞瘤。后经病理证实为嗜铬细胞瘤。

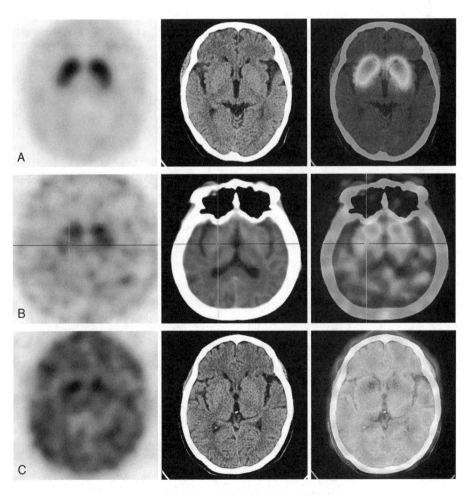

图 1-4-4 多巴胺转运蛋白(DAT)显像

双侧基底节 DAT 分布正常(A);DAT 显像示双侧壳核代谢减低,右侧为著(B);DAT 显像示双侧基底节区未见显像剂分布,DAT 摄取明显减低(C)。

的摄取途径——钠依赖性摄取进入交感神经末梢并存储于囊泡中,但不能被儿茶酚 -O- 甲基转移酶或单胺氧化酶代谢,因而可以反映心肌内交感神经受体的分布和活性。常用的显像剂为 ^{123}I-MIBG 或 ^{131}I-MIBG。

3. 放射免疫显像(radioimmunoimaging,RII)和放射免疫治疗(radioimmunotherapy,RIT) 20 世纪 70 年代中期的单克隆抗体技术和 80 年代基因工程抗体技术的发展更促进了 RII 和 RIT 的加速发展。RII 与 RIT 均基于抗原抗体特异性免疫结合的原理,应用放射性核素标记特异性抗体,注入体内后,核素标记抗体与肿瘤细胞表面相关抗原进行特异性结合,使肿瘤内浓聚大量放射性核素,通过体外显像可对肿瘤病灶进行定位和定性诊断;通过放射性核素衰变过程中发射射线的辐照作用破坏或干扰肿瘤细胞的结构或功能,起到抑制、杀伤或杀死肿瘤细胞的作用。

分子核医学是一个新兴的研究领域,是在无创条件下,对生物体内分子或细胞水平的变化进行成像。这些变化可以是简单的特定细胞群的分布情况,也可以是已知的细胞受体表达水平、细胞与细胞之间,甚至蛋白与蛋白之间的相互作用等的复杂事件。与离体状态下开展的活细胞研究相比,在活体内应用无创手段观察生物学进程是比较困难的。分子核医学研究有三个必备的重要环节:首先必须寻找和选择合适的分子靶点;二是设计与该分子靶特异、高亲和力且不改变分子靶点生物特性的核素标记分子探针;三是需要灵敏度高、分辨率好的成像仪器。

(杨吉刚)

参 考 文 献

[1] 王荣福,安锐 . 核医学[M].9 版 . 北京:人民卫生出版社 .2018.

[2] 石洪成 .SPECT/CT 的临床应用:在优势互补中寻求亮点[J]. 中华核医学与分子影像杂志,2017,37(7):385-387.

[3] 王荣福 . 分子核医学应用研究进展[J]. 中国临床医学影像杂志,2008,19(8):585-590.

[4] SUN R,HENRY T,LAVILLE A,et al. Imaging approaches and radiomics:toward a new era of ultraprecision radioimmunotherapy?[J]. J Immunother Cancer,2022,10(7):e004848.

[5] SUN J,HUANGFU Z,YANG J,et al. Imaging-guided targeted radionuclide tumor therapy:From concept to clinical translation [J]. Advanced drug delivery reviews,2022,190:114538.

[6] VAN DER MEULEN N P,STROBEL K,LIMA T V M. New Radionuclides and Technological Advances in SPECT and PET Scanners [J]. Cancers(Basel),2021,13(24):6183.

[7] ROWE S P,POMPER M G. Molecular imaging in oncology:Current impact and future directions [J]. CA cancer journal for clinicians,2022,72(4):333-352.

第五节　超声诊断基础

一、超声波

作为传统的医学影像技术之一,超声检查具有安全、无创、便携、易用、价格便宜、实时成像等优势,超声成像技术从 B 型、A 型、M 型、D 型发展至现在的三维超声、四维超声、组织多普勒超声、弹性超声、超声造影等,超声医学也发展出介入超声医学、超声分子影像学等多个分支,超声医学诊断范围从颅脑腹部发展至全身甚至皮肤超声,从单一辅助诊断技术发展至诊疗一体化,在临床工作中占据重要地位。

(一)基本概念

超声波(ultrasound wave)是一种振动频率高于 20kHz 的机械波,超过人耳听觉范围(20Hz~20kHz),如表 1-5-1。超声波的传播需要介质(如空气、水、软组织、固体等),这点与电磁波不同。

表 1-5-1 声波频率的分段

名称	频率范围 /Hz	备注
次声波	<20	
可听声波	20~20 000	人耳听到的声音频率因人而异,其总范围为 20Hz~20kHz。年龄越大,人耳能听到的频率范围越窄
超声波	>20 000	医学诊断超声所用频率多为 1~20MHz

(二)物理特性

机械波可分为纵波、横波、拉伸波、弯曲波等多种。纵波指介质中质点的运动方向与波的传播方向平行,波长为相邻压缩区或稀疏区之间的距离。声波即常见的纵波,由高、低声压区组成,高声压区(压缩区)为波峰,低声压区(稀疏区)为波谷。横波指质点的运动方向垂直于波的传播方向,其波长为相邻波峰之间的距离(图 1-5-1)。光波、X 射线、无线电波等电磁波属于横波。医学超声领域应用最多的是纵波,近几年一些新的成像技术也开始涉及横波。

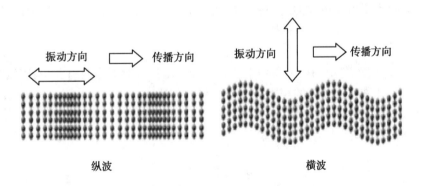

图 1-5-1 纵波与横波示意图

波长(wave length)指具有同样位移的相邻两点间的距离,用符号 λ 表示,标准单位为米(m)。

频率(frequency)指 1s 内通过任意指定点的波的周期个数,常用符号 f 表示,单位为赫兹(Hz)。

周期(period)指弹性介质质点完成一次全振动所需要的时间,用符号 T 表示,单位为秒(s)。周期和频率成反比关系,即 $T=1/f$。

声速（sound velocity）指声波在介质中传播的速度，用符号 c 表示，单位为米/秒（m/s）。

超声波声速取决于声波传播的介质，不同频率的声波在同一介质中传播速度相同，但同一频率的声波在不同介质中传播速度不同（图1-5-2）。

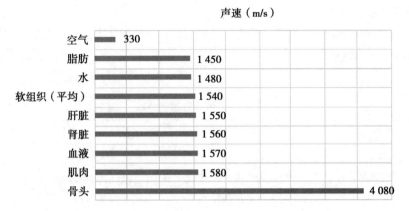

图 1-5-2　同一频率的声波在不同介质中的传播速度

波动公式为：

$$c = f\lambda = \lambda / T$$

该公式表示频率、波长和声速之间的关系，是诊断超声成像和测量的基础。

（三）传播特性

1. 反射　声波入射到两个声特性阻抗不同的介质组成的分界面上，如果界面的线度远远大于波长，则入射声波的能量有一部分返回到同一介质中，另一部分则进入到下一层介质中，前者称为反射（reflection），后者称为透射。超声设备就是依据反射回探头的声波进行成像的，而反射程度则由组成界面的两种介质的声阻抗（acoustic impedance）差异决定，用符号 Z 表示，单位为 $g/(cm^2 \cdot s)$，其公式如下：

$$Z = \rho c$$

其中 ρ 为介质密度，c 为声速。由上公式可知声阻抗与介质本身有关，与声波频率无关。图1-5-3反映了几种不同介质的声阻抗。当声阻抗差（acoustic impedance difference）大于1%时，即可对入射的超声波发生反射。两界面的声阻抗差异越大，反射能量越多。被反射声波的比例以反射系数（R）表示，当入射声波与界面垂直时，反射系数计算方法如下：

$$R = \frac{(Z_2 - Z_1)^2}{(Z_2 + Z_1)^2}$$

其中 Z_1、Z_2 分别表示形成界面的两种介质的声阻抗。

2. 折射　当声波从一种介质传入另一种介质后传播速度发生改变，其传播方向也会发生改变，这种情况称为折射（refraction），传播方向改变时遵循折射定律（又称斯涅耳定律），公式如下：

$$\frac{\sin\theta_1}{\sin\theta_2} = \frac{c_1}{c_2}$$

14

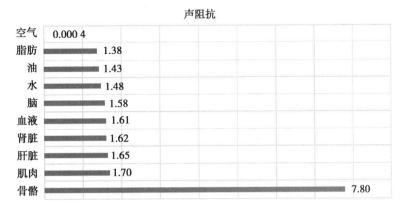

图 1-5-3 不同介质声阻抗

其中为 θ_1 入射角，θ_2 为折射角，c_1、c_2 为构成界面的两种介质中的声速。

我们假定声波在整个传播过程中是沿着一条固定的线进行的，如图 1-5-4 所示，折射的存在可使我们获得的图像在距离或位置方面存在一定的偏差，为此在实际操作中应尽可能使声波垂直射入以提高图像准确性。

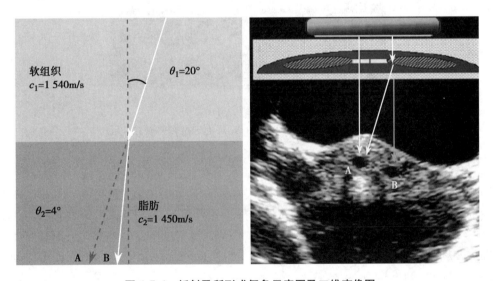

图 1-5-4 折射及所形成假象示意图及二维声像图

声束经过折射后观察到的是 B 点的情况，但之前假设声束是沿直线传播的，所以我们认为观察到的是 A 点的情况。

3. 散射和衍射 当声波遇到小界面（small interface）而向多个方向辐射的现象称为散射（scattering），其中，小界面指声学界面的长度小于声波的波长，构成小界面的微粒则称为散射体（图 1-5-5）。

因实质性脏器的反射界面范围较入射的声波波长明显小，故声波在体内传播时大多数不会发生镜面反射，而是向各个方向散射，这种反射称为漫反射。发生漫反射后的声波间会因存在正向或负向叠加而导致超声散斑，使获得的超声图像具有颗粒感，并降低组织间的对比性，但却是实质性组织得以成像的基础。

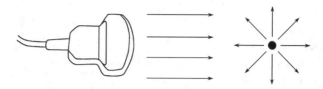

图 1-5-5　波的散射示意图

经过波的散射,波的能量会发生衰减。

　　衍射(diffraction)也称绕射,当声波通过线度为 1~2 个波长的障碍物,声波的传播方向将偏离原来方向产生衍射,如图 1-5-6 所示。衍射角度与声源尺寸相关,声源越小产生的衍射角度越大。衍射影响侧向分辨力,大的衍射增加衰减。

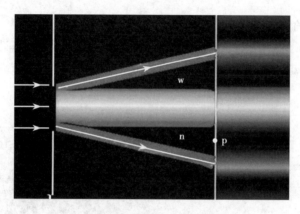

图 1-5-6　单缝衍射示意图

经单缝衍射后声束除继续向前的 p,还有向两侧伸展的 w 和 n。

　　4. 多普勒效应　多普勒现象是 1842 年奥地利学者 Doppler 首先发现的一种自然界中广泛存在的现象,它是指当反射器与接收器发生相对运动时,接收到的频率与发生频率不同,即存在频移。当高频超声作用于相对探头静止的界面时,反射回来的声波频率与入射频率相同;当反射界面与探头发生相对运动,则自该界面反射回的声波频率与入射频率存在差异,即多普勒频移ΔF,该差异与反射界面和探头间相对运动的速度直接相关,即多普勒效应(Doppler effect)(图 1-5-7)。

　　多普勒效应在临床上主要应用于根据检测到的多普勒频移ΔF变化情况评估血流流速 v。多普勒频移计算公式如下:

$$\Delta F = 2 \cdot F_T \cdot v / c$$

　　其中 F_T 为探头发射声波频率,v 为反射界面相对于探头的运动速度,c 为介质内声波传播速度。但在实际应用中,声束方向很少与血流束运动方向平行,通常存在一定角度 θ(图 1-5-8),此时多普勒频移计算公式如下:

$$\Delta F = 2 \cdot F_T \cdot v \cdot \cos\theta / c$$

　　由上公式可知,当血细胞运动方向与声束方向平行,即 $\theta=0°$ 或 180° 时,$\cos\theta=1$,此时频移最大;当血细胞运动方向与声束方向垂直时,$\cos\theta=0$,此时原则上检测不到频移。临床实际操作中应保证 30°$<\theta<$60°,尽可能减少测量偏差、降低因信号衰减过大而增加的检测难度,

此时的测量目标流速计算公式如下：

$$v = \frac{\Delta F \cdot c}{2F_T \cdot \cos\theta}$$

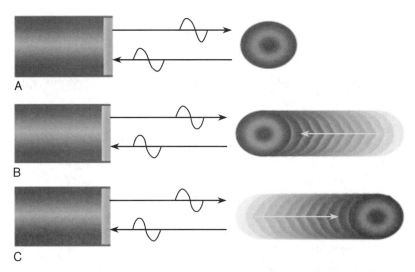

图 1-5-7　多普勒效应示意图

A. 观察的目标物体与探头间不存在相对运动时，探头发射频率与接收频率相同，不存在多普勒频移；B. 目标物体朝向探头运动时，探头发射频率低于接收频率，即 $\Delta F > 0$；C. 目标物体背向探头运动时，探头发射频率高于接收频率，即 $\Delta F < 0$。

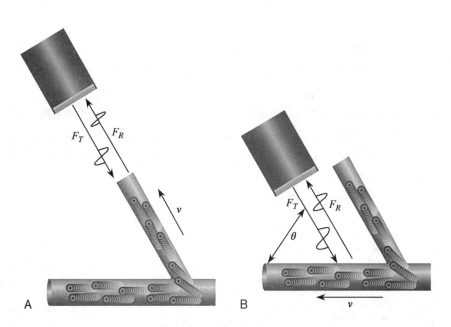

图 1-5-8　多普勒频移示意图

A. 当声束方向与血细胞运动方向平行时，$\Delta F = 2 \cdot F_T \cdot v / c$；B. 当声束与血细胞运动方向不一致、存在夹角 θ 时，$\Delta F = 2 \cdot F_T \cdot v \cdot \cos\theta / c$。

5. 衰减（attenuation） 是指声波经过非均质介质时,由于介质的黏滞性、热传导性、分子吸收以及散射等原因导致声能减少,而产生声强减弱的现象。衰减程度通常用分贝（dB）来表示,表示两个声束的相对能量或强度,计算公式如下,其中 I 是超声束中任意点的能量或强度,I_0 是超声束的起始能量或强度。

$$dB = 10\log\frac{I}{I_0}$$

吸收、散射与反射共同作用导致声能在传播过程中产生衰减,衰减程度与入射波频率和传导介质有关,频率越高,衰减越明显。不同类型正常组织的衰减系数也不相同（图 1-5-9）。

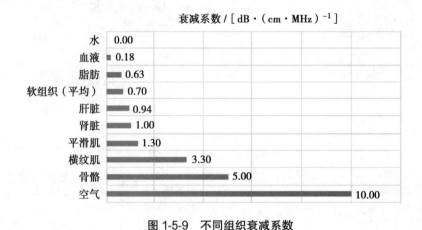

图 1-5-9　不同组织衰减系数

（四）超声波产生和接收

1. 超声探头　又称超声换能器（transducer）,主要利用压电材料的压电效应来完成电能与机械能之间的转换。超声显像诊断仪的探头里安装具有压电效应的晶体片,由主机产生高频交变电场,电场方向与晶体压电电轴方向一致,压电晶体片沿一定方向压缩和拉伸,当交变电流在 20kHz 以上时可产生超声波,称为逆压电效应（converse piezoelectric effect）,如图 1-5-10 所示;当反射回来的超声波引起压电晶体片发生形变产生振荡的电信号,称为正压电效应（direct piezoelectric effect）,如图 1-5-11 所示。

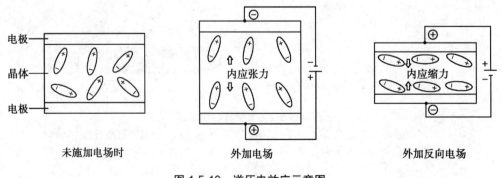

图 1-5-10　逆压电效应示意图

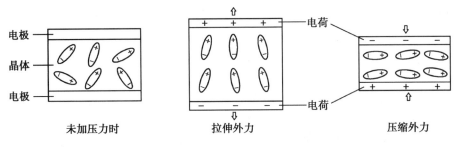

图 1-5-11 正压电效应示意图

2. **声场**（acoustic field） 指声波传播时在介质中声波存在的区域。探头发出超声波的中心轴线称为声轴,是声束传播的主方向。

3. **声束聚焦** 非聚焦声束在近场区因旁瓣影响而导致能量分布混乱,而在远场区声束扩散,难以用于超声诊断,因此,采用声透镜聚焦、可变孔径聚焦、电子动态聚焦等技术使扫描声束变细,并尽可能消除旁瓣影响,这个过程称为声束聚焦。

（五）超声成像的分辨力

分辨力是评价超声图像空间分辨本领与清晰度最关键的因素,包括空间分辨力、时间分辨力、对比分辨力及细微分辨力,其中最主要的是空间分辨力。

1. **空间分辨力** 指所能成像的高对比度物体的最小尺寸。空间分辨力依方向不同可分为轴(纵)向分辨力、侧向分辨力和层厚分辨力。

（1）轴向分辨力:即能够分辨沿声轴方向紧邻的两个界面的能力。超声转换器发射一系列脉冲波进入人体内,每个脉冲波通常含有 2~3 个周期超声波,超声医师无法调整脉冲波内的声波周期数,而脉冲波长度为声波波长与声波周期数的乘积,当声波频率增加后其波长变短,则脉冲波长也变短,使得轴向分辨力提高,如图 1-5-12 所示。

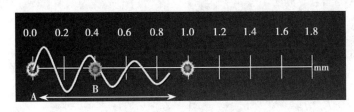

图 1-5-12 轴向分辨力

A、B 两点相距 0.4mm,若转换器发射的声波频率为 15MHz,脉冲波长约 0.31mm,则可区分 A、B 两点;若发射的声波频率为 5MHz,脉冲波包含 3 个超声波,波长约 0.93mm,则不能区分 A、B 两点。

（2）侧向分辨力:指垂直于声轴切面但与探头切面平行方向上分辨紧邻的两个界面的能力,取决于声束的宽度,可通过聚焦选定区域的声束来提高。

（3）层厚分辨力:指垂直于声束及探头切面的层厚,取决于声束的厚度,该厚度是由探头本身决定,不能调节。

2. **时间分辨力** 指能识别图像变换的最小时间,对于检测反射体的运动功能和血流动力学的细微变化非常重要。

3. 对比分辨力　是指显示和区分不同明暗程度(即灰阶)的能力,是评价图像质量的一个重要参量。

二、超声成像的基本原理

(一)超声诊断技术

在做肌骨检查时,根据检查部位的不同,探头使用频率一般在 3~18MHz 之间,最好具有梯形拓宽成像功能。肌骨超声检查肌腱、神经时,在满足探测深度的情况下,尽可能使用较高频率的线阵探头。同时,仪器应具有较高灵敏的血流显示能力,推荐首选能量多普勒超声观察目标区域的血流情况。

1. 灰阶超声成像　又称为灰度调制法,即 B 型法,其工作原理为将快速扫查的单声束或同时扫描的多声束在人体组织传播途径中遇到的各个界面所产生的回声,以光点的辉度(亮度)显示在示波器屏幕上,组成所检查组织断面回声的二维图像。

2. 彩色多普勒血流成像(color Doppler flow imaging,CDFI)　是基于多普勒原理,利用多声束快速采样,把所得的血流信息经相位检测、自相关处理、彩色灰阶编码,将血流方向以不同的颜色标识,并将其叠加显示在 B 型声像图上的成像方法。通常,用红色表示朝向探头方向流动的血流,而用蓝色表示背离探头方向流动的血流,血流颜色越浅流速越快(图 1-5-13)。这种方法既可以了解人体组织的结构学信息,又可以了解人体的血流(或组织)的运动学信息,即血流的方向、速度及湍流程度。

3. 能量多普勒(power mode Doppler)　是以多普勒信号强度的平方值表示其能量,当频率高于某一滤波值且能量测值高于机器所设置的能量值时即可获得图像。与彩色多普勒相比,能量多普勒不受观察角度影响,对低速血流显示较好,在浅表肌骨超声检查中应用较多,但不能显示血流方向及血流速度(图 1-5-14)。

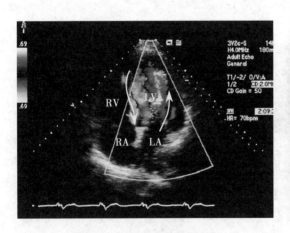

图 1-5-13　彩色多普勒示意图

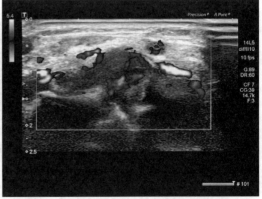

图 1-5-14　能量多普勒彩色血流图
腕关节增厚滑膜内可见丰富血流信号。

4. 频谱多普勒(spectral Doppler)　利用声波的多普勒效应,以频谱的方式显示多普勒频移,多普勒与 B 型诊断法结合,在 B 型图像上进行多普勒采样。临床多用于检测心脏及血管的血流动力学状态。频谱多普勒可分为脉冲多普勒与连续多普勒。

(1)脉冲多普勒(pulsed wave Doppler,PW):临床多应用脉冲多普勒来同时获得位置信息和速度信息。脉冲多普勒采用同个晶振元件脉冲式发射、接收声波,每个脉冲中包含有 5~20 个周期来提供更多能量,能够精准测量多普勒频移,如图 1-5-15 所示。脉冲多普勒的"距离选通"(range gating)功能可以不受其他区域信号的干扰,测量确定深度的血流速度情况。脉冲重复频率(pulse repetition frequency,PRF)是指单位时间发射脉冲波的次数,即两个相邻超声脉冲间期 t_d 的倒数,PRF=1/t_d。多普勒频移 f_d 受到 PRF 的影响,一般小于 1/2PRF,当 f_d 超过这一极限,即尼奎斯特频率极限(Nyguist frequency limit)就会出现频谱混叠,产生混叠伪像(aliasing),此时不能从频谱图中判断频移信号的大小和方向。为避免出现混叠现象应适当提高脉冲重复频率。

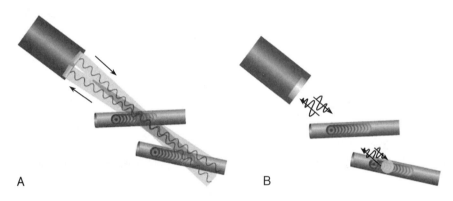

图 1-5-15 连续多普勒与脉冲多普勒示意图
A. 连续多普勒;B. 脉冲多普勒。

(2)连续多普勒(continuous wave Doppler,CW):通过两个晶振元件分别持续发射、接收连续声波,发射和接收的声束在距探头表面一定距离处存在重叠,如图 1-5-15 所示。该方式可识别血流运动方向,而无选择检测深度的功能,即不能提供深度信息,但可测量高速血流,不会产生混叠伪像。

5. 弹性成像 1991 年,Ophir 等首先提出了弹性成像(elastography),填补成像模式中组织硬度的空白,提高超声诊断准确率。目前主要应用于甲状腺、乳腺、血管壁、肝脏等部位的病变评估,局部心肌功能评价以及高强度聚焦超声、射频消融、微波消融等治疗后局部病灶疗效评估。近年来也有学者将弹性超声应用于肌骨超声以提高诊断效率。

根据不同的显像方式可将弹性成像法分为应变弹性成像和剪切波弹性成像。应变弹性成像是指对压缩前后的射频信号进行相关分析,估计组织内部各点的位移,从而计算出其应变分布情况,根据对组织的应力分布假设就可以对组织的弹性模量进行估计,并加以成像,可显示患者的炎症、增生、纤维化等病变,如图 1-5-16 所示。剪切波弹性成像是利用调幅的聚焦超声波在生物黏弹性组织内产生剪切波,继而估计剪切波速度或杨氏模量值,如图 1-5-17 所示。由于聚焦区外辐射力迅速衰减,剪切波只限于组织内局部区域,因此该技术可消除边界条件的影响,简化弹性重构。应注意的是,当良性病灶伴有钙化、胶原化、玻璃样变和间质细胞丰富的时候,超声弹性图像可表现为假阳性;而恶性病灶体积较大,或病灶内伴有出血、坏死灶时,超声弹性图像可表现为假阴性。临床工作中需将弹性成像与灰阶超声成像、彩色多普勒血流成像综合进行分析,以提高超声诊断准确率。

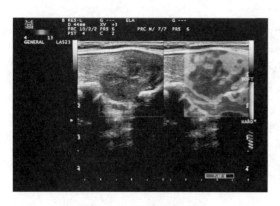

图 1-5-16　应变弹性成像

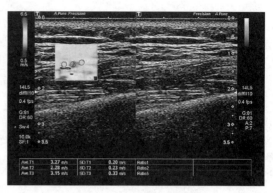

图 1-5-17　剪切波弹性成像

肩胛部肌筋膜剪切波弹性成像速度为 2.28m/s。

6. 超声造影（contrast-enhanced ultrasound，CEUS）　是利用对比剂在血管内产生的微气泡作为"散射体"随血液流遍全身，在声场中产生谐振，提供丰富的非线性谐波信号，同时微气泡在血液中产生大量的液 - 气界面又可以增强血液的背向散射，从而明显增加回波信号强度的一种显像方式。能够有效增强心肌、肝、肾、颅脑等器官的血流多普勒信号，增加灰阶图像对比分辨率，反映正常组织和病灶的血流灌注情况，提高超声诊断的灵敏性和特异性（图 1-5-18）。

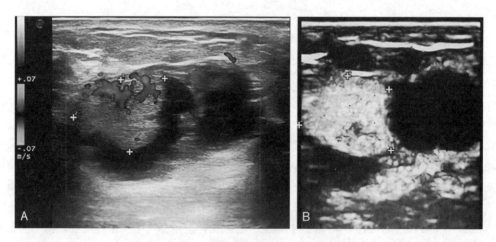

图 1-5-18　乳腺恶性肿瘤超声造影声像图

A. 彩色多普勒图像，显示乳腺肿块实性部分（＋号）稍丰富血流信号；B. 超声造影图像，显示造影剂快速向心性灌注乳腺肿块实性部分（＋号），早于周围正常组织，肿块整体呈不均匀高增强。

超声对比剂主要是微气泡，它是由壳膜包裹某一种气体的复合体，微泡的直径小于 8μm，可自由通过肺 - 体循环中的毛细血管。微气泡具有良好的声背向散射能力，能产生丰富的谐波以及受声压作用产生空化效应等重要特性。声场中的微泡表现行为受多个参数影响和控制，包括入射频率，共振频率，脉冲重复频率，声能，微泡内的气体特性，衰减系数和壳膜的材料、厚度等。目前在临床中广泛应用的对比剂六氟化硫微泡是第二代对比剂的代表,其主要成分为六氟化硫气体(SF_6)和白色冻干粉末,具有较高的安全性和较好的耐受性,发生危及生命的过敏反应概率极低,可重复注射。

7. 宽景成像 又称超宽视野成像,能够获取超过正常超声图像显示范围的图像信息,适用于范围较广的躯干软组织和肢体部位的病变。基本原理是在常规超声的基础上,通过探头的单向、匀速、稳定移动来获取一系列二维断面的超声图像。由于探头移动时,图像从一帧移动到另一帧,并逐帧登记,最终把这一系列二维断面图像重建并拼接为一幅连续超宽视野的断面图像(图 1-5-19)。对于较大的病变,利用超声宽景成像技术可以实现在一幅图像上完全显示整个病灶的全貌。

8. 超声介入 是指在实时超声的监视或引导下,完成各种穿刺活检、造影检查、抽吸、插管、注药治疗等操作,为不耐手术的患者提供操作简便、创伤性小的诊断和治疗方法,可有效提高操作的精准程度,减少并发症并提高疗效。超声介入在康复影像学中有较广泛的应用前景。

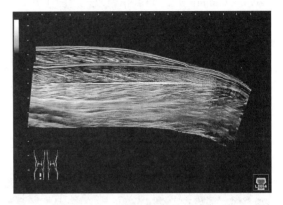

图 1-5-19 小腿腓肠肌宽景成像图

(二)超声回声描述

超声图像是由很多像素构成的,而回声的强弱决定了像素的亮暗。根据灰阶强度不同,回声分为无回声、低回声、等回声、高回声、强回声(表 1-5-2)。根据点状回声分布情况分为均匀分布和不均匀分布,其中后者包括随机性不均(如点状、线状、小区性分布不均等)及规律性深度递减。根据回声形态分为点状(直径 <2mm)、斑片状(直径 3~5mm)、团状(直径 >5mm)、环状及带状或线状等。

表 1-5-2 超声回声强弱分类

回声强弱	描述	常见结构
无回声	无点状及其他形状的回声,呈一片黑色暗区	囊肿、充盈的膀胱
低回声	病变回声辉度低于周围正常组织	肾皮质
等回声	病变回声辉度与周围正常组织几乎相等	正常肝、脾等实质性组织
高回声	病变回声辉度高于周围正常组织,后方常不伴声影	肾窦、纤维组织
强回声	病变回声辉度高于周围正常组织,后方常伴声影	结石、钙化灶

(三)常见超声伪像

当检测时间相关的回波遇到任何干扰均将影响距离相关的组织结构的成像,使获得的图像不能代表所观察组织的真实解剖结构,即形成了超声伪像(ultrasonic artifact)。超声伪像的产生多由于错误的扫查技术或设备的使用方法不正确。因此,正确理解伪像,通过改变探头位置或更换探头,可避免伪像出现、提高诊断准确性。以下为康复影像学中常见超声伪像。

1. 混响伪像 当超声波在靠近探头的两个非常近的平滑的强反射界面间重复多次反

射,使得声波返回探头的时间延长,图像表现为界面距探头距离增加,即产生混响效应(reverberation artifact),多见于膀胱、胆囊、大囊肿(图1-5-20)。

2. 声影与后壁增强 当声束在传播过程中发生较强反射或衰减时即产生声影(acoustic shadow),图像上表现为在组织或病灶后方显示回声低弱或接近无回声的平直条状区,而当其中某一局部区域声衰减很小,则该区域存在过高补偿,其后壁较同等深度的周围组织明亮,称为后壁增强效应,多见于囊肿、脓肿或其他液性暗区后壁(图1-5-21)。

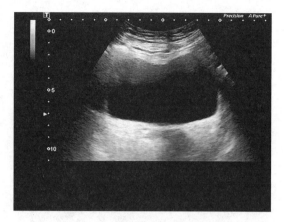

图1-5-20 混响效应二维声像图

当探头垂直于充盈膀胱前壁探查时,在膀胱前后方可见与探头至膀胱前壁距离相同的伪影。

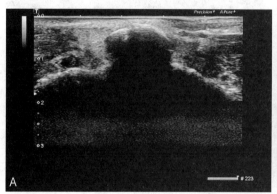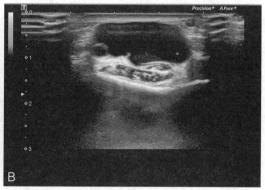

图1-5-21 声影与后壁增强二维声像图

A. 右侧踝关节外侧皮下可见痛风石,后方伴声影;B. 腕关节腱鞘囊肿后方形成较两侧高的回声,为后壁增强所致。

3. 旁瓣效应 声源发出的声束除中央的主瓣外,其周围存在对称分布、与主瓣声轴存在一定角度的数对小瓣,称为旁瓣,其能量较主瓣明显减少,其中最靠近主瓣的旁瓣称为第一旁瓣,与主瓣声轴间呈10°~15°,其能量约为主瓣能量的15%~21%(图1-5-22)。当主瓣声束成像时,第一旁瓣也成像并重叠于主瓣成像图上,导致旁瓣效应(side lobe artifact)。

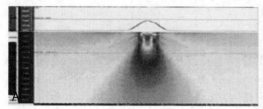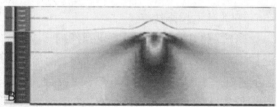

图1-5-22 旁瓣效应示意图

A. 发出的声束呈锥形;B. 发出的声束在其中心轴两侧各生出一个多余的旁瓣,即形成了旁瓣效应。

4. 回声失落伪像与侧后折射声影 回声失落伪像（echo drop-out artifact）也称切线伪像（tangential artifact），是指入射声束与界面夹角足够大时，因反射声波转向他侧而不能回到探头造成边缘声影（edge shadow），如图 1-5-23 所示。如囊肿侧壁后方细窄的弱回声带；细管状结构的横切面声像图呈现无侧壁的等号状等。

5. 振铃伪像 振铃伪像（ringing artifact）也称彗星尾征（comet tail artifact）或内部混响，出现于体内两个非常接近的强反射界面之后，如体内很小的金属异物、气体、结晶体等，其后产生很长的强回声，似"彗星尾"状（图 1-5-24）。

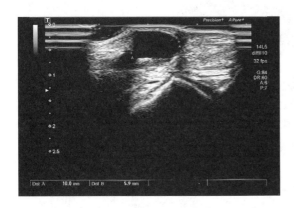

图 1-5-23 侧后折射声影彩色血流图
乳腺内的圆形病灶，其两侧侧后方可见直线形声影。注意，不是所有的圆形病灶后方均会出现侧后折射声影。

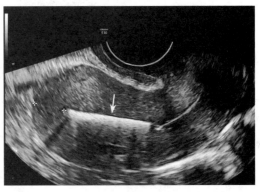

图 1-5-24 振铃伪像
二维声像图中箭头所指的即为子宫内的节育环回声后方所产生的振铃伪像。

6. 多普勒混叠 多普勒伪像（aliasing）指多普勒频移大于 PRF/2 时，频移谱线峰出现在基线的另一侧，显示于基线另一侧但顶点朝上，而 CDFI 呈现多色镶嵌的"马赛克"状，亦称"彩色镶嵌"，即最高速度的血流频移发生方向倒错，与其上面频移谱的低速部分重叠（图 1-5-25）。

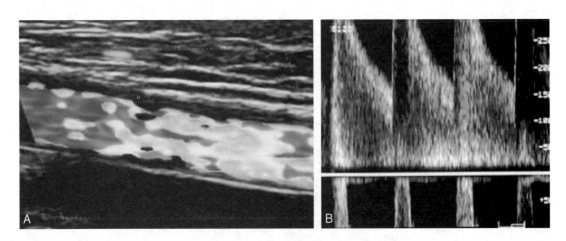

图 1-5-25 多普勒混叠彩色血流图
A. 图像显示为彩色多普勒内发生多普勒混叠，此时血管内的颜色呈"彩色镶嵌"；B. 图像显示的是频谱多普勒中的多普勒伪像，表现为基线上下均有频谱显示。

7. 频移缺失 频移缺失指有血流但无血流频移显示的伪像(图 1-5-26)。其主要原因是声束与血管夹角过大或血流速度过慢而滤波设置过高,使低速血流信号被滤除。

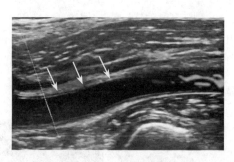

图 1-5-26 频移缺失彩色血流图
图中显示箭头所指区域血管内没有血液填充,但血管管腔内未见异常回声填充,是由于声束方向与血管方向夹角较大。

(陈宝定)

参 考 文 献

[1] RUMACK C M.Diagnostic Ultrasound[M]. 4th ed. Philadelphia,PA:Elsevier/Mosby,2011.

[2] 陈思平,周永昌. 超声医学基础[M].北京:人民军医出版社,2009.

[3] 周永昌,郭万学. 超声医学[M].6 版.北京:人民军医出版社,2011.

[4] 富京山,富伟. 全身超声诊断学[M].2 版.北京:人民军医出版社,2011.

[5] 任卫东,常才. 超声诊断学[M].3 版.北京:人民卫生出版社,2013.

第二章

神经系统

第一节　颅　　脑

一、正常影像表现

(一) 正常颅脑 CT 表现

1. **颅骨及空腔**　颅骨呈高密度,颅底层面可见低密度的颈静脉孔、卵圆孔、破裂孔等。鼻窦及乳突内的气体呈低密度(图 2-1-1)。

2. **脑实质**　包括大脑(又分为额叶、颞叶、顶叶、枕叶)、小脑、脑干。皮质密度略高于髓质,分界清楚。大脑深部灰质核团的密度与皮质相近,在髓质的对比下显示清楚。尾状核头部位于侧脑室前角外侧,体部沿丘脑和侧脑室体部之间向后下走行。丘脑位于第三脑室的两侧。豆状核位于尾状核与丘脑的外侧,呈楔形,自内而外分为苍白球和壳核。苍白球可钙化,呈高密度。豆状核外侧近岛叶皮层下的带状灰质为屏状核。尾状核、丘脑和豆状核之间的带状白质结构为内囊,分为内囊前肢、内囊膝和内囊后肢。豆状核与屏状核之间的带状白质结构为外囊(图 2-1-2)。

3. **脑室系统**　包括双侧侧脑室、第三脑室和第四脑室,内含脑脊液,呈均匀水样低密度。双侧侧脑室对称,分为体部、三角部和前角、后角、下角。

4. **蛛网膜下腔**　包括脑沟、脑裂和脑池,充以脑脊液,呈均匀水样低密度。脑池主要有鞍上池、环池、桥小脑角池、枕大池、外侧裂池和大脑纵裂池等。其中鞍上池为蝶鞍上方的星状低密度区,多呈五角形或六角形。

增强扫描下正常脑实质仅轻度强化,血管结构直接强化,垂体、松果体及硬脑膜明显强化。

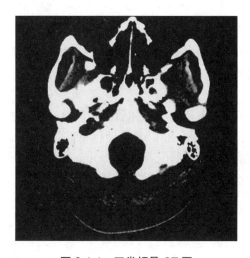

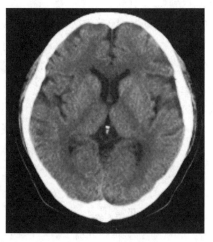

图 2-1-1　正常颅骨 CT 图　　　　　　图 2-1-2　正常脑实质 CT 图

（二）正常颅脑 MRI 表现

1. 脑实质　脑髓质与脑皮质相比,含水量少而含脂量多,在 T_1WI 上脑髓质信号高于脑皮质,在 T_2WI 上则低于脑皮质。脑实质内有一些铁质沉积较多的核团如苍白球、红核、黑质及齿状核等,在 T_2WI 上呈低信号。基底核内靠侧脑室,外邻外囊,在豆状核与尾状核、丘脑之间有内囊走行。由于 MRI 无骨伪影干扰,颅后窝显示清楚。脑室、脑池、脑沟内均含脑脊液,在 T_1WI 上呈低信号,在 T_2WI 上呈高信号(图 2-1-3)。

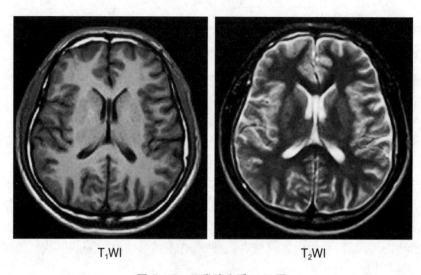

T₁WI　　　　　　　　　　　T₂WI

图 2-1-3　正常脑实质 MRI 图

2. 脑神经　高分辨率 MRI 能清晰显示脑神经,以 T_1WI 显示为佳,呈等信号。在颅底层面可以显示八对脑神经;在蝶鞍层面能够显示第五对脑神经;在鞍上池能够显示第三、四对脑神经。

3. 脑血管　动脉因其血流迅速造成流空效应,常呈无信号区,静脉因血流速度慢而呈高信号。MRA 和 MRV 可以直接显示颅内血管的位置、分布与形态。

4. 颅骨与软组织　头皮和皮下组织含大量的脂肪,在 T_1WI 及 T_2WI 均呈高信号,颅骨内外板、硬脑膜、乳突气房、含气鼻窦等结构几乎不含或少含质子,均无信号或呈低信号;颅骨板障内含脂肪较多,且其中的静脉血流较慢,亦呈高信号。

磁共振技术如弥散张量成像能显示脑白质纤维;磁敏感加权成像显示脑内微小静脉较好。

增强扫描下组织的强化情况与 CT 相似。

（三）正常颅脑 DSA 表现

颈内动脉经颅底入颅后,先后发出眼动脉、脉络膜前动脉和后交通动脉,终支为大脑前动脉、大脑中动脉。大脑前动脉的主要分支依次是额极动脉、胼缘动脉、胼周动脉等;大脑中动脉的主要分支依次是额顶升支、顶后支、角回支和颞后支等。这些分支血管多相互重叠,结合正侧位造影容易辨认。正常脑动脉走行迂曲、自然,由近及远逐渐发出分支并变细,管壁光滑,分布均匀,各分支走行较为恒定。

（四）正常颈部血管超声

1. 检查部位及动脉　选用线阵探头由近心段至远心段依次扫查,右侧自无名动脉分叉部、左侧从主动脉弓起始部开始,连续观察颈总动脉、颈内动脉颅外段、颈外动脉、椎动脉及锁骨下动脉。

2. 正常超声表现

（1）颈动脉

1）二维超声：正常颈动脉管壁由内膜、中膜和外膜三层所组成,呈内外两条强回声和中间
低回声带。内膜为一细线样连续光滑的中等强回
声光带,中膜层为低回声带,外膜层为较内膜层回
声明亮的强回声带(图 2-1-4)。

2）彩色多普勒：管腔血流充盈良好,收缩期
呈中心色彩明亮的带状层流血流,舒张期流速减
慢,血流颜色转暗。

3）频谱多普勒：典型为三峰递减层流频谱。
颈内动脉（internal carotid artery）呈低阻力型频
谱,第一峰高于第二峰,双峰间切迹不明显,舒张
期持续正向血流信号,形成低幅第三峰。颈外
动脉（external carotid artery）为高阻力型频谱,收
缩峰高尖,加速时间短,舒张期血流曲线快速下
降到基线(图 2-1-5)。颈总动脉（common carotid

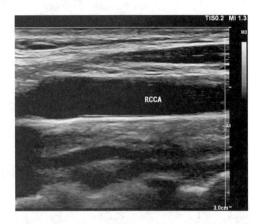

图 2-1-4 正常颈动脉二维超声
RCCA. 右侧颈总动脉。

artery）呈窄带型,频窗清晰,血管阻力介于颈内动脉与颈外动脉之间。血流动力学参数包括
收缩期峰值流速（peak systolic velocity,PSV）、舒张期末流速（end diasto1ic velocity,EDV）、血
管阻力指数（resistance index,RI）,正常值见表 2-1-1。

表 2-1-1 颈部动脉内径和血流速度等指标的测定结果（$\bar{X} \pm S$）

动脉名称	D/mm	PSV/（cm·s⁻¹）	EDV/（cm·s⁻¹）	PI	RI
颈总动脉	6.5 ± 0.78	85.4 ± 19.7	26.1 ± 8.2	1.63 ± 0.41	0.71 ± 0.07
颈内动脉	5.5 ± 0.52	63.6 ± 15.3	23.8 ± 7.9	20.89 ± 0.27	20.60 ± 0.06
颈外动脉	4.6 ± 0.49	70.3 ± 18.1	15.0 ± 6.3	1.95 ± 0.53	0.79 ± 0.05

注:D. 内径;PSV. 收缩期峰值流速;EDV. 舒张期末流速;PI. 血管搏动指数;RI. 血管阻力指数。

（2）椎动脉

1）二维超声：节段性血管腔结构,血管内膜光滑,壁呈弱回声、等回声,腔内为无回声。
双侧内径测值可不相同,一般多见左侧＞右侧。

2）彩色多普勒：管腔充盈良好,中央血流流速高,色彩明亮,受横突影响,呈节段性显示。

3）频谱多普勒：为低阻型动脉血流频谱,收缩期缓慢上升的血流频谱,双峰,切迹不明
显,舒张期持续正向血流和宽频带(图 2-1-6)。正常血流参数值见表 2-1-2。

表 2-1-2 椎动脉正常血流参数值

性别	PSV/（cm·s⁻¹）	TAV/（cm·s⁻¹）	EDV/（cm·s⁻¹）	RI	PI
女性	47.72 ± 13.15	27.24 ± 7.78	16.86 ± 5.36	0.63 ± 0.06	1.13 ± 0.24
男性	45.39 ± 11.03	24.74 ± 6.96	15.89 ± 4.8	0.65 ± 0.07	1.21 ± 0.28

注:PSV. 收缩期峰值流速;TAV. 时间平均流速;EDV. 舒张期末流速;RI. 血管阻力指数;PI. 血管搏动指数。

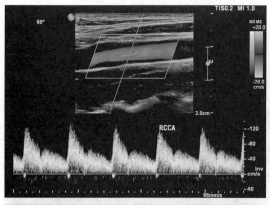

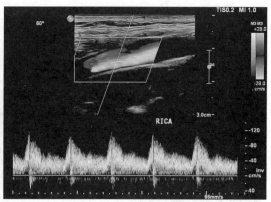

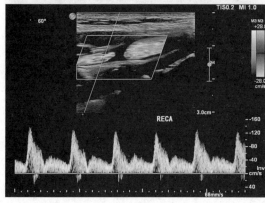

图 2-1-5 正常颈动脉血流频谱

RCCA. 右侧颈总动脉血流频谱；RICA. 右侧颈内动脉血流频谱；RECA. 右侧颈外动脉血流频谱。

（3）锁骨下动脉

1）二维超声：锁骨下动脉内中膜正常值与颈动脉相似，由于位置较深，起始处较难显示；右侧锁骨下动脉与颈总动脉、无名动脉形成典型 Y 字形结构。

2）彩色多普勒：中远段管腔充盈良好，收缩期管腔中央表现为色彩明亮的高速血流。

3）频谱多普勒：为高阻力型血流频谱，可呈三相、四相波特征（图 2-1-7）。

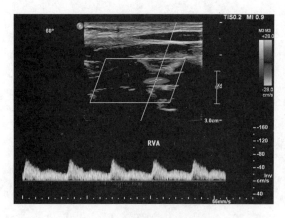

图 2-1-6 正常椎动脉血流频谱

RVA. 右侧椎动脉。

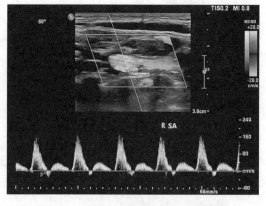

图 2-1-7 正常锁骨下动脉血流频谱

RSA. 右侧锁骨下动脉。

（五）经颅多普勒

1. 检测部位及动脉　颅内动脉选用 1.6MHz 或 2MHz 探头，颅外段颈部动脉采用 2MHz 或 4MHz 探头。

（1）颞窗：位于颧弓上方眼眶外缘与耳翼之间，可检测到大脑中动脉（middle cerebral artery, MCA）、大脑前动脉（anterior cerebral artery, ACA）、大脑后动脉（post cerebral artery, PCA）、颈内动脉终末段（terminal internal carotid artery, TICA），包括前交通动脉（anterior communicating artery, ACoA）和后交通动脉（posterior communicating artery, PCoA）。

（2）眼窗：探头置于眼睑上，偏向内侧，可探测眼动脉（ophthalmic artery, OA）、颈内动脉虹吸部（carotid siphon, CS）。

（3）枕窗：探头置于颈后部正中距颅骨边缘约 2.5cm 处，并对准鼻梁，可探测椎动脉（vertebra artery, VA）和基底动脉（basilar artery, BA）。

（4）下颌下窗：位于下颌侧下方，胸锁乳突肌前正中部，探头向上并略偏向中线，探测颈内动脉（ICA）入颅前段。

2. 常用功能评价指标

（1）取样深度：双侧半球同名动脉检测取样深度基本对称。

（2）血流速度：包括收缩期峰值流速、平均血流速度、舒张末期流速。

（3）血流方向：朝向探头血流为正向；背离探头为负向；血管分支处或走向弯曲时，可以检测到双向血流频谱。

（4）血管搏动指数（pulatility index, PI）和血管阻力指数（resistance index, RI）：常规经颅多普勒超声（TCD）检测结果分析以 PI 指数更为准确，正常颅内动脉 PI 为 0.65~1.10。

（5）血流频谱形态：正常颅内动脉血流频谱与颅外段 ICA 频谱形态基本一致，具有舒张期流速相对高，PI 相对低，近似直角三角形频谱特征（图 2-1-8）。

（6）颈动脉压迫试验：鉴别所检查的动脉和颅内动脉侧支循环功能状态。颅内动脉 TCD 检测正常值见表 2-1-3。

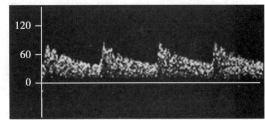

图 2-1-8　正常 TCD 血流频谱

表 2-1-3　颅内动脉 TCD 检测正常值

检查动脉	检查声窗	检查深度 /mm	血流方向	平均血流速度 /（cm·s⁻¹）
MCA	颞窗	30~60	正向	55 ± 12
ACA	颞窗	60~85	负向	50 ± 11
PCA	颞窗	60~75	正向、负向、双向	40 ± 10
TICA	颞窗	55~65	正向	39 ± 9
CS	眼窗	60~80	正向、负向、双向	45 ± 15
OA	眼窗	40~60	正向	20 ± 10
VA	枕窗	60~80	负向	38 ± 10
BA	枕窗	80~110	负向	41 ± 10

注：MCA. 大脑中动脉；ACA. 大脑前动脉；PCA. 大脑后动脉；TICA. 颈内动脉终末段；OA. 眼动脉；VA. 椎动脉；MV. 平均血流速度；CS. 颈内动脉虹吸部；BA. 基底动脉。

（六）正常 ECT 脑血流灌注显像表现

小分子、不带电荷的脂溶性放射性药物，如 ^{99m}Tc- 双半胱乙酯（^{99m}Tc-ECD）、^{99m}Tc- 六甲基丙烯胺肟（^{99m}Tc-HMPAO）等，可自由通过血脑屏障，可在脑内随血流灌注分布，放射性药物在脑内的聚集量与脑血流量成正比。

1. 正常人脑血流灌注断层影像可见左右两侧大脑皮质、基底节区、丘脑、小脑和脑干等灰质结构由于血流量高于白质，表现为放射性浓聚区，呈对称性分布。

2. 白质和脑室系统放射性分布相对稀疏，脑灰、白质对比度好（图 2-1-9）。

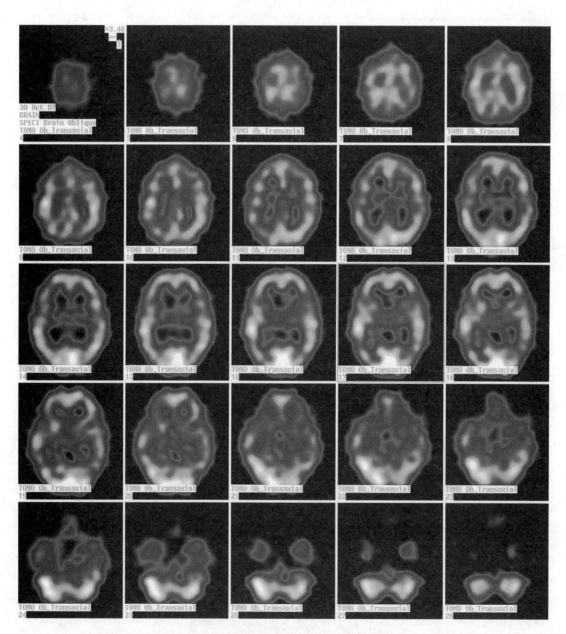

图 2-1-9　正常脑血流灌注 SPECT 图像（横断面）

灰质结构放射性摄取高于白质结构，脑室部位放射性摄取明显减低，呈对称性分布。

（七）正常 PET 脑葡萄糖代谢显像表现

脑的代谢非常旺盛，葡萄糖几乎是脑细胞能量代谢的唯一来源。[18]F-FDG 为目前临床最常用的放射性药物，[18]F-FDG 为葡萄糖的类似物，通过显像，可以反映大脑生理或病理情况下葡萄糖代谢情况，了解脑局部葡萄糖代谢状态。

1. 正常人 ^{18}F-FDG PET/CT 代谢影像可见左右两侧大脑皮质、基底节区、丘脑、小脑和脑干等灰质结构葡萄糖代谢高于白质及脑室，表现为放射性浓聚区，呈对称性分布。

2. 正常人脑葡萄糖代谢随着年龄增长而变化，如（图 2-1-10~ 图 2-1-12）。5 日龄到 26 日龄的婴儿，脑葡萄糖代谢主要集中在初级感觉运动皮质、丘脑、脑干和小脑蚓部，联合皮质和基底节的代谢相对较低，提示此阶段脑功能主要用于支配完成初级固有的反射活动。至 12 周，基底节和颞、顶叶皮质葡萄糖代谢明显增高。1 岁时，脑葡萄糖代谢接近成人。在正常老化过程中，大脑皮质，尤其是额叶皮质葡萄糖代谢随年龄的增加而减低，基底节、海马、丘脑、小脑、前联合、后联合和视皮质的葡萄糖代谢随年龄变化不大。

（八）脑池显像表现

1. 常用的显像剂为 [99mTc]-二乙酸三胺五乙酸（[99mTc]-DTPA），经常规腰椎穿刺，缓慢回吸脑脊液稀疏显像剂至 2ml，再缓慢注入蛛网膜下腔，放射性药物会沿着脑脊液循环途径上行，依次进入各脑池，最后到达大脑凸面上矢状窦吸收入血液。脑池显像主要应用于交通性脑积水、脑脊液漏的诊断以及脑脊液分流术的评估及随访等。

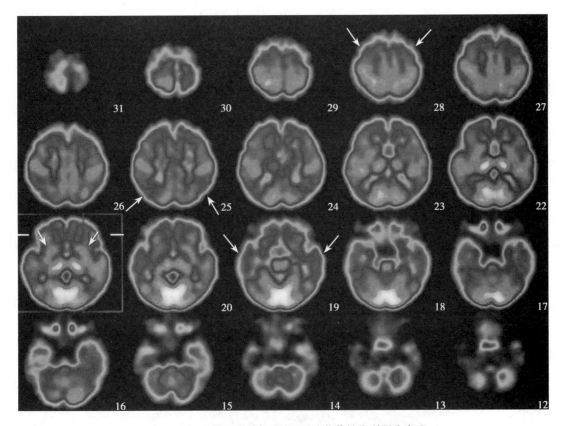

图 2-1-10　2 个月婴儿正常 PET 脑葡萄糖代谢影像表现
基底节和额、颞、顶叶皮质较其余灰质结构的葡萄糖代谢减低。

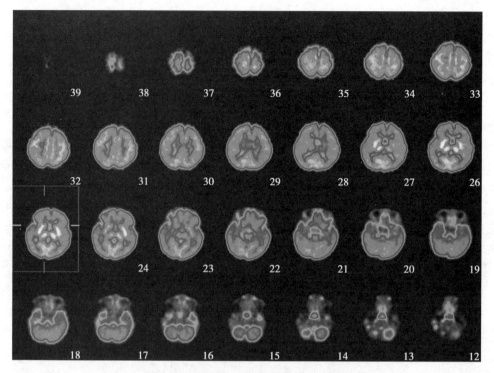

图 2-1-11　5 个月婴儿正常 PET 脑葡萄糖代谢影像表现

基底节和颞、顶叶皮质的葡萄糖代谢明显增高。

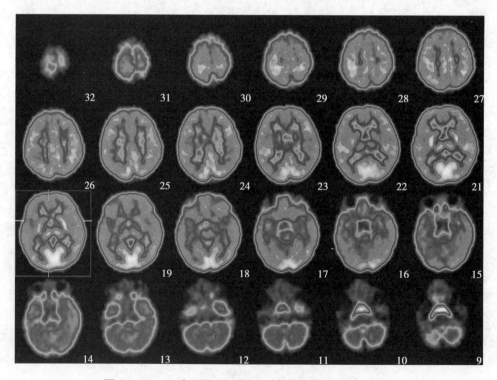

图 2-1-12　11 个月婴儿正常 PET 脑葡萄糖代谢影像表现

脑葡萄糖代谢接近成人。

2. 放射性药物注射入蛛网膜下腔后,约 1h 可到达脊髓颈段水平,3h 可见小脑延髓池、桥脑池、脚间池、交叉池、胼胝体池、大脑半球间池、外侧裂池、四叠体池相继显影,前位图呈向上的三叉浓影,基底部为基底池和四叠体池的重叠影像,中间为胼胝体池和大脑半球间池,两侧对称者为外侧裂池,其间空白区为侧脑室所在区,6h 影像基本同 3h,但沿大脑凸面向上矢状窦延伸。24h 后上矢状窦内放射性浓聚,两侧大脑凸面呈大致对称性放射性分布,前后图像呈伞状,正常情况脑室不显影。儿童由于脑脊液循环速度较成人快,故影像时相测定有所提前。

二、康复常见疾病影像表现

(一) 缺血性脑卒中

缺血性脑卒中按照 TOAST(Trial of Org 10172 in Acute Stroke Treatment)分型可将发病原因分为大动脉粥样硬化(large-artery atherosclerosis,LAA)、心源性卒中(cardioembolism,CE)、小动脉闭塞(small-artery occlusion,SAO)、其他原因(stroke of other determined etiology,SOE)、不明原因(stroke of undetermined etiology,SUE)。

1. 缺血性脑卒中的头 CT 或者 MRI 表现　急性期或亚急性期的 CT 或 MRI 表现为:头 CT 表现为低密度灶;头 MRI 在表观弥散系数(apparent diffusion coefficient,ADC)、弥散加权成像(diffusion weighted imaging,DWI)弥散受限,表现为 ADC 低信号,DWI 高信号;T_1 加权成像(T_1-weighted imaging,T_1WI)低 / 稍低信号,T_2 加权成像(T_2-weighted imaging,T_2WI)及水抑制反转恢复(fluid attenuated inversion recovery,FLAIR)高 / 稍高信号。

(1)大动脉粥样硬化性(LAA)缺血性脑卒中一般有如下表现:①病史中曾多次出现短暂性脑缺血发作(transient ischemic attack,TIA),多为同一动脉供血区内的多次发作;②出现失语、忽视、运动功能受损症状或有小脑、脑干受损症状;③颈动脉听诊有杂音、脉搏减弱、两侧血压不对称等;④颅脑 CT 或 MRI 检查可发现有大脑皮质或小脑损害,或者皮质下、脑干损害,病灶直径 >1.5cm 可能成为大动脉粥样硬化所致的缺血性脑卒中的潜在因素;⑤彩色多普勒超声、TCD、MRA 或者数字减影血管造影(digital subtraction angiography,DSA)检查发现相关的颅内或颅外动脉及其分支狭窄程度 >50%,或有闭塞;⑥排除心源性栓塞所致的脑卒中。

当病因考虑为大动脉粥样硬化性时,需进行发病机制的诊断。其发病机制有动脉 - 动脉栓塞、载体动脉斑块堵塞穿支动脉、低灌注 / 栓子清除率下降和混合型。

1)动脉 - 动脉栓塞:影像学上表现为在粥样硬化的颅内外大动脉分布区内的皮质小的梗死灶或单发的区域性梗死灶。在该病变分布区内不存在与之相关的分水岭梗死。如果病灶多发,或者虽为单一梗死灶,但在 TCD 上发现微栓子信号,则该诊断可以明确。但是,即使皮质梗死病灶为单发或者虽有区域性梗死但 TCD 未发现微栓子信号也可以诊断动脉 - 动脉栓塞(图 2-1-13)。

2)载体动脉(斑块或者血栓)堵塞穿支动脉:穿支动脉区孤立性梗死灶,其载体动脉有粥样硬化性斑块或者任何程度的粥样硬化性狭窄(图 2-1-14)。

3)低灌注 / 栓子清除率下降:病灶仅位于分水岭区;在病变血管分布区内没有急性皮质梗死灶或区域性梗死灶;与临床症状相对应的颅内或颅外血管狭窄程度通常 >70%,伴或不伴有低灌注或者侧支代偿不好的证据(图 2-1-15)。

4)混合型:上述 2 种或 2 种以上机制同时存在,如动脉 - 动脉栓塞和低灌注 / 栓子清除率下降的混合型(图 2-1-16)。

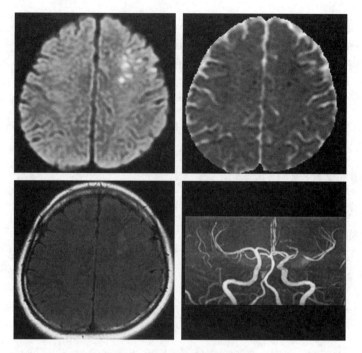

图 2-1-13　动脉 - 动脉栓塞

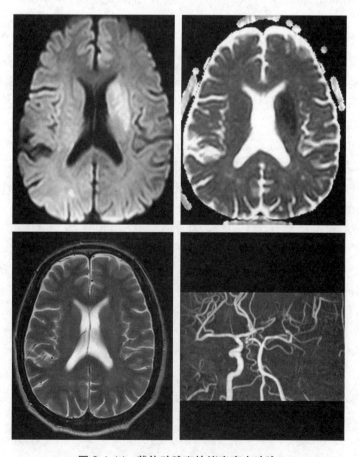

图 2-1-14　载体动脉斑块堵塞穿支动脉

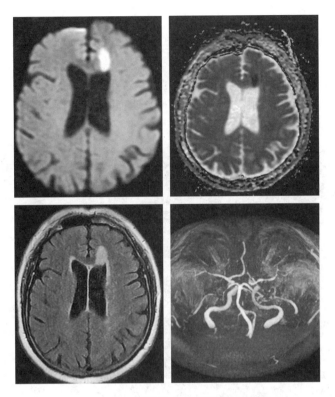

图 2-1-15　低灌注 / 栓子清除率下降

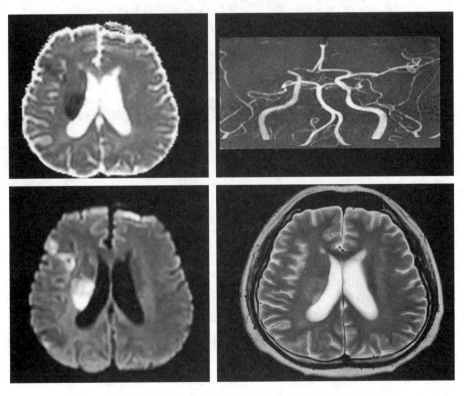

图 2-1-16　动脉 - 动脉栓塞和低灌注 / 栓子清除率下降的混合型

（2）心源性卒中一般有如下表现：①和大动脉粥样硬化性缺血性脑卒中相似，表现为急性多发梗死灶，特别是累及双侧前循环或前后循环共存的在时间上很接近的包括皮质在内的梗死灶（图 2-1-17）；②不存在相应颅内外大动脉粥样硬化的证据；③不存在引起急性多发梗死灶的其他原因，如血管炎、凝血系统疾病、肿瘤性栓塞等；④存在心源性卒中的证据；⑤如果排除了主动脉弓粥样硬化，为肯定的心源性，如果不能排除，则考虑为可能的心源性。

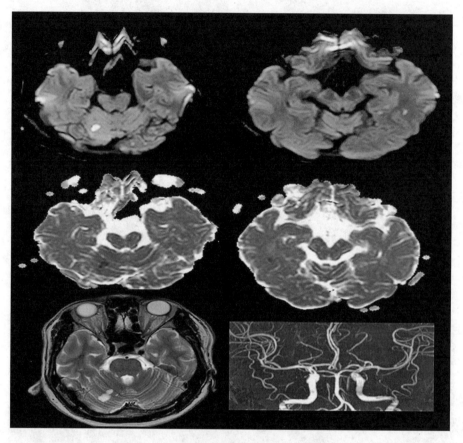

图 2-1-17　心源性栓塞引起的缺血性脑卒中

心源性卒中的潜在病因包括任何有记录的永久性或阵发性房颤或房扑，伴有或不伴有超声自发显影或左房栓子，病态窦房结综合征，扩张型心肌病，射血分数 <35%，心内膜炎，心内肿物，伴有原位血栓的卵圆孔未闭（PFO），在脑梗死发生之前伴有肺栓塞或深静脉血栓形成的 PFO，二尖瓣狭窄，心脏瓣膜置换，既往四周以内的心肌梗死，左心室附壁血栓，左心室壁瘤。

（3）小动脉闭塞型缺血性脑卒中表现有：颅内小动脉病变引起的腔隙性脑梗死，临床表现为腔隙综合征，无大脑皮层受损表现，影像学表现为正常或梗死灶直径 <1.5cm，载体动脉无粥样硬化性斑块或者任何程度的狭窄（图 2-1-18）。

（4）其他原因导致缺血性脑卒中表现有：存在其他特殊疾病（如血管相关性疾病、感染性疾病、遗传学疾病、血液系统疾病、血管炎等）的证据，这些疾病与本次卒中相关，且通过血液学检查、脑脊液检查以及血管影像学检查证实，同时排除了大动脉粥样硬化性或心源性卒中的可能性（图 2-1-19）。

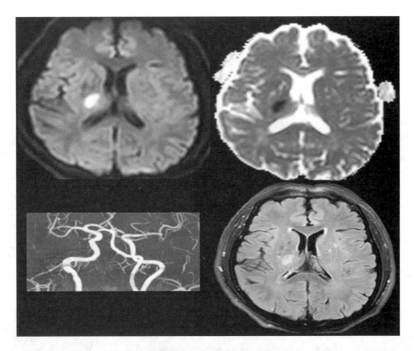

图 2-1-18 大脑中动脉分支内侧豆纹动脉闭塞引起的小动脉闭塞型缺血性脑卒中

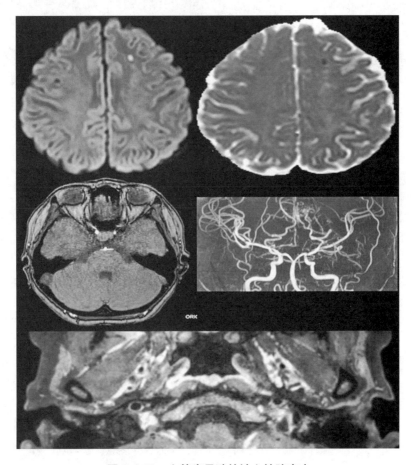

图 2-1-19 血管炎导致的缺血性脑卒中

（5）不明原因导致的缺血性脑卒中表现：①未发现能解释本次缺血性卒中的病因。②多病因：发现两种以上的病因，但难以确定是哪一种与该次卒中有关。③未确定病因：未发现确定的病因，或有可疑病因但证据不够充分有力。除非再做更深入的检查。④检查欠缺：常规血管影像或心脏检查未能完成，难以确定病因（图 2-1-20）。

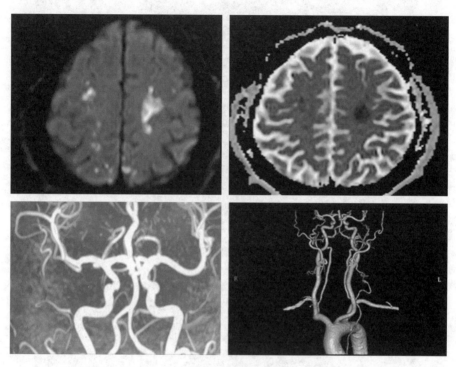

图 2-1-20　不明原因导致的缺血性脑卒中

2. 缺血性卒中血管超声表现　大动脉粥样硬化性卒中是缺血性脑卒中的重要类型。经颅多普勒超声与颈部血管超声结合，可以观察颅内外大血管形态学和血流动力学的变化，评估缺血性脑卒中患者血管病变程度，确定病变的部位。

（1）颈部动脉超声表现：早期表现为内 - 中膜厚度异常与斑块形成。①内 - 中膜厚度（intimal medial thickness，IMT）及斑块界定：正常情况下，IMT<1mm，IMT≥1.0mm 为内膜增厚，局限性内 - 中膜厚度≥1.5mm 定义为斑块。②斑块的评价：根据声学特征分为均质性回声斑块（内部回声相对均匀一致）和不均质性回声斑块（斑块内部有 >20% 的回声面积不同）；根据形态学特征分为规则型、不规则型和溃疡性斑块（图 2-1-21）。

1）颈动脉狭窄与闭塞：①二维超声：内膜不规整、毛糙、回声增强、连续性差，有中断现象。粥样硬化斑块形态多不规则，突出于管腔。②彩色多普勒：斑块处可见彩色血流信号充盈缺损，轻度狭窄显示管腔内血流变细，无明显的湍流；中度或重度狭窄时，血流束明显变窄，呈色彩明亮或五彩镶嵌的血流信号；完全闭塞者彩色血流信号在阻塞部位突然中断。③频谱多普勒：轻度狭窄时的频带轻度增宽，峰值流速无明显变化；中度以上狭窄时频谱窗充填，峰值流速和舒张末期流速加快，严重阻塞时狭窄远段仅探及低速血流（图 2-1-22）；完全闭塞时探测不到血流信号。根据血流动力学参数评估动脉狭窄程度，参考 2003 年北美放射年会标准（表 2-1-4）。

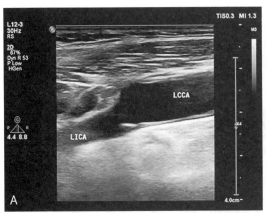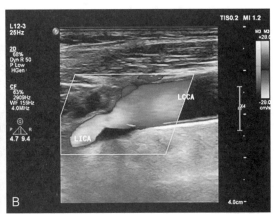

图 2-1-21 颈动脉斑块

A. 扁平低回声斑块;B. 斑块处充盈缺损。

表 2-1-4 颈内动脉狭窄超声诊断标准

狭窄程度 /%	主要参数		附加参数	
	$PSV_{ICA}/(cm \cdot s^{-1})$	斑块评估 /%	PSV_{ICA}/PSV_{CCA}	$EDV_{ICA}/(cm \cdot s^{-1})$
正常	<125	无	<2.0	<40
<50	<125	直径狭窄率 <50%	<2.0	<40
50~69	125~230	直径狭窄率 ≥50%	2.0~4.0	40~100
≥70,不接近闭塞	≥230	直径狭窄率 ≥50%	>4.0	>100
接近闭塞	高、低或探测不到	可见	不定	不定
完全闭塞	探测不到	可见,探查不到	无	无

注:PSV_{ICA}. 颈内动脉收缩期峰值血流速度;EDV_{ICA}. 颈内动脉舒张末期血流速度;PSV_{CCA}. 颈总动脉收缩期峰值血流速度。

2)椎动脉狭窄与闭塞:①二维超声:内膜粗糙,管壁回声增厚,回声增强,管腔狭窄。血管闭塞者,管腔中显示不清晰低弱回声。②彩色多普勒:斑块处血流信号充盈缺损,形成狭窄,随狭窄程度增加,血流束明显变细,狭窄段血流信号呈五彩镶嵌样,狭窄远端血流信号色彩暗淡。血管完全闭塞者,局部彩色血流中断(图 2-1-23)。③频谱多普勒:轻度狭窄时,狭窄处峰值流速无变化或轻度增快;狭窄程度较重者,狭窄处 PSV 与 EDV 均显著增快,频谱形态呈湍流特征,狭窄远端流速明显减低(图 2-1-24)。完全闭塞时,不能探及血流频谱。狭窄程度目前尚无统一评价标准,表 2-1-5 为参考标准。

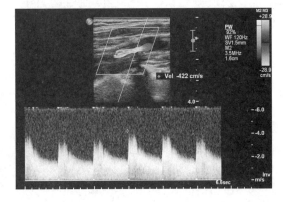

图 2-1-22 颈内动脉狭窄,狭窄处五彩镶嵌,流速增快

表 2-1-5　椎动脉起始段狭窄参考标准

狭窄程度	PSV/(cm·s^{-1})	EDV/(cm·s^{-1})	PSV$_{起始段}$/PSV$_{椎间隙段}$
正常或 <50%	<170	<34	<2.5
50%~69%	≥170,<200	>34,<60	>2.5,<4.1
70%~99%	≥200	≥60	>4.1
闭塞	无血流信号	无血流信号	无血流信号

注:PSV.收缩期峰值流速;EDV.舒张期末流速。

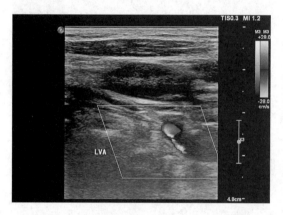

图 2-1-23　椎动脉狭窄,血流变细,呈五彩镶嵌
LVA.左侧椎动脉。

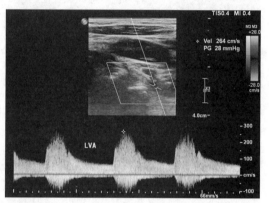

图 2-1-24　椎动脉狭窄 狭窄处流速增快
LVA.左侧椎动脉。

3)锁骨下动脉狭窄与闭塞:①二维超声:早期可见内 - 中膜增厚,随着病程进展,局部管腔表现不同程度狭窄,最终血管闭塞,管腔被实性回声完全充填。②彩色多普勒:早期局部血流束轻微变细、边缘不平滑;随狭窄程度增加,有明显血流信号充盈缺损、血流束变细,局部呈五彩镶嵌样血流信号,远端血流信号色彩暗淡,闭塞时局部无血流信号显示(图 2-1-25)。③频谱多普勒:轻度狭窄时收缩期峰值流速可无增快或轻度增快,频谱形态改变不明显;较严重的狭窄,狭窄段血流速度明显加快,频带增宽,狭窄远端阻塞样血流频谱。闭塞时局部不能探及血流频谱。狭窄程度血流动力学评价目前尚无统一标准。

4)锁骨下动脉窃血:①二维超声:无名动脉或锁骨下动脉近段受累、管腔狭窄、闭塞,有动脉硬化斑块回声。②彩色多普勒:无名动脉或锁骨下动脉近段血流束细,狭窄处呈明亮的五彩镶嵌样血流信号,当完全性闭塞时,于闭塞处可见彩色血流中断。③频谱多普勒:狭窄的无名动脉或锁骨下动脉内检出高速湍流频谱曲线,闭塞时不能测到血流频谱;狭窄远端呈阻塞样血流频谱。锁骨下动脉窃血分为 3 级:Ⅰ级,隐匿型窃血,患侧椎动

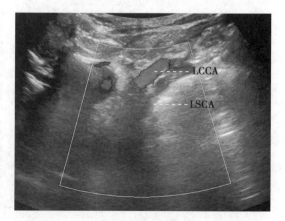

图 2-1-25　锁骨下动脉闭塞,未探及血流信号

脉血流方向正常,收缩期呈"切迹"征;Ⅱ级,部分型窃血,患侧椎动脉为收缩期反向,舒张期正向的双向血流频谱;Ⅲ级,完全型窃血。患侧椎动脉呈双期反向血流频谱(图 2-1-26)。

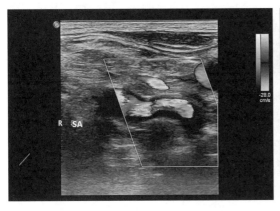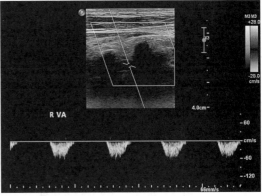

图 2-1-26　锁骨下动脉窃血

右侧锁骨下动脉狭窄,同侧椎动脉血流方向完全逆转。

(2)颅内动脉超声表现

1)颅内动脉狭窄:①颅内动脉狭窄程度超过 50% 时,TCD 可检测到典型的节段性血流速度异常,即狭窄段流速升高,狭窄近端流速正常或相对减低,狭窄远端流速减低,诊断标准见表 2-1-6;②血流频谱紊乱,出现涡流、湍流及弧形或索条状对称分布的高强度血流信号频谱(图 2-1-27);③可闻及低钝或高调粗糙杂音或乐音性血管杂音。

表 2-1-6　颅内血管狭窄血流速度诊断标准(>40 岁年龄组)

颅内血管	临界值 /(cm·s⁻¹)		诊断值 /(cm·s⁻¹)	
	收缩期峰值流速	平均血流速度	收缩期峰值流速	平均血流速度
MCA	140~160	80~100	>160	>100
ACA	100~120	60~80	>120	>80
PCA	80~100	50~70	>100	>70
CS	100~120	60~80	>120	>80
VA、BA	80~100	50~70	>100	>70

注:MCA. 大脑中动脉;ACA. 大脑前动脉;PCA. 大脑后动脉;CS. 颈内动脉虹吸部;VA. 椎动脉;BA. 基底动脉。

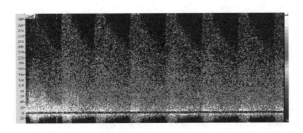

图 2-1-27　MCA 狭窄

血流速度加快,伴涡流频谱。

2）颅内动脉闭塞：①闭塞动脉相应探测深度血流信号消失,同侧相连血管内可见血流信号（图 2-1-28）；②侧支循环血流变化。

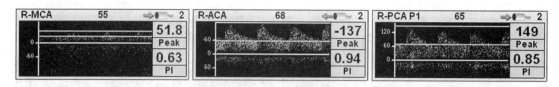

图 2-1-28 右侧 MCA 慢性闭塞
同侧 ACA,PCA 流速代偿性升高。

3）颅内 - 外动脉侧支循环检测：颈总动脉、颅外段颈内动脉狭窄≥70% 或闭塞时,颅内血管侧支循环建立的具有典型血流动力学特征。例如：①颅内外侧支循环开放,患侧 MCA、ICA₁、ACA 流速减低,ACA 血流方向逆转健,健侧 ACA 流速相对升高。压迫健侧 CCA,患侧 MCA 流速明显减低,为前交通支开放；患侧 PCA 流速升高,压迫健侧 CCA 时,患侧 PCA 流速进一步升高,为后交通支开放；患侧 AOA 方向逆转,为颈内 - 外动脉侧支开放。②患侧 MCA、ACA₁、ICA₁、OA 的 PI 值较健侧明显减低。③患侧颅内动脉频谱形态改变,频峰明显变钝、峰时延长,舒张期频带增宽（图 2-1-29）。

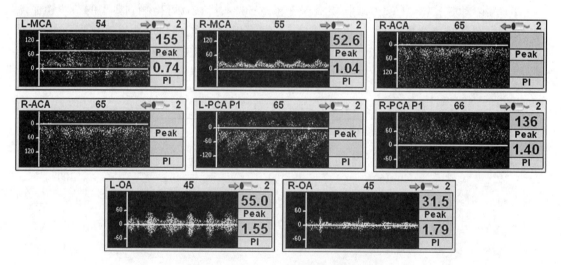

图 2-1-29 右侧颈内动脉重度狭窄
双侧 MCA、ACA、PCA 及 OA 流速不对称,右侧 MCA、ACA 血流速度相对减低,右侧 OA 血流方向逆转（颈内外动脉侧支开放征）,右侧 PCA 流速明显升高（后交通支开放）,左侧 ACA 流速相对升高（前交通支开放）。

3. 缺血性卒中核医学表现

（1）脑血流灌注显像表现：表现为局灶性放射性减低或缺损区。SPECT 脑血流灌注显像可以显示脑梗死患者在 CT、MRI 无法看到的征象,如过度灌注和交叉性失联络现象。过度灌注出现在发病数日后,在梗死区周围出现放射性增高区,可能由于正常脑血管自主调节功能减弱,毛细血管增生,酸中毒使神经细胞内皮细胞膜渗透性发生变化,使局部脑血流增多。交叉性失联络现象是指在病变区对称小脑、丘脑、大脑等区域也会发生脑血流灌注减低的现象,表示神经纤维联系的中断并非小动脉闭塞缺血所致。梗死灶对侧对称部位出现代谢减低,称为镜像灶,这表示双侧大脑半球纤维联系的中断。SPECT 由于空间分辨率的限制和显像剂本身的限制,对小的梗死灶和白质区的梗死灶的诊断没有优势(图 2-1-30、图 2-1-31)。

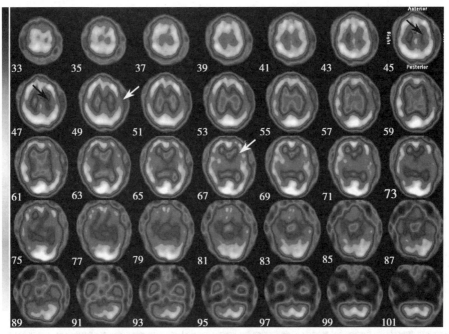

图 2-1-30　左侧基底节区及左侧顶叶脑梗死后 6d 脑血流灌注影像

表现为局部血流灌注明显减低(白色箭头),梗死灶周围可见过度灌注影像,左侧放射冠局部血流灌注增高(黑色箭头)。

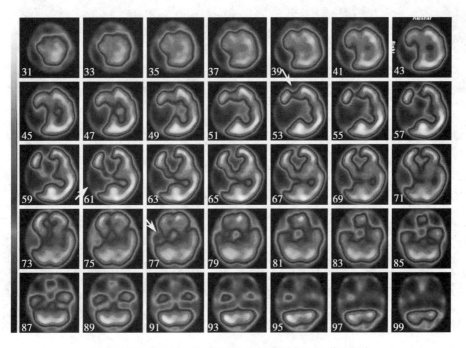

图 2-1-31　右侧额、颞、顶叶陈旧性脑梗死血流灌注影像

表现为局部血流灌注明显减低。

（2）^{18}F-FDG 脑代谢显像：脑梗死的各个阶段影像学表现不同。脑梗死后早期表现为血流和代谢不一致的贫乏灌注影像，为血流灌注减低而代谢代偿性转变导致的。具体表现为病变局部脑血流量（rCBF）明显下降，而局部葡萄糖代谢率（rCMRglc）轻度下降。1 周后梗死的脑区倾向于过度灌注改变，rCBF 增加而 cCMRglc 仍降低，出现这种影像往往提示预后良好。1 个月后，可出现 rCBF 与 rCMRglc 在较对侧正常脑组织低的水平再次匹配。PET 可提示脑梗死后神经元通过治疗是否可恢复的信息，当 rCBF 和 rCMRglc 在比基础值低的水平再匹配时，通过介入方式增加 rCBF，神经元的功能难以恢复（图 2-1-32、图 2-1-33）。

（二）出血性脑卒中

1. 脑出血

（1）CT 表现：头颅 CT 可以清楚显示出血部位、出血量大小、血肿形态、是否破入脑室以及血肿周围有无低密度水肿带和占位效应等，是脑出血的首选检查方式。

急性期可见颅内圆形、类圆形、线形或不规则形高密度灶，CT 值在 50~80HU，通常向周围的脑腔隙突破，形成铸型出血灶。血肿周围可见低密度的环绕带，即为水肿区域，血肿及水肿均对患者颅内产生占位效应。亚急性期患者颅内血肿密度逐渐降低，可呈等密度，血肿周围被吸收，但中央仍呈高密度，出现"融冰现象"，占位效应逐步减轻，增强病灶可呈环形或梭形强化，如中央部分出血未吸收时，可呈"靶征"。慢性期可见颅内圆形、类圆形或裂隙状的低密度，或囊变，范围较大（图 2-1-34）。

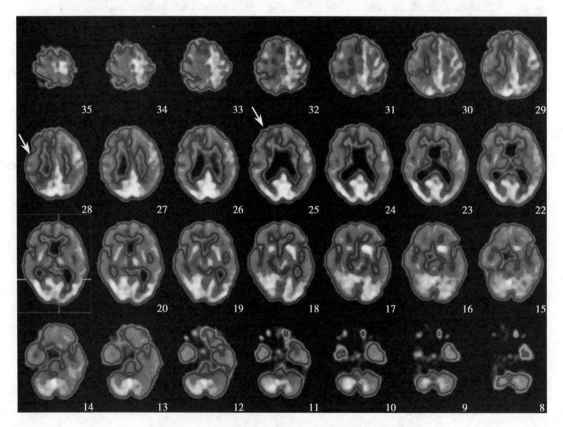

图 2-1-32　右侧额、顶叶脑梗死 2 周脑葡萄糖代谢影像
表现为局部葡萄糖代谢减低。

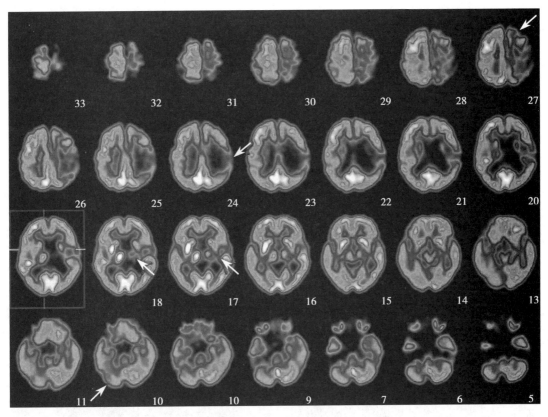

图 2-1-33 左侧额叶、顶叶、岛叶及丘脑陈旧性脑梗死脑葡萄糖代谢影像

表现为局部葡萄糖代谢明显减低,同时可见交叉性失联络现象,对侧小脑葡萄糖代谢也减低。

（2）MRI 表现:在脑出血超急性期,血肿红细胞内含有氧合血红蛋白,在高场强 MRI 时,T_1WI 呈等信号,T_2WI 呈高信号;在低场强 MRI 时,T_1WI 有呈高信号的可能,超急性期与脑梗死、水肿不易鉴别。急性期红细胞内的氧合血红蛋白脱氧,颅内血肿在 T_1WI 呈等信号,在 T_2WI 呈低信号。慢性期正铁血红蛋白转变为含铁血黄素,颅内血肿在 T_1WI 和 T_2WI 中表现为血肿中心呈高信号,周围见低信号影围绕,血肿充分吸收后,T_1WI 及 T_2WI 均表现为块状、点状分布不均的低信号影,软化灶形成后,T_1WI 呈低信号,T_2WI 呈高信号,周围有低信号影围绕。MRI 检查灵敏度高于 CT 检查,不仅可以用于诊断脑出血,还可以用于寻找脑出血的病因,为治疗提供更多信息(图 2-1-35)。

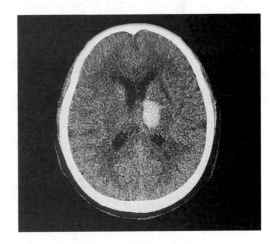

图 2-1-34 脑出血 CT 表现

2. 蛛网膜下腔出血

（1）CT 表现:

头颅 CT 是蛛网膜下腔出血的首选检查方式,在最初的 24h 内显示率可达 90%,3d 后

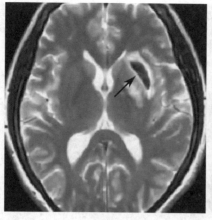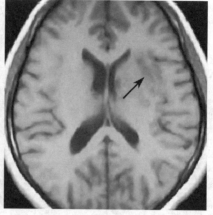

图 2-1-35　脑出血急性期 MRI 表现

为 80% 左右。CT 上表现为大脑外侧裂池、前纵裂池、鞍上池、脑桥小脑脚池、环池和后纵裂池高密度影，可破入脑室。急性期血液聚集明显的部位，常提示责任血管所在位置。根据 CT 还可以初步判断或提示颅内动脉瘤的位置，如位于颈内动脉段动脉瘤常是鞍上池不对称积血，外侧裂积血多见大脑中动脉段动脉瘤，前交通动脉段一般为前间裂基底部积血，而出血在脚间池和环池一般无动脉瘤。中脑周围非动脉瘤性蛛网膜下腔出血是蛛网膜下腔出血中较特殊的一种类型，出血部位主要局限于中脑周围，可以蔓延到桥脑的前部，环池的前部及外侧裂基底部亦可有累及，但不扩展至外侧裂的外侧端，且无明显的脑室内积血（图 2-1-36）。

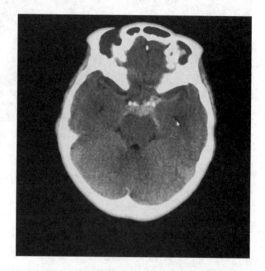

图 2-1-36　蛛网膜下腔出血 CT 表现

（2）MRI 表现：急性期蛛网膜下腔出血中的红细胞主要为脱氧血红蛋白和氧合血红蛋白，MRI 上呈低信号，信号和脑脊液较为相似，因此此期 MRI 上多为阴性表现。亚急性期血红蛋白逐渐氧化成高铁血红蛋白，在 T_1WI 和 T_2WI 上均呈高信号。因此对于亚急性期蛛网膜下腔出血患者来说，MRI 具有较高的准确度和灵敏度。且 MRI 对自发性蛛网膜下腔出血的病因诊断起着重要作用，能对颅内动脉瘤、动静脉畸形、烟雾病及颅内肿瘤等做出正确的诊断。

（3）TCD 表现：对于出血性卒中的检查主要是针对蛛网膜下腔出血（subarachnoid hemorrhage，SAH）后脑血管痉挛（cerebral vascular spasm，CVS）的监测，预防血管痉挛导致迟发性缺血性神经功能障碍。脑血管痉挛诊断标准：①MCA 平均血流速度≥120cm/s（图 2-1-37）；②受检动脉每天平均血流速度增加 >25cm/s；③血管痉挛指数（Lindegaard index，LI），即颅内大脑中动脉平均流速与颅外段颈内动脉平均流速比值≥3 时，都提示血管痉挛的可能。脑血管痉挛时因脑血管血流速度增高，产生湍流或涡流，可闻及血管杂音。

（4）脑血流灌注显像及 ^{18}F-FDG PET 显像：脑血流灌注显像及 ^{18}F-FDG PET 显像主要表现为局部放射性减低或缺损，但表现缺乏特异性（图 2-1-38）。

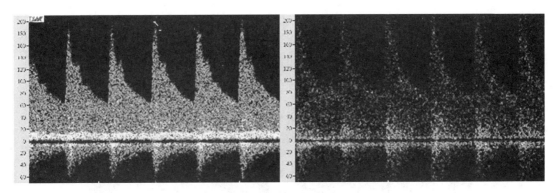

图 2-1-37　血管痉挛

双侧 MCA 流速异常升高,收缩峰高尖。

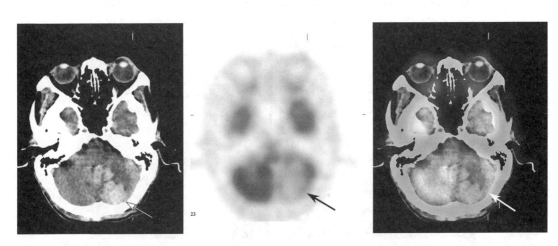

图 2-1-38　左侧小脑出血性脑卒中脑葡萄糖代谢影像

图左至右分别为 CT 平扫、PET、PET/CT 融合图像,CT 平扫可见左侧小脑片状高密度影,PET 影像表现为局部葡萄糖代谢减低。

(三) 神经系统变性病

1. 帕金森病

(1)CT 表现:皮层萎缩变薄,脑室增大,脑沟、脑裂加深增宽;基底核团萎缩引起第三脑室增宽,但脑萎缩表现不能作为帕金森病(Parkinson disease,PD)确诊的依据。

(2)PET/CT 表现:亚临床期的 PD 患者,其纹状体功能在早期有所改变;PD 患者的尾状核与壳核团的葡萄糖代谢非对称性降低。早期 PD 患者尾状核,前、后壳核多巴胺能神经元丧失可通过多巴胺转运蛋白(DAT)的减少来反映(图 2-1-39)。

(3)MRI 表现:皮层萎缩变薄,脑回体积缩小,脑沟、脑裂及第三脑室增宽;黑质致密带萎缩、变窄,边缘模糊;壳核后外侧因铁异常沉积,在 T_2WI 上呈低信号,呈现虎眼征。

(4)PET 表现:早期表现为出现肢体症状的对侧基底节葡萄糖代谢减低,随着疾病的发展,可出现全脑葡萄糖代谢逐渐减低,后期伴有痴呆症状的 PD 患者可出现与阿尔茨海默病(Alzheimer's disease,AD)类似的影像学表现。PD 患者由于运动减少可出现轻度弥漫性皮质低代谢,此表现与 PD 疾病的病程严重程度无关。[18]F-FDG PET 显像对 PD 早期缺乏特异性。

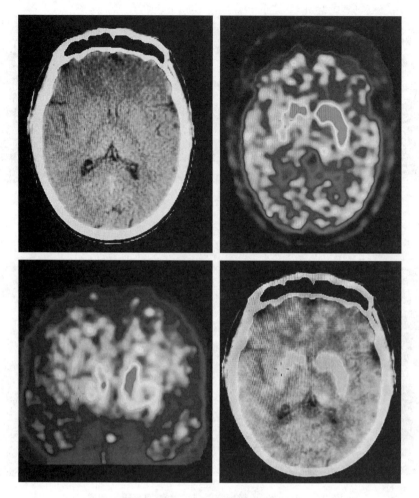

图 2-1-39　右侧壳核 DAT 减少

2. 肌萎缩侧索硬化

（1）PET/CT 表现：肌萎缩侧索硬化（amyotrophic lateral sclerosis，ALS）患者的大脑皮层和基底神经节的葡萄糖代谢普遍下降。

（2）MRI 表现：ALS 患者在内囊后肢、半卵圆中心、大脑脚等正常白质区域 T_2WI 上出现异常高信号，较典型者矢状位 T_2WI 可显示从中央前回至内囊后肢至大脑脚纵向连续的带状高信号影，符合锥体束走行；中央前回皮质下出现线状高信号，且皮质发生不同程度的萎缩。

（3）DTI 表现：ALS 患者皮质脊髓束各向异性分数（FA）下降，平均扩散率（MD）升高。

3. 亨廷顿病

（1）MRI 表现：亨廷顿病（Huntington disease，HD）主要累及基底节区和大脑皮质，以尾状核、壳核神经元大量变性、丢失最为明显，磁共振中主要表现为壳核、纹状体、尾状核、灰质和白质体积减少。研究表明纹状体是体积减少的最早区域。

（2）^{18}F-FDG PET 表现：HD 早期 ^{18}F-FDG PET 可见尾状核葡萄糖代谢明显减低，随病情发展可累及壳核。^{18}F-FDG PET 显像有利于早期诊断，异常代谢改变可以早于临床症状出现。

4. 阿尔茨海默病

（1）MRI 表现：脑萎缩以海马回和颞叶为主，脑回变少、变窄，脑裂、脑沟增宽，脑室增大

（图 2-1-40）。研究表明最早发生改变的部位是海马和内侧颞叶的内嗅皮层，其中海马和颞叶的线性测量是诊断 AD 最优异的方法之一。

（2）淀粉样蛋白正电子发射断层显像（amyloid PET）表现：淀粉样斑块是阿尔茨海默病的主要神经病理学标志之一，研究发现 AD 患者在无症状期未出现脑萎缩和脑代谢减低时，已出现了脑内淀粉样蛋白沉积，AD 患者的淀粉样蛋白沉积主要位于双侧额颞叶和后扣带回（图 2-1-41）。

（3）葡萄糖代谢 PET（FDG PET）表现：用于测量神经元和胶质细胞的葡萄糖代谢情况，AD 患者可出现典型的颞顶区、后扣带回皮质和楔前叶葡萄糖代谢降低，海马区域的葡萄糖代谢也明显降低，具有 90% 的灵敏度。

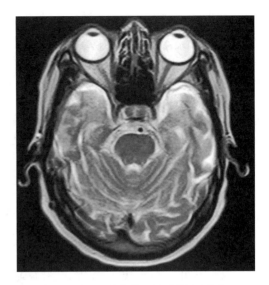

图 2-1-40 脑萎缩，以双侧海马为著

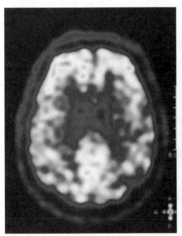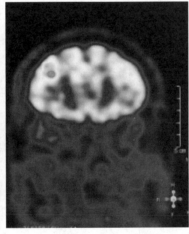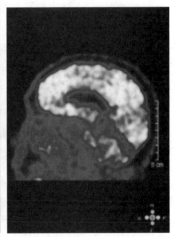

图 2-1-41 双侧额颞叶及后扣带回淀粉样蛋白沉积

（四）颅脑损伤

1. 颅骨骨折

（1）X 线表现：以顶骨最常见，额骨次之，颞骨和枕骨又次之。颅骨骨折按骨折形态可分为线性骨折、凹陷性骨折或粉碎性骨折等，线性骨折多见。线性骨折表现为颅骨皮质局部塌陷，走向和长短各异。3 岁以下的儿童，骨折多如乒乓球凹陷状，无明显骨折线。粉碎性骨折，呈放射状裂成数块，碎片可重叠，严重者有颅骨变形，以及碎片嵌入脑内。颅骨骨折合并颅内出血、脑实质损伤者，由于组织重叠和缺乏对比，X 线检查显示不佳。

（2）CT 表现：骨皮质的连续性中断、移位，可见颅缝增宽分离，颅底骨折以前中颅底多见，常累及颅底孔道，损伤通过相应部位的神经血管。前颅底筛板骨折可造成脑膜撕裂，脑脊液鼻漏；中颅底骨折易累及视神经、圆孔、卵圆孔等孔道，引起相应的临床症状（图 2-1-42）。

2. 脑挫裂伤　脑挫伤是外伤引起的皮层和深层的散发小出血灶、脑水肿和脑肿胀;如伴有脑膜、脑或血管断裂,则为脑裂伤。两者常同时发生,故称脑挫裂伤。脑挫裂伤的部位、范围和程度与临床表现密切相关。

（1）CT 表现:脑损伤区大小、形态不一,主要发生出血、水肿、坏死等病理改变,可分为三期。

1）早期:伤后数日内脑组织以出血、水肿、坏死为主要变化,损伤局部表现为低密度改变,低密度脑水肿区内伴有点片状高密度出血,具有明显占位征象。

2）中期:伤后数日至数周,坏死区域组织液化,逐渐由瘢痕组织修复,低密度区域有些可恢复至正常脑组织密度,有些进一步发展为更低密度区,提示脑组织软化。

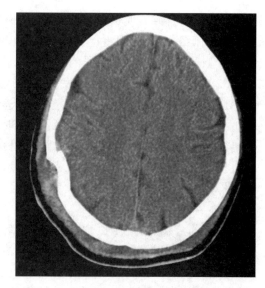

图 2-1-42　右侧顶骨凹陷性骨折

3）晚期:经历数月至数年,小病灶由瘢痕修复,大病灶偶尔形成囊腔,邻近脑组织萎缩,脑膜增厚与脑粘连。

（2）MRI 表现:病灶信号随损伤的时间演变而异。脑水肿 T_1WI 为等或稍低信号,T_2WI 为高信号,点片状出血与脑出血信号变化一致,晚期可恢复至正常或形成软化灶,T_1WI 为低信号,T_2WI 为高信号,邻近脑组织萎缩。

3. 弥漫性轴索损伤

（1）CT 表现:双侧幕上大脑半球多个脑叶弥漫性脑水肿和脑肿胀,灰白质界限不清,表现为广泛低密度区,脑室、脑池普遍受压变小,脑池、脑沟界限模糊。大脑半球灰白质交界处、基底节区、脑干等可见单发或多发 15mm 以下小出血灶;少有中线移位或仅有轻度移位（<5mm）。

（2）MRI 表现:急性期出血病灶呈 T_1WI 为等或高信号,T_2WI 为低信号,周围可见水肿信号。亚急性期与慢性期出血信号随时间而异。DWI 对诊断超急性期 DAI 具有很高的敏感性,表现为出血为低信号而水肿为高信号;SWI 对微出血有更高的检出能力。

4. 颅内血肿　根据血肿出现的位置,可分为硬膜外血肿、硬膜下血肿以及颅内血肿。根据血肿形成的时间可分为急性期、亚急性期和慢性期。

（1）硬膜外血肿:颅内出血积聚于颅骨和硬膜之间。

1）CT 表现:硬膜外出血大多是由于颅骨骨折所致的邻近动脉或硬膜静脉窦损伤出血。90% 为动脉损伤出血,其中脑膜中动脉损伤最常见,静脉窦损伤多因骨折线累及静脉窦所致。脑膜血管损伤后血液聚集硬膜外间隙,硬膜与颅骨内板粘连紧密,血肿较局限,向颅内压迫脑组织,具有占位效应。大脑中线结构移位,侧脑室受压、变形,常表现为颅骨内板下双凸形高密度区,边缘清晰,范围一般不跨越颅缝。血肿成分单一时密度均匀,混入脑脊液或气体进入时密度不均。血肿压迫邻近脑血管,可出现脑水肿或脑梗死,CT 表现为血肿邻近脑实质局限性低密度区(图 2-1-43)。

2）MRI 表现:血肿信号强度变化与血肿的时期及检查所用磁场强度有关。血肿急性期,T$_1$WI 呈等信号,血肿内缘可见低信号的硬膜,T$_2$WI 呈低信号,亚急性期和慢性期呈高信号。

（2）硬膜下血肿:颅内血肿积聚于硬脑膜与蛛网膜之间。

1）CT 表现:多由桥静脉或静脉窦损伤出血所致,血液聚集于硬膜下腔,沿脑表面广泛分布。平扫急性期硬膜下血肿表现为颅板下方"新月形"高密度影,范围较大,可跨颅缝。血肿密度不均匀与其成分密切相关。急性期常表现为高密度或混杂密度,常伴有脑挫裂伤、脑内出血、脑水肿和明显的占位效应。亚急性期和慢性期可表现为高、等、低或混杂密度。血肿内由于处于高渗状态,其形态可由新月形逐步发

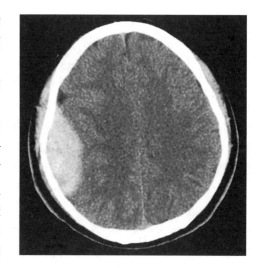

图 2-1-43 右侧颞顶部硬膜外血肿

展为双凸状,范围广泛,不受颅缝限制,因常合并脑挫裂伤,故占位征象显著。慢性期硬膜下出血呈等密度或混杂稍低密度影,少数血肿内可形成分隔,可能是由于血肿内机化粘连所致。

增强扫描可看见连续或断续的血肿包膜(由纤维组织及毛细血管构成),可清楚勾画出包括等密度血肿在内的硬膜下血肿轮廓,仅用于亚急性或慢性期硬膜下血肿。

2）MRI 表现:硬膜下血肿随着时间推移,正铁血红蛋白变成血黄素,急性期 T$_1$WI 呈等信号,T$_2$WI 呈稍低信号影,亚急性 T$_1$WI 和 T$_2$WI 均可呈高信号,慢性期 T$_1$WI 信号低于亚急性期,T$_2$WI 仍为高信号(图 2-1-44)。

（3）颅内血肿:脑实质出血形成的血肿,多由对冲性脑挫裂伤出血所致。

1）CT 表现:多发生于额叶、颞叶,血肿表现为形状不规则的高密度肿块,CT 值为 50~90HU,周围有水肿及占位效应,2~4 周血肿逐渐吸收,超过 4 周为低密度。急性期一般

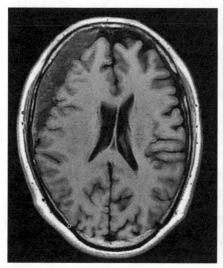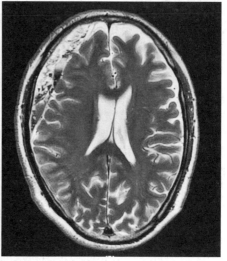

图 2-1-44 右侧额颞顶部硬膜下血肿

不进行增强扫描;慢性期增强扫描,周围可见环形强化。内部密度可以是低或等密度,周围密度低,与外周血红蛋白被吸收和稀释有关(图2-1-45)。

2)MRI表现:血肿信号变化与血肿期龄有关,对于血肿的诊断及分期MRI优于CT。

(4)脑损伤脑血流灌注显像:较CT更灵敏、更早期地显示急性或亚急性脑损伤,表现为血流灌注减低区,显示病灶的范围也大于CT所示。脑外伤患者急性期过后,部分患者仍会遗留各种功能性症状,如头痛、头晕、失眠,这些统称为脑外伤后综合征。大多数此类患者CT、MRI、脑电图(EEG)可无异常改变,而脑SPECT灌注显像可发现单个或多个灌注异常分布区,且与原外伤受损部位无对应关系,这些提示在脑外伤后综合征的患者中,仍存在弥漫性受损的病理基础。

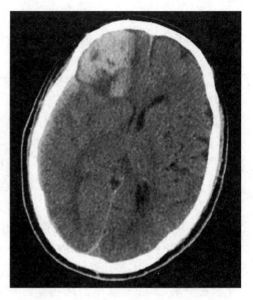

图2-1-45　右侧额叶脑出血伴挫裂伤

(五)脑积水

脑积水是指脑脊液产生和吸收不平衡以及脑脊液循环障碍所致的颅内蛛网膜下腔和/或脑室系统异常扩大。单纯脑室扩大者称为脑内积水,单纯蛛网膜下腔扩大者称为脑外积水。脑积水可由不同病因引起,根据不同维度,可将脑积水进行不同分类。根据病因分为创伤性脑积水、耳源性脑积水、感染性脑积水、占位性脑积水、出血性脑积水。依据发病速度分为急性脑积水、慢性脑积水、正常颅内压脑积水、静止性脑积水。依据年龄分为婴幼儿脑积水、年长儿童及成人脑积水。根据能否自由流动的病理生理改变,脑积水主要分为交通性脑积水、梗阻性脑积水,特发性正常压力脑积水是交通性脑积水的一种特殊类型。该分类方法在临床中较常用。影像学检查在确诊脑积水及确定病因和计划治疗中起着核心作用。急性脑积水和急性意识障碍患者,CT是首选检查方法;否则,首选的检查方式是MRI成像。

1. **梗阻性脑积水**　亦被称为非交通性脑积水,是指四脑室出口以上脑脊液通路阻塞所致,如脑室系统不同部位(室间孔、导水管、正中孔)的阻塞、脑室系统相邻部位的占位性病变压迫和中枢神经系统先天畸形等。梗阻性脑积水是脑积水中最常见的一种类型。

(1)X线表现:颅骨内板可见指压痕。

(2)CT及MRI表现:①梗阻点以上脑室系统扩大,梗阻点以下脑室正常或缩小。②Evans指数>0.33,Evans指数是诊断脑积水的标志性指标,指同一层面双侧额角最大径/最大双顶径(图2-1-46)。③侧脑室颞角扩张是较敏感的指标,侧脑室颞角宽度>3mm被认为是病理性的。④脑室周围出现间质性脑水肿。⑤脑沟受压、变窄或消失。⑥MRI矢状位可显示胼胝体受压变薄,向上拉伸弯曲。⑦相应梗阻部位可见肿瘤、出血或CNS先天畸形等表现。图2-1-46~图2-1-49展示了不同部位梗阻所致的脑积水。

2. **交通性脑积水**　又称脑室外梗阻性脑积水,顾名思义指四脑室出口以后脑脊液循环通路阻塞或吸收障碍或分泌过多(脉络丛乳头状瘤)所致的脑积水。阻塞常位于蛛网膜下腔,以基底池最为常见。引起交通性脑积水的常见病因包括蛛网膜下腔出血、脑膜炎、静脉窦血栓形成、脑膜转移及颅脑术后等。

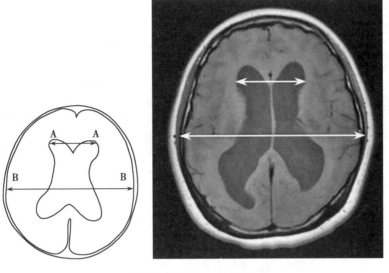

图 2-1-46　Evans 指数测量

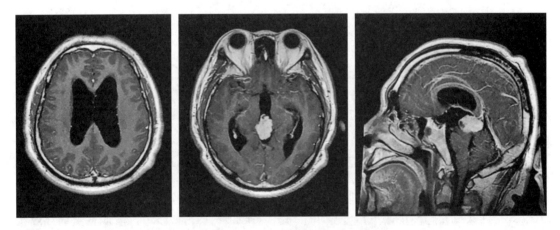

图 2-1-47　松果体细胞瘤致幕上脑积水

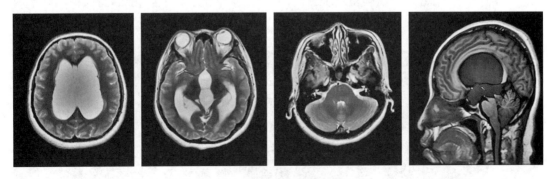

图 2-1-48　导水管粘连致幕上脑积水

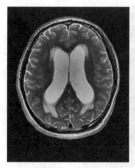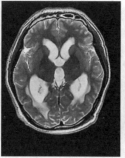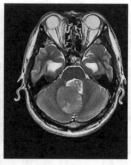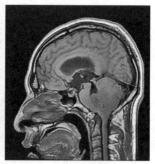

图 2-1-49　四脑室占位致幕上脑积水

CT 及 MRI 表现:①整个脑室系统普遍增大,四脑室扩大为其特征性改变,但往往出现较晚。②Evans 指数 >0.33。③侧脑室颞角扩张(>3mm)。④早期一般无脑室周围间质性脑水肿,晚期可出现,但水肿程度不如梗阻性脑积水明显。⑤脑沟受压、变窄或消失。⑥胼胝体受压变薄,向上拉伸弯曲。⑦可能发现导致脑脊液通路阻塞的原因,如蛛网膜下腔出血、脑膜炎(CT 表现为脑底池密度增高,MRI 表现为脑底池脑膜明显强化)等。图 2-1-50 及图 2-1-51 展示交通性脑积水。

3. 正常压力脑积水　又称隐匿性脑积水、慢性交通性脑积水或低位性脑积水,是一种特殊类型的交通性脑积水,主要由脑脊液动力学受损引起。虽然脑室系统扩大,但颅内压正常或仅轻微升高。该类脑积水常见于老年人,患病率随着年龄的增长而增加。特发性正常压力脑积水以步态障碍、认知障碍和尿失禁三联征为典型临床症状,但三者同时存在者仅见于 30% 的患者。因为正常压力脑积水是一种可治疗的痴呆症,因此正确的诊断尤其重要。在相应临床怀疑的情况下,磁共振成像是首选检查方式。

（1）CT 及 MRI 表现:①脑室系统普遍增大伴额角、颞角变钝,Evans 指数 >0.33。②脑沟并不变窄或消失,或表现有脑沟脑裂增宽。③蛛网膜下腔(如基底池、外侧裂池)不成比例扩大。④中央导水管及相邻的三脑室、四脑室内出现脑脊液流空信号提示正常压力性脑积水。⑤交替速度敏感性快速小角度脉冲序列出现导水管脑脊液流动加速,而幕上脑脊液无明显变化。

（2）脑积水的放射性核素脑池显像:①非交通性脑积水是因脑室与蛛网膜下腔脑脊液（CSF）循环阻塞所致。CT 示脑室系统扩大,而脑池显像显示脑室内无放射性,说明脑室内

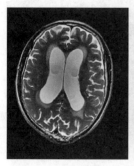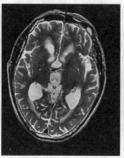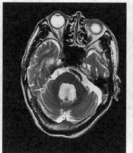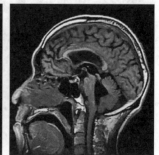

图 2-1-50　不明病因交通性脑积水

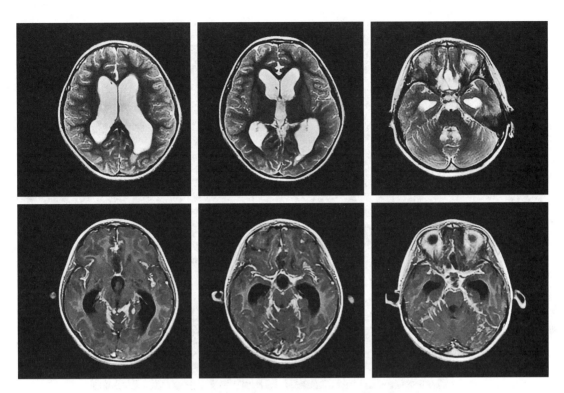

图 2-1-51 颅内感染性病变致交通性脑积水

无 CSF 逆流。②交通性脑积水的脑池显像早期放射性向矢状窦移位缓慢,大脑凸面显影延迟,但脑室不显影。随积水加重,侧脑室持续显影,呈"豆芽状",即使 24~48h 后侧脑室内放射性浓聚仍明显,但大脑凸面放射性分布较少或者无分布。有的患者仅表现为脑室充盈缺损,无明显引流,也有的可见引流延迟或脑室内反射性充盈不显著。

(六) 颅内肿瘤

1. 胶质瘤

(1) 星形细胞瘤

1) CT 表现:①幕上 Ⅰ、Ⅱ级星形细胞瘤:大部分表现为脑内的低密度病灶,少数表现为混杂密度,部分患者瘤内可见钙化。肿瘤边界不清晰,瘤周水肿少见且较轻,增强扫描常无明显强化,少数表现为肿瘤或囊壁和囊内间隔的轻度强化,有的可见壁结节甚至花环状强化(图 2-1-52)。②幕上 Ⅲ、Ⅳ级星形细胞瘤:病变密度不均匀,以低密度或等密度为主的混合密度病变最多见,肿瘤内高密度常为出血,低密度为坏死及囊变区,肿瘤占位效应明显,瘤周水肿多见,增强扫描多可见强化,呈不规则环状或花环样强化,可见壁结节。③小脑星形细胞瘤:多发生于小脑半球,少数可见于小脑蚓部,囊性病变平扫表现为水样低密度影,边界清晰,囊壁可见钙化,增强扫描壁结节可见不规则强化。实性病变平扫以混合低密度为主,病变内可见坏死囊变区域,实性部分增强扫描可见强化,病变周围可水肿,第四脑室受压移位、闭塞、上位脑室积水扩张,脑干受压前移,桥小脑角池闭塞。

2) MRI 表现:①幕上星形细胞瘤:以 T_1WI 稍低信号,T_2WI 高信号为主,肿瘤内常见坏死、出血、囊变及钙化,信号常不均匀,肿瘤出血后可见含铁血黄素沉积,增强扫描偏良性的肿瘤多无强化或轻度强化,偏恶性的肿瘤呈明显强化。肿瘤 DWI 呈稍高信号。MRS 肿瘤实

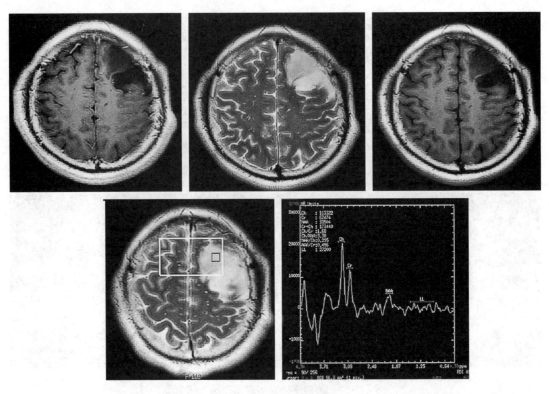

图 2-1-52　左额叶胶质瘤

质成分常见 Cho 升高,NAA 降低,Cho/Cr 及 Cho/NAA 比值上升,这可能是由于正常的神经元细胞被异常增殖的胶质细胞所取代而造成的,Cho 峰升高的程度与肿瘤的恶性程度相关,Cho/Cr 及 Cho/NAA 的比值上升程度有助于区别胶质瘤的分级,高级别胶质瘤其比值多高于低级别胶质瘤(图 2-1-53)。②小脑星形细胞瘤:囊变率高,T_1WI 低信号,T_2WI 高信号,周围水肿较轻,增强扫描病变实质部分强化。

(2)少突胶质细胞瘤:病变以幕上多见,多呈类圆形,边界不清。可为混杂密度或低密度、等密度。肿瘤可囊变,囊变随恶性程度增加而增加,内部钙化较常见,呈点片状、条带状或不规则团块状,MRI 主要表现为 T_1WI 稍低信号、T_2WI 稍高信号,钙化呈 T_1WI、T_2WI 低信号,肿瘤恶性程度较低时边界清晰,无或轻度脑水肿,恶性程度高者瘤周水肿重,边界不清,占位效应明显。增强扫描实质部分常见显著强化,少数可见环形强化。

(3)室管膜瘤:病变多位于脑室内,以第四脑室最多见,肿瘤呈结节状或分叶状,边界较清晰,CT 平扫呈等密度或稍高密度,其内可见散在囊变和钙化,MRI 呈 T_1WI 低或等信号,T_2WI 高信号。增强扫描病变实质部分可见明显强化,由于阻塞第四脑室,常伴有阻塞性脑积水。

(4)髓母细胞瘤:髓母细胞瘤好发于小脑蚓,位于第四脑室顶,容易引起梗阻性脑积水。CT 及 MR 可见颅后窝中线实性肿瘤,肿瘤囊变、钙化及出血均少见,CT 平扫多为稍高密度,少数为等密度,边界清晰,MRI 在 T_1WI 为低信号,T_2WI 为等或高信号,增强扫描均匀强化,周围可见水肿。

2. 脑膜瘤

(1)X 表现:平片在脑膜瘤的诊断或治疗中不再起主要作用。部分继发表现可辅助诊

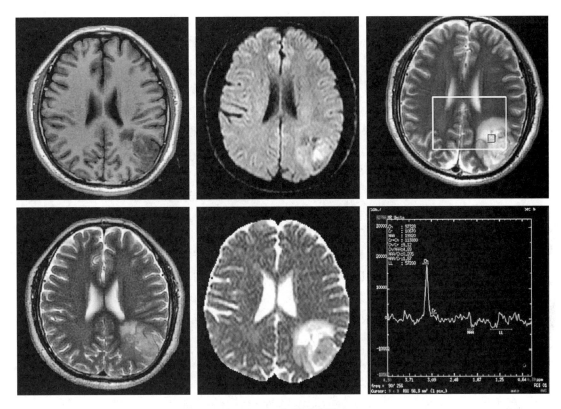

图 2-1-53　左顶叶胶质瘤

断,包括:①扩大的脑膜动脉沟;②骨质增生或溶解区;③钙化;④由于占位效应导致钙化的松果体 / 脉络丛移位。

（2）CT 表现:CT 通常是用于探查神经系统体征或症状阳性的首选方式,通常用来探查偶然病变。①相对于正常脑组织,60% 表现为高密度,其余为等密度。②20%~30% 合并钙化。③72% 呈均匀、明显强化。④恶变或囊变表现出更多的异质性,增强不明显。⑤骨质增生（5%）。

典型的毗邻颅底的脑膜瘤需要区分反应性骨质增生是脑膜瘤直接侵入颅顶还是原发性骨内脑膜瘤;鼻旁窦的扩大（或扩张型肺气肿）也被认为与前颅窝脑膜瘤有关;溶解性 / 破坏性区域尤其见于更高级别的肿瘤,但应除外其他肿瘤（例如血管外皮细胞瘤或转移）。

脑膜瘤的 CT 表现及增强表现,如图 2-1-54、图 2-1-55 所示。

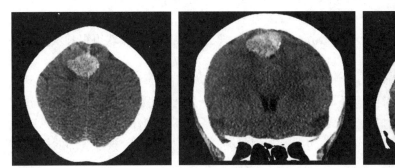
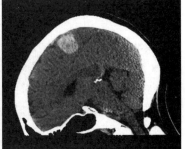

图 2-1-54　额部脑膜瘤 CT 平扫表现

（3）MRI 表现:与大多数其他颅内肿瘤一样,MRI 是诊断和表征脑膜瘤的首选方式。当形态学表现和发生部位典型时,可以非常明确地做出诊断。然而,在某些情况下,脑膜瘤的形态学表现不典型时,需要仔细辨识才能做出正确的术前诊断。脑膜瘤通常表现为具有宽硬脑膜基底的脑外肿块。尽管脑膜瘤有很多亚型,但它们通常是同质的且界限清楚的。T_2WI图像上脑膜瘤的信号强度似乎与组织学亚型相关。

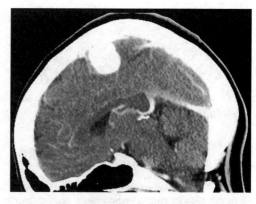

图 2-1-55　额部脑膜瘤 CT 增强表现（矢状位）

1）典型脑膜瘤的信号特征包括:①T_1WI:与灰质信号相比,大部分呈等信号（60%~90%）,少部分呈低信号（10%~40%）,特别是纤维型、砂粒型等亚型。②T_1 C+（Gd）:一般呈显著且均匀强化,并可见典型脑膜尾征。③T_2WI:与灰质相比,大部分呈等信号（约 50%）,部分呈高信号（35%~40%）,这与肿瘤的质地柔软和血管丰富相关,常见于微囊型、分泌型、软骨（化生）脊索样和血管型,极少部分呈低信号（10%~15%）,这与含有质地坚硬、高纤维和钙化的物质相关。④DWI/ADC:通常表现为扩散受限,ADC 图低信号,非典型和恶性亚型可能表现出更显著的扩散受限。⑤MRI 波谱:MRS通常在脑膜瘤的诊断中起不到决定性作用,但可以帮助脑膜瘤的鉴别诊断。MRS 可显示为:丙氨酸峰增高,谷氨酰胺/谷氨酸升高;胆碱（Cho）峰增高,细胞膜代谢活跃;N-乙酰天冬氨酸（NAA）峰缺失或显著减少,提示非神经元来源;肌酸（Cr）缺失或显著降低;MRI 灌注,体积转移常数（k-trans）与组织学分级之间具有良好的相关性;MRI 纤维束成像可识别与脑膜瘤相邻的白质束,通过这种识别可规划更安全的通路,从而减少残留功能的医源性缺陷,这或许有助于脑膜瘤切除术的术前诊疗决策。

2）典型影像特征包括:脑脊液裂隙征,此项特征不是脑膜瘤特有的,但有助于确定肿块为脑外肿瘤;Ⅱ级和Ⅲ级脑膜瘤有时无法观察到脑脊液裂隙征,这可能表明脑实质受到侵犯;60%~72% 可见脑膜尾征（注意在其他疾病也可见脑膜尾征）;白质屈曲征;动脉狭窄,通常见于包裹动脉的脑膜瘤,此征象是鞍旁肿瘤定性诊断中的重要标志,如脑膜瘤和垂体大腺瘤,后者通常不会使血管变窄。脑膜瘤的 MRI 表现及 CT 表现,如图 2-1-56、图 2-1-57 所示。

3. 垂体瘤

（1）X 线和 CT 表现:由于垂体解剖位置位于深部,故 X 线对垂体瘤的诊断价值不大,在MRI 出现之前,垂体是用侧颅骨 X 射线成像（寻找垂体窝的重塑）,后来用 CT 成像。虽然 CT能够检测到 80%~90% 大小在 5~10mm 之间的微腺瘤,但它是一种高度专业化的技术,依赖于放射科医生,并且难以识别较小的结节。大腺瘤在 CT 上常表现为实体软组织肿块,CT 值约 30~40HU,增强扫描中度强化。垂体瘤的 CT 表现如图 2-1-57 所示。

（2）MRI 表现:MRI 是垂体腺瘤成像的主要手段,需要专门的垂体扫描序列（薄层、小视野、动态对比增强采集）。对比增强 MRI 的灵敏度为 90%。对比增强后,尤其是薄层动态对比增强成像是垂体 MRI 扫描的重要组成部分,显著提高了诊断准确性。然而,在非对比增强图像上仍可识别出细微的形态变化,包括微腺瘤一侧的腺体体积增大、蝶鞍底部的细微重塑以及垂体漏斗部偏离腺瘤。

1）T_1WI:微腺瘤通常与正常垂体组织呈等信号。大腺瘤可观察到与 CT 上类似的肿块,

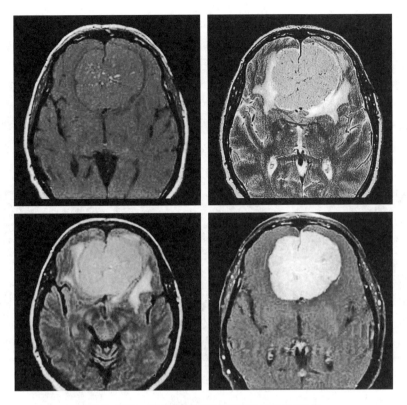

图 2-1-56 额部脑膜瘤 MRI 表现,呈明显强化

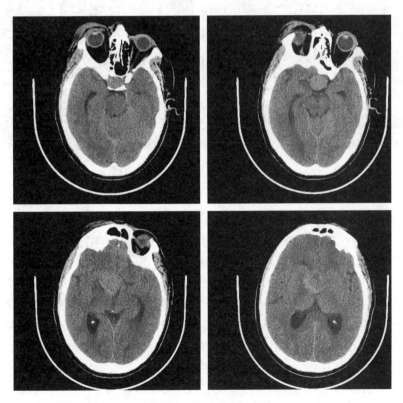

图 2-1-57 垂体大腺瘤 CT 表现

基本与灰质等信号,由于肿瘤内囊变、坏死、出血等成分不同,信号特征会有所改变。

2）T_1WI 增强:垂体微腺瘤常表现为早期无强化并延迟强化的圆形区域,延迟期图像各异,从低信号至等信号再到高信号,在此过程中腺瘤与正常垂体组织存在信号的对比度差异。大腺瘤一般会合并出血、囊变、坏死,故增强扫描表现各异,由于大腺瘤被鞍膈束缚,并凸向鞍上生长,可见典型的雪人征或 8 字征。

3）T_2WI:微腺瘤信号各异,但腺瘤内通常存在部分高信号;大腺瘤随瘤内成分以及瘤体状态的不同,信号各异。垂体瘤的 MRI 表现如图 2-1-58、图 2-1-59 所示。

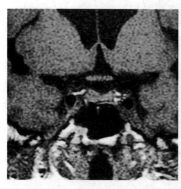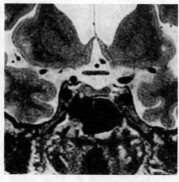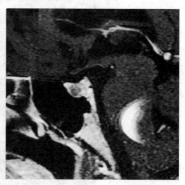

图 2-1-58　垂体右叶微腺瘤 MRI 表现

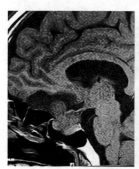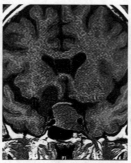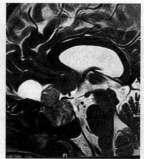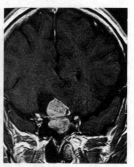

图 2-1-59　垂体大腺瘤 MRI 表现

4. 听神经瘤

（1）X 表现:X 线对于听神经瘤的诊断效能欠佳,故现已弃用。

（2）CT 表现:可表现为内耳道的侵蚀和扩大。听神经瘤灶平扫 CT 上的密度是可变的,通常很难看到,特别是由于相邻颞骨的波束硬化和条纹伪影。增强扫描可见部分实性成分强化,但显示不明显,尤其是在具有囊性成分的较大病变中。部分囊肿位于与前庭神经鞘瘤相邻的脑脊液位置,部分存在于神经鞘瘤内,代表神经鞘瘤的囊性变性。听神经瘤的 CT 表现如图 2-1-60~图 2-1-62 所示。

（3）MRI 表现

1）T_1WI:相比邻近脑组织,信号略低（63%）或等信号（37%）,可能包含低信号囊性区域。

2）T_2WI:相比邻近脑组织,呈高信号,可见囊性区域,可能有相关的瘤周蛛网膜囊肿。

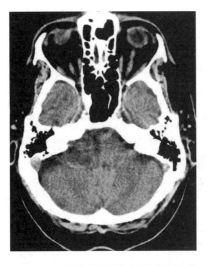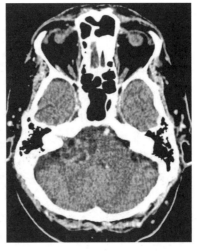

图 2-1-60　右侧桥小脑角区听神经瘤　　图 2-1-61　右侧桥小脑角区听神经瘤
CT 平扫　　　　　　　　　　　　　　　CT 增强

增强扫描呈明显强化,部分较大肿瘤存在异质性。听神经瘤的 MRI 表现如图 2-1-63 所示。

5. 转移瘤　最常见的引起脑实质转移的原发肿瘤包括肺癌、乳腺癌和黑色素瘤。大多数转移瘤是血源性播散,发生于灰白质交界处,可引起灰白质交界处小血管管径发生改变。转移性肿瘤的临床表现与占位效应有关,主要表现有头痛、恶心、呕吐、共济失调和视乳头水肿等,年龄以40~70岁多见,男性多于女性。

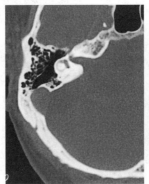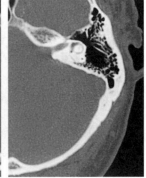

图 2-1-62　右侧内耳道较左侧扩大

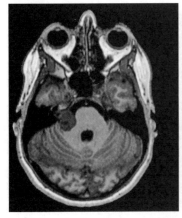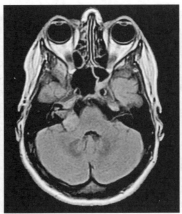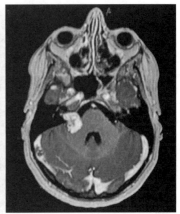

图 2-1-63　右侧桥小脑角区听神经瘤 MRI 表现

　　80% 的肺癌转移瘤发生于幕上,以大脑中动脉供血区的灰白质交界处最为多见。脑转移瘤可单发或多发,病灶形态以圆形多见,相对分布分散,肿瘤常推挤邻近脑组织,病理特征与原发肿瘤类似,坏死、血管生成多见。较大的转移瘤往往有明显的水肿,而小的转移瘤可表现为微小强化灶,仅在增强图像上显示。

　　CT 平扫和增强扫描可以发现大多数病灶,但不如 MRI。MRI 增强扫描可以发现脑内较小的转移灶以及位于软脑膜的转移灶。

　　(1)CT 表现:肿瘤位于灰白质交界区,平扫呈等或低密度肿块(图 2-1-64)。增强扫描肿瘤形态多样,呈块状、结节状或环形强化。通常情况下转移瘤均可见强化,同时瘤周可伴随水肿(图 2-1-65),脑内广泛转移者水肿常较轻。硬脑膜转移瘤最常见于乳腺癌,同时也可见于淋巴瘤、小细胞肺癌和黑色素瘤。

　　(2)MRI 表现:转移瘤在 T_1WI 上呈等、低信号,在 T_2WI 及 FLAIR 上呈高信号(黑色素瘤和出血表现为低信号)。增强扫描肿瘤呈显著强化,呈块状、结节状或环形强化,其中强化环通常呈圆形或类圆形,厚壁不均匀,主要表现为内壁不光整而外壁光滑,强化程度不均匀(图 2-1-65)。

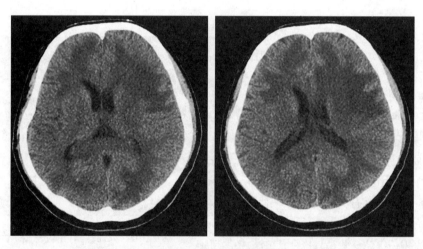

图 2-1-64　颅内转移瘤,呈稍低密度肿块伴周围大片水肿

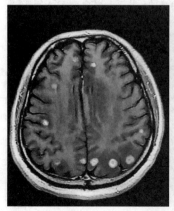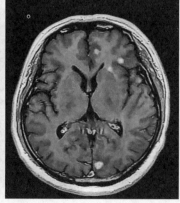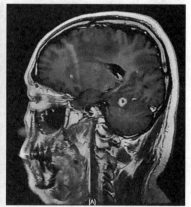

图 2-1-65　颅内多发转移瘤,呈多发结节状及环形强化灶

6. 颅咽管瘤　颅咽管瘤是儿童最常见的鞍上病变,起源于 Rathke 囊的鳞状上皮残余组织,可产生角蛋白。颅咽管瘤有两个高发年龄段,分别为 5~10 岁和 40~60 岁,临床表现可与垂体瘤类似。根据肿瘤类型,颅咽管瘤可分为成釉细胞型和乳头状型。大部分颅咽管瘤同时累及蝶鞍和鞍上区,病灶边界清晰,有包膜。通常为囊性,少数为实质性或囊实性混合。颅咽管瘤有产生釉质的潜能,在囊性成分中可见到脱落的鳞状上皮、角蛋白和胆固醇,且几乎总是伴随钙化。

MRI 矢状位和冠状位的薄层扫描及增强扫描、CT 平扫 + 增强扫描均可以显示病灶位置。MRI 对于病灶的形态、大小及侵犯范围优于 CT,但对于钙化显示 CT 更有意义。

(1) CT 表现:平扫,肿瘤实质部分通常呈等或略低密度,囊样区多呈低密度,也可呈等或高密度,与囊性成分有关;钙化常见,一般为沿着肿瘤边缘、长短不一的壳状钙化(图 2-1-66),增强扫描实性部分和包膜均可出现强化。

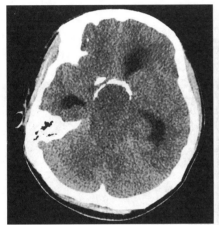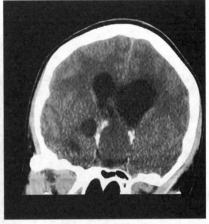

图 2-1-66　颅咽管瘤,肿瘤边缘钙化

(2) MRI 表现:平扫表现为复杂信号肿块,内含蛋白质或血液成分的病灶在 T_1WI 上呈高信号,也可以表现为等、低信号。实性部分在 T_1WI 上呈等、低信号,T_2WI 上多呈高信号。增强扫描实性部分和包膜可以出现强化(图 2-1-67)。

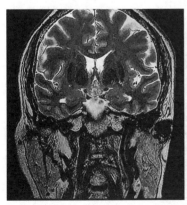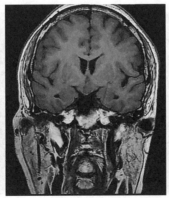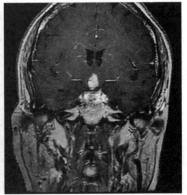

图 2-1-67　颅咽管瘤,呈混杂信号,明显强化

7. 血管母细胞瘤　血管母细胞瘤是颅后窝较常见的肿瘤,可发生于任何年龄,主要见于 30~40 岁,是成年人小脑四脑室区最常见的肿瘤。常发生于中线旁小脑半球,病灶多为圆形。肿瘤为局限性生长,小者无包膜,大者有包膜。肿瘤大小不一,小者如针头或者绿豆,大者可达胡桃或更大。囊性变是血管母细胞瘤的突出特点,囊性部分的体积可远超越肿瘤本身,巨大的囊肿将肿瘤本身推向一侧,称其为附壁结节。

根据影像学表现,可分为 3 种类型:大囊小结节型、单纯囊型和实质肿块型。大囊小结节型是血管母细胞瘤的典型表现,也是最常见的表现类型。

1)大囊小结节型:是血管母细胞瘤的典型表现,CT 平扫时囊性部分呈均质低密度,多接近于脑脊液密度。一般为单个、但也可呈多发,表现为等密度或稍高密度(图 2-1-68)。附壁结节常附着于一侧囊壁,少数也可位于囊外。MRI 检查,附壁结节在 T_1WI 上信号高于囊性部分,T_2WI 时低于囊性部分。囊性部分在 T_1WI 上呈稍高于脑脊液信号,T_2WI 上呈高信号。增强扫描时附壁结节呈显著均质强化,囊液及囊性部分的边缘无强化,瘤周水肿较轻(图 2-1-69)。

2)单纯囊型:相对少见,可能是由于附壁结节小而不易显示,整个肿瘤呈囊性,MRI 增

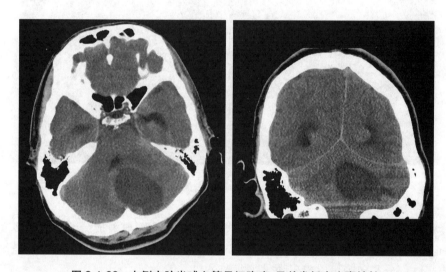

图 2-1-68　左侧小脑半球血管母细胞瘤,呈单发低密度囊性灶

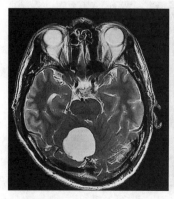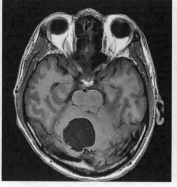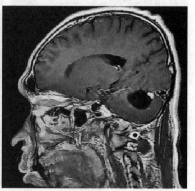

图 2-1-69　右侧小脑半球血管母细胞瘤,呈囊伴结节,附壁结节呈显著均质强化

强扫描有助于疾病的检出。

3）实质肿块型：为完全实性肿瘤，形态常不规则。CT 平扫时表现为等密度，当存在坏死时可见低密度和等密度混杂。MRI 上信号不均匀，T_1WI 呈稍低和很低混杂信号，T_2WI 肿瘤实质呈高信号，异常肿瘤血管表现为低信号。增强扫描呈显著强化，常不均匀，周围水肿明显。

8. ^{18}F-FDG PET 在脑肿瘤的诊断价值　主要为：脑肿瘤的诊断和恶性程度分级；确定治疗范围；指导活检部位；预后判断以及区分肿瘤复发与治疗后坏死等。

高度恶性肿瘤为高代谢，而低度恶性肿瘤为低或等代谢。同时脑低代谢区域与局部水肿、囊性变、肿瘤坏死以及对侧神经纤维失联络的区域有关。PET 在脑肿瘤中应用较多且具有重要价值的是肿瘤放疗后复发与坏死的鉴别诊断。脑肿瘤治疗后复发在 ^{18}F-FDG PET 图像上可表现为不规则片状、环状或局灶性的放射性浓聚。相反，如果 ^{18}F-FDG 摄取减低，则为坏死（特别是高恶性肿瘤和治疗前 PET 图像上 ^{18}F-FDG 增高者）。

当然 ^{18}F-FDG PET 显像也存在假阳性和假阴性的问题。当出现 ^{18}F-FDG 不典型轻度增高时，诊断存在一定难度，如术后的胶质增生可以表现为 ^{18}F-FDG 摄取轻度增高。近期放疗、大剂量激素的应用、恶性程度低、肿瘤细胞数较少等均可造成 PET 对复发评价的假阴性结果，因此，一般认为放射治疗后 3~6 个月的结果较为可靠。非肿瘤的炎症（包括放疗后的放射性炎症）、难治性癫痫的亚临床发作等可造成假阳性的结果。

脑转移瘤的 ^{18}F-FDG PET 显像多种多样，可表现为高代谢、等代谢或低代谢，病灶周围的水肿或中心区的坏死表现为低代谢或摄取缺损。当脑转移病灶较小或转移灶位于灰质，^{18}F-FDG PET 显像常常不能清晰显示脑转移灶。

（七）大脑性瘫痪

1. 脑发育畸形

（1）脑裂畸形 MRI 表现：是神经元移行异常所致的大脑发育畸形，表现为由脑表延伸向脑室的裂隙样结构，裂隙前后壁由脑灰质构成。根据裂隙的形态可分为：I 型，畸形裂隙两侧壁互相融合，裂隙间无脑脊液填充；Ⅱ型，畸形裂隙两侧接近，裂隙间可见线样脑脊液；Ⅲ型，畸形裂隙分离，裂隙间充满脑脊液。脑裂畸形多合并其他发育畸形，如脑积水、灰质异位、透明隔缺如及胼胝体发育不全等（图 2-1-70）。

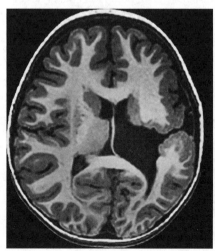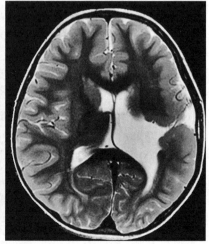

图 2-1-70　脑裂畸形Ⅱ型

（2）多小脑回畸形 MRI 表现：是皮层发育畸形中常见的一种类型，表现为脑皮层增厚，表面不规则，脑回增多细小，脑沟变浅，脑灰白质交界面不规则毛糙，可发生于大脑皮层的任一部分，以外侧裂周围皮层最多见。多小脑回畸形可以是单一畸形，也可合并其他发育畸形，如胼胝体发育不良、小脑发育不良、脑裂畸形及灰质异位等（图 2-1-71）。

（3）巨脑回畸形 MRI 表现：是神经元移行异常所致的大脑发育畸形，表现为大脑皮层增厚、白质减少，脑表面仅有少许宽大脑回和浅小脑沟，脑灰-白质交界面光滑。可为对称性大脑半球广泛受累，也可为非对称的局限性改变（图 2-1-72）。

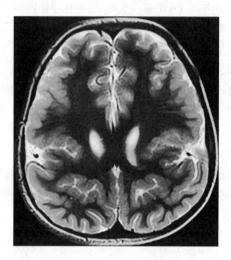
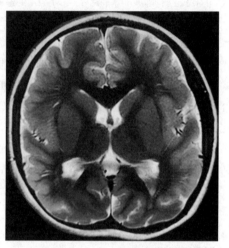

图 2-1-71　多小脑回畸形　　　　　图 2-1-72　巨脑回畸形

2. 脑白质损伤

（1）脑室周围白质软化症 MRI 表现：脑室周围白质软化症以局灶性脑室周围白质软化或坏死，并白质周围胶质增生为特征，是导致大脑性瘫痪（简称脑瘫）最常见原因。根据损伤累及的范围，可分为局灶性及弥漫性。脑室周围白质软化症在 MRI 上的特征性改变主要包括：①脑白质信号改变：脑室周围异常信号多对称分布，斑片状、长条形或囊状长 T_1、长 T_2 信号，囊变病灶在 T_2-FLAIR 呈外周环状高信号，内部低信号。病变可分布于侧脑室周围白质及半卵圆中心。②脑白质体积减少：主要见于侧脑室三角区周围、体后部周围及半卵圆中心的脑白质，脑皮质与脑室缘之间的距离变小。③脑室改变：侧脑室外形不规则，边缘凹凸不平，呈波浪状；侧脑室三角区及体部扩大、变形。④脑沟、脑裂改变：侧裂池和/或脑沟加宽加深，白质容量减少者一般都伴有脑沟脑裂加深。⑤胼胝体改变：主要为胼胝体发育不良，胼胝体体部及压部细薄，严重者双侧脑室间距扩大、胼胝体部分缺如。

根据损伤严重程度的不同，可分为轻度、中度及重度（图 2-1-73）。

1）轻度：T_2/T_2-FLAIR 显示双侧侧脑室周围白质异常高信号（以侧脑室三角、后角区为主）；白质轻度减少，局限于侧脑室三角和/或前后角区；侧脑室大小无明显变化。

2）中度：白质广泛减少，如半卵圆中心、视辐射、侧脑室周围；侧脑室、侧裂池扩大，侧脑室外侧壁不规则；胼胝体发育不良。

3）重度：在中度的基础上，合并侧脑室周围白质局部或广泛的囊变。

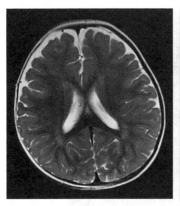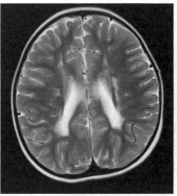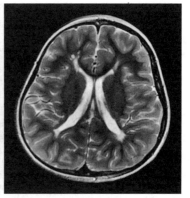

图 21-73 轻、中、重度脑室周围白质软化症

（2）局灶性脑白质损伤 MRI 表现：局灶性脑白质损伤是婴儿期最为常见的脑损伤类型，尤其多见于早产儿。其在常规 MRI 上的特征性表现为：分布于半卵圆中心及侧脑室旁白质内的点状、线状或簇状 T_1WI 高信号，T_2WI 等或低信号。其中簇状、线状及线簇混合型的重度局灶性白质损伤累及皮质脊髓束时更易导致患儿发生脑瘫（图 2-1-74）。

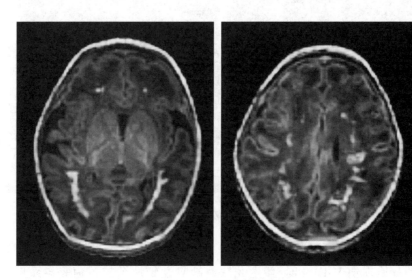

图 2-1-74 局灶性脑白质损伤

3. 皮层及深部灰质损伤

（1）皮层 - 皮层下损伤

1）囊性软化灶 MRI 表现：皮层及皮层下规则或不规则囊状信号影（T_1WI 低信号，T_2WI 高信号），可伴有邻近脑实质萎缩（图 2-1-75）。

2）分水岭区脑损伤 MRI 表现：为新生儿缺血缺氧性脑病的后遗改变，多见于足月儿。该损伤易发生于大脑前、中动脉及大脑中、后动脉供血的交界区，即分水岭区。MRI 表现为分水岭区脑回底部损伤，且萎缩较脑回顶部显著，形成类似蘑菇底面状的瘢痕性脑回，其下方脑白质变薄，T_2WI 信号增高，邻近侧脑室扩大（图 2-1-76）。

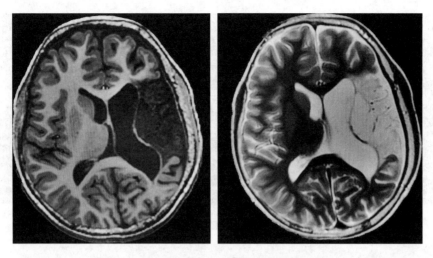

图 2-1-75　左侧大脑中动脉梗死后软化灶形成

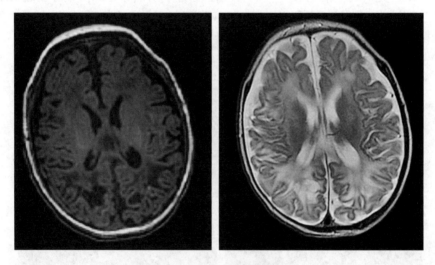

图 2-1-76　分水岭区脑损伤

（2）深部灰质损伤 MRI 表现：新生儿缺血缺氧性脑病及核黄疸是导致脑瘫患儿深部灰质损伤的主要原因，根据 T_2WI/T_2-FLAIR 深部灰质异常信号范围的不同，分为以下四级。

1）Ⅰ级：单侧豆状核后外侧，伴或不伴有内囊病变。

2）Ⅱ级：双侧豆状核后外侧、丘脑腹外侧核高信号（图 2-1-77）。

3）Ⅲ级：Ⅱ + 中央区皮层及皮层下病变。

4）Ⅳ级：Ⅲ + 海马病变。

三、康复治疗的影像关注要点

（一）脑卒中

1. 脑卒中的影像选择策略　对于临床怀疑为脑卒中的患者，首选检查为颅脑 CT。怀疑

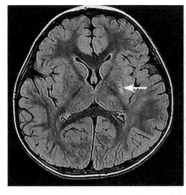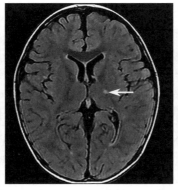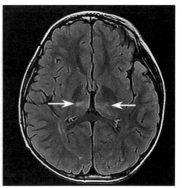

图 2-1-77 豆状核、内囊后肢及丘脑损伤

缺血性脑卒中的患者应尽快行 MRI 检查明确诊断,在脑卒中症状出现的 6h 内,弥散加权成像(DWI)的敏感性及特异性优于 CT,有助于早期缺血性脑卒中的诊断。此外,对于脑卒中亚急性期、慢性期及缺血后出血,MRI 检查优于 CT。CTP 可辅助临床区分永久性梗死和可逆性缺血半暗带,有助于溶栓和预后判断。MRP 识别灌注区域及缺血半暗带略优于 CTP,有助于扩大溶栓时间窗。

对于出血性脑卒中患者,CT 是首选检查,可以明确出血部位、出血量、是否破入脑室等,病因不明时应行 MRI 检查寻找出血病因。蛛网膜下腔出血最常见的病因为动脉瘤破裂,CTA 是颅内动脉瘤引起的自发性蛛网膜出血的首选检查,对于 CTA 阴性的患者,建议完善DSA,DSA 是诊断颅内动脉瘤的金标准。

对于康复治疗来说,BOLD 序列可以评估神经血管活动以及脑梗死病灶的活性,弥散张量成像(DTI)有助于判断神经变性程度,预测患者运动功能的转归,磁敏感加权成像(SWI)可以早期诊断缺血性脑卒中出血转化、微出血及静脉血栓形成等,为临床康复治疗提供指导意义。

2. 不同卒中部位对于康复诊疗指导意义

(1)如影像学提示累及部位为额叶,则会导致不同程度精神症状、偏瘫、言语障碍、书写障碍、额叶性共济失调等,精神症状往往会影响患者康复训练的配合程度。如果发生精神症状可以在心理医师指导下进行用药对症处理。

(2)如影像学提示累及顶叶,则可能会出现皮层感觉障碍、体象障碍、格斯特曼综合征、失用症等,康复主要针对该类功能障碍的评价及治疗。

(3)如影像学提示累及颞叶,则主要出现失语症、精神症状、幻觉、视野改变等,康复训练过程中注意精神症状与视野改变的影响。

(4)如影像学提示累及枕叶,则主要累及视觉障碍,可以完善视力视野的评估,避免因视觉障碍导致跌倒、坠床等意外发生。

(5)如影像学提示累及边缘叶,则可出现情绪和记忆障碍、精神障碍及内脏活动障碍。

(6)如影像学提示累及内囊,可出现不同程度"三偏征"。

(7)累及基底神经节,主要表现为不自主运动和肌张力改变,康复训练可以进行协调性训练和精细活动训练。

(8)间脑病变相对复杂,对于累及丘脑、下丘脑、上丘脑、底丘脑等不同结构,功能障碍有所不同,康复训练侧重点则不同。

(9)脑干病变大多涉及某些脑神经和传导束。当一侧运动、感觉神经核或传入、传出神经纤维受损时,临床则表现出交叉性瘫痪,即病灶侧为周围性瘫痪,对侧为中枢性瘫痪及偏侧感觉障碍。病变水平的高低依受损脑神经而定,如第Ⅲ对脑神经麻痹则病变位于中脑,第Ⅴ、Ⅵ、Ⅶ、Ⅷ对脑神经麻痹则病灶位于脑桥;第Ⅸ、Ⅹ、Ⅺ、Ⅻ对脑神经麻痹则病变位于延髓。如发生延髓部位病变,康复训练注意加强呼吸训练,观察患者呼吸节律。

(10)小脑损害主要的临床症状为共济失调、平衡障碍、构音障碍,因此影像检查中对于不同的定位损伤导致的功能障碍,康复治疗的侧重点有所不同。

3. 临床康复的影像关注要点 2016年,美国心脏协会(AHA)和美国卒中协会(ASA)共同制定了《成人脑卒中康复指南》,指南推荐所有的脑卒中患者均应在有组织的、多学科合作的团队下进行早期康复。患者接受的康复治疗强度应根据相对的受益和患者的耐受程度而定,对于脑卒中患者进行康复治疗来说,应注意关注影像学上的变化,尤其应注意有无血肿扩大、脑水肿、脑积水等情况,以确定康复适应证及康复策略。

(1)血肿扩大:脑出血患者预后与脑出血量有较大关系,若患者出血量在20ml以下,大部分患者可通过康复缓慢恢复;出血量>30ml,多造成脑疝、昏迷等,预后不佳。脑出血后血肿扩大是临床恶化和不良结局的一个独立预测因子,早期识别血肿扩大对于确定患者的有效康复治疗策略至关重要。头颅CT多种征象可以早期预测血肿扩大。

1)低密度征:边界清楚,与脑组织CT值相同;边界不清楚,与脑组织CT值相同;与水肿样CT值或者脑脊液CT值相同;混合密度,伴有液平面。脑出血患者出现上面任意一种表现可定义为低密度征。

2)混合征:是指具有明显的边界,肉眼可见2种不同密度组分组成的血肿征象,CT值测量相差≥18HU,混合征可早期独立预测血肿扩大。

3)黑洞征:是指高密度血肿区内包含有边界明显的低密度区域,即黑洞区域,形状可以是圆形、椭圆形或杆形,并且没有与相邻的脑组织相连,2种血肿密度CT值差值至少为28HU。

4)岛征:血肿周围存在≥3个独立的小血肿;血肿周围存在≥4个部分或全部与主血肿相连的小血肿。

(2)脑水肿:恶性脑水肿是急性缺血性脑卒中的严重并发症,表现为脑组织水肿移位、患者病情急剧恶化,常致患者昏迷,甚至死亡。研究表明脑特定部位的灌注异常和对比剂外渗可能有助于临床早期预测脑水肿的发生。头颅CT灌注成像能有效地量化局部组织内血液动力学的变化,评价脑组织的灌注状态。脑血流量(CBF)图上梗死核心面积>大脑半球27.9%对预测恶性脑水肿有较高的特异性和敏感性。此外,有研究脑特定部位的灌注异常是否与恶性脑水肿的发生相关,选取了尾状核头、豆状核、背侧丘脑,结果显示发生恶性脑水肿组的豆状核脑血流平均通过时间(rMTT)值更大。

(3)脑积水:脑积水可以导致患者神经功能损害,加重原发病,加速病情进展甚至导致死亡。颅脑CT检查可见脑室系统扩大,尤以脑室前角为著,侧脑室周围特别是前角有显著的间质性水肿,脑室扩大的程度重于脑池扩大,不伴脑间增宽,脑凸面无脑萎缩表现。双侧侧脑室额角尖端距离大于45mm;两侧尾状核内缘距离大于25mm;第三脑室宽度大于6mm;第四脑室宽度大于20mm。满足以上标准任何一条且除外原发性脑萎缩,即可诊断为脑积水。

因此,在进行康复治疗时应定期复查头 CT,除关注梗死面积、血肿吸收情况等,还应关注有无以上影像学变化,避免血肿扩大、脑水肿、脑积水等的发生。

4. 对于不同发病机制导致的缺血性卒中患者,如影像学提示为大动脉粥样硬化型,该类患者动脉不同程度狭窄,可能会导致低灌注,康复训练过程避免大汗、密切监测患者血压,嘱患者多饮水;该类患者血压可能会反射性升高,如患者未诉特殊症状,血压控制可放宽界限,不主张积极降压;对于心源性栓塞患者,检测患者心电图、心脏彩超,心内科指导下积极处理原发病;小动脉闭塞患者症状会出现波动,康复训练过程中密切观察患者肢体功能变化及有无头疼、头晕等伴随症状变化。

(二)帕金森病康复关注的重点

1. 帕金森病的躯体运动功能　如运动迟缓、僵硬、姿势平衡障碍、异常步态等。
2. 言语功能　主要表现为运动过弱型构音障碍。
3. 吞咽功能　吞咽障碍、流涎等。
4. 认知功能　主要表现为注意、执行、记忆和视空间等功能障碍。
5. 体位性低血压。
6. 二便障碍。

帕金森病的康复训练主要为改善关节活动度,改善患者躯干肌肉的运动、姿势控制、平衡、协调能力和手的灵活性,防止跌倒造成的继发性损伤等。

(三)肌萎缩侧索硬化康复关注的重点

肌萎缩侧索硬化(ALS)是成人运动神经元病中最常见的类型,累及上、下运动神经元,临床表现为特发性前角细胞及相关神经元的进行性变性,最终导致肌肉进行性萎缩、无力和肌束颤动。

呼吸系统并发症是 ALS 直接导致患者死亡的原因,主要在于呼吸肌进行性无力引起患者换气不能。延髓麻痹的患者可能会出现食物或分泌物的误吸而发生肺炎,导致呼吸衰竭。因此,进行性呼吸道的管理在 ALS 患者的综合治疗中至关重要。治疗师应指导 ALS 患者及其看护者如何进行适当的伸展,以及每日的关节活动度练习,并预计患者未来可能的需求,及时采用辅助设备。未出现明显肌无力的患者,肌肉锻炼强度应该低一些,而且只有疾病进展缓慢的患者才可进行。抓力较差的患者可以使用万用手套,手无力的患者可以改善握力。平衡式前臂矫形器可消除重力作用,因而可能对加强远端上肢无力患者的上肢运动有利。当肩带肌无力进展到晚期,扁带套可以通过减少相关韧带、神经和血管的牵引而用于减轻疼痛。对于严重肢体受累患者,引入使用口部肌肉运动训练的环境控制单元(ECU)。对于严重延髓受累的患者,眼外肌通常可以运动,因此常使用包含眼睛注视技术的 ECU。语言治疗师能够指导延髓受累的 ALS 患者放慢语速,并且让他们发音更加清晰,从而提高看护者的理解能力。此外,还应该教一些次极量的舌头加强锻炼方法和膈式呼吸来帮助患者改善发音及声线投射。ALS 患者主要表现为四肢和呼吸肌的萎缩,伴局限的延髓累及。通过积极的肺部护理,永久性气管造口,可预防呼吸道并发症,此时呼吸治疗师起到了至关重要的作用。呼吸治疗师还应指导看护者合理实施辅助咳嗽技术,教患者进行次极量的呼吸肌加强锻炼、舌咽呼吸等。

(四)亨廷顿病

亨廷顿病主要症状为无法控制的舞蹈样动作、精神症状和认知症状。随着病情进展,患者会逐渐丧失行动、说话、思考和吞咽的能力,病情大约会持续发展 15~20 年,患者晚期卧床不起、无法说话、吞咽进食困难并最终死亡。早中期主要为肌力、耐力、平衡、姿势、呼吸、吞咽言语、认知受损等,肌力训练主要训练患者的核心肌群,加强肩关节和髋关节周围肌群训练,还可以进行游泳、散步、功率自行车等有氧运动,早期也需要进行呼吸训练。

(五) 阿尔茨海默病

1. 康复治疗影像的选择策略　影像学检查对阿尔茨海默病(AD)的诊断、鉴别诊断、治疗及预后都具有重要的意义。不仅能鉴别血管性痴呆等其他导致患者认知障碍的疾病,更重要的是也能反映阿尔茨海默病患者脑组织的结构及解剖信息。

MRI 检查在 AD 中的研究主要分为两个方面:一类是基于大脑形态结构的变化测量,如结构磁共振成像;另一类是基于大脑功能的变化测量,包括弥散张量成像(diffusion tensor imaging,DTI)、动脉自旋标记(arterial spin labeling,ASL)、磁共振波谱成像(magnetic resonance spectroscopy,MRS)等。结构磁共振检查的优点是比较普及,但缺点是特异性减低,多用于排除颅内占位等其他疾病。功能磁共振检查的优点是可能发现发生于大脑萎缩前的病变,但缺点是目前普及度较差,多用于研究用途。

此外,PET 检查也被广泛用于 AD 的诊断,包括常用示踪剂 ^{18}F-FDG,τ 蛋白特异性识别示踪剂 ^{18}F-AV-1451 及淀粉样蛋白特异性示踪剂 ^{11}C-PiB 等。常用示踪剂提示 AD 患者代谢减低,特异性示踪剂则更有利于明确 AD 的诊断,有较好的特异度及敏感度。PET 检查的缺点是基层医院难于开展,尤其是利于特异性示踪剂进行检测,目前多用于研究用途。

2. 重要数据测量及康复诊疗指导意义

(1) 内侧颞叶萎缩(medial temporal atrophy,MTA):可通过五级主观量表(0~4 级)测量海马周围空间的宽度和海马的高度进行半定量评估。内侧颞叶萎缩性变化通常与 AD 及轻度认知障碍的不同阶段相关。

(2) 后皮质萎缩(posterior cortical atrophy,PCA):Koedam 量表(4 分评定量表,即 0~3 分)基于所选解剖区域的矢状、轴向和冠状方向的萎缩,如后扣带沟、楔前叶、顶枕沟和顶叶皮质。PCA 相对保留内侧颞叶,属于非典型 AD 的磁共振表现。

(3) 扩散各向异性(fractional anisotropy,FA):DTI 特定区域如海马表观弥散系数的增高、后扣带回 FA 分数的下降,也可应用于 AD 的早期诊断。

(4) ^{18}F-FDG-PET:^{18}F-FDG 可以用于鉴别 AD 和正常对照组。早期典型 AD 患者代谢减低脑区是边缘系统和后部颞顶叶皮质;中晚期典型 AD 患者代谢减低脑区可逐渐扩散至全脑区域;不典型 AD 中的后部皮质萎缩患者主要表现为顶枕叶代谢减低。

(5) 淀粉样 PET:淀粉样 PET 具有早期识别和诊断 AD 的优势,甚至在临床前期阶段就能发现 AD,^{11}C-PiB 可以作为淀粉样蛋白的特异性示踪剂。作为病理生理诊断标志物之一,已被纳入最新的 AD 诊断标准。

(6) τ 蛋白 PET:PET 成像可显示 AD 中 τ 蛋白沉积的空间分布,并与痴呆的临床严重程度和神经变性程度密切相关,其中 ^{11}C-PBB3、^{18}F-AV-1451 等可以作为特异性示踪剂。同淀粉样 PET 一样,τ 蛋白 PET 也作为病理生理诊断标志物之一,已被纳入最新的 AD 诊断标准。

康复诊疗指导意义:影像学检查可帮助除外其他导致痴呆的疾病,比如颅内占位、感染等疾病。同时,功能磁共振尤其是 PET 显像可以帮助早期明确 AD 的诊断,并且评估患者的认知障碍严重程度,协助分析确定患者目前的状态及后续的治疗,根据情况选择个性化康复治疗方案和时间安排。

3. 临床康复的影像关注点　在 AD 临床康复中,影像学评估意义重大,须重点关注患者海马、内侧颞叶以及皮层相关部位的萎缩情况,协助明确诊断,同时关注功能磁共振及分子影像学检查结果,颅内血流情况、脑代谢情况等,结合临床症状及体征,能帮助评估患者状态和预后、选择康复治疗适应证、制订康复治疗策略及判断疗效。

AD 患者多表现为记忆减退,但患者同时可能还有注意力、执行能力等多领域受损,甚至可能出现精神行为症状。对于 AD 患者常规进行认知功能及精神行为症状全面评估,根据评定结果制订康复计划,给予相应认知功能康复训练,改善认知功能。

(六) 颅脑损伤

1. 颅脑损伤影像学选择策略　影像学检查对颅脑损伤的临床诊断、治疗及预后都具有重要的意义。不同类型颅脑损伤及颅脑损伤的不同阶段影像学检查的选择策略不同。一般而言,CT 是颅脑损伤的常规首选方法,MRI 是重要的补充手段。颅骨 X 线片对有异物残留的颅脑损伤患者可以采用。颅骨骨折、颅底骨折合并脑脊液漏时常常需要完善 CT 三维重建。考虑有脑血管损伤者可选择 CTA 检查。急性期患者存在 CT 检查不能解释的神经功能缺损、亚急性期和恢复期的病情评估选择 MRI 检查是必要的。CT 对于需手术治疗的急性期患者,由于检查时间短、制动要求相对低,优于 MRI 检查。MRI 对于患者的预后评估、弥漫性轴索损伤及脑干损伤优于 CT。

2. 重要数据测量及康复诊疗指导意义　CT 出现以下特征多提示病情较重或有变化。

(1) 中线偏移:中线偏移 >5mm。

(2) 基底池受压:基底池受压或消失。

(3) 血肿体积:血肿体积 >25cm^3,或进行性增加。

(4) 脑室或蛛网膜下腔出血:存在。

康复诊疗指导意义:多提示病情较重或有变化,需要及时请神经外科会诊处理。可暂停康复治疗,待病情平稳后再恢复康复治疗。

3. 临床康复的影像关注点　在颅脑损伤疾病临床康复中,影像学评估意义重大,能客观显示脑挫裂伤、脑出血、脑水肿、脑组织受压、脑室扩大等病理情况,结合临床症状体征,能帮助评估损伤严重程度和预后、选择康复治疗适应证、制订康复治疗策略及判断疗效。

(1) 急性期:影像学检查重点关注有无病情加重或变化的表现。患者生命体征平稳,可给予定时变换体位、保持良肢位、关节被动活动、呼吸道管理。早期坐位及早期站立训练须根据患者病情程度、颅压情况、意识状态、合并症等因素综合考虑选择。

(2) 恢复期:根据病情选择复查 CT 或 MRI,影像关注脑室有无增大、有无新发脑出血或脑梗死、有无慢性硬膜下积液等。病情平稳可早期床上及轮椅坐位训练、转移训练和早期站立训练,必要时配合使用伸膝支具、站立架、起立床等。

(七) 脑积水

1. 脑积水影像选择策略　影像学检查对各种类型脑积水的临床诊断、动态观察都具有重要的意义。头部 CT 和 MRI 扫描有助于评估脑室大小、皮层的厚度及鉴别脑积水的病因。

一般而言,CT 是脑积水的常规首选方法,特别是急性脑积水和急性意识障碍等可能需要神经外科急诊治疗的患者。MRI 是重要的检查方法。对颅内占位性病变、先天性畸形、脑术后等情况明显优于 CT。

2. 重要数据测量及康复诊疗指导意义

(1) 头颅 CT 或 MRI 示脑室系统进展性扩大,典型表现为侧脑室额角增大、第三脑室变圆和颞角增大,少数患者可表现为脑室系统的不对称扩大。侧脑室前角间夹角 <120°。Evans 指数(脑室额角最大径/同一层面颅骨内板最大径的比值)>0.33 是诊断脑积水的重要性指标。

(2)辅助征象包括伴有脑室周围渗出性改变(CT 表现为低密度,MRI 表现为 T_2 加权成像高信号)或大脑凸面脑沟变窄。

康复诊疗指导意义:梗阻性脑积水需及时请神经外科去除梗阻原因。脑积水典型表现为痴呆、尿失禁、走路不稳。但有很多脑积水患者,多伴有认知、言语等功能障碍,较少见到典型临床表现。正常压力脑积水可使患者康复进程缓慢或临床症状恶化,增加住院时间和残疾程度,往往需要行脑室腹腔分流术或脑室心房分流术治疗。如能及时诊断和治疗脑积水,可以阻断或逆转脑积水进程,改善患者的神经功能。

3. 临床康复的影像关注点　在脑积水临床康复过程中,影像学评估意义重大,有助于评估和动态观察脑室大小、皮层的厚度及有无脑萎缩,结合临床病史、症状及体征,可鉴别脑积水的病因及分类,及时请神经外科给予解除梗阻性脑积水病因、脑脊液分流手术等治疗。

正常压力性脑积水的病史一般较长,患者心理认知功能改变较缓慢,影像学检查重点关注有无脑积水及脑积水动态变化。如患者已行脑脊液分流术,注意有无分流系统阻塞和过度分流等情况。分流系统阻塞可出现反应迟钝、言语含糊、步态不稳等表现,影像学检查提示脑室逐渐变大及脑室周围水肿增加。此时及时手术进行分流系统调整校正非常重要。裂隙脑室综合征是脑脊液分流过度的主要并发症,其影像学经典表现为脑室狭小、呈裂隙样改变。额枕/颅径比为 CT 或 MRI 上侧脑室额角和枕角最大径与两倍最大颅径之比,正常值约 0.37,当该比值小于 0.2 时,可认为脑室发生裂隙样改变。

(八)脑肿瘤

1. 康复治疗影像的选择策略　影像学检查对颅内肿瘤的诊断、治疗及预后都具有重要的意义。它不仅能反映肿瘤与周围组织的结构及解剖信息,还能反映肿瘤代谢及脑功能等信息。

CT 检查耗费时间短,对颅内肿瘤含有钙化、脂肪和液性成分等易于辨识。对比增强 CT 扫描可以提供肿瘤血运情况和血脑屏障破坏情况等信息。CT 灌注扫描还可以测量脑微血管的血流灌注和肿瘤等血流动力学信息。CT 显示胶质瘤的特征性变化如钙化、出血、囊性变优于 MRI。

MRI 检查对软组织有优良的分辨力,可同时实现多平面扫描,显示肿瘤位置和周围神经结构关系更准确,可显示肿瘤的侵袭范围,是颅内肿瘤最主要的检查。对比增强扫描可以使肿瘤成像明显,发现平扫阴性或容易忽略的病变。功能 MRI 方面:磁共振波谱还可以提高诊断的精确性,利于辨别脑肿瘤的良恶性等。术前 BOLD-fMRI、DTI 可用于术前大脑运动、语言等重要功能区及白质纤维束的定位,利于优化手术方案及放化疗治疗。MRI 缺点是检查时间长、患者不易配合,对骨质和钙化不敏感。

2. 重要数据测量及康复诊疗指导意义　颅内肿瘤无论大小,一般均可造成一定程度的占位效应,引起颅内正常结构的移位。

(1)中线结构移位:常见中线结构如大脑镰、第三脑室、松果体等向对侧移位。

(2)颅腔内结构受压变形:脑池、脑沟、侧脑室、中脑导水管、第四脑室等。

(3)脑水肿:肿瘤周围大小不一的低密度区(CT 扫描),磁共振 T_1 加权像多为低信号,T_2 加权像多为高信号。转移瘤、Ⅲ级胶质瘤、Ⅳ级胶质瘤、脑膜瘤更容易出现脑水肿。

（4）脑积水:脑室扩大、脑沟变浅等。

康复诊疗指导意义:明确肿瘤性质后,影像学检查可帮助分析肿瘤的位置,肿瘤有无囊变、坏死、钙化等,以及瘤周有无水肿、有无继发性脑积水等情况;帮助分析确定患者目前的状态及后续的治疗,根据情况选择个性化康复治疗方案。

3. 临床康复的影像关注点 在颅内肿瘤临床康复中,影像学评估意义重大,须重点关注肿瘤的位置、有无脑水肿,有无囊变、坏死、钙化,有无继发性脑积水等情况,结合临床症状体征,能帮助评估患者状态和预后、选择康复治疗适应证、制订康复治疗策略及判断疗效。

颅内肿瘤特别是胶质瘤多发生于额颞叶,多会损伤执行、注意或工作记忆等认知功能脑网络。认知障碍是常见却容易被忽略的功能障碍,对颅内肿瘤手术患者应常规进行认知功能筛查,根据评定结果制订康复计划,给予相应认知功能康复训练,改善认知功能。

（九）脑瘫

1. 康复治疗影像的选择策略 超声检查简便、无创、无放射性,是脑瘫早期筛查的有效方法。通过 B 超检查可以观察新生儿脑沟、脑叶、小脑等结构的发育情况,可以查见脑组织回声有无异常,脑室有无扩大或形态异常,蛛网膜下腔有无出血以及脑室内脉络丛形态是否异常。蛛网膜下腔的异常回声、侧脑室扩张、脑沟浅、脑回稀疏、脑叶分化不全均提示新生儿存在大脑结构损伤,具有较高的脑瘫风险。

CT 可以更清楚地显示脑瘫患者脑部结构,在显示脑出血上具有明显优势。但 CT 检查并不能提供理想的灰质图像,并且具有一定的辐射损伤,限制了其在脑瘫患者诊断和康复治疗中的运用。

MRI 检查不仅可以清晰地显示脑部组织结构,而且通过功能性磁共振成像（functional magnetic resonance imaging,fMRI）可以提供大脑功能网络连接情况以及患者执行任务时的大脑激活模式。弥散张量成像（diffusion tensor imaging,DTI）还可以提供反应白质束完整性的相关参数,有助于评估脑瘫患者的基线情况和康复治疗效果。

2. 临床康复的影像关注点

（1）结构性磁共振成像（structural magnetic resonance imaging,sMRI）:sMRI 的关注点应在于明确脑部结构受损特征。致病事件引起的脑瘫脑损伤模式取决于大脑发育阶段,脑瘫患者脑部结构损伤特征可以明确病变发生时间。皮质发育不良一般发生在孕期前 6 个月,脑室周围白质病变多发生在孕后期三个月,深部灰质病变则多发生在足月龄前后。脑瘫患者最常见的脑部病变是白质病变,其次是灰质。灰质病变是痉挛型脑瘫的主要原因,白质病变是运动障碍和共济失调的主要原因。累及大脑深部核团或广泛的皮质 - 皮质下灰质损伤与粗大运动功能分级系统（gross motor function classification system,GMFCS）Ⅳ级和Ⅴ级有强烈相关性,提示脑瘫患儿的不良预后。而白质病变的患儿手功能相对保留,运动症状相对较轻。

（2）fMRI:CP 患者可有小脑网络、感觉运动网络、行动观察网络、左额顶叶网络功能连接性改变。不同亚型的脑瘫患者功能网络连接之间存在差异。相较于痉挛型脑瘫,不随意运动型脑瘫在感觉运动网络上存在更明显的连接异常。具有双侧观察行动网络激活模式的患者具有更好的手功能,而单侧观察行动网络激活模式与不佳的手功能有关。脑瘫患者感觉运动网络的完整性与患者运动功能呈正相关。通过 fMRI 关注脑瘫患者大脑功能网络的变化,有助于评估和预测 CP 患儿康复治疗的效果。

（3）DTI:平均扩散率（mean diffusivity,MD）和各向异性分数（fraction anisotropy,FA）是

DTI 重要的参考指标,MD 反映了水分子单位时间内扩散运动的范围,FA 值与白质纤维直径、走向、密度和髓鞘化程度有关,可以反映脑白质结构的完整性。脑瘫患者通常有皮质脊髓束完整性的丧失,且皮质脊髓束完整性降低与运动功能丧失呈正相关,通过运动训练,CP 患者皮质脊髓束的 FA 值较基线升高,MD 值较基线降低,且 FA 与 MD 的变化可以反映运动功能改善的程度。脑发育畸形的脑瘫患儿常伴有胼胝体发育异常,经过康复训练的脑瘫患者胼胝体干的 FA 值升高,且升高程度与手功能恢复呈正相关。

(张玉梅 杨 健 水 雯)

参 考 文 献

[1] 苏强,辛志成,蒋超超,等.分析对比脑出血患者的 CT 及 MRI 影像学特点[J].影像研究与医学应用, 2020,4(17):10-12.

[2] 张林山,黄磊,王丽琨,等.脑出血早期血肿扩大影像学特征研究进展[J].中华脑血管病杂志(电子版), 2021,15(2):104-107.

[3] ORITO K,HIROHATA M,NAKAMURA Y,et al.Predictive value of leakage signs for pure brain contusional hematoma expansion[J].J Neurotrauma,2018,35(5):760-766.

[4] Li Q,Liu Q J,Yang W S,et.al.Island sing:an imaging predictor for early hematoma expansion and poor outcome in patients with intracerebral hemorrhage[J].Stroke,2017,48(11):3019-3025.

[5] 张通,赵军,白玉龙,等.中国脑血管病临床管理指南(节选版)——卒中康复管理[J].中国卒中杂志, 2019,14(8):86-94.

[6] QUINN L,KEGELMEYER D,KLOOS A,et al.Clinical recommendations to guide physical therapy practice for Huntington disease[J].Neurology,2020,94(5):217-228.

[7] 许东峰,雷益,夏军,等.帕金森病的诊断及其影像学表现[J].海南医学,2018,29(3):381-384.

[8] 曾辉,刘莹.帕金森病诊断中 MRI 检查的应用价值研究[J].影像研究与医学应用,2019,3(19):144-145.

[9] DHARMADASA T,HUYNH W,TSUGAWA J,et al. Implications of structural and functional brain changes in amyotrophic lateral sclerosis[J]. Expert Review of Neurotherapeutics,2018,18(5):407-409.

[10] YAN S,ZHENG C,CUI B,et al. Multiparametric imaging hippocampal neurodegeneration and functional connectivity with simultaneous PET/MRI in Alzheimer's disease[J]. Eur J Nucl Med Mol Imaging,2020,47(10):2440-2452.

[11] SMITH L G F,MILLIRON E,HO M L,et al. Advanced neuroimaging in traumatic brain injury:an overview[J]. Neurosurgical FOCUS,2019,47(6):E17.

[12] SCHWEITZER A D,NIOGI S N,WHITLOW C J,et al. Traumatic Brain Injury:Imaging Patterns and Complications[J]. Radiographics,2019,39(6):1571-1595.

[13] 赵志杰,孙兆良,陈二涛,等.CT 评分系统早期预测创伤性脑损伤患者预后的研究进展[J].中华创伤杂志,2020,36(10):956-960.

[14] 赵继宗.神经外科学[M].4 版.北京:人民卫生出版社,2019.

[15] LANGNER S,FLECK S,BALDAUF J,et al. Diagnosis and Differential Diagnosis of Hydrocephalus in Adults[J].Rofo,2017,189(8):728-739.

[16] KAHLE K T,KULKARNI A V,LIMBRICK D D,et al. Hydrocephalus in children[J]. The Lancet,2016, 387(10020):788-799.

［17］VERNY M,BERRUT G. Diagnosis of normal pressure hydrocephalus in elderly patients:A review［J］. Geriatrie et psychologie neuropsychiatrie du vieillissement,2012,10（4）:415-425.

［18］中国医师协会神经外科医师分会. 中国脑积水规范化治疗专家共识（2013版）［J］. 中华神经外科杂志,2013,29（6）:634-637.

［19］GRIFFITHS P D. Schizencephaly revisited［J］. Neuroradiology,2018,60（9）:945-960.

［20］YOON P H,KIM D I,JEON P,et al. Pituitary adenomas:early postoperative MR imaging after transsphenoidal resection［J］. AJNR Am J Neuroradiol,2001,22（6）:1097-1104.

［21］ABDALLA G,HAMMAM A,ANJARI M,et al. Glioma surveillance imaging:current strategies,shortcomings,challenges and outlook［J］. BJR Open,2020,2（1）:20200009.

［22］MCFALINE-FIGUEROA J R,LEE E Q. Brain Tumors［J］. Am J Med,2018,131（8）:874-882.

［23］PUROHIT BELA,KAMLI A A,KOLLIAS S S. Imaging of adult brainstem gliomas［J］. Eur J Radiol,2015,84（4）:709-720.

［24］YUKO O,MIKHAIL F,CHERNOV,et al. Imaging of Intracranial Gliomas［J］. Prog Neurol Surg,2018,30:12-62.

［25］GRIMM S A,CHAMBERLAIN M C. Brainstem glioma:a review［J］. Curr Neurol Neurosci Rep,2013,13（5）:346.

［26］CARLSON M L,LINK M J. Vestibular Schwannomas［J］. New England Journal of Medicine,2021,384（14）:1335-1348.

［27］NICOSIA L,PIETRO S D,CATAPANO M,et al. Petroclival meningiomas:radiological features essential for surgeons［J］. Ecancermedicalscience,2019,13:907.

［28］TAMRAZI B,SHIROISHI M S,LIU C S. Advanced Imaging of Intracranial Meningiomas［J］. Neurosurgery clinics of North America,2016,27（2）:137-143.

［29］CIRILLO S,CAULO M,PIERI V,et al. Role of functional imaging techniques to assess motor and language cortical plasticity in glioma patients:A systematic review［J］. Neural Plast,2019,11（1）:1-16.

第二节　脊　　髓

一、正常影像表现

脊髓位于椎管内,呈略扁的圆柱形。脊髓上端于枕骨大孔处连接延髓,下端位于 T_{12}~L_3 平面之间,其粗细移行自然,可见颈膨大和腰膨大。从腰膨大向下脊髓逐渐变细,形成脊髓圆锥。圆锥向下延续为马尾和终丝,马尾经腰骶孔穿出（图 2-2-1）。

在横断面上脊髓内的灰质呈 H 形,向前后伸出的部分分别称为前角和后角,横向部分称灰连合,灰连合内有中央管（图 2-2-2）。中央管向上通第四脑室,下端在脊髓圆锥内膨大,形成终室。脊髓的动脉供应来源包括来自椎动脉的脊髓前后动脉和来自颈深动脉、肋间动脉、腰动脉和骶动脉的脊髓支。

（一）正常脊髓 CT 表现

CT 横断位上脊髓呈圆形或类圆形的软组织密度影（图 2-2-3）。其外周由脊髓的硬脊膜与脊髓蛛网膜一起形成一个长筒状的囊腔,称为硬脊膜囊,囊内有脊髓、脊神经根、脑脊液等,CT 平扫不能区分脊髓、软脑膜、蛛网膜和硬脊膜。

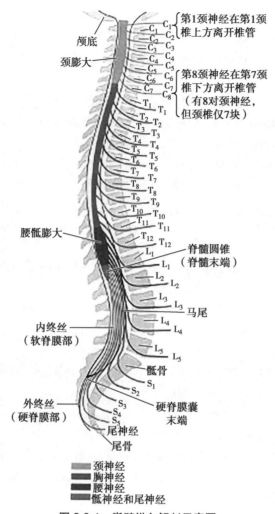

颅底

颈膨大

C_1 第1颈神经在第1颈椎上方离开椎管

C_8 第8颈神经在第7颈椎下方离开椎管（有8对颈神经，但颈椎仅7块）

腰骶膨大

脊髓圆锥（脊髓末端）

内终丝（软脊膜部）

马尾

骶骨

硬脊膜囊末端

外终丝（硬脊膜部）

尾神经

尾骨

颈神经
胸神经
腰神经
骶神经和尾神经

图 2-2-1 脊髓纵向解剖示意图

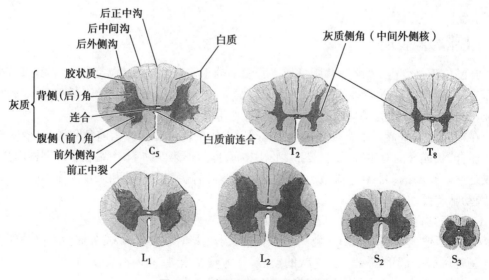

后正中沟
后中间沟
后外侧沟
白质
灰质侧角（中间外侧核）

胶状质
背侧（后）角
连合
腹侧（前）角
前外侧沟
前正中裂

灰质

白质前连合

C_5　T_2　T_8

L_1　L_2　S_2　S_3

图 2-2-2 脊髓不同水平的横切面

　　CT 脊髓造影（CT myelography，CTM）属有创检查，目前应用较少，CTM 不仅能显示脊髓的形态及大小，也能显示脊髓的供血动脉。此外，在 CTM 检查中，蛛网膜下隙由于注入对比剂而呈高密度影，此时可将脊髓与硬脊膜区分开来（图 2-2-4）。

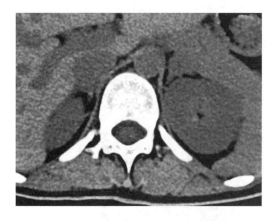

图 2-2-3　正常脊髓 CT 横切面

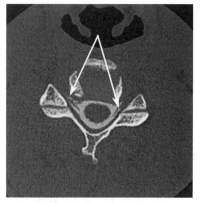

图 2-2-4　CT 脊髓造影

箭头显示造影所勾勒出的神经根。

（二）正常脊髓 MRI 表现

　　MRI 可见正常脊髓位于椎管蛛网膜下腔内，居于中央，上端于枕骨大孔处连接延髓（图 2-2-5）。横断位可见脊髓呈略扁的圆柱形，在 T_1WI 和 T_2WI 上脊髓均呈中等信号，T_2WI 上脊髓内中央灰质可呈 "H" 形较高信号区，周围由稍低信号的白质束环绕（图 2-2-6）。脊髓外周被脑脊液包绕，T_1WI 脊髓信号高于脑脊液，T_2WI 信号低于脑脊液。脊髓中央有中央管，一般不易显示，有时在矢状面上可见一长 T_1 长 T_2 信号的细条状影。横断面 T_2WI 上可清楚显示硬膜囊及神经根（图 2-2-7）。蛛网膜下腔周围的静脉丛、纤维组织和骨皮质均为低信号。

（三）正常脊髓 ^{18}F-FDG PET 影像表现

　　正常脊髓 ^{18}F-FDG PET 的影像表现为脊髓大致均匀的轻度放射性摄取（图 2-2-8）。有研究表示颈髓的放射性摄取高于胸髓，同一个人颈髓与下段胸髓放射性摄取强度明显相关。

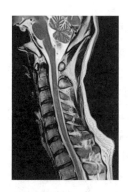

图 2-2-5　正常颈髓 MRI 矢状面，上端于枕骨大孔处连接延髓

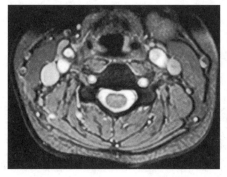

图 2-2-6　正常脊髓 T_2WI 横切面

显示脊髓灰质呈 "H" 形较高信号，脊髓外周脑脊液呈明显高信号。

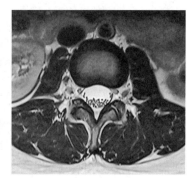

图 2-2-7　马尾神经

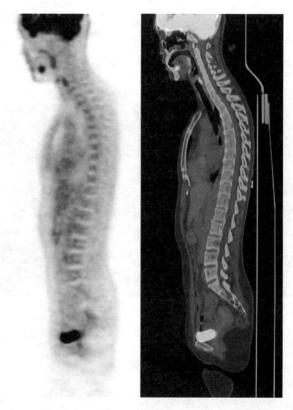

图 2-2-8　正常脊髓 ^{18}F-FDG PET 及 PET/CT 的影像表现

PET/MRI 相较于 PET/CT,在脊髓显像中更胜一筹,因为 MRI 在神经系统显像的空间分辨率更高,相较于 CT 能更准确勾画出脊髓范围,弥补 PET 图像空间分辨率的不足。

二、康复常见疾病影像表现

(一) 脊髓炎

1. 急性脊髓炎(acute myelitis,AM)　脊髓炎是指由于感染或变态反应所引起的脊髓炎症。急性脊髓炎(AM)也称为急性非特异性脊髓炎,是指一组原因尚不明确的急性横贯性脊髓损害性疾病,与病毒感染或病毒感染所引起的自体免疫反应有关。

急性脊髓炎可累及脊髓的任何节段,以胸段最常见,其次为颈段和腰段。MRI 是目前唯一能直接显示急性脊髓炎的影像学检查手段。病变多位于胸段或颈段,范围较大,通常累及 5 个椎体平面以上,病变呈连续性。病变区脊髓肿胀,多数为轻度肿胀,少数严重的病例肿胀也可很显著,肿胀常均匀一致,外缘轮廓光整,与正常脊髓间呈逐渐过渡,矢状位 T_1WI 观察脊髓肿胀情况最为理想。T_2WI 病变区呈高信号,矢状位 T_2WI 可清楚显示病变的范围,其上界长高于临床所检查的感觉平面,这可能是由于 MRI 对脊髓内水平增多非常敏感,而病变边缘区域有水分增多但神经功能尚无改变。横断位 T_2WI 观察,病变可累及脊髓的全部或大部,呈均匀高信号或不均匀高信号,整个脊髓断面呈均匀高信号。通常脊髓肿胀显著,临床运动障碍严重,治疗效果差。T_2WI 上病变异常高信号与正常脊髓间境界多比较清楚。增强扫描时多数病变区无强化,少数可出现轻度斑片状强化,散在分布(图 2-2-9)。

脊髓活动性炎性病变在 ^{18}F-FDG PET 影像表现为病灶放射性摄取增高(图 2-2-10)。

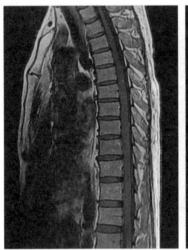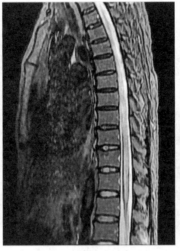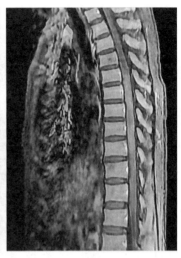

图 2-2-9　急性脊髓炎

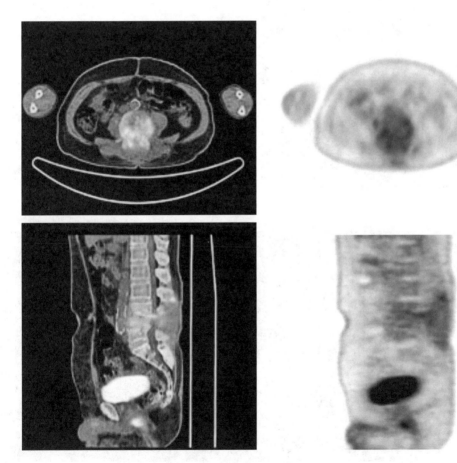

图 2-2-10　脊髓活动性炎性病灶 ^{18}F-FDG PET/CT 影像表现

脊髓及脊柱后方炎性病灶放射性摄取增高。

部分脊髓炎性病变在 ^{18}F-FDG PET 上可以无特殊表现。如胸髓横贯性脊髓炎,病灶在 MRI 上表现为 T_2 加权高信号,T_1 加权增强可见强化,但在 ^{18}F-FDG PET 上未见放射性摄取增高(图 2-2-11)。又如颈髓急性脊髓炎,病灶在 MRI 上表现为 T_2 加权高信号,T_1 加权增强可见强化,但在 ^{18}F-FDG PET 仅表现为近似生理性的轻度摄取(图 2-2-12)。

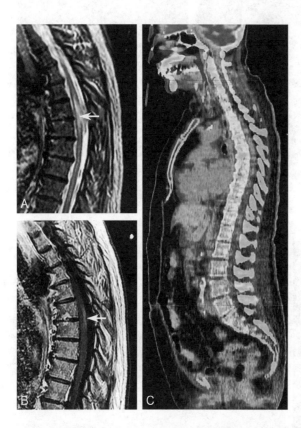

图 2-2-11 胸髓横贯性脊髓炎病灶 ^{18}F-FDG PET/CT 影像表现

A. 病灶在 T_2 加权 MRI 上呈高信号;B. T_1 加权增强可见强化;C. 但在 ^{18}F-FDG PET 图像上未见明显放射性摄取增高,SUV_{max}=2.4。

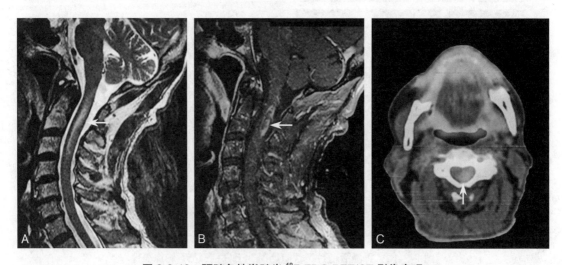

图 2-2-12 颈髓急性脊髓炎 ^{18}F-FDG PET/CT 影像表现

A. 病灶在 MRI T_2 加权上表现为高信号;B. T_1 加权增强可见强化;C. 在 ^{18}F-FDG PET/CT 图像上仅见近似生理性的摄取,SUV_{max}=1.6。

2. 视神经脊髓炎 视神经脊髓炎（neuromyelitis optica，NMO）是一种免疫介导的以视神经和脊髓受累为主的中枢神经系统炎性脱髓鞘疾病。特异性自身抗体 AQP4-IgG 具有重要的临床诊断价值。

视神经脊髓炎的影像诊断主要依靠 MRI 检查，包括视神经炎、脊髓炎和脑损害三大表现。纵向延伸的脊髓长节段横贯性脊髓炎是最具特征性的影像表现。矢状位上多为连续性病变，其纵向延伸往往超过 3 个椎体节段，上胸段及颈段多见，颈髓病变可向上与延髓最后区病变相连。轴位图像显示病灶多累及中央灰质和部分白质，形态多样，可以呈圆点样、蛇眼样、蝶形或 H 形，可以呈中心性分布的完全、次全横贯性病灶，也可以偏侧分布；病灶范围通常大于 50% 脊髓横断面积；同一患者脊髓病灶的累及节段不同，分布也可不同。

急性期：NMO 患者脊髓肿胀，病灶边缘不规则，通常呈 T_1WI 低信号、T_2WI 高信号。有研究显示，亮斑信号是视神经脊髓炎谱系疾病（NMOSD）脊髓的特征性表现。亮斑信号是指轴位 T_2WI 上高信号的斑点状病变，在视觉上病变信号强度高于周围脑脊液信号且排除流空效应的影响。亮斑信号的出现可能意味着严重的脊髓损伤和血脑屏障破坏。亮斑信号与长节段横贯性脊髓损伤同时出现，对 NMOSD 具有鉴别意义。部分 NMO 急性期脊髓病灶增强扫描病灶呈点状、线样或环形强化，少数患者相应脊膜亦可不同程度强化。部分 NMO 患者首次发作时脊髓病灶可小于 3 个椎体节段，此时难以与 MS 相鉴别。

慢性期：随着临床治疗干预，脊髓病灶周围水肿的吸收，脊髓逐渐萎缩、变细；T_2WI 显示病灶的信号强度逐渐降低，随访脊髓病灶见间断性、不连续的短节段病灶，伴不同程度的脊髓萎缩和空洞形成（图 2-2-13）。

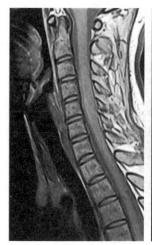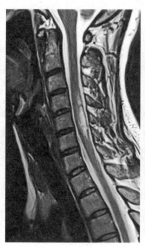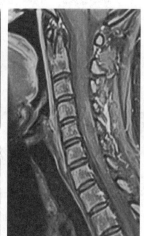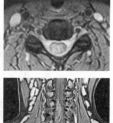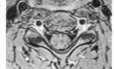

图 2-2-13 视神经脊髓炎

3. 多发性硬化 多发性硬化（multiple sclerosis，MS）是中枢神经系统自身免疫性炎性脱髓鞘性疾病，可累及脑、视神经及脊髓。MS 患者脊髓病灶的发生率为 80%~90%，主要累及感觉、运动通路，致患者感觉异常、行走障碍。

MS 患者脊髓内病灶通常为多发不对称，病灶长度常小于 3 个椎体节段，以脊髓外周白质多见，也可累及脊髓中央区。病灶常累及颈胸髓，急性期表现为脊髓无或很少肿胀，慢性期可出现脊髓萎缩。病灶的长轴与脊髓的长轴一致,呈非对称性偏心分布,为多发小病灶,且数量平均为 3 个,纵向累及范围较少超过 1 个椎体节段。病灶的范围一般小于脊髓横截面积的 1/2,主要累及脊髓白质区,如脊髓的后索、外侧索、软脊膜下区等。尽管多发性硬化病灶特点为多发,但脊髓病灶在早期多为单发,T_1WI 图病灶信号改变不明显,在 T_2WI 图病灶呈高信号,境界比较清楚。脊髓病灶的强化形式多变,可表现出结节状、斑片状、环形等强化形式。病灶区段脊髓一般无增粗肿大。约 10% 的病例出现脊髓萎缩变细,这种萎缩常出现在颈髓,严重者也可以累及胸髓,脊髓萎缩以 T_1WI 图观察最好(图 2-2-14)。

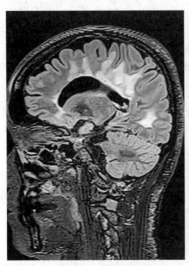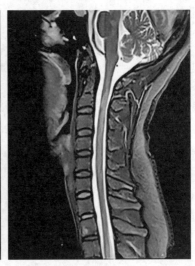

图 2-2-14　多发性硬化

功能磁共振成像能更精确地评估多发性硬化患者脊髓病变情况、监测其脊髓病变演变过程,使病情得到及时有效的控制,减少患者致残率风险。弥散张量成像(diffusion tensor imaging,DTI)可判断脊髓白质纤维束破坏情况,且通过测量 FA、RD 评估残疾程度。DTI 是依据质子扩散为对比进行成像的,其相关系数包括各向异性分数(fractional anisotropy,FA)、平均扩散率(mean diffusivity,MD)、轴向扩散(axial diffusivity,AD)及径向扩散(radial diffusivity,RD)。MS 患者脊髓病灶区白质纤维束明显破坏、FA 降低、MD 升高,这些变化与轴索和髓鞘破坏有关,还可以发现 RD 升高、AD 降低,前者可能与轴突损伤有关,后者与髓鞘丢失相关。此外,病灶周围看似正常的白质 FA 也减少(以脊髓侧索和后索减少明显),这可能表现了脊髓原发性缺血和轻微的炎症性改变。

脊髓脱髓鞘疾病影像改变可以为局灶性、节段性、弥漫性,病灶一般为高代谢,[18]F-FDG PET 影像表现为病灶放射性摄取增高(图 2-2-15)。

4. 急性播散性脑脊髓炎　急性播散性脑脊髓炎(acute disseminated encephalomyelitis,ADEM)是特发性中枢神经系统脱髓鞘疾病的一种,以儿童多见。患者发病前有感染史或疫苗接种史,发病急,病程呈单相,预后良好。

急性播散性脑脊髓炎的 MRI 表现为 4 种形式:①多发小病灶(<5mm);②弥漫性大病灶可类似肿瘤样伴周围组织水肿和占位效应;③双侧丘脑病变;④出血性病变。这 4 种影像学

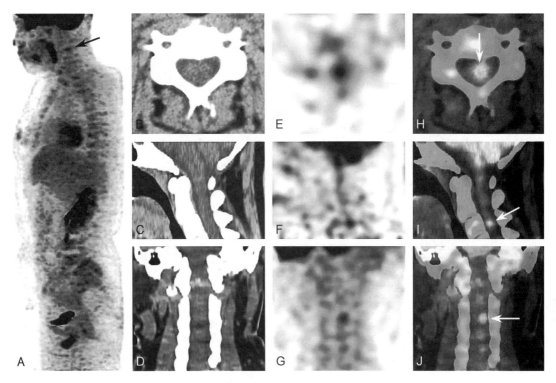

图 2-2-15 急性脱髓鞘疾病的 ^{18}F-FDG PET/CT 影像表现

本例为病灶局限性代谢增高,$SUV_{max}=4.7$。

表现可单独出现,亦可相伴出现。约 80% 有脊髓症状的患者,脊髓 MRI 检查可以发现病灶,呈局灶性或节段性,但多数表现为较长脊髓节段(>3 个节段)甚至为全脊髓受累。随访期间有 37%~75% 的患者 MRI 病灶可消失,25%~53% 的患者病灶可改善(图 2-2-16)。

(二)常见椎管内肿瘤

椎管内肿瘤约占神经系统肿瘤的 15%,可发生在各个节段,按生长部位分为脊髓内、脊髓外硬膜内和硬膜外三种,其中脊髓外硬膜内占 60%~75%,其他两类各占约 15%。髓内肿瘤定位征象:①脊髓上下呈梭形膨大增粗;②脊髓本身无明显移位;③肿瘤对应层面蛛网膜

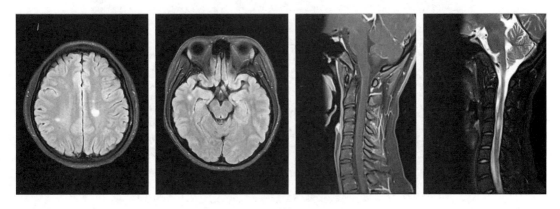

图 2-2-16 急性播散型脑脊髓炎

下腔呈对称性狭窄。髓外硬膜下肿瘤定位征象：①肿瘤与脊髓分界清楚，脊髓受压变细并向健侧移位；②肿瘤侧上下方蛛网膜下腔呈"杯口"样增宽；③对侧蛛网膜下腔变窄甚至消失。硬膜外肿瘤定位征象：①由于硬膜囊张力较大，肿瘤常呈梭形；②病灶侧上下蛛网膜下腔呈"尖刀"样狭窄；③病变与脊髓间见凸向脊髓的弧形低信号硬脊膜；④硬膜外脂肪破坏及连续性中断。

椎管内肿瘤主要依靠 CT 和 MRI 诊断。在 CT 上，大部分椎管内肿瘤与其周围的正常软组织在密度上差别不大，MRI 是椎管内肿瘤的定位和定性诊断最佳的影像学方法。MRI 通常包括矢状位、横轴位的 T_1WI 及 T_2WI。T_2WI 对发现髓内肿瘤更具优势，而 T_1WI 对发现骨髓病变（如椎体转移）较费脂肪抑制的 T_2WI 更为敏感，但短 T_1 反转恢复序列（STIR）或其他的 T_2WI 压脂序列可提高骨髓病变的检出率。T_2WI 脑脊液抑制序列，如液体衰减反转恢复（FLAIR）有助于发现髓内细微病变。梯度回波（GRE）序列有助于发现脊髓肿瘤的出血成分。钆剂增强序列通常行矢状位和横轴位扫描，能更好地显示肿瘤石性部分的强化，有助于鉴别边缘强化的肿瘤囊性部分与相应的假性囊肿（及反应性囊肿）。

脊髓原发肿瘤按照恶性和良性不同，在 ^{18}F-FDG PET 上表现不尽相同。恶性肿瘤如星形细胞瘤、髓母细胞瘤、高级别胶质瘤等，病灶在 ^{18}F-FDG PET 上放射性摄取明显增高（图 2-2-17、图 2-2-18）。良性肿瘤如室管膜瘤、神经鞘瘤等，放射性摄取也可不同程度地增高，部分可与恶性肿瘤相似。

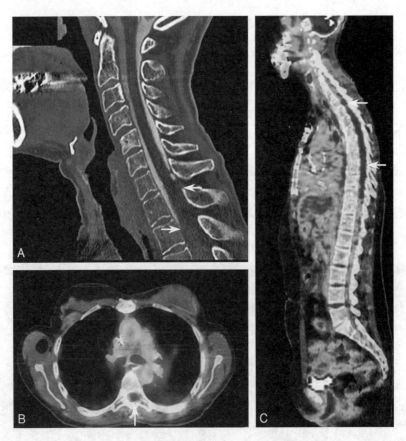

图 2-2-17 胸髓Ⅲ级星形细胞瘤 ^{18}F-FDG PET/CT 影像表现

A~C. 病灶放射性摄取明显增高，SUV_{max}=5.1。

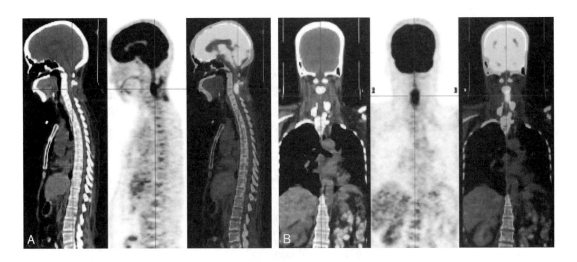

图 2-2-18　颈髓原发髓母细胞瘤 ^{18}F-FDG PET/CT 影像表现

十字线所示为病灶,在 ^{18}F-FDG PET/CT 上放射性摄取明显增高。

^{18}F-FDG PET 还可应用于脊髓转移瘤的诊断和治疗后随诊。由于脊髓本身对 ^{18}F-FDG 摄取低,脊髓区域 ^{18}F-FDG PET 图像呈低本底,所以脊髓转移灶在图像上很明显。不同原发肿瘤(如肺癌、肾癌、淋巴瘤等)的转移灶放射性摄取增高程度各不相同(图 2-2-19、图 2-2-20、图2-2-21、图 2-2-22)。

1. 室管膜瘤(ependymoma) 是起源于脊髓中央管的室管膜细胞或终丝等部位的室管膜残留物,占髓内肿瘤 63%,37%~51% 发生在圆锥终丝部位,其次为下胸段脊髓。

(1)临床与病理:①室管膜瘤为成人最常见髓内肿瘤;偶发于儿童,可能与神经纤维瘤病Ⅱ型有关,发病高峰年龄为 30~50 岁。②多位于脊髓中央,可累及多个脊髓节段,易发生出血、囊变及继发空洞形成,圆锥和终丝的室管膜瘤易发生黏液变性。③中枢神经系统室管膜瘤有 4 种亚型:胶质细胞型、乳头型、透明细胞型及伸展细胞型,而胶质细胞型为脊髓内最常见亚型。④组织学恶性的亚型(间变型室管膜瘤)极少见。

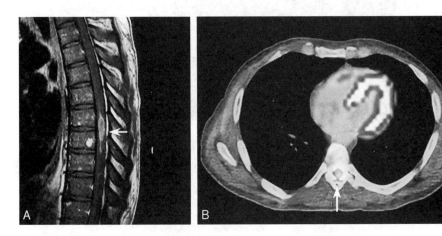

图 2-2-19　肺癌脊髓转移灶 ^{18}F-FDG PET/CT 影像表现

A、B. 病灶在 MRI 增强扫描上可见强化,在 ^{18}F-FDG PET/CT 上放射性摄取稍增高,SUV_{max}=2.8。

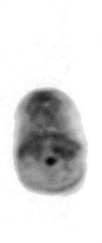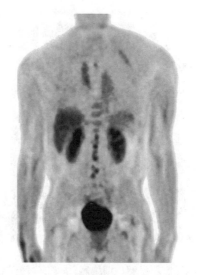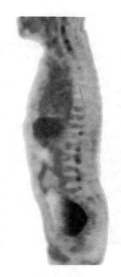

图 2-2-20 肺癌脊髓多发转移灶 ^{18}F-FDG PET 影像表现

本例为肺癌软脑膜及脊髓多发转移,横断面、冠状面、矢状面 ^{18}F-FDG PET 图像可见多发放射性摄取增高灶,自颈髓延伸至腰髓。

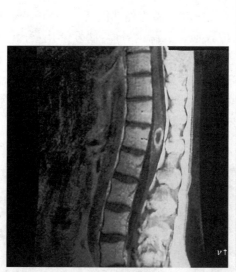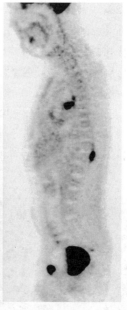

图 2-2-21 肾癌脊髓转移灶 ^{18}F-FDG PET 影像表现

脊髓病灶位于 T_{12} 水平,T_1 加权 MRI 增强图像上可见环形强化异常信号影,相同位置的 ^{18}F-FDG PET 图像上表现为放射性摄取增高灶。

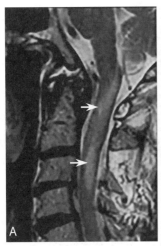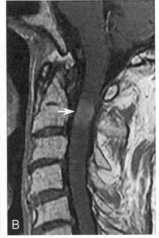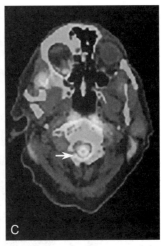

图 2-2-22 非霍奇金淋巴瘤脊髓受累病灶 ^{18}F-FDG PET/CT 影像表现

A. 箭头所指病灶为非霍奇金淋巴瘤脊髓受累病灶,在 MRI T_2 加权图像为高信号;B. T_1 加权增强图像见病灶强化,病灶周边可见水肿;C. ^{18}F-FDG PET/CT 图像可见病灶放射性摄取增高。

(2)影像学表现:①CT 平扫示脊髓不规则增粗,平均累及 3 个椎体节段,肿瘤与脊髓分界不清,呈混杂低密度或等密度;可囊变、出血,钙化少见。②MRI 上,T_1WI 呈边界不清的等或低信号,T_2WI 为高信号,可伴囊变、出血,肿瘤两端可继发脊髓中央管扩张。③增强检查,肿瘤实性部分显著强化,延迟扫描更著,囊壁呈环形强化,而瘤周水肿及脊髓空洞不强化。④部分病例可见"帽征",及 T_2WI 上覆盖肿瘤两端低信号区,为肿瘤慢性出血后含铁血黄素沉积。⑤约 60% 病例可见相关卫星囊肿,并且卫星囊肿可以很大(图 2-2-23)。

(3)治疗与预后:室管膜瘤边界相对清楚,能被完全切除。预后取决于肿瘤的级别、外科手术切除的程度以及有无脑脊液播散。NF Ⅱ患者很少需要干预,合理方式是 MRI 密切随访。

2. 星形细胞瘤

(1)临床与病理:①星形细胞瘤(astrocytoma)是儿童最常见的髓内肿瘤(60%~90%),约占成人髓内肿瘤的 30%~40%。②肿瘤沿脊髓纵轴缓慢浸润生长,与正常脊髓分界不清,

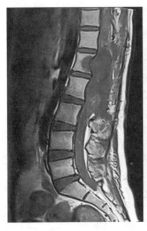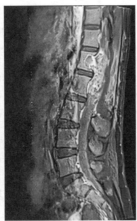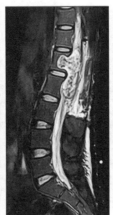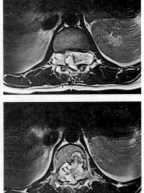

图 2-2-23 室管膜瘤

最常累及范围为胸髓（70%），其次是颈髓，累及脊髓的大部分，跨多个椎体平面。③在儿童，毛细胞型星形细胞瘤占儿童所有髓内肿瘤的75%，主要发生在1~5岁儿童，而纤维型星形细胞瘤占7%，常发生约较年长儿童（10岁）。④在成人，纤维型星形细胞瘤约占到75%。

（2）影像学表现：①肿瘤可发生坏死囊变（60%），表现为囊性肿块伴壁结节，也可表现为实性肿块。②囊变区域T_1WI信号取决于蛋白质含量，表现为低至稍高信号，T_2WI为不均匀高信号。③肿瘤强化模式多变，边界不清，低级别纤维型星形细胞瘤大多数初始不强化，30~60min后可延迟强化；髓内毛细胞星形细胞瘤同脑内一样明显强化。④高级别胶质细胞瘤和胶质母细胞瘤信号更不均匀，多伴坏死囊变区，常呈斑片状强化，可伴出血及脊髓空洞症（图2-2-24）。

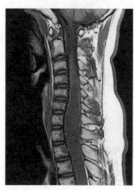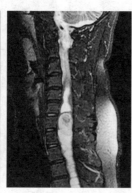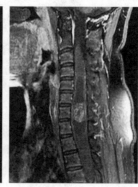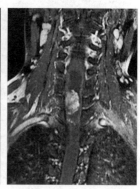

图 2-2-24　星形细胞瘤

3. 血管母细胞瘤

（1）临床与病理：①血管母细胞瘤（hemangioblastoma）为少见良性肿瘤，血供丰富，占所有髓内肿瘤3%~5%。成人多见，无性别差异。②血管母细胞瘤可单发（80%）或多发（20%），多发者常伴冯希佩尔-林道综合征（VHL）。③血管母细胞瘤一般没有包膜，由囊性部分和壁结节构成，附壁结节常见于脊髓背侧，代表肿瘤实性部分，富含血管成分，由粗大的滋养动脉及引流静脉，有时瘤壁可见钙化。

（2）影像表现：①CT扫描见病变段脊髓不规则膨大增粗，因多呈囊性，CT上呈低密度，偶尔见病变内多发点状或血管条样钙化，对诊断很有帮助。②肿瘤大部或完全囊性，囊变范围可能很大，附壁结节常位于囊背侧，常很小，T_1WI呈等或混杂信号，T_2WI呈高信号，增强后显著强化，而囊壁不强化（图2-2-25）。③少数病例可见供血动脉及引流静脉，呈血管流空现象。④少数病例囊壁含有脂质而在T_1WI上呈环样高信号。⑤脊髓血管母细胞瘤常引起广泛脊髓空洞，脊髓增粗范围很长，而肿瘤实质（壁结节）很小，这种不成比例的现象也是血管母细胞瘤的特点（图2-2-26）。

4. 神经源性肿瘤

（1）临床与病理：①20~40岁好发，无性别差异，根性疼痛为最早出现症状。②包括神经鞘瘤（neurinoma）和神经纤维瘤（neurofibroma），是最常见的椎管内肿瘤（25%~30%），以神经鞘瘤多见。③好发于脊神经后根，髓外硬膜下占70%，硬膜外占15%，跨硬膜内外占15%，髓内不足1%。④神经鞘瘤起源于神经鞘膜的施万细胞，有完整包膜，易出血和囊变，钙化少见，易跨硬膜囊生长；神经纤维瘤起源于神经成纤维细胞，常为多发无包膜肿块，囊变、坏死

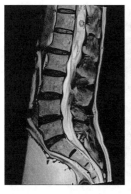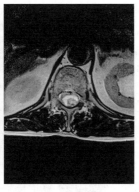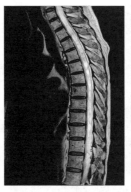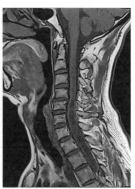

图 2-2-25　血管母细胞瘤　　　　　　　　图 2-2-26　广泛脊髓空洞

相对少见。

（2）影像表现：①CT 平扫呈稍高密度，脊髓受压移位，肿瘤可跨椎间孔生长呈哑铃状，椎间孔扩大。②T_1WI 呈等或稍低信号，T_2WI 呈稍高信号，可伴囊变，实性部分明显强化，边界更清晰，钙化少见（图 2-2-27）。③神经鞘瘤与神经纤维瘤鉴别困难，如果 T_2WI 高信号肿瘤中心看到低信号影，表现为"靶征"，提示神经纤维瘤（图 2-2-28）。

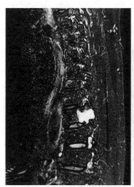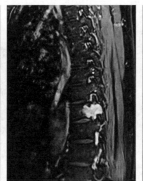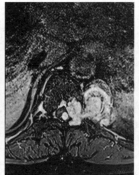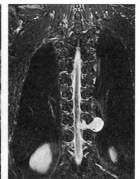

图 2-2-27　神经鞘瘤

5. 脊膜瘤

（1）临床与病理：①椎管内第 2 常见肿瘤（25%），80% 发生在胸段，颈段次之，腰段少见，绝大多数位于硬膜内。②通常位于胸段后外侧和颈段前部，常为单发，2% 多发，多发常见于 NF Ⅱ 型患者。③肿瘤生长缓慢，脊髓可严重受压，但临床症状轻。

（2）影像表现：①脊膜瘤为等或高密度，可伴骨质增生，但不及颅内脑膜瘤多见。②T_1WI 等或低信号，T_2WI 略高信号。③增强后除钙化区外呈明显均匀强化，可见硬膜尾征。④宽基底与硬膜相连，脊髓向健侧移位，病变两侧蛛网膜下腔增宽（图 2-2-29）。

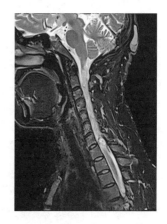

图 2-2-28　神经纤维瘤——"靶征"

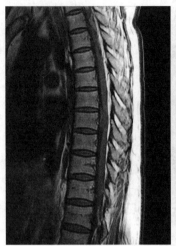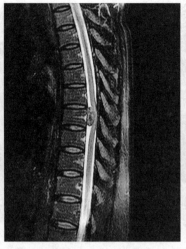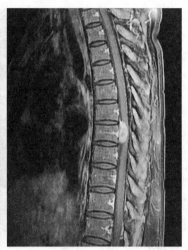

图 2-2-29　脊膜瘤

（三）脊髓外伤

脊髓外伤（spinal cord injury，SCI）是由于各种外伤因素（交通事故、坠落、跌倒等）引起的脊髓结构和功能损害，造成损伤水平以下脊髓功能障碍，包括感觉和运动功能障碍，反射异常及大小便失禁等相应的病理改变，也就是常见的四肢瘫（颈段脊髓损伤）、截瘫（胸、腰段脊髓损伤），是一种严重致残性损伤，伤后 6h 内为治疗最佳时期。

1. 病理生理

（1）组织出血、水肿、变性、坏死。

（2）24h 灰质及白质不可逆性坏死。

（3）自由基增多，细胞膜破坏，钙离子进入组织等。

2. 临床表现　与损伤节段有关。

（1）高颈段损伤：四肢中枢性瘫痪。

（2）颈膨大损伤：双上肢迟缓性瘫痪，双下肢中枢性瘫痪。

（3）胸段及腰膨大损伤：双下肢中枢性瘫痪。

（4）骶段（腰膨大以下）：仅出现会阴部运动感觉障碍，肛门反射及提睾反射消失。

脊髓外伤可累及任何节段，以颈胸段最常见，其次为腰骶段（图2-2-30）。MRI 是目前唯一能直接评价脊髓外伤的影像学检查手段。

脊髓外伤的 MRI 表现多数为轻度脊髓肿胀，少数严重的病例肿胀也可很显著，与正常脊髓间呈逐渐过渡。矢状位 T_1WI 观察脊髓肿胀情况最为理想。T_1WI 多表现为稍低或低信号，若合并出血或血肿时，可见病变区域内或周围散在点状或团片状 T_1WI 的高信号。T_2WI 病变区可见均匀或不均匀高信号。矢状位 T_2WI 可清楚显示病变的范围，其上界常高于临床所检查的感觉平面，这可能是由于 MRI 对脊髓内水分增多非常敏感，而病变边缘区域有水分增多但神经功能尚无改变。横断位 T_2WI 可观察到前索、后索和侧索的损伤情况。增强扫描时多数病变区无强化，少数可出现散在分

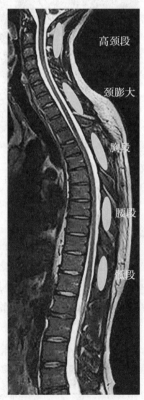

图 2-2-30　脊髓损伤节段示意图

布轻度斑片状强化。

当出现脊髓横断伤时表现为正常脊髓连续信号完全中断或部分中断。脊髓外伤慢性期多表现为脊髓萎缩、软化囊变等特点（图 2-2-31）。

（四）脊髓血管性病变

1. 脊髓梗死（spinal cord infarction, SCI） 是脊髓缺血所致的细胞死亡，脊髓梗死相当罕见，发生于脊髓前动脉供血区或脊髓后动脉供血区，前者多见，称为脊髓前动脉综合征（anterior spinal artery syndrome, ASAS）。病因常见动脉

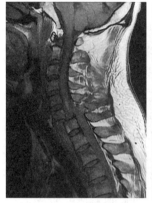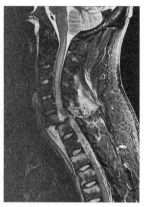

图 2-2-31 脊髓外伤——横断伤

粥样硬化，血管介入术后、外伤或肿瘤所致动脉受压及其他原因（减压病、血管炎等）。

（1）临床表现：多突然发病呈卒中样，绝大多数患者症状在 72 小时内达高峰，50% 患者于 12h 达高峰。神经损伤取决于受累范围和程度。

（2）影像学表现：

1）超急性期（6h 以内）：多无明显异常。

2）急性期（6~24h）：DWI 序列可发现异常高信号。

3）亚急性期（>24h）：开始出现广泛的血管源性水肿，脊髓增粗，脊髓缺血节段呈 T_1WI 低信号，T_2WI 高信号，STIR 序列显示更加清晰。矢状位 T_2WI 序列可见脊髓腹侧铅笔样高信号，周围可出现典型的左右对称的 T_2WI 高信号，呈"猫头鹰眼征"或"蛇眼征"（图 2-2-32、图 2-2-33）。增强扫描在发病第 1~8 周可见强化。

4）慢性期：局部或广泛的脊髓萎缩、软化囊变等。

2. 脊髓血管畸形 在临床上较少见，常见类型为脊髓硬脊膜动静脉瘘（spinal dural arteriovenous fistula, SDAVF）和动静脉畸形（arteriovenous malformation, AVM）。

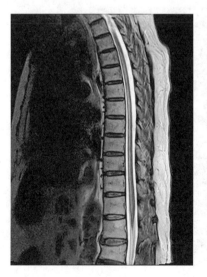

图 2-2-32 脊髓梗死

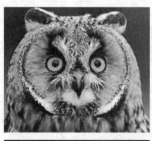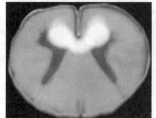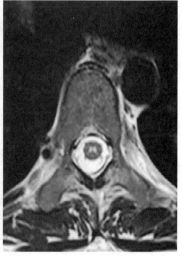

图 2-2-33 脊髓梗死——猫头鹰眼征

SDAVF 是供应脊膜或神经根的细小动脉,在椎间孔处穿过硬脊膜时与脊髓引流静脉的交通,导致脊髓回流受阻,脊髓水肿、坏死。多发生于 40 岁后,胸腰段多见,病因大部分与创伤、炎症、血栓等有关。发病部位多位于硬脊膜的神经根袖处,85% 只有一条供血动脉,动脉血直接向静脉引流导致脊髓静脉丛(无静脉瓣)压力升高,静脉丛扩张,脊髓静脉引流不畅,静脉充血,脊髓水肿。临床多表现为亚急性或慢性起病的肢体无力、间歇性跛行、感觉障碍、性功能障碍及大小便障碍等脊髓受累症状。

脊髓 AVM 由供血动脉、引流静脉及畸形血管团组成,供血动脉由 1~2 支髓动脉,引流静脉为多条,多迂曲扩张。出血病灶可在髓内或脊髓表面发现假动脉瘤。多发生于 1~40 岁男性,表现为进行性感觉障碍、瘫痪等脊髓症状。

SDAVF 的 MRI 表现为脊髓背侧软脊膜表面硬膜囊内串珠状或管状流空影,流空影粗大,集中的部位常为瘘口位置;纵向发展的脊髓水肿表现为 T_1WI 低信号,T_2WI 高信号,增强扫描可见部分强化。AVM 的 MRI 表现为脊髓周围或脊髓内血管流空征象,脊髓旁静脉丛曲张,部分可见髓内出血(T_1WI 和 T_2WI 均为高信号)(图 2-2-34)。

脊髓 DSA 是观察脊髓血管畸形的金标准,可见供血动脉(单支多见),迂曲扩张的引流静脉位于脊髓表面。SDAVF 常累及脊髓圆锥,AVM 可见畸形血管团(图 2-2-35)。

三、康复治疗的影像关注要点

(一) 康复治疗影像的选择策略

临床病史和体格检查是诊断脊髓病变的第一步,影像学检查是病因定性的重要手段,有助于疾病的早期确诊和及时治疗。

X 线的空间效应较高且价格便宜、容易实施,可反映脊柱的力线特征。在检查与脊髓损伤相关的骨性改变时,可以利用 X 线观察是否存在骨折脱位,是否存在脊柱侧凸,是否存在退变等情况判断骨性损伤与脊髓损伤可能的关系。同时对于脊髓损伤术后 X 线可以了解内固定的情况,为早期康复治疗时机提供依据。

MRI 检查是评估脊髓疾病患者的首选影像学检查。其软组织分辨率高,无射线辐射危

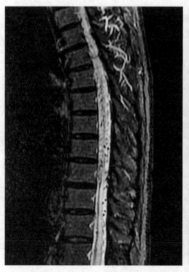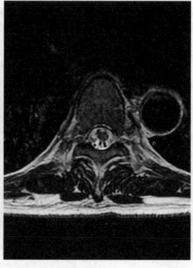

图 2-2-34 硬脊膜动静脉瘘

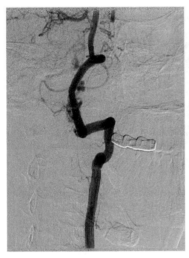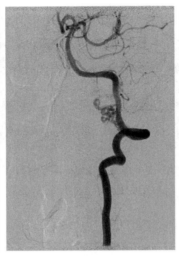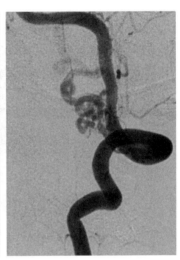

图 2-2-35 动静脉畸形

害,能够清晰显示脊髓信号的改变,用于诊断及鉴别诊断外伤、炎症、肿瘤等脊髓疾病,成像效果好、可靠性高、一致性好,为康复治疗提供参考。其缺点是成像时间长,对于患者的依从性要求较高,急症患者的成像难度较大。

CT 扫描有助于提供脊柱解剖的细节,对于椎管狭窄、脊柱侧凸、关节脱位、骨折等骨性病变有很好的成像价值。其成像速度快,空间分辨率高,在急诊以及术前定位等应用广泛。其缺点是 CT 有辐射损伤,且软组织分辨率低,对于脊髓病变的成像效果不如磁共振好。

在脊髓受压和炎性病变临床康复中,^{18}F-FDG PET 的临床应用有限,一般采取 MRI 进行诊断和治疗后评估。在脊髓原发及继发肿瘤性病变的临床康复中,^{18}F-FDG PET 能够全躯干范围评价原发及转移灶的累及范围,并且根据病灶大小、SUV 值的改变,判断治疗效果,对建立诊断,指导治疗意义重大。

(二)重要数据测量及康复诊疗指导意义

脊髓疾病影像学检查,通过多参数、多平面、多序列成像结合,显示脊髓病变及其毗邻结构的复杂空间关系,能够定位椎管内外病变的影像特征,区分脊髓病变的性质,是外伤、炎症还是肿瘤,分析病变的范围,评价周围神经、血管及椎管的受累情况。影像学检查能够判断脊髓外伤是急性损伤还是慢性损伤,累及范围及周围神经、血管、骨质的改变;判断急、慢性脊髓炎症的累及节段和强化形式;定位脊髓肿瘤是髓内、髓外硬膜下、硬膜外;评价脊髓血管性病变的分期、范围及异常血管,为影像诊断、临床个体化治疗、手术方案的拟定诊治提供依据。

图 2-2-36、图 2-2-37 为急性脊髓炎患者治疗前后影像评估实例。

脊髓病变的磁共振影像应重点关注以下几点,根据异常信号的特点及位置可以预测康复预后。

1. 磁共振矢状位的脊髓损伤表现 1989 年 Schaefer 等依据磁共振矢状位上异常信号特点,在脊髓损伤的影像学表现与预后之间建立了联系。他将异常信号分为三种类型:第一种类型是不论损伤大小,影像学上存在任何表现为 T_2WI 像髓内短信号的出血性信号改变;第二种类型表现为 T_2WI 像存在长信号的脊髓挫伤与水肿,分为长节段与短节段两种情况,即异常信号分布范围超过 1 个椎体水平的长 T_2 信号改变定义为长节段,少于 1 个椎体水平为短节段;第三种类型是虽然存在脊髓损伤症状与体征,但磁共振上未见明显异常。出血性

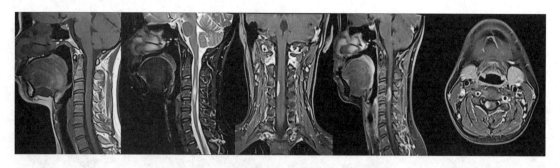

图 2-2-36 急性脊髓炎影像评估(治疗前)

女,30 岁,右侧肢体无力,麻木 2 周,治疗前 MRI 平扫 + 增强示 $C_3 \sim C_5$ 水平脊髓增粗,见条片状 T_1WI 等、T_2WI 高信号影,增强后见明显强化。治疗前对患者进行影像评估,通过多参数、多平面成像结合,可以对脊髓病变进行定位、定性评估。

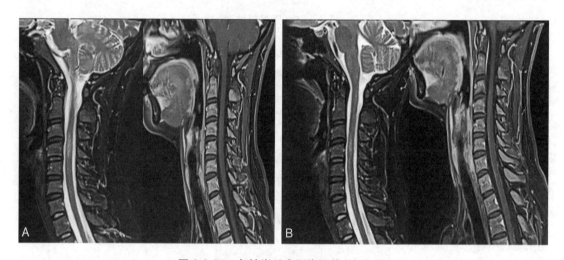

图 2-2-37 急性脊髓炎影像评估(治疗后)

治疗后 4 个月(A)及 6 个月(B)行 MRI 平扫 + 增强随访,发现原脊髓病变范围明显缩小,强化不明显。治疗后通过对患者进行影像检查,可以评估病灶的转归、范围的变化等。

信号改变及长节段的水肿信号改变提示严重的神经功能缺失,完全性脊髓损伤或严重的不完全性脊髓损伤多见,预后不良;反之,局灶的短节段水肿信号改变以及未见明显异常的脊髓损伤,以不完全性脊髓损伤为主,预后良好。

2. 磁共振轴位的脊髓损伤表现 磁共振的轴位表现是从横断面对脊髓进行观察。可以通过异常信号出现位置大致判断损伤的情况。以颈髓的中央综合征为例,异常信号主要集中在中央管周围区域,依据脊髓传导通路的解剖学特性,靠近中央区域的上肢支配区受累更为严重,而下肢支配区相对靠外侧,因此损伤程度及症状较上肢轻。

与矢状位磁共振表现及脊髓损伤程度的对应关系相类似,轴位像上异常信号累及范围越大,损伤越严重。同时,存在出血性信号改变时,病损通常更严重。2015 年,Talbott 等人对于磁共振轴位上的异常信号特点做了分类和统计,提出了 BASIC 评分系统。BASIC 评分为 0 的脊髓损伤 T_2 像正常,没有明显的病理髓内信号;1 分为 T_2 像的病理长信号局限于脊髓灰质;2 分为 T_2 像上病理性的长信号改变超出中央灰质边缘,灰白质边缘不清,但没有累及整个脊髓横断面;3 分为病理性 T_2 长信号累及整个脊髓横断面,未见残余正常白质;4 分为在 3 分的基础上存在肉眼可见的出血性短信号改变。0、1、2 分若存在肉眼可见的出血性改变时也应提高 1 分。得分越高,预后越差。

需要注意的是,影像学检查仅为临床诊断及治疗的辅助手段,切不可只关注影像学表现而忽略最为关键的病史以及体格检查。脊髓损伤残损程度主要依靠脊髓损伤神经学分类国际标准(ISNCSCI)进行评价,通过对于对应关键部位感觉(特别是直肠深压觉用来判断脊髓损伤完全性与否)、运动等的检查来进行判断。若仅通过影像学来诊断,可能出现错误的判断。比如脊髓血管畸形等非创伤性脊髓损伤,疾病缓慢进展,脊髓逐渐受到压迫等损害,在磁共振上表现可能十分严重,但患者症状表现轻,甚至通过康复后可以恢复步行能力;再比如,轻微的创伤导致的无骨折脱位脊髓损伤,患者出现麻木、疼痛、无力等脊髓损伤症状,但送医后磁共振并未表现明显异常,这并不代表患者可以排除脊髓损伤的可能,要关注损伤在时间上的变化,脊髓损伤后细胞水肿等病理改变需要时间,因此存在相应病史及明确神经症状时,一定要及时复查,避免漏诊。

(三) 临床康复的影像关注点

不同病因、不同部位、不同损伤程度的脊髓损伤的康复策略是有所区别的。脊髓损伤可由多种因素导致,最常见的分类为创伤性脊髓损伤(包括车祸、坠落等)和非创伤性脊髓损伤(包括脊髓炎、脊髓血管畸形、脊髓栓系综合征等)。创伤性脊髓损伤多由极大的暴力创伤所致,与脊髓损伤相伴的常有脊椎以及软组织损伤。在进行临床康复时,需注意损伤节段的范围,脊柱是否稳定、内固定是否坚固等。脊柱稳定性的破坏可能是导致二次损伤的危险因素,因此只有在确认脊柱稳定性良好时才建议佩戴必要的矫形器具进行早期的康复治疗。对于非创伤因素导致脊髓损伤,要根据病因给予积极的对症处理。非创伤性因素导致的脊髓损伤大多经治疗后可以实现临床症状的缓解,相对而言预后乐观。

1. 创伤导致的脊髓损伤

(1)保守治疗:对于轻微外伤导致的无骨折或脱位的脊髓损伤,可通过影像判断脊髓损伤的位置(颈髓、胸髓、腰髓、脊髓圆锥、马尾神经)、性质与程度(脊髓损伤信号改变类型,比如脊髓挫伤或缺血、水肿的长信号,脊髓出血的短信号,脊髓空洞或其他异常的累及范围等)及椎体稳定性情况(根据三柱理论,判断责任节段的稳定性),结合临床症状体征疼痛、麻木、无力、排尿排便功能障碍等,综合制订康复治疗方案。

(2)手术治疗:对于可能存在骨折或脱位的脊髓损伤,可通过影像学检查判断骨折具体情况,以便于分类分型指导手术治疗。对于稳定性尚可的骨折,可予以保守治疗,而对于稳定性受到破坏的骨折或脱位要及时进行手术治疗,解除脊髓的压迫。术后可通过影像学检查判断减压是否充分,内固定位置是否良好等。

(3)术后康复:通过影像观察脊髓损伤术后脊柱的稳定性(脊柱力线的重建以及内固定的节段范围,固定是否坚强等)、脊髓压迫的缓解情况、脊髓水肿的吸收情况等,结合临床症状体征、疼痛、麻木、无力、排尿排便等的功能情况,制订康复治疗方案。

2. 非创伤因素导致的脊髓损伤

(1)保守治疗:对于脊髓炎等导致的脊髓损伤,可通过影像判断脊髓损伤的位置(颈髓、胸髓、腰髓、脊髓圆锥)、性质与程度(脊髓挫伤或缺血、水肿的长信号累及范围等),结合临床症状体征疼痛、麻木、无力、排尿排便功能障碍等,综合制订康复治疗方案。

(2)手术治疗:对于脊髓血管畸形、脊髓栓系综合征等导致的脊髓损伤,要尽早给予积极的手术治疗。可通过影像判断脊髓受累的情况,血管畸形的位置、大小、血流情况,脊髓栓系位置等,结合临床症状体征给予手术处理。

（3）术后康复:通过影像观察术后脊髓异常信号的改善情况,畸形血管团的清除情况,脊髓栓系松解情况等,结合临床症状体征,制订康复治疗方案。

脊髓损伤的康复除了常规的康复治疗之外还包括并发症的防治。脊髓损伤后由于神经功能的异常,会导致各种并发症影响康复治疗。其中下肢深静脉血栓、异位骨化以及骨质疏松等可以通过影像学的辅助检查进行预防和早期处理。

1）下肢深静脉血栓:由于卧床时间延长,下肢血液回流速度减慢,血液黏度增加等常出现下肢深静脉血栓,早期应注意多进行下肢主动或被动活动,同时定期复查下肢深静脉彩超,动态地观察血栓形成情况。

2）异位骨化:异位骨化最常出现在髋关节,通常形成是由于暴力的、不正确的活动,异位骨化形成时常导致关节活动受限而早期并无特殊体征。因此,平日进行康复活动时切忌暴力,出现关节活动受限时应尽快明确原因,可通过 X 线进行确认后早期治疗。

3）骨质疏松:脊髓损伤患者由于长期缺乏应力刺激,常会出现骨量减低、骨质疏松,甚至达到病理性骨折的程度。所以脊髓损伤患者早期病情稳定后即应及早进行站床等练习,根据节段的不同,配合适当的辅助器具进行站立或行走训练,延缓骨质疏松的进程。需定期利用双能 X 线吸收法测骨密度,调整治疗方案。

（刘建华　韩蕴菁　郑堃）

参 考 文 献

［1］FREUND P,SEIF M,WEISKOPF N,et al. MRI in traumatic spinal cord injury:from clinical assessment to neuroimaging biomarkers［J］. Lancet Neurol,2019,18（12）:1123-1135.

［2］MCKINLEY W O,HUANG M E,TEWKSBURY M A. Neoplastic vs. traumatic spinal cord injury:an inpatient rehabilitation comparison［J］. Am J Phys Med Rehabil,2000, 79（2）:138-144.

［3］CHEN J J,BHATTI M T. Clinical phenotype, radiological features, and treatment of myelin oligodendrocyte glycoprotein-immunoglobulin G（MOG-IgG）optic neuritis［J］. Curr Opin Neurol,2020,33（1）:47-54.

［4］PRESAS-RODRÍGUEZ S,GRAU-LÓPEZ L,HERVÁS-GARCÍA J V,et al. Myelitis:Differences between multiple sclerosis and other aetiologies［J］. Neurologia,2016,31（2）:71-75.

［5］GUPTA A,KUMAR S N,TALY A B. Neurological and functional recovery in acute transverse myelitis patients with inpatient rehabilitation and magnetic resonance imaging correlates［J］. Spinal Cord,2016,54（10）:804-808.

［6］AIELLO M,ALFANO V,SALVATORE E,et al.［18F］FDG uptake of the normal spinal cord in PET/MR imaging:comparison with PET/CT imaging［J］. EJNMMI Res,2020,10:91.

［7］Nakahara M,Ito M,Hattori N,et al. 18F-FDG-PET/CT better localizes active spinal infection than MRI for successful minimally invasive surgery［J］. Acta Radiol,2015,56（7）:829-836.

［8］LIU Q,LIU M,BAI Y,et al. Solitary Acute Inflammatory Demyelinating Lesion of the Cervical Spinal Cord Mimicking Malignancy on FDG PET/CT［J］. Clin Nucl Med,2020,45（12）:1023-1025.

［9］D M SCHAEFER,A FLANDERS,B E NORTHRUP,et al. Magnetic resonance imaging of acute cervical spine trauma. Correlation with severity of neurologic injury［J］. Spine（Phila Pa 1976）,1989,14（10）:1090-1095.

［10］TALBOTT J F,WHETSTONE W D,READDY W J,et al. The Brain and Spinal Injury Center score:a novel,simple,and reproducible method for assessing the severity of acute cervical spinal cord injury with axial T2-weighted MRI findings［J］. J Neurosurg Spine,2015,23（4）:495-504.

［11］鱼博浪.中枢神经系统 CT 和 MR 鉴别诊断［M］.3 版.西安:陕西科学技术出版社,2014.

［12］ADAM A,著.格-艾放射诊断学［M］.6 版.张敏鸣,译.北京:人民军医出版社,2015.

［13］高级卫生专业技术资格考试指导用书委员会.放射学高级教程［M］.北京:人民军医出版社,2009.

第三节 周 围 神 经

神经系统由中枢神经系统和周围神经系统组成,中枢神经系统由脑和脊髓组成,位于颅骨和脊椎组成的封闭空间。周围神经系统指与脑和脊髓相连的神经,包括 12 对脑神经、31 对脊神经。临床上多种疾病均可累及周围神经,疾病的评价除肌电图和神经传导速度外,影像学检查对疾病的检出,定量和定性评估起着重要作用,对疾病康复治疗方案选择、康复治疗后疗效评估起着关键的作用。

一、正常影像学表现

（一）周围神经 X 线检查评估与正常表现

脑神经从脑干发出,经颅骨裂隙、神经孔出颅,分布到颅面部各个区域。X 线检查缺乏对比度,不能显示脑神经,除视神经孔位可显示视神经通过该区域外,难以显示脑神经的其他通道。由于 CT 薄层扫描及三维重组技术的普及,视神经孔位已较少应用。

脊神经与脊髓相连,由脊髓发出前、后根走行于椎管的蛛网膜下腔,汇合后构成神经节,通过椎间孔移行至椎旁组织,再逐渐分支,支配四肢皮肤、肌肉等组织。脊神经无法单独照片评价,常规行脊柱 X 线平片检查,采用正、侧位、斜位片评价椎体、椎弓、椎间隙、椎间孔与椎体的棘突,对颈椎的钩突、胸腰椎的横突也可进行评价。

颈椎左（右）斜位片主要观察椎间孔的形态改变,间接评价神经卡压综合征;正常可显示 C_{2-3} 椎间孔至 C_{6-7} 椎间孔,呈上下方向的椭圆形低密度,边缘光滑,从上至下逐渐变小（图 2-3-1）。

腰椎侧位可观察腰椎间孔改变,间接评价神经卡压;正常可显示 $L_1 \sim S_2$ 椎间孔至 $L_5 \sim S_1$ 椎间孔,呈上下方向的椭圆形,边缘光滑,从上至下稍有变小（图 2-3-2）。

（二）周围神经 CT 检查评估与正常表现

1. 脑神经 CT 检查评估与正常表现　脑神经除视神经、三叉神经较粗大外,其他脑神经均较细小。CT 检查通常采用高分辨率 CT（HRCT）扫描,建议层厚 1.0mm 左右,通过图像后处理冠状位、斜矢状位与轴位可显示视神经和三叉神经,对脑神经出颅段的孔、裂或神经管可显示。

（1）视神经:视神经由视网膜神经节细胞发出的神经纤维汇集而成,起于视乳头,至视神经管为眶内段,呈条状软组织密度,长 25~30mm,直径约 3mm（图 2-3-3）;经过视神经管入颅,左右汇合形成视交叉,延续为视束,在脑脊液对比下显示为软组织密度,斜轴位重建清楚显示视神经、视交叉与视束呈 "X" 形软组织密度,边缘光滑、清楚。

（2）三叉神经:三叉神经节位于颅中窝硬脑膜外的 Meckel 腔内,节内三大分支神经纤维交织,CT 只能清晰显示三叉神经节毗邻的骨性结构而不能显示在体三叉神经节。

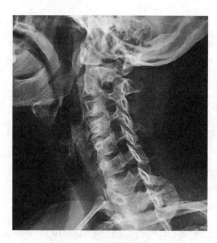

图 2-3-1　颈椎斜位片

显示颈椎间孔呈上下方向椭圆形低密度影。

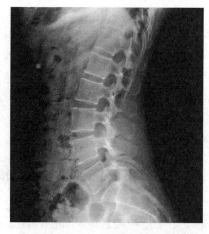

图 2-3-2　腰椎侧位片

显示腰椎间孔呈上下方向椭圆形低密度影。

（3）面神经管与面神经：面神经管位于颞骨岩部内，自内耳道底水平向外走行，继而垂直下降，经茎乳孔出颅。HRCT 扫描及曲面重组（CPR）可清楚显示面神经管的行程，呈细线状低密度影，边缘骨质结构清晰，部分于面神经膝段与内耳间仅隔一层薄膜（图 2-3-4）。

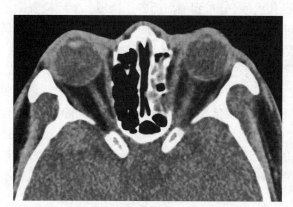

图 2-3-3　视神经轴位显示呈条状软组织密度，边缘清晰

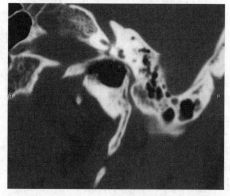

图 2-3-4　面神经管 CPR 重组显示为细线状低密度

2. 脊神经 CT 检查评估与正常表现　脊神经发自脊神经根，经椎间孔出椎管，进入椎旁，与血管伴行，行走于肌间隙，在 CT 上呈均匀软组织密度，若周围有脂肪组织衬托，可以显示神经的形态、大小、走行等解剖信息（图 2-3-5）。由于 CT 软组织分辨率不如 MRI，对周围神经的病理变化显示不如 MRI，故脊神经 CT 检查在临床应用上没有广泛应用。

（三）周围神经 MRI 检查评估与正常表现

1. 脑神经 MRI 检查评估与正常表现

（1）常规 MRI 薄层扫描检查评估与正常表现：可显示粗大的脑神经，如视神经（图 2-3-6A 箭头所示）。斜轴位可显示视神经、视交叉和视束，呈"X"形，与脑组织信号相等（图 2-3-6B 箭头所示）。矢状位和冠状位视交叉呈一字形（图 2-3-6C、D 箭头所示）。

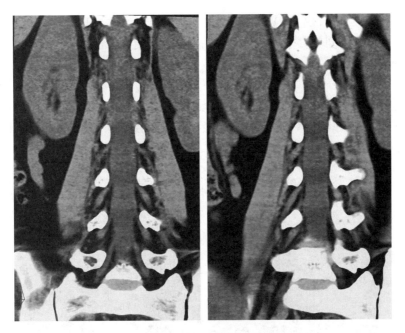

图 2-3-5　腰丛神经三维重组显示

腰神经显示为条状软组织密度,神经节呈梭形膨大。

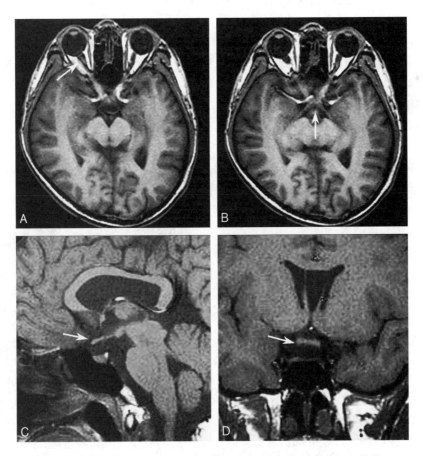

图 2-3-6　视神经轴位、矢状位、冠状位均可清晰显示,为软组织信号

（2）磁共振断层血管成像（MRTA）评估与正常表现：利用3D TOF FSPGR序列同时显示神经和血管结构，空间分辨率高，用于脑神经的显示，重点在出脑干及脑池段；用薄层MIP重建显示神经与血管的关系，了解神经血管卡压的部位、程度。临床主要用于三叉神经痛、面肌痉挛的影像学评估。

MRTA主要显示脑神经出脑干附近及脑池段，对于颅骨内和软组织内脑神经及分支不能满意显示。正常脑神经MRTA表现：①神经周围无血管信号；②神经周围有不关联的血管信号；③神经血管相接触，但无压迫改变（图2-3-7圆圈所示）。

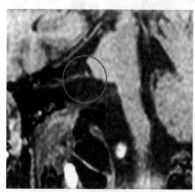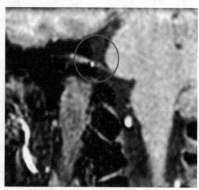

图2-3-7 MRTA斜矢状位显示正常三叉神经与血管的关系

（3）MR水成像检查评估与正常表现：3D MR水成像检查对脑神经细节显示有独特的优势，细小脑神经脑池段可以清晰显示；图像后处理的常用方法是MPR和薄层MinIP成像，层厚为2~4mm。

3D MR水成像检查对脑池段脑神经显示较好，呈与脑组织相等的低信号。可区分内耳道内的神经（图2-3-8）。不易把低信号的神经和流空呈低信号的小血管区分开。

2. 脊神经MR神经成像检查评估与正常表现

（1）MR神经成像检查评估：常规MRI在20世纪80年代就应用于周围神经成像，但由于空间分辨率低，成像时间长，血流及脂肪信号的影响，常致周围神经显示不理想，难以获得满意的周围神经图像。

1992年，Howe等应用磁共振神经成像（magnetic resonance neurography，MRN），采用高分辨薄层扫描加压脂技术，较清晰显示了周围神经、神经丛，避免了脂肪信号对神经的干扰，为周围神经成像提供了一个较理想的方法。

MRN检查方案：推荐MRI设备为≥1.5T；常规多平面成像，如矢状位T$_1$WI、矢状位T$_2$WI、STIR、轴位T$_2$WI；辅助以高分辨MRN序列，可提供更多的周围神经准确信息。

1.5T及3.0T MRI常用的MRN成像序列：

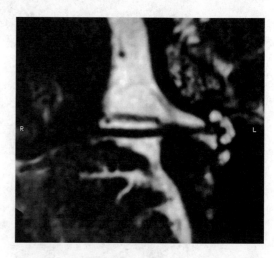

图2-3-8 左侧面听神经MR水成像显示正常面神经与血管的关系

①STIR 序列;②IDEAL 序列;③T₂WI(f/s)序列;④3D Cube 序列;⑤3D-STIR 序列(增强);
⑥DWI 序列;⑦DTI 序列。扫描层厚要求≤3mm,二维成像建议间隔扫描,做到零间隔,方便
图像后处理;三维容积扫描如果层厚较厚,使用重叠重建方法。

　　MRN 图像后处理有重要的作用,常用的方法有:①MPR 重建可细致显示神经的解剖学
形态,CPR 是重要的显示方法。②薄层 MIP 重建可兼顾神经的解剖细节,同时更大程度显
示神经,曲面薄层 MIP(cMIP)通过 360°旋转观察,全面显示神经细节(图 2-3-9);3D-STIR
序列(增强)显示正常神经呈对称的高信号,脂肪、血管及背景信号压制好,神经节呈低信号
(图 2-3-10)。

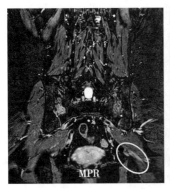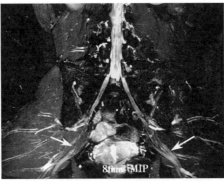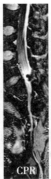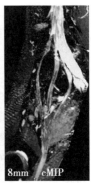

图 2-3-9　腰丛神经成像

MPR 显示周围神经细节,薄层 MIP 显示更多神经,CPR 显示单支神经的细节,cMIP 显示更多神经的解剖。

　　3.0T 较 1.5T MRN 提高了周围神经纤维
束的分辨率,达到周围神经的解剖显示,有
利于周围神经病变的诊断。

　　脊神经正常 MRN 表现:MRN 的最大分
辨率可达 200μm,可提供 2~3mm 神经的可
靠高分辨率图像。

　　脊神经 MRN 常用于显示臂丛、腰骶丛、
尺神经、正中神经和桡神经,坐骨神经、胫神
经和腓总神经等。

　　(2)脊神经正常 MRN 表现

　　1)神经的形态:正常神经呈长条状,切
面呈圆形、卵圆形,高分辨率成像可见点状
神经束呈蜂窝状改变(图 2-3-11)。

　　2)神经的大小:不同部位的神经、不同

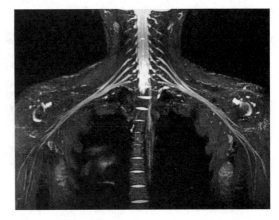

图 2-3-10　3D-STIR 序列增强扫描

10mm MIP 显示正常臂丛神经呈对称的条状高信号,
脂肪、血管及背景信号压制好,神经节呈低信号。

个体神经的大小可有较大变化。神经节大于神经根和神经干,两侧应对称;其边缘光滑,向
远端逐渐变细。

　　3)神经的信号:神经根、神经干信号较邻近的肌肉稍高,神经节信号高于神经根、神经
干。神经横断面高分辨率成像可见神经束呈蜂窝状高信号改变,各束大小、信号较均匀,束
间信号相对均匀(图 2-3-12)。

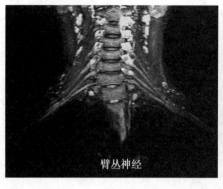
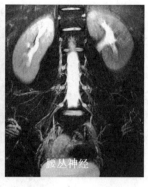

图 2-3-11　臂丛神经与腰丛神经	图 2-3-12　坐骨神经轴面

MRN 显示正常神经的形态呈条形,神经节较神经根、干粗大、信号更高,神经边缘清楚,走行自然。

高分辨率成像见点状的神经束呈蜂窝状改变。

(四) 周围神经正常超声表现

在软组织影像检查中,超声和其他检查方法(如 CT、MRI)相比的一个主要优点是,超声可以沿着外周神经走行扫查,来获取感兴趣图像。但是局部解剖结构是非常复杂的,因此熟悉和了解外周神经系统的超声解剖是必要前提。外周神经与其他周围软组织相比具有独特的超声特征性表现。通常神经长轴切面表现为高回声(神经束膜)、低回声(神经束)混合的条索状结构(图 2-3-13)。短轴面表现为高回声的神经束膜包绕并分隔开的多个点状低回声(图 2-3-14)。通常可以通过脉冲多普勒观察到小的神经滋养动脉。在炎症,神经卡压和神经修复术后,神经滋养动脉的数量增多,内径增宽,血流速度增快。

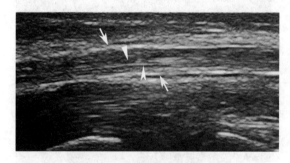
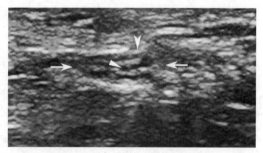

图 2-3-13　正中神经长轴切面	图 2-3-14　正中神经短轴切面

长箭头:正中神经;三角箭头:神经束;箭头:神经束膜。

长箭头:正中神经;三角箭头:神经束;箭头:神经束膜。

二、康复常见疾病影像表现

(一) 三叉神经痛的影像学表现

三叉神经的任何原发性病变或邻近结构的病变累及三叉神经可引起三叉神经痛和相应区域的运动神经功能障碍。三叉神经痛分为原发性和继发性两大类:原发性指不表现有神经系统体征,并且无明显与发病有关的器质性病变;继发性是指有明确病因,如继发于各种肿瘤、血管畸形、动脉瘤、蛛网膜炎等。

1. 原发性三叉神经痛(primary trigeminal neuralgia)　目前认为主要由微血管压迫三

叉神经根部入髓区所致;通过影像学方法证实并确认血管和神经的关系十分重要。主要的MRI检查为MRTA、MR水成像等。

将上述3D序列采集的图像多方位重组,将三叉神经与其邻近血管之间的最短距离作为评价标准将二者间关系分为5级:①无血管,三叉神经周围5mm内无血管影;②远离,三叉神经与最近血管之间距离≥2mm,<5mm;③接近,三叉神经与最近血管之间距离<2mm;④接触,三叉神经与血管紧贴,但神经无变形;⑤压迫神经,血管不仅接触神经而且使神经干变形(图2-3-15)。将④、⑤作为阳性结果,和手术结果进行对照发现MRI对原发性三叉神经痛的诊断灵敏度达100%,特异度达80%。接触或压迫三叉神经的血管多为(概率由高到低)小脑上动脉、小脑前下动脉、椎动脉及部分不知名动脉和小静脉。

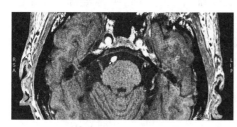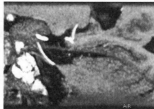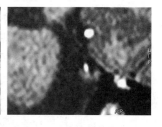

图2-3-15　三叉神经受压病例

患者男,70岁,左侧颌面部疼痛2年余,MRTA显示左侧小脑上动脉与同侧三叉神经相交,三叉神经受压、推移。

2. 继发性三叉神经痛

（1）三叉神经瘤:三叉神经瘤中有50%源于三叉神经节,约50%起于颅中窝,其中25%源于三叉神经根神经节,是硬膜内肿瘤,另25%位于中颅后窝,为硬膜外-硬膜内肿瘤。好发年龄为35~60岁,女性发病率是男性的两倍。较小的三叉神经瘤呈圆形或类圆形,如发生于三叉神经节,可使周围脑池略宽,在T_2WI上即使小于10mm的肿瘤亦能在高信号脑脊液的衬托下清晰显示。注射Gd-DTPA后肿瘤强化明显。体积较大的三叉神经瘤信号上无特征,跨越中颅后窝生长而表现为哑铃状(图2-3-16)。对邻近脑干、三脑室、四脑室的挤压可导致脑积水。发生于三叉神经节的三叉神经瘤可使Meckel腔扩大、变形,海绵窦内信号异常。

（2）三叉神经纤维瘤（trigeminal neurofibroma）:独立的三叉神经纤维瘤罕见,往往是神经纤维瘤病Ⅱ型（NFⅡ）的组成部分。三叉神经纤维瘤的典型MRI表现是沿增粗的神经干分布的串珠样肿瘤,抑或增粗的三叉神经作为载瘤神经发生单个肿瘤,神经纤维瘤强化明显,较少囊变。

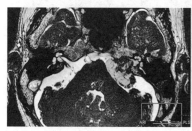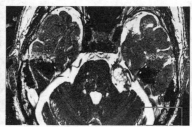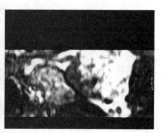

图2-3-16　左侧桥小脑角区听神经瘤

3D水成像左侧面听神经显示不清,向上向右推移左侧三叉神经。

（3）桥小脑角区肿瘤：发生于桥小脑角的肿瘤可包绕或挤压三叉神经从而导致三叉神经痛的临床症状。

1）胆脂瘤（cholesteatoma）：又称表皮样囊肿或珍珠瘤，好发于桥小脑角池、鞍上池等部位。有"见缝就钻"的生物学行为特点，胆脂瘤内含有大量的胆固醇结晶和不成熟脂肪组织，故而 T_1WI 信号上较脑脊液稍高，T_2WI 上呈高信号，FLAIR 序列上信号多不均匀。胆脂瘤缺乏血供，增强扫描无强化。弥散加权序列（DWI）因胆固醇结晶限制水分子弥散而在 DWI 上呈明显高信号，ADC 图像上呈低信号。

2）脂肪瘤（lipoma）：脂肪瘤的 MRI 信号是特征性的，脂肪抑制序列的应用可以进一步确诊。3D 薄层扫描可见三叉神经穿行其间。

3）桥小脑角区脑膜瘤（meningioma of the cerebellopontine angle）和听神经瘤（acoustic neurinoma）：体积较大时会自下而上推挤三叉神经，在 3D 水成像序列上可清晰显示。

（4）炎性病变：①脑膜炎性病变：MRI 表现为脑膜局限性或弥漫性增厚，明显强化，脑膜粘连（脑池或局部蛛网膜下腔变形）。病变可累及三叉神经脑池段、三叉神经节及节后神经纤维。②三叉神经脱髓鞘改变的影像学报道极少，但确有少数多发性硬化患者以三叉神经痛为首发症状就诊。

（二）面肌痉挛的影像学表现

面肌痉挛又称半侧颜面痉挛或面肌抽搐，是临床上一种较为常见的疾病，目前面神经血管压迫学说，认为面神经出脑干段受到跨越它的微血管压迫引起，椎基底动脉系统解剖发育异常或退行性变所形成的迂曲，异位动脉与面神经出脑干区接触或压迫为面神经痉挛的主要原因。

MRI 是目前诊断面肌痉挛最常用的检查技术，其主要任务是为临床微血管减压术循证以及随访手术疗效。扫描主要使用 MRTA、MR 水成像等检查；血管压迫性面肌痉挛的影像学表现及评价方法均与血管压迫三叉神经相似，请参阅上述三叉神经痛的影像学表现；最常见引起血管压迫性面肌痉挛的血管是小脑前下动脉和小脑后下动脉（图 2-3-17）。

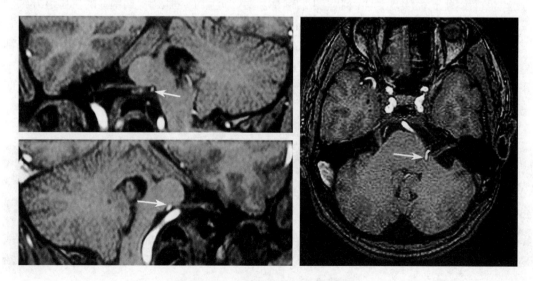

图 2-3-17　血管压迫性面肌痉挛病例

患者女，36 岁，左侧面肌痉挛半年，MRTA 显示左侧小脑后下动脉迂曲，压迫面神经出脑干段（箭头所示）。

（三）颈椎病的影像学表现

颈椎病是临床上常见的一类退行性疾病，其发病基础为颈椎退行性病变，根据患者症状可分为多种类型，主要包括神经根型颈椎病、脊髓型颈椎病、交感神经型颈椎病、椎动脉型颈椎病、食管型及混合型颈椎病等。其发病原因主要是患者长期劳累、姿势异常导致颈椎劳损、骨质增生、韧带增生及椎间盘突出等病变，出现颈段脊髓、椎动脉及神经根受压等症状，表现出一系列神经功能障碍。

颈椎病的影像学诊断通常首选 X 线片，常规摄取侧位、双斜位；但若要进一步了解对硬膜囊、脊髓、神经根的影响需行 CT 或 MRI 检查。

颈椎病的 CT 与 MRI 表现包括：①椎间盘的改变，椎间盘变扁、髓核积气、软骨板下积气、椎间盘钙化、椎间盘膨出、椎间盘突出及许莫氏结节（Schmorl 结节）等；②椎体缘的改变，增生肥大、增生硬化及骨桥形成等；③钩椎关节的改变，关节间隙变窄、关节面硬化增厚、钩突增生肥大等；④颈椎小关节的改变，关节间隙变窄、关节面不均匀性增厚硬化、关节内积气、下关节突增生肥大、变尖致使相应棘突根部凹陷硬化，称"切凹增生症"；⑤椎间孔变窄变形；⑥椎管狭窄（骨性椎管狭窄、软性椎管狭窄）；⑦颈椎排列关系改变，生理曲度变小（颈椎变直）或增大（前屈过度）、滑脱、旋转；⑧韧带改变，黄韧带肥厚、项韧带钙化及后纵韧带骨化等（图 2-3-18）。

（四）腕管综合征的影像学表现

腕管综合征（carpal tunnel syndrome，CTS）为正中神经通过腕管时受到损伤或压迫产生神经功能障碍所引起的综合征。

MRI 能直观显示正中神经及其周围组织在腕管内的空间关系，已成为诊断 CTS 的重要方法。CTS 的 MRI 特征性表现为：①正中神经在进入腕管时增粗、肿胀，横断面 T_2WI 均可

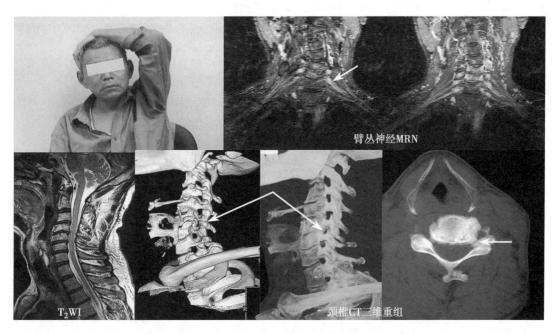

臂丛神经MRN

T_2WI　　　颈椎CT二维重组

图 2-3-18　神经根型颈椎病病例

患者男，64 岁，左侧上臂疼痛 1 周，不能放下；臂丛神经 MRN 显示左侧颈 6 神经根卡压，神经节信号增高，神经干增粗，信号增高（箭头所示）；CT 显示左侧 C_5~C_6 钩椎关节、关节突关节骨质增生，椎间孔狭窄（箭头所示）。

见正中神经肿胀、增大;②正中神经在腕管内受压变扁,以远端腕管最明显;③腕横韧带向掌侧弯曲,横断面 T_2WI 显示腕横韧带增厚(图 2-3-19)。

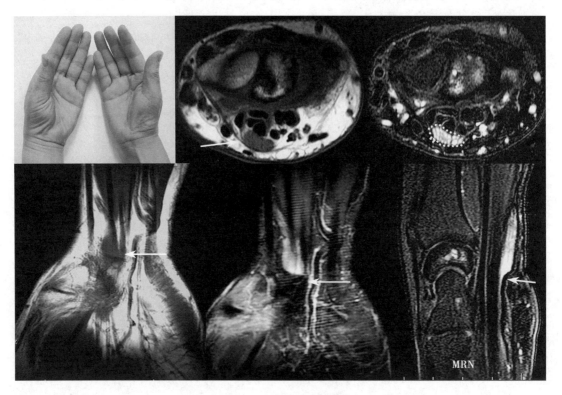

图 2-3-19 腕管综合征病例

患者女,52 岁,双手大鱼际肌萎缩,伴手指麻木 1 个月,MRN 检查发现右侧腕横韧带增厚,右侧正中神经腕管内卡压,近端神经增粗(箭头所示)。

(五)胸廓出口综合征

胸廓出口综合征(thoracic outlet syndrome,TOS)是指臂丛神经和锁骨下动、静脉经过胸廓上口时受到骨性、纤维性或肌性、肿瘤压迫所引起的神经和/或血管受压症状。

颈椎和胸部 X 线检查能明确如颈肋、C_7 横突过长、肩胛骨下沉等骨性异常。CT 检查可有效识别胸廓出口先天性异常、占位性病变、肋骨及锁骨骨折畸形愈合等。

MRN 显示臂丛神经下干于胸廓出口处弓形抬高,臂丛神经卡压(局部变细呈"束腰"样表现),伴或不伴有神经干的肿胀,病程较长者可因神经的沃勒变性(Wallerian degeneration)而显示神经萎缩、纤细。常规 MRI 序列还能显示 C_7 横突过长以及颈肋与神经干之间的空间关系。常规 MRI 序列可以显示斜角肌形态及信号的改变;肿瘤性病变累及臂丛神经,良性肿瘤以神经推压改变为主,恶性肿瘤以神经破坏为主,远端神经多增粗,表现为信号增高(图 2-3-20)。

(六)梨状肌综合征的影像学表现

梨状肌起自骶骨前面,穿出坐骨大孔,90% 的坐骨神经经梨状肌下孔穿出骨盆到臀部,另有约 10% 坐骨神经穿梨状肌出骨盆。狭义梨状肌综合征(piriformis syndrome,PS)是指臀部钝器伤后出现类似坐骨神经痛临床表现的综合征,是梨状肌的肌炎或筋膜炎造成梨状肌

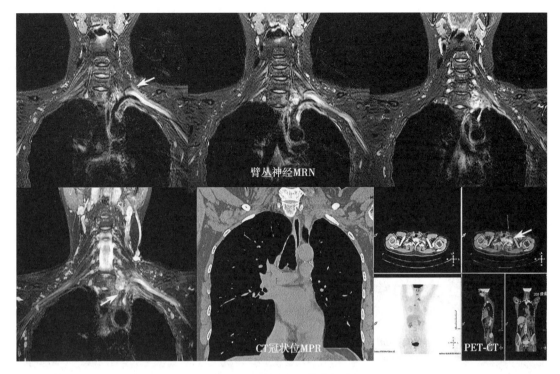

图 2-3-20　胸廓出口综合征病例

患者女,44 岁,左肺癌术后 5 年,左上肢麻木进行性加重 11 个月,乏力、疼痛 5 个月,活检为转移癌。MRN 显示左侧胸廓出口软组织肿块,累及左侧臂丛神经,神经增粗、信号增高(箭头所示);PET-CT 显示左侧锁骨上窝肿瘤,代谢活性增高(箭头所示)。

肿胀卡压坐骨神经所致。广义的梨状肌综合征范畴扩充为骶髂关节炎累及梨状肌或各种原因所致的梨状肌损伤卡压坐骨神经,或盆腔内占位与梨状肌一起卡压坐骨神经所致的临床综合征。疼痛是梨状肌综合征的主要表现。

　　临床上常用于梨状肌综合征辅助诊断的影像学检查方式有 CT 与 MRI,MRI 可进行多序列扫描,在软组织成像上优势突出。

　　急性期患侧梨状肌与正常梨状肌比较明显增厚,边界清晰度不高,肌纤维结构模糊,伴周边积液,T_2WI 信号显著上升;慢性修复期的患侧梨状肌边界明显变清晰,内部信号均匀度仍欠佳,可见脂肪或者纤维索条信号混杂。

　　在 MRN 中主要表现为神经干卡压,表现为神经干局部性受压、移位、变细,卡压的这一段神经干水肿增粗、信号增高,较严重者可有股后外侧肌群萎缩变薄等失神经支配表现(图 2-3-21)。

　　(七)坐骨神经痛的影像学表现

　　坐骨神经痛是指由坐骨神经原发性或继发性损害所引起的疼痛综合征,以背部、臀部及下肢,沿坐骨神经走行及分布区放射性疼痛为临床特征。坐骨神经痛的绝大多数病例是继发于坐骨神经局部及周围结构的病变对坐骨神经的刺激压迫与损害,称为继发性坐骨神经痛。

　　坐骨神经痛的影像学表现主要有:①腰椎间盘突出,CT 及 MRI 显示椎体后缘块状或丘状软组织影,突向椎管内,可伴硬膜囊前脂肪线移位和 / 或消失,硬膜囊或脊神经根可见不

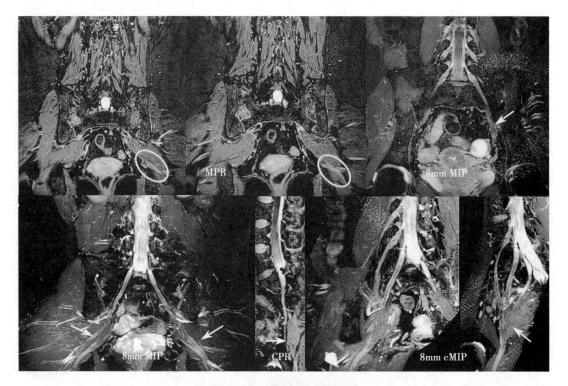

图 2-3-21　梨状肌综合征病例

患者女,49 岁,腰部不适 4 个月,左下肢疼痛 4d;MRN 显示左侧梨状肌区域神经干受压,信号增高(箭头、圆圈所示)。

同程度受压;②腰椎滑脱,滑脱处硬膜囊、马尾神经可见不同程度受压,横轴位见椎体双边征;③腰椎管狭窄;④腰椎小关节综合征,表现为腰椎小关节边缘骨质增生,关节间隙增宽或变窄;⑤腰椎侧隐窝狭窄等(图 2-3-22)。

(八) 周围神经创伤性疾病的影像学表现

1. 臂丛神经创伤性疾病的影像学表现

(1) 臂丛神经节前神经纤维创伤

1) 直接征象:椎管内节前神经根丝异常。①完全撕脱:脊神经前、后根消失或连续性中断;脊神经前后根增粗、迂曲、走行僵直且无法连续追踪至椎间孔处背根神经节。②部分撕脱:神经根丝数目明显减少(与健侧比较);椎管内前根消失、断裂而后根连续,或者后根消失、断裂而前根连续。

2) 间接征象:①椎管内脑脊液囊性聚集或创伤性脊膜囊肿(假性脊膜膨出);②神经根袖形态异常,两侧不对称;③相应节段脊髓变形、移位,伴脊髓损伤;④相应节段椎管内硬膜下和 / 或椎间孔区纤维瘢痕形成;⑤椎旁肌肉信号异常伴或不伴体积缩小。

(2) 臂丛神经节后神经创伤:臂丛神经节后神经创伤的 MRI 表现与神经创伤的程度、创伤后的病理改变以及 MRI 检查时间密切相关。其 MRI 表现如下:①MRN 显示臂丛神经走行自然,神经增粗、STIR 序列上信号增高。②MRN 显示神经连续、增粗,走行僵硬,结构紊乱或呈"串珠"样表现,STIR 序列上呈中等或稍高信号。③MRN 显示神经连续性中断,断端分离(图 2-3-23)。④MRN 显示神经连续性中断,断端见假性神经瘤结构。⑤MRN 显示外伤后其他原因造成的臂丛神经病变,在除外节前损伤后,对于由局部软组织损伤致神经组织显示

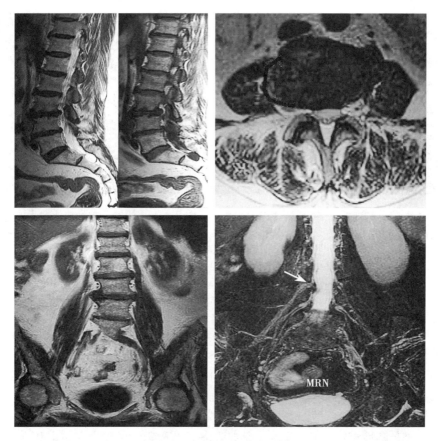

图 2-3-22　坐骨神经痛病例

患者女,68岁,右侧坐骨神经痛10日余,MRN显示右侧L_{3-4}椎间盘突出(极外侧型),
神经根压迫,神经干增粗,信号增高(箭头所示)。

影响诊断的病例,可于伤后 3~4 周随访。

2. 腰、骶丛神经创伤性疾病的影像学表现

(1)腰骶丛神经椎管内创伤:3D 水成像序列冠状位扫描或重组图像显示较好,亦有显
示为脊神经前后根增粗、迂曲且无法连续追踪至椎间孔处脊神经节。

(2)创伤性脊膜囊肿。

(3)骶丛神经根的挫伤或裂伤。表现为神经根肿胀,T_2WI 信号增高,增强扫描示局部
组织和神经鞘膜斑片状 / 线状强化。部分患者可见局部的蛛网膜囊肿样结构,多因局部神
经被膜撕裂所致。

(4)腰、骶丛神经干创伤:MRN 可显示腰骶丛神经干连续但明显肿胀;因邻近肌组织创
伤水肿、出血于 3D-STIR 序列上背景信号抑制不全呈现斑片状高信号影响神经干观察。严
重的创伤可使神经干离断,MRN 显示神经连续性中断,断端分离;提示神经断裂、断端向两
侧回缩(图 2-3-24)。

(5)腰、骶丛神经主要分支创伤:MRN 表现为神经挫伤和神经卡压表现。

(九)周围神经炎症性疾病的影像学表现

1. 臂丛神经炎症性疾病的影像学表现

(1)放射性臂丛神经炎:放射性臂丛神经病(radiation-induced brachial plexopathy),为放

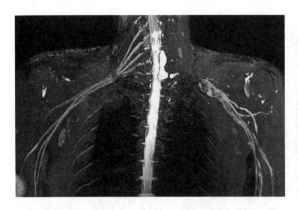

图 2-3-23 臂丛神经成像显示左侧臂丛神经完全撕裂，神经连续性中断，断端分离，椎管内脑脊液囊性聚集

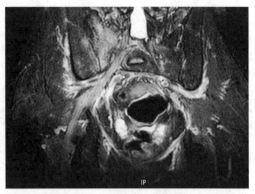

图 2-3-24 腰骶丛神经成像显示右侧腰骶神经及坐骨神经挫裂伤，神经明显增粗、水肿，信号增高，边缘欠连续

射治疗后的并发症，其中以乳腺癌放疗最常见。MRI 平扫表现为 T_2WI 上臂丛神经轻度、弥漫性信号增高，边界不清，局部无肿块影，增强后可有强化。3D-STIR 序列 MRN 显示多支受累神经干长距离增粗、肿胀。慢性期神经结构变形、纤维化，并可见神经支配区肌肉去神经化改变，MRN 显示多支神经干走行僵直，神经干粗细不均，或呈"串珠样"表现，或呈"铁锈丝样"表现。诊断放射性臂丛神经炎必须结合临床放疗病史。

（2）其他炎性病变：痛性肌萎缩（又称急性臂丛神经病，臂丛神经炎，Parsonage-Turner 综合征），表现为急性疼痛起病，后伴有肩带肌肉无力及萎缩的综合征。起因不明，考虑为炎性免疫性发病机制。慢性炎性脱髓鞘多发性神经病（chronic inflammatory demyelinating polyneuropathy，CIDP）和多灶性运动神经病（multifocal motor neuropathy，MMN）也可累及臂丛神经。CIDP 为感觉运动性神经病变，对称性累及上下肢，导致无力及感觉障碍。

2. 腰骶丛神经炎症性疾病的影像学表现

（1）放射性腰丛神经和股神经炎：腰丛神经和股神经的放射性神经炎多为腹膜后、盆腔（子宫及附件）肿瘤放射治疗的并发症，可出现在放疗后任何时间内，其发生及临床进展与放射剂量相关。MRI 表现与臂丛神经炎相似，表现为局部软组织轻度、弥漫性信号增高，边界模糊，局部无肿块影，增强后可有轻度强化。3D-STIR 序列的 MRN 显示受累神经干增粗、肿胀，信号增高，范围较长。慢性期神经结构变形、纤维化，并可见神经支配区肌肉去神经化改变。MRN 显示神经走行僵直，神经干粗细不均，呈"串珠样"表现，或呈"铁锈丝样"表现。

（2）腰骶椎感染累及神经：腰椎结核、化脓性脊椎炎等，椎体内或椎旁的蜂窝织炎和 / 或脓肿会挤压、累及腰丛神经根及神经干，腰大肌、髂腰肌内的脓肿则会推挤、累及股神经。

MRI 表现为：①病理性骨折的椎体碎片及椎管内脓肿挤压硬膜囊变形，增强扫描可见局部脊膜（主要是硬脊膜）的增厚和明显强化。②椎旁脓肿挤压神经根可致其位置改变，表现为神经根向外（或上移、下沉）移位，神经袖形态改变（变形或消失），神经根鞘的明显强化；有时甚至可见明显强化的神经根穿行于环形 / 边缘强化的脓肿之中。③MRN（3D-STIR 序列）显示受累神经干弥漫性增粗、肿胀；股神经受累时往往因腰大肌及髂腰肌内脓肿而显示神经干明显前移，神经干增粗、肿胀。④化脓性脊柱炎及病程较长的脊柱结核累及腰丛神经及股神经时，常在炎性病变累及的（神经效应器）肌肉合并失神经支配肌组织改变表现（图 2-3-25）。

（3）吉兰 - 巴雷综合征（Guillain-Barré syndrome，GBS）：是一类自身免疫性炎性脱髓鞘性神经病，以周围神经和神经根的脱髓鞘及小血管周围淋巴细胞及巨噬细胞的炎症反应为病理特点。MRN 表现为：①GBS 患者臂丛、腰丛神经周围见片状边缘模糊高 T_2WI 信号，病变区神经根、神经节及神经干肿胀，周围略显模糊（图 2-3-26A）；②片状病变与椎管内脑脊液高信号构成两侧对称的高信号，呈"蛙征"（图 2-3-26B）；③股神经增粗，信号增高；④增强扫描显示受累神经根髓鞘轻至中度强化；⑤竖脊肌内片状高信号。

（4）慢性炎性脱髓鞘性多发性神经病（chronic inflammatory demyelinating polyneuropathy，CIDP）：主要病理为髓鞘脱失及明显髓鞘再生，形成洋葱头样肥大改变。其 MRN 表现：①神经根、神经节无明显增粗，神经干及股神经增粗；②神经根、神经节、神经干及股神经的神经肌肉信号比（nerve-muscle signal ratio，NMSR）增高。CIDP 以神经明显增粗，而无神经周围炎性渗出为特点（图 2-3-27）。

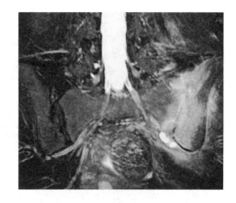

图 2-3-25 化脓性脊柱炎病例
患者女，19 岁，左侧腰骶部疼痛 1 周，MRN 显示左侧化脓性骶髂关节炎，累及左侧骶前神经。

（十）周围神经肿瘤性疾病的影像表现

1. 臂丛神经肿瘤性疾病的影像学表现

（1）臂丛神经原发性神经源性肿瘤：臂丛神经原发性肿瘤较少，且主要为神经源性肿瘤，包括神经纤维瘤、丛状神经瘤和神经鞘瘤。其中神经纤维瘤最为常见，其次为神经鞘瘤。

1）MRI 表现：①良性神经源性肿瘤主要表现为境界清楚的卵圆形肿块，其长轴与载瘤神经走行方向一致。若肿瘤跨椎间孔生长可形成典型的"哑铃"样表现，肿瘤表现为沿神经干生长的境界清楚的肿块，常见低信号的包膜结构。肿瘤椎管内部分会推挤脊髓，可见前后

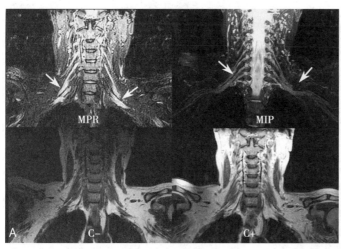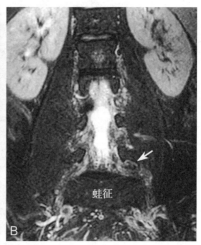

图 2-3-26 吉兰 - 巴雷综合征病例
患者女，40 岁，进行性四肢乏力 12 天，伴呼吸困难、四肢腱反射减弱。
A. MRN 显示双侧臂丛神经增粗，信号增高，边缘清楚，增强后有小条状强化；B.腰丛神经周围炎性渗出表现为"蛙征"。

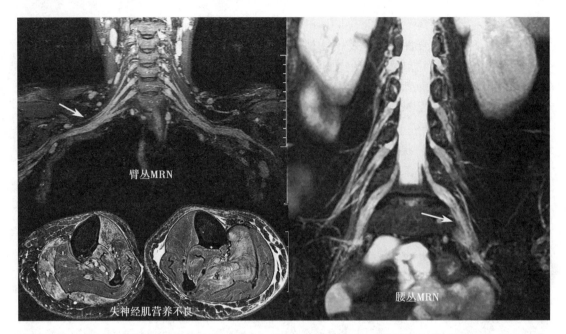

图 2-3-27　慢性炎性脱髓鞘性多发性神经病 MRN 显示臂丛及腰骶丛神经干明显对称性增粗、信号增高，神经支配肌肉表现为小片状长 T_2 高信号

跟松弛的表现。②与周围的肌肉组织相比，肿瘤组织在 T_1WI 上呈等或稍低信号，T_2WI 上表现为不均匀等、高信号，其中类似于脑脊液的高信号与肿瘤内含黏蛋白较多有关。③一般肿瘤周围水肿不明显。增强时肿瘤强化明显或不均匀强化（图 2-3-28）。

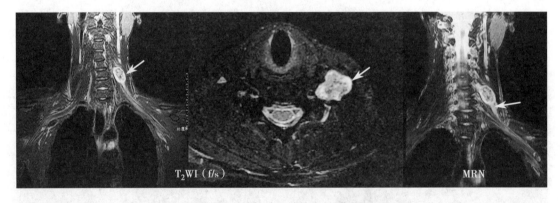

图 2-3-28　臂丛神经神经源性肿瘤病例

患者男，22 岁，发现颈部包块 18 个月。左侧臂丛神经干肿瘤结节呈混杂长 T_2 高信号，边缘有囊变，MRN 显示结节来源于神经干；手术病理为神经鞘瘤。

2）MRN 表现：①在增强的 3D-STIR 序列上显示载瘤神经局部"中断"，代之以局部膨大的低信号影；当肿瘤有变性时，"中断"的神经干、股或束部则会因变性的肿瘤组织不吸收对比剂而表现为混杂信号。②当肿瘤体积较大时则会出现臂丛神经相邻部位的位置发生改变，如相邻臂丛神经干的下移或上抬。③有研究结果显示，神经载瘤部位以远的神经干、束会不同程度萎缩，大概因神经纤维沃勒变性所致。④多发性神经纤维瘤可累及一侧臂丛多支神经,亦可同时累及两侧臂丛多支神经,在单支神经干上多发性串珠样肿瘤偶尔可见。

（2）原发性非神经源性肿瘤:原发性非神经源性肿瘤包括侵袭性纤维瘤病、脂肪瘤、血管瘤、淋巴管瘤、节细胞瘤、成肌细胞瘤、纤维脂肪瘤性错构瘤、弹力纤维瘤等。

（3）原发性神经源性恶性肿瘤

1）恶性外周神经鞘瘤（malignant peripheral nerve sheath tumor,MPNST）相对少见,组成上多为纤维肉瘤和恶性神经纤维瘤。3%~13% 的 NF I型患者可发展为 MPNST,特别是放疗后。MPNST 无特征性影像学表现,不能与其他软组织肉瘤相鉴别。如 NF I型患者原有肿块进行性增大,提示 MPNST 的可能。从病灶信号特点上看,有作者提出缺乏"靶征"可提示 MPNST。但是对于 Antoni B 型神经鞘瘤,如肿瘤内含有丰富的黏液成分并伴有囊变,也可不出现"靶征"。有作者认为,肿块的大小对于鉴别肿瘤良恶性没有帮助,但从肿瘤生物学行为上看,认为邻近骨质被破坏、病灶边界不清晰可提示 MPNST。

2）恶性非神经源性肿瘤:恶性非神经源性肿瘤包括原发性软组织肉瘤（如低分化纤维肉瘤和滑膜肉瘤）、放疗后所致肉瘤、淋巴瘤等,这些肿瘤无特异性鉴别征象。神经淋巴瘤是淋巴瘤的一种少见表现形式,周围神经受累是主要特点。可以单发或伴有全身性或原发中枢神经系统淋巴瘤。有作者报道一例淋巴瘤累及双侧臂丛神经的病例,MRI 显示臂丛神经弥漫肿胀,信号增高,增强后有明显强化,由于本病 MRI 表现与臂丛神经其他病变相似,常导致误诊,确诊需要依靠组织活检。无论神经源性或非神经源性恶性肿瘤其 MRN 表现均为沿神经分布的肿块结构,肿块包绕一支或多支神经,增强 3D-STIR 序列上表现为高信号的神经干、股、束连续性"中断"（肿瘤的实性部分摄取对比剂较多而信号被明显抑制、减低）,肿瘤邻近的近端神经膨大（局部神经鞘膜下液体增多）,而肿瘤远端的神经可能出现萎缩变细。

（4）周围肿瘤侵犯臂丛神经:臂丛神经的继发性肿瘤涉及两类肿瘤性病变,即邻近肿瘤侵犯臂丛神经和臂丛转移瘤。臂丛神经走行区域的邻近结构,如肺尖、锁骨、肋骨及脊柱的肿瘤性病变均可累及臂丛神经,包括Pancoast瘤、骨肉瘤、软骨肉瘤等,其中以Pancoast瘤最常见。

Pancoast 瘤又称肺上沟瘤,起源于肺上沟,常直接侵犯臂丛神经下干、肋间神经、邻近肋骨和椎体,引起 Pancoast 综合征,出现肩部及上肢疼痛、霍纳综合征（Horner syndrome）、手部肌肉萎缩;影像学检查发现肺尖部肿块伴肋骨、椎体骨质破坏。MRI 检查可清晰显示肺尖部肿瘤,并可显示其与臂丛神经的关系。臂丛神经受侵时表现为肿块浸润、包绕或使臂丛神经移位,T_1WI 上肿瘤呈等或低信号,T_2WI 上为高信号,肿瘤出现液化时信号不均匀,增强后肿瘤呈不均匀性强化。MRN 显示肿块贴近、推挤、包绕臂丛神经,局部臂丛神经移位（如臂丛神经干受压下移或上抬,神经干移位等）、神经消失等（图 2-3-20）。

（5）转移瘤:锁骨上、腋窝区转移性淋巴结较常见,尤以乳腺癌最多,因向腋窝顶部的淋巴引流是其主要淋巴引流途径之一,其次为肺癌。而真正的血源性臂丛神经转移非常罕见。临床上对于鉴别臂丛神经病变是由转移还是放疗后神经炎所致非常困难,MRI 检查对此非常有帮助。转移和放射性臂丛神经炎都可表现为 T_1 低信号、T_2 高信号,增强后有强化,前者在臂丛神经周围常有肿块出现,而后者表现为多支长距离神经干增粗、信号增高。臂丛神经转移瘤可表现为臂丛神经周围大小不等、境界清楚的结节或肿块结构,与臂丛神经分界欠清。病灶呈等或低 T_1 信号,高 T_2 及 STIR 信号,增强扫描病灶不同程度强化。亦可表现为颈根部、锁骨上区弥漫性斑片状 T_1 低信号、T_2 高信号,增强扫描后呈不均匀强化。MRN（增强 3D-STIR 序列）显示病灶与臂丛神经相间分布,致使臂丛神经干或股部"分离",较大的肿块可导致臂丛神经下移或上抬。病灶贴邻部局限性神经干变细或"中断"。弥漫性转移瘤患者 MRN 可见臂丛神经穿行其间,因病灶吸收对比剂而信号减低,更加凸显连续的神经干呈高信号。颈椎管内肿瘤特别是髓外硬膜下肿瘤往往侵犯节前神经根丝,观察节前神经根丝以薄层重 T_2 加权优于 MRN。颈椎管内肿瘤特别是髓外硬膜下肿瘤往往侵犯节前神经根丝,观察节前神经根丝以薄层重 T_2 加权像优于 MRN。

2. 腰丛神经及股神经肿瘤的影像学表现

(1)原发性肿瘤:MRN 可清楚显示腰骶丛神经及其股神经和坐骨神经的全程。腰丛神经和股神经的原发性肿瘤也多为神经源性肿瘤,即神经纤维瘤和神经鞘瘤。其中神经纤维瘤患者多为神经纤维瘤病Ⅰ型(NFⅠ)(图 2-3-29)。

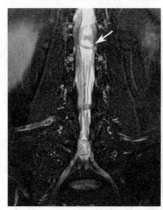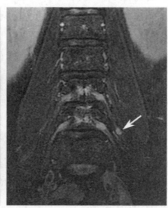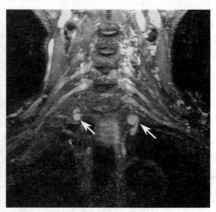

图 2-3-29　神经纤维瘤病Ⅰ型,MRN 显示臂丛、腰骶丛神经及椎管内多发肿瘤

值得注意的是,在腰段竖脊肌内发生神经鞘瘤的概率较颈段、胸段及骶部高得多。其载瘤神经为腰段脊神经后支。腰神经后支走行于横突间肌的内侧,分为内侧支和外侧支,内侧支贴邻上下关节突后行,止于并支配多裂肌;外侧支分布于并支配竖脊肌。因脊神经后支过于细小,现在的 MRI 技术尚不能清晰显示脊神经后支。竖脊肌内神经鞘瘤表现为圆形或类圆形占位,其信号多混杂不均,但边界清楚,可见线状低信号的“包膜”结构,增强扫描显示肿块明显不均匀强化。

(2)继发性肿瘤:发生于椎体、后腹膜、肾脏、腹壁肌组织的肿瘤及肿瘤样病变都可以侵袭、累及腰丛神经及股神经。其 MRI 及 MRN 表现为:①MRI 平扫在相应部位可见圆形或类圆形肿块,T_1WI 呈中等信号、T_2WI 呈高信号、增强后明显强化。②MRN(增强的 3D-STIR 序列)显示肿块贴近、推挤、包绕腰丛神经和/或股神经。③局部神经移位(下沉、上移或神经丛分离)。④被肿瘤贴近、挤压的局部神经鞘膜下液体信号变薄或消失。⑤较大的肿瘤包绕神经干时,因肿瘤摄取对比剂信号减低可表现高信号的神经“中断”。⑥累及椎间孔的肿瘤(如转移瘤)可能侵袭、包绕或破坏局部结构,在 MRN 上显示神经根袖结构消失或变形(图 2-3-30)。

(十一)桡神经损伤超声表现

桡神经在上臂紧贴肱骨背侧螺旋沟走行过程中可能发生卡压(螺旋沟桡神经卡压)。在桡神经分为深、浅两支后,深支穿入旋后肌时容易发生卡压(旋后肌综合征)。浅支在其向远端走行过程中,由于其走行表浅,神经容易发生卡压和外部损伤(Wartenberg 病)。

1. 螺旋沟中的桡神经卡压　桡神经紧贴着肱骨,在螺旋沟内走行。肱骨外伤合并桡神经损伤中,超声可以区分损伤是骨折直接导致,还是在骨折修复过程出现的继发损伤。

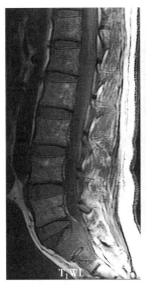
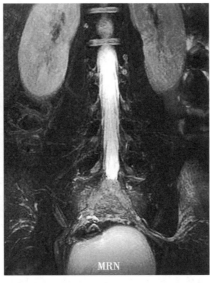
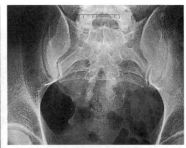
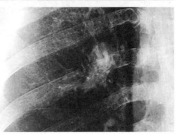

图 2-3-30 继发性肿瘤病例

患者男,64 岁,右肺上叶腺癌伴骶骨转移,MRN 显示肿瘤破坏骶骨,累及骶孔及骶神经,神经增粗、破坏,边界不清。

骨折碎片,肌肉损伤或者由于肌束内血肿导致的局部肌肉肿胀都可能直接损伤桡神经。继发神经损伤中,神经可能被再生修复组织包绕或者推挤移位,或者是骑在某些松动的机构上。可以撞击或者拉紧神经。其他少见的病因包括肿瘤、淋巴结转移和长期拄拐。

2. 旋后肌综合征　桡神经管并不是真正意义上的由骨或者是骨 - 纤维结构组成的管道结构。由桡神经及其分支后骨间神经在前臂近端从肱桡关节到旋后肌前缘的走行过程中,由包绕神经的组织结构组成的一个潜在的间隙。沿着其大约 5cm 的走行距离,纤维系带,桡动脉分支,桡侧腕伸肌的边缘和旋后肌等多种解剖结构可能导致桡神经卡压。

在桡神经管中有两种特殊的或者是完全不同的神经卡压综合征存在。第一种叫作桡神经管神经卡压综合征,可能仅表现为上臂近端的疼痛;第二种伴有明显的肌无力,称为后骨间神经综合征。

3. Wartenberg 综合征　桡神经浅支卡压综合征由 Wartenberg 在 1932 年第一次描述。他称这类孤立的浅表桡神经疾病为"手部疼痛感觉异常"。神经卡压主要发生在肱桡肌肌腱下方。桡神经浅支跨过旋后肌后沿其表面走行,穿过前臂筋膜达腕部皮肤,支配第一、第二、第三指的桡侧皮肤。多种腕关节的外科手术,腱鞘炎和腕部桡侧的药物注射都有可能导致此病。手背外侧的感觉缺失不伴有运动异常是 Wartenberg 综合征的典型表现。

超声表现:使用探头频率为 5~17MHz 的宽频线阵探头,桡神经病变的扫查通常采用短轴切面进行扫描,在肱骨中部背侧行超声横断扫描可以很容易地显示桡神经,在该水平可以沿着桡神经走行向上或者向下扫描。彩色多普勒超声扫查可以看到伴行的肱动脉深支,可以作为识别桡神经的标志。桡神经由 4~8 根低回声的管状结构组成(神经束),被高回声的膜包裹(图 2-3-31)。在桡骨头水平,桡神经分为深支和浅支。

当外周神经损伤时,桡神经表现为损伤近端局限性膨大,回声减低。横切面超声声像图受损神经表现为失去了正常形态(多个小低回声圆点构成)的低回声,神经外膜供应血管增多(图 2-3-32)。

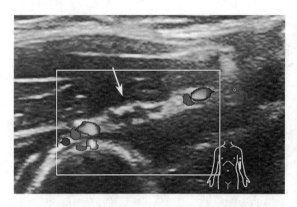

图 2-3-31 肘关节水平正常桡神经短轴切面
长箭头:桡神经。

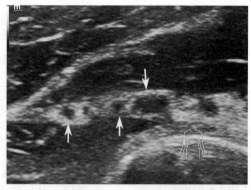

图 2-3-32 桡神经损伤短轴切面
长箭头:桡神经。14 岁女孩桡骨骨折术后,肘关节水平桡神经束增粗,神经束膜增厚。

15~17MHz 的高频超声探头可以显示桡神经浅支的全程,因此可以评价细小神经受损的病理改变,如神经内或者神经外的卡压因素,包括淋巴结、血栓性静脉炎,或者其他相关性血管损伤等。

(十二)正中神经损伤超声表现

正中神经由臂丛外侧束和内侧束的神经纤维组成。在上臂神经走行在肱动脉的外侧至肱骨中部时走行趋于表浅,沿正中走行。在上肢没有一个明确的区域是正中神经卡压的高发区。但是由于其走行浅表容易发生外伤。

在腕关节水平以上的正中神经卡压非常罕见,上肢正中神经卡压综合征的发生率约占 1%。两个特殊的综合征是旋前圆肌综合征和骨间前神经卡压综合征。大部分的卡压发生在腕管内,在这个部位正中神经和屈肌肌腱共同穿过一个狭小的空间,因此屈肌支持带下方的任何使该空间减小的共存结构都可以导致神经的受压。

腕管综合征的超声表现:腕管近端的正中神经增大横截面积超过 $12mm^2$。因为水肿导致的神经回声的改变,表现为无法分辨神经内部神经束结构,伴随着或多或少的回声减低以及外部边缘显示不清。屈肌支持带近端正中神经直径的突然改变(切迹)。检查发现膨大的永存正中动脉或者神经内和神经周围血管的增加。动态超声检查发现腕管内出现额外的肌肉(副肌)或者是腕管内一过性出现的其他结构。

超声可以准确地诊断原发性的正中神经卡压和继发性的神经卡压(腕管内结构异常如屈肌滑膜炎、腱鞘囊肿、肿瘤),具有很高的诊断准确率(图 2-3-33 至图 2-3-35)。如果在腕管内没有发现异常,那么应该扩大检查范围,从腕管近端一直向上检查至臂丛,除外一些少见的疾病和畸形(图 2-3-36、图 2-3-37)。

(十三)尺神经卡压综合征超声表现

尺神经卡压容易发生在以下两个解剖部位:肘部尺神经绕内上髁走行处(尺神经管)和腕部(Guyon 管)。还有其他极其少见的卡压部位为 Struthers 弓和神经穿过旋前圆肌筋膜处。尺神经管(肘管)是最容易发生尺神经卡压的位置。和其他部位的神经卡压相比较尺神经肘管卡压的发生率极高,仅次于腕管部的正中神经卡压,位于第二位。发生在 Guyon 管内的尺神经卡压相对罕见。

肘管综合征超声扫查方法:肘管的检查最好使用 12~17MHz 的高频线阵超声探头。

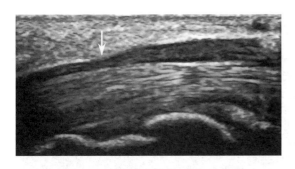

图 2-3-33　正中神经卡压长轴切面
屈肌支持带近端正中神经可见切迹（长箭头），近端神经水肿增粗。

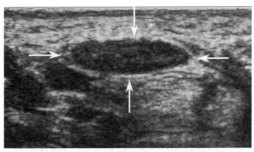

图 2-3-34　正中神经卡压短轴切面
正中神经（长箭头）明显增粗，内部结构模糊，正常点状结构消失。

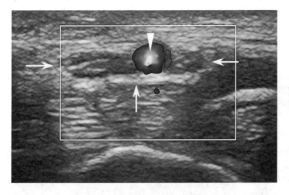

图 2-3-35　永存正中动脉
腕管横断切面显示正中神经（长箭头）横径明显增宽，中部可见永存正中动脉（箭头）将神经分为左、右两部分，永存正中动脉为正常解剖变异，通常无临床意义。

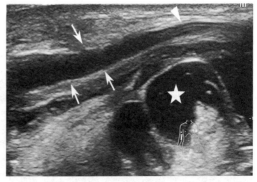

图 2-3-36　肘关节水平正中神经卡压长轴切面
肘关节前方可见源自肘关节腔的囊性结构（五角星），导致其前方正中神经（长箭头）受压，局部可见切迹（箭头），其近端正中神经明显增粗，回声减低。

扫查时患者仰卧在检查床上，被检测上肢贴近超声医师，通常在手臂下方垫一个小枕头，使手臂充分外展，强迫旋后约 45°，在上臂远端和内上髁处及前臂近端处横断和纵断扫查尺神经。使用水囊可以很好地在肘部弯曲时显示弧形走行的神经，提高图像的质量。在获得该基本体位的神经形态和回声信号后，需要动态地观察被动屈肘或者旋转时神经的变化。通过这些动作可以观察到神经长轴运动的减少或者是神经半脱位的发生（图 2-3-38、图 2-3-39）。

　　肘管综合征的超声特征性表现为：尺神经卡压部位的突然狭窄；卡压部位上方水平神经水肿；神经束丛样结构消失；神经外缘显示不清（图 2-3-40、图 2-3-41）。

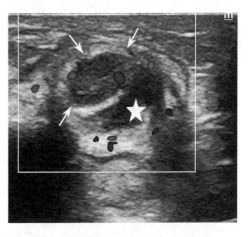

图 2-3-37　肘关节水平正中神经卡压短轴切面
肘关节前方可见源自肘关节腔的囊性结构（五角星），导致其前方正中神经（长箭头）受压，卡压点附近正中神经明显增粗，内部正常点状结构消失，血流信号增多。

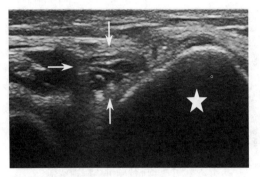

图 2-3-38　尺神经半脱位

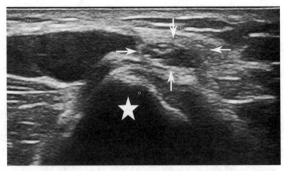

图 2-3-39　尺神经半脱位

尺神经半脱位:患者因前臂尺侧麻木不适就诊,手臂外展时尺神经(长箭头)位于肱骨内上髁(五角星)与尺骨鹰嘴之间的肘管内,患者屈肘时尺神经向肱骨内上髁内侧滑动,最后停留在内上髁的前方。

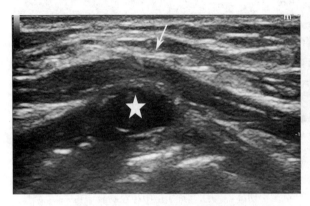

图 2-3-40　肘管综合征长轴图像

肘管内可见囊性结构,导致局部尺神经受压,尺神经受压局部变细,卡压部位上方水平神经水肿增粗。

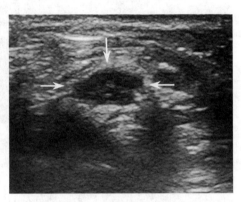

图 2-3-41　肘管综合征短轴图像

卡压部位上方水平神经水肿增粗,神经束丛样结构消失,神经外缘显示不清。

(十四)腓神经损伤超声表现

　　腓神经卡压是最常见的下肢的单一神经病变,可发生在任何年龄段。根据累及神经部位(腓总神经、腓深神经、腓浅神经)的不同临床表现(腓神经管综合征、前跗管综合征),可能判定其受压部位。足下垂是最显著的临床表现,伴随着疼痛和感觉障碍。直接外伤、腱鞘囊肿、牵拉损伤、手术后遗症或者是炎性疾病都可能导致该神经麻痹。

　　超声表现:沿着其走行路线超声很容易地显示腓总神经,腓浅神经、腓深神经。

　　在自发性腓总神经卡压的患者中,在绝大部分的病例中都可以观察到局部膨大的神经和内部肿胀的神经束。

　　慢性神经麻痹常伴随受累的胫骨前方肌群和足伸肌群的回声增高。

　　超声可以很容易地发现导致神经受压的外部因素,例如滑膜囊肿、肿瘤、骨脊等。神经外病变通常挤压腓神经使其偏离其走行位置,但是不伴有神经内神经束的扩展,相反地,神经内病变表现为神经内的占位挤压周围的神经束,呈扇状分布,近病变处的神经束增厚(图 2-3-42、图 2-3-43)。

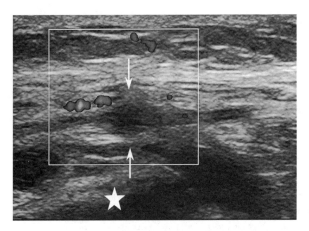

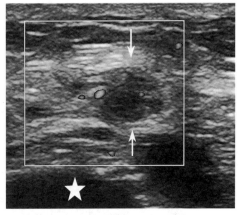

图 2-3-42　腓浅神经损伤长轴切面　　　　图 2-3-43　腓浅神经损伤短轴切面

患者右小腿外侧烧灼样疼痛 1 年,超声显示腓骨头(五角星)下方水平腓浅神经局限性增粗,内部回声不均匀(箭头),神经周围血流信号增多。行超声引导下注射治疗后,疼痛基本消失。

三、康复治疗的影像关注要点

(一)康复治疗影像的选择策略

1. 超声检查

(1)超声检查是周围神经的重要检查方法之一。使用高频线阵探头可以清晰地显示如下信息。

1)显示主要周围神经的形态、粗细、细微结构、走行与分布,从不同切面可以显示神经与周围组织的解剖关系,准确判断神经位置。

2)显示神经走行、形态、局部回声的异常变化,以及神经周围组织的回声情况,可以判断神经卡压、断裂、炎性变化等不同周围神经损伤类型。

3)可以显示神经内外肿物情况,判断累及范围。

4)可以通过测量神经所支配肌肉的肌纤维长度、肌肉厚度、羽状角、横截面积等指标,评估肌肉的形态,侧面反映肌肉的功能状况。

(2)超声成像实时、简便、无创伤、无放射性、操作灵活,一次即可完成整条神经干的扫查,并可进行动态观察,因此可作为周围神经检查的首选方法。在超声引导下进行介入治疗可以使操作更准确、安全、便捷。

(3)超声显示的神经影像清晰程度与所使用的探头频率有关。高频超声具有较高的空间分辨力和对比分辨力,探头频率越高,神经的细微结构显示越清晰。但高频超声对于深部组织的穿透力差,超声波散射和吸收多,位置较深的神经较难探查。应根据神经所在部位及深度尽量选用高频探头。探测位置较表浅的神经如正中神经、尺神经,可选用 10~15MHz 的探头。探测位置较深的神经如臀部坐骨神经,可选用 7.5~10MHz 的探头。超高频超声可显示腓肠神经等细小皮神经的内部结构。超声成像还受骨组织影响,骨质后方的神经因声衰减而无法显示。神经被脂肪组织包绕时,因相似的声像图表现而不能区分。此外超声探查受各向异性影响而存在伪像。

2. 磁共振成像（magnetic resonance imaging，MRI） 多种磁共振成像技术可用于周围神经的检查。常规 MRI 序列中周围神经显示率与神经周围脂肪含量有关，对周围神经的显示价值有限，脂肪含量适中时神经结构显示较好。T_1、T_2 测量值可以判断神经损伤程度、监测神经修复。肌肉内去神经所致的信号改变有助于判断神经干或神经根是否累及。磁共振神经成像（magnetic resonance neurography，MRN）通过联合使用脂肪抑制技术和 / 或扩散健全成像技术，显著提高了神经显示和神经病变的检测能力，可以获得神经纤维束的高分辨率图像。背景抑制弥散加权成像（diffusion weighted imaging with background suppression，DWIBS）是一种 MRI 新技术，可在患者自由呼吸状态下一次完成全身各部位的图像采集，经过图像处理得到高信噪比、高分辨率的 3D 图像，可以多角度、多方位观察神经及其邻近组织，有利于准确定位损伤部位。弥散张量成像（diffusion tensor imaging，DTI）可以在三维空间内定时定量地分析组织内水分子的弥散特性，获得较高信噪比的弥散张量图像。

MRI 的优势是视野较宽，骨质对 MRI 无影响，在检查较大范围病变及深部病变方面优于超声。高分辨率 MRI 技术易于识别大的主要神经和神经丛，并显示神经内部解剖结构，对于较小神经则显示困难，太小的神经无法直接观察。MRI 检查对患者的配合程度要求较高，检查时间长，费用相对较高，不宜用作常规检查。

3. X 线和 CT 检查 常规 X 线及普通 CT 不能直接显示周围神经及神经损伤。CT 能观察神经周围软组织情况，如组织水肿、局部血肿等，经过图像后处理能显示局部神经的连续性。

高分辨率 CT（high resolution CT，HRCT）扫描技术提高了 CT 对周围神经的显示能力。HRCT 的薄层扫描和三维重建技术能清晰地分辨出神经的形态学异常、张力状态变化、密度改变、走行角度、连续性异常及神经瘢痕粘连等，在腰丛神经根及臂丛神经损伤的诊断中，灵敏度及特异度均较高。

（二）重要数据测量及康复诊疗指导意义

1. 周围神经径线与横截面积的超声测量

（1）径线测量：指神经直径测量，超声束与神经垂直，显示神经长轴或短轴切面，测量外膜与对侧外膜之间的上下径或前后径。周围神经径线超声测量正常参考值见表 2-3-1、表 2-3-2。

表 2-3-1 正常成人双侧臂丛神经直径切线法测量的正常参考值

单位：mm

神经名称	C_5	C_6	C_7	C_8
左侧臂丛神经	3.25 ± 0.34	3.36 ± 0.30	3.55 ± 0.29	3.51 ± 0.27
右侧臂丛神经	3.20 ± 0.26	3.38 ± 0.28	3.57 ± 0.24	3.54 ± 0.21

资料来源：陈定章，郑敏娟. 周围神经超声检查及精析病例图解［M］. 2 版. 北京：人民卫生出版社，2020.

表 2-3-2 双上、下肢主要周围神经的正常参考值

	神经直径 /mm		神经横截面积 /mm^2	
	左侧	右侧	左侧	右侧
正中神经	2.31 ± 0.26	2.33 ± 0.27	7.45 ± 1.91	7.31 ± 1.95
尺神经	2.23 ± 0.37	2.20 ± 0.33	6.75 ± 1.67	6.80 ± 1.65
桡神经	2.35 ± 0.28	2.33 ± 0.26	6.08 ± 1.45	6.10 ± 1.44
坐骨神经	5.36 ± 1.35	5.40 ± 1.46	50.01 ± 10.46	56.12 ± 10.22

	神经直径 /mm		神经横截面积 /mm^2	
	左侧	右侧	左侧	右侧
胫神经	3.48 ± 1.13	3.52 ± 1.10	43.21 ± 7.69	42.11 ± 7.56
腓总神经	2.82 ± 0.68	2.91 ± 0.71	13.92 ± 4.22	14.13 ± 4.53

资料来源:陈定章,郑敏娟.周围神经超声检查及精析病例图解[M].2版.北京:人民卫生出版社,2020.

（2）神经横截面积测量:超声束与神经垂直,显示神经短轴切面,用轨迹描绘法测量神经横截面积。上、下肢主要周围神经横截面积超声测量正常参考值见表 2-3-2。

2. 康复诊疗指导意义　超声检查周围神经,将患者神经径线、横截面积测量值与正常参考值比较,有助于诊断神经损伤或疾病。例如,有研究表明,正常的正中神经在腕管内的横截面积应 <0.09cm^2,否则结合临床表现可诊断为腕管综合征。超声对周围神经径线与横截面积的动态测量有助于观察损伤神经的恢复情况,评价治疗效果。

（三）临床康复的影像关注点

1. 周围神经疾病的临床康复中,影像学评估有重要意义。超声、MRI 使神经可视化、可测量。观察神经的形态、径线与面积、结构回声的变化、MRI 信号的改变有助于临床正确诊断,判断损伤程度,制订康复治疗策略,评估神经及周围组织恢复情况。

2. 周围神经阻滞镇痛术中神经的影像定位　严重关节挛缩或关节内粘连,行手法关节松动术而疼痛无法耐受、关节活动度改善困难时,可在神经阻滞镇痛术后行关节松动术。需要镇痛的关节常为肘关节、膝关节。超声下神经可以准确定位,可以观察神经周围解剖结构,引导进针路径,因而阻滞并发症少,局部麻醉药物用量少,操作便捷,阻滞质量提高。

（1）臂丛神经定位:超声引导臂丛神经阻滞方法有肌间沟入路、锁骨上、锁骨下、腋路等臂丛阻滞技术。锁骨下和腋路臂丛阻滞镇痛术可提供肘关节及其周围组织镇痛的效果。

经典入路锁骨下臂丛的超声定位:把探头置于锁骨中点下、外侧 1~2cm 处,一端指向头侧,另一端对向患侧足(图 2-3-44),调整探头获得腋动脉、腋静脉横轴图像(图 2-3-45)。超声下清晰显示胸大肌、胸小肌、腋动脉、腋静脉等声像。在动静脉之间、动脉外上方和后方分

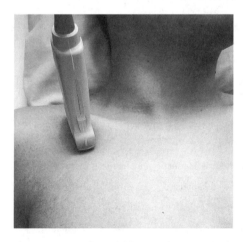

图 2-3-44　经典入路锁骨下臂丛阻滞超声探头位置

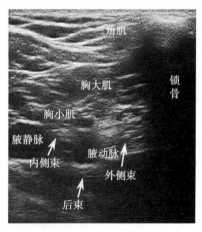

图 2-3-45　经典入路锁骨下臂丛超声声像图

别是臂丛的内侧束、外侧束和后束。有时该区域的臂丛各束不能清晰显示或仅部分显示,但均包绕于腋动脉的周围,阻滞时不需要刻意显示神经声像。穿刺至神经附近注射局部麻醉药,使药物充分包绕神经束。

(2)股神经定位:超声引导股神经阻滞镇痛术可提供膝关节镇痛效果。

患者仰卧位,暴露腹股沟区。探头与皮肤垂直,放置于腹股沟韧带上。在髂前上棘和耻骨结节连线的内 1/3 处,超声下可见高回声的阔筋膜和髂筋膜声像,腹股沟韧带深部可见股静脉和股动脉,在股动脉外侧可见高回声的梭形或蜂窝状股神经声像(图 2-3-46、图 2-3-47)。穿刺针穿过阔筋膜和髂筋膜,在接近股神经处注药。

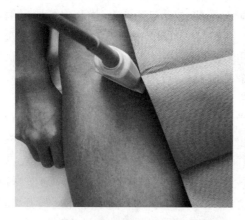

图 2-3-46 股神经阻滞超声探头位置

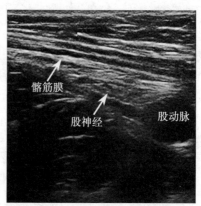

图 2-3-47 股神经超声声像图

(吕发金 林芮羽 高培森 陈雪丽 张晓强)

参 考 文 献

[1] 孔祥泉,韩萍,徐海波.高场磁共振周围神经、血管与水成像[M].北京:人民卫生出版社,2013.

[2] 邓桂芬,杨涛,程敬亮,等.磁共振 3D FIESTA-C 联合 3D-TOF 序列对原发性三叉神经痛的诊断价值[J].医学影像学杂志,2018,28(3):374-377.

[3] 戚云杰,孙小伶,郧艳美,等.3D-FIESTA-C 联合 3D-TOF-MRA 序列在单侧血管压迫性面肌痉挛中的应用价值[J].中国临床医学影像杂志,2021,32(4):237-240.

[4] KARADIMAS S K,ERWIN W M,ELY C G,et al. Pathophysiology and natural history of cervical spondylotic myelopathy [J]. Spine,2013,38:S21-S36.

[5] HARDY A,POUGÈS C,WAVREILLE G,et al. Thoracic Outlet Syndrome:Diagnostic Accuracy of MRI [J]. Orthop Traumatol Surg Res,2019,105(8):1563-1569.

[6] KIM S W,JEONG J S,KIM B J,et al. Clinical, electrodiagnostic and imaging features of true neurogenic thoracic outlet syndrome:Experience at a tertiary referral center [J]. J Neurol Sci,2019,404:115-123.

[7] AL-AL-SHAIKH M,MICHEL F,PARRATTE B,et al. An MRI evaluation of changes in piriformis muscle morphology induced by botulinum toxin injections in the treatment of piriformis syndrome [J]. Diagn Interv Imaging,2015,96(1):37-43.

[8] 陈定章,郑敏娟.周围神经超声检查及精析病例图解[M].2 版.北京:人民卫生出版社,2020.

第三章

脊柱骨关节肌肉系统

第一节 颞下颌关节

一、正常影像表现

（一）正常 X 线平片表现

1. 颞下颌关节 侧斜位片（许勒位）是最常用的 X 线检查方法，可以显示颞下颌关节外侧 1/3 侧斜位影像，主要用于观察关节窝、关节结节、髁突及颞下颌关节间隙（图 3-1-1）。

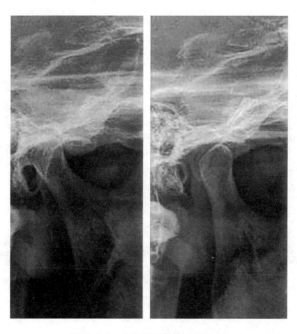

图 3-1-1 颞下颌关节侧斜位片

2. 关节结节、关节窝 关节结节位于颧弓根部，有两个斜面，前斜面是颞下窝的延伸，斜度较小；后斜面是功能面，是关节的负重区。关节结节是一个弧形的突起，曲线光滑，其高度约为 7mm，斜度约为 54°，不同的个体有一定的差异，但同一个体的两侧应大致对称。关节窝底部有密质骨边缘与关节结节相连。

3. 髁突 是连续不断的整齐致密的密质骨，呈椭圆形，内外径长，前后径短。张口运动时，髁突向下移动，移动范围在关节结节顶点后方 5mm 至关节结节顶点前方 10mm 之间。

4. 关节间隙 主要为关节盘所占据，正常成人关节上间隙最宽，后间隙次之，前间隙最窄，两侧关节间隙对称。

（二）正常 CT 表现

1. CT 横断面可以清楚地显示髁突、关节结节及关节前后间隙（图 3-1-2）。

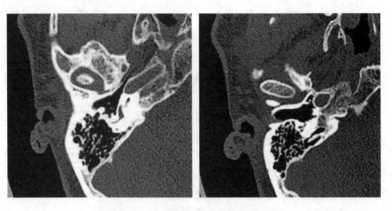

图 3-1-2 右侧颞下颌关节轴位

2. CT 冠状位和矢状位重建图像以经关节窝中心的层面显示关节结构最佳，冠状位可显示髁突、关节窝及关节上间隙（图 3-1-3）；矢状位可显示髁突、关节窝及关节结节（图 3-1-4）。

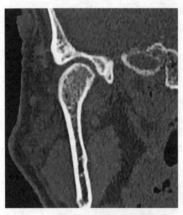 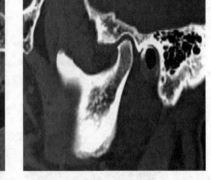

图 3-1-3 右侧颞下颌关节冠状位　　图 3-1-4 右侧颞下颌关节矢状位

3. 关节骨性结构均有致密、均匀的密质骨板覆盖，表面光滑。

（三）正常 MRI 表现

1. MRI 是评估颞下颌关节关节盘及其他软组织结构的"金标准"。

2. 信号特点

（1）关节盘：本体部由致密的结缔组织（胶原纤维）组成，各序列呈低信号，形态为上下双凹的黑色条带影（常被描述为哑铃形或领结形）。关节盘边缘清晰，与周围组织界限清楚。

（2）双板区：为疏松结缔组织，各序列呈不均匀稍高信号。

（3）骨：骨皮质呈低信号，骨髓呈高信号。

（4）滑液：T_1WI 和 PDWI 信号高于关节盘等信号，T_2WI 呈高信号。

3. 位置特点

（1）闭口矢状位：髁突位于关节窝内；关节盘中间带位于关节结节后斜面与髁突前斜面之间，盘后界线应在髁突顶附近（图 3-1-5）。

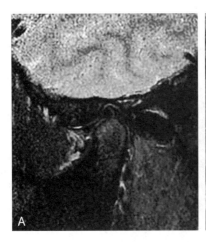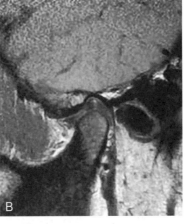

图 3-1-5　颞下颌关节 MRI 闭口矢状位

A. T$_2$ 加权；B. 质子加权。

（2）张口矢状位：髁突位于关节结节下方或稍前下方；关节盘哑铃状形态更明显,关节盘中间带被"挤压"于髁突顶与关节结节之间,后带位于髁突后方,并与髁突后斜面相对应（图 3-1-6）。

（3）冠状位一般只扫描闭口位,显示为髁突表面覆盖一低信号弓形条带,附着于髁突内外极（图 3-1-7）。

（四）正常超声表现

1. 主要包括闭口位、最大张口位或者其他位置上的静态图像,以及关节在超声直视下运动视频图像。

2. 关节盘在矢状面超声图像上呈反 C 形低回声,横跨过高回声的髁突。

3. 颞下颌关节张闭口过程中,关节盘中心与髁突中心保持一致。

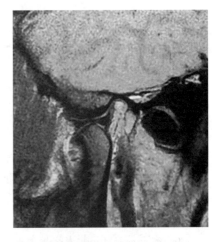

图 3-1-6　颞下颌关节 MRI 张口矢状位

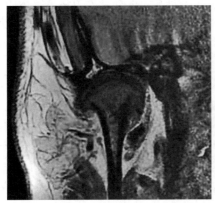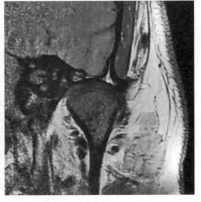

图 3-1-7　颞下颌关节 MRI 冠状位

二、康复常见异常影像表现

（一）颞下颌关节紊乱

1. X线表现　包括许勒位、髁突经咽侧位、曲面体层及关节造影检查等。许勒位片可用于观察关节间隙及骨质的变化;髁突经咽侧位片主要用于观察髁突的骨质情况;曲面体层片除主要用于观察双侧髁突骨质变化外,还可同时观察双侧下颌骨的情况;关节造影则主要用于检查关节盘的位置、形态、是否有关节盘穿孔及某些软组织病变等。主要X线改变包括髁突硬化、破坏(髁突前斜面模糊不清、凹陷缺损及前斜面广泛破坏等)、囊样变、骨质增生、磨平变短及关节结节和关节窝硬化、破坏、变扁平等。研究表明,X线检查出现明确的骨质硬化、破坏、囊样变及骨赘均是骨关节病较可靠的征象;特别是同时存在两种以上上述X线征象时,更具有诊断价值。

2. CT表现　包括多层螺旋CT(multi-slice spiral CT,MSCT)和口腔颌面锥形束CT。两者均可用于观察关节的骨质改变,MSCT还可同时用于观察关节周围软组织情况,并可依据临床需要进行增强检查以除外相关疾病。

（1）髁突在关节窝中位置的诊断

1）在矫正斜矢状位平面观察,通过评价关节间隙的变化判断髁突在关节窝中的位置;各层面显示的髁突位置不一致,以最中间层面作为判断或比较的代表层面。

2）正常情况下,两侧关节形态结构基本对称。关节上间隙最宽,关节前间隙及后间隙差异不大,髁突位置基本居中。然而,在健康人群中,髁突位置存在较大变异。我国无颞下颌关节症状人群的锥形束CT测量结果显示,颞下颌关节前间隙为2.29mm,上间隙为3.26mm,后间隙为2.38mm。

3）90%以上关节盘前移位的患者伴髁突后移位,即前间隙增宽。虽然关节前间隙主要为关节盘所占据,但不能根据关节前间隙增宽诊断关节盘前移位。

4）部分骨关节病患者关节间隙变窄。

5）急性滑膜炎患者可表现为关节后上间隙明显增宽,髁突前下移位。

6）有些疾病也可以表现为关节间隙的变化,需要鉴别。关节纤维性强直可以表现为关节间隙变窄,化脓性关节炎表现为关节间隙增宽,关节内或关节外占位性病变可挤压髁突导致移位等。

（2）颞下颌关节退行性关节病的诊断:退行性关节病也称骨关节病或骨关节炎,分为原发性和继发性,组织病理学表现无法将两者进行区分。早期表现为关节软骨基质降解和软骨破坏,即退行性改变;随之表现为软骨下骨(骨皮质)吸收破坏;最后表现为较大范围骨质破坏或增生硬化,关节骨外形改变、畸形,甚至有碎骨片游离脱落等。

颞下颌关节退行性关节病的CT表现包括关节间隙变窄和关节骨的退行性改变。退行性改变可发生在关节窝、关节结节和髁突。最常见并易观察的是髁突骨质改变。若在连续多个层面观察到以下1种或1种以上退行性关节病的影像表现,结合病史和临床表现,可诊断为颞下颌关节退行性关节病。但若仅表现为单一的轻度磨平或单一的轻度硬化改变,可能只是一种生理性改建,需结合临床或其他影像学表现进行诊断。早期骨关节病通常表现为髁突表面的骨质吸收破坏(图3-1-8),而骨质增生、硬化、短小或形态改变、囊样变则认为是骨关节病发展的结果(图3-1-9)。主要CT表现如下。

1）关节间隙明显变窄。

2）骨质破坏：早期表现为髁突表面骨皮质模糊不清、连续性中断、表面不平整，继而发展为凹陷缺损，严重者进展为广泛性骨破坏。

3）骨质增生：表现为髁突表面或边缘小的突起，发生于髁突前缘多呈唇样改变；较大的骨质增生称为骨赘；脱落的小骨块进入关节腔，变成关节游离体。

4）骨质硬化：表现为骨松质内弥散性、斑点片状或广泛的高密度致密影，或为骨皮质骨板增厚。单一的骨质硬化可以是一种生理性的骨改建。

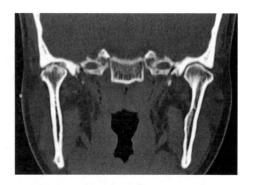

图 3-1-8　髁突表面骨质吸收

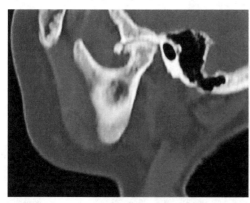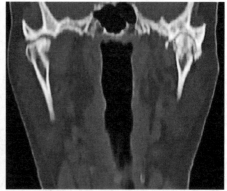

图 3-1-9　双侧颞下颌关节骨质增生硬化

5）髁突短小或形态改变：髁突破坏或磨损后，外形发生改变，变得短小或形态异常。若仅有髁突前斜面的磨平改变，可能只是髁突的一种生理性改建，应结合临床或其他 X 线表现才可诊断为退行性关节病。

6）骨质囊样变：表现为髁突内部的圆形或椭圆形低密度囊样病变，边界清，多有硬化的边缘，通常还伴有其他骨关节病征象，如增生、硬化等。

3. MRI 表现　主要用于观察关节盘的位置、形态、是否存在关节盘穿孔、髁突骨质改变及关节内其他软组织病变等。

（1）颞下颌关节盘移位：是指关节盘位置发生改变，闭口位时失去原有正常的关节盘-髁突关系，关节盘移位至髁突前方（前下方），或向髁突内外侧方移位，干扰下颌运动时髁突滑动，造成一系列临床症状和体征，如关节弹响、疼痛和开口受限。关节盘移位包括单纯前移位、外侧部分前移位、内侧部分前移位、前外旋转移位、前内旋转移位、外侧移位、内侧移位、后移位及关节盘形态显示不清而无法归类等。

关节盘移位的 MRI 诊断：关节盘移位最常见的是前移位。根据大开口时能否恢复正常的关节盘-髁突关系，可分为可复性盘前移位和不可复性盘前移位。

1）关节盘前移位的 MRI 定量评价方法（角度法）：过髁突顶和髁头中心点划连线 1，过盘后带后缘与髁头中心点划连线 2，两条线的夹角大于 15°定义为关节盘前移位。若将连线 1 和 2 看成钟表的时针，连线 1 指定为 12 点，当盘后界线（连线 2）指向 11:30 时针前，可诊断为关节盘前移位（图 3-1-10）。前移位的关节盘通常伴有形态改变，关节盘失去正常的双凹形。

2）关节盘前移位的 MRI 诊断标准:下颌处于牙尖交错位(闭口位)时,关节盘相对髁突前斜面前下移位(关节盘后界线位于 11:30 时针位置之前),前移位的关节盘通常伴有不同程度的变形。若是可复性盘前移位,最大开口位时关节盘中间带位于髁头和关节结节之间(图 3-1-11);若是不可复性盘前移位,最大开口位时关节盘后带则仍位于髁头前方(图 3-1-12)。

3）关节盘侧向移位的 MRI 诊断标准:闭口斜冠状位,正常关节盘表现为髁突表面覆盖一低信号弓形条带,匀称附着于髁突内外极;关节盘向内侧或外侧突出可认为是内侧或外侧移位。

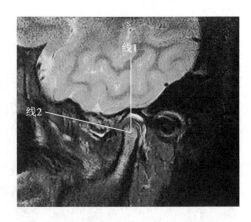

图 3-1-10　颞下颌关节盘前移位的 MRI 定量评价法示意图

4）关节盘旋转移位的 MRI 诊断标准:包括关节盘前内侧旋转移位和前外侧旋转移位两种。其表现为同一侧关节在闭口斜矢状位图像上呈现为盘前移位特征,而同时在斜冠状位图像上呈现为盘内侧移位,即为关节盘前内侧旋转移位;若同时在斜冠状位呈现出盘外侧移位特征,则为关节盘前外侧旋转移位。

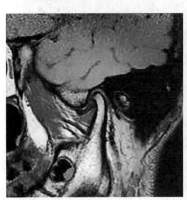
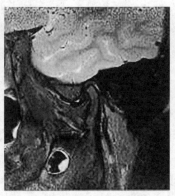
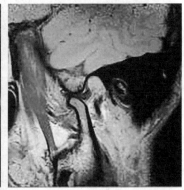

图 3-1-11　颞下颌关节可复性盘前移位

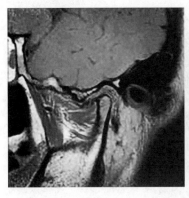
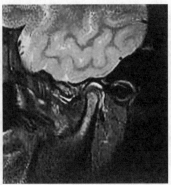
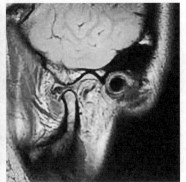

图 3-1-12　颞下颌关节不可复性盘前移位

（2）滑膜炎、关节囊炎及关节腔内积液：关节滑膜炎、关节囊炎时，可见关节囊增厚，双板区及关节囊在 T_2 加权像呈高信号改变。关节腔内有积液时，T_1 加权像可无明显异常信号，而 T_2 加权像上关节腔内出现高信号表现，开口位时尤为明显，积液可聚集于关节后隐窝。

（3）关节盘后纤维撕裂：关节盘后纤维由双板区上层及下层组成，双板区上层为弹力纤维，下层为胶原纤维，双板区上层撕裂可导致严重的关节盘不稳。关节盘后纤维撕裂时，与健侧相比，表现为 T_2 加权像信号增高；当 T_2 加权像信号较健侧减低时，可能与慢性损伤有关。

（4）翼外肌附着处增厚：可表现为翼外肌上头或下头的增粗，翼外肌下头增粗程度可能与关节盘移位程度相关。增粗的翼外肌下头与关节盘平行时，可表现为"双盘征"。

（5）关节骨质结构异常：可伴有骨关节炎表现，出现骨质结构异常及信号异常。

4. 高分辨率超声（颞下颌关节软组织）表现　可以较为清晰地显示关节盘位置、盘突关系以及骨质病变，尤其在诊断关节盘前移位中具有较高的价值。

（1）检查方法：患者侧躺于治疗床上，探头置于耳屏前，口外触及髁突外侧面，颧弓下方，呈横状面和矢状面分别与外皮肤接触，探头约与耳屏鼻翼平面呈60°角。在闭口位时，探头紧贴皮肤表面，以达到最佳图像效果，获得闭口位时关节盘位置情况。然后嘱患者逐渐张口，在髁突缓慢移动中，始终以髁突为图像中心，在超声图像中观察髁突动度。最后在最大开口位时，观察关节盘位置。

（2）正常声像图：关节盘表现为在关节窝与髁突之间比骨组织回声低、比周围软组织回声略高的比较窄的线性图像。闭口位时，在矢状面上髁突顶关节盘影像在12点钟至3点钟之间，横断面上关节盘后缘位于髁突12点钟位置；而开口位时，髁突位于关节结节下方或是后下方，髁突12点钟位置不能看见关节盘影像；动态图像可见盘髁运动一致，即可以认为是正常声像图。

（3）可复性盘前移位声像图：闭口位时，在矢状面上髁突上方3点钟及更靠前位置中能看见关节盘影像，横断面上关节盘后缘位于髁突12点钟位置前方，即可以认为是关节盘前移位声像图。同时在开口位中，髁突位于关节结节下方或是后下方，上方12点钟位置不能显示关节盘。整个髁突运动图像可显示髁突沿关节结节后斜面向斜下运动，而关节盘随髁突正常运动。

（4）不可复性盘前移位声像图：闭口位时，在矢状面上髁突上方3点钟及更靠前位置中能看见关节盘影像，横断面上关节盘后缘位于髁突12点钟位置前方，即可以认为是关节盘前移位声像图。同时在开口位中，髁突位于关节结节下方或是后下方，上方12点钟位置可显示关节盘则认为是不可复性盘前移位。在整个髁突运动图像中，髁突不能完整完成关节运动，盘髁运动不一致。

（二）颞下颌关节损伤

1. X 线表现

（1）下颌骨髁突骨折：约占下颌骨骨折的30%。可根据骨折部位和髁突与下颌支的相对位置进行分类。

1）按骨折部位分为：①髁头骨折：包括囊内骨折、囊外骨折（与髁颈高位骨折类似）；②髁颈骨折：包括高位骨折（与髁头囊外骨折类似）、中位骨折、低位骨折（图3-1-13）。

2）按髁突与下颌支的相对位置分为：①无移位性骨折；②移位性骨折：以翼外肌牵拉引

起的髁突内侧移位最为多见;③骨折伴脱位。

　　临床上,将全口牙位曲面体层片(orthopantomo-gram,OPG)和 X 线平片相结合进行评估效果最佳。CT 经 MPR 重建和三维重建后,可更清晰显示髁突骨折的位置、骨折片脱位或移位的程度及颅底受累情况。下颌骨髁突骨折表现为髁突骨折处骨皮质连续性中断,见透亮骨折线,由于附着于髁颈的翼外肌的牵拉作用,髁突骨折片常成角并向前内侧移位(图3-1-14 至图 3-1-17)。

　　(2)颞下颌关节脱位:是指下颌骨髁突发生错位,与关节窝失去正常对位关系,不能自行复位。其发生率约 7%,任何年龄均可发生,以 20~40 岁最多见。可根据脱位方向进行分类。

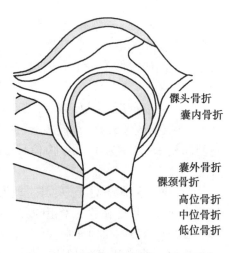

髁头骨折
囊内骨折

囊外骨折
髁颈骨折
高位骨折
中位骨折
低位骨折

图 3-1-13　下颌骨髁突骨折分类示意图

　　1)前方脱位:最常见,临床上以急性、复发性(或习惯性)前脱位较多见。常见于急剧大张口时(如创伤、插管等)。表现为髁突的运动超出正常范围,越过关节结节并被卡在其前方,不能自行返回关节窝。

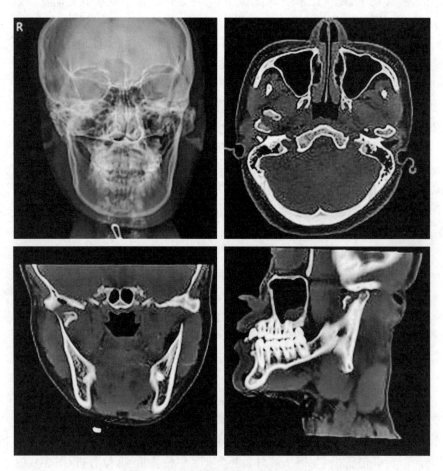

图 3-1-14　右侧髁颈高位骨折伴脱位

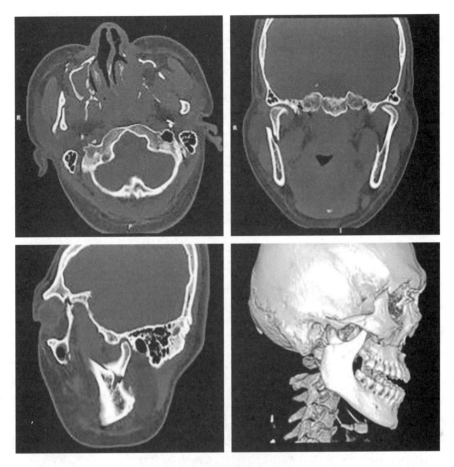

图 3-1-15 右侧髁颈低位骨折

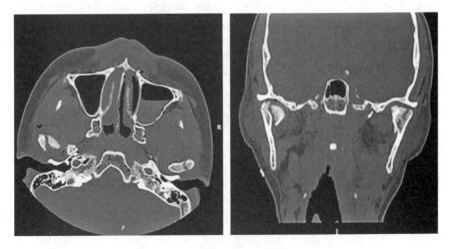

图 3-1-16 双侧髁头骨折,右侧移位性骨折

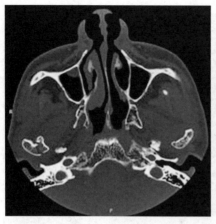
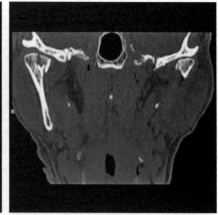

图 3-1-17　双侧髁头无移位性骨折

2）后方脱位：常为外力直接作用于下颌骨时，髁突向后被推向乳突。此类型可致外耳道损伤。

3）上方脱位：常为下颌骨遭受向上的外力时，髁突向上使得关节窝骨折，从而髁突突入颅中窝。此类型可进一步引起面神经损伤、颅内血肿、脑挫伤、脑脊液漏及前庭神经损伤所致的耳聋。

4）侧方脱位：内侧脱位仅次于前方脱位，多为患侧翼外肌对髁突的持续牵拉所致。外侧脱位常与下颌骨骨折有关，髁头向上向外移位，常可于颞区被触及。

颞下颌关节脱位一般通过临床病史及查体即可诊断，必要时辅以影像学检查以排除髁突或下颌部损伤。OPG、关节许勒位片或 CT 常表现为髁突移位至关节结节前上方，关节窝空虚。部分陈旧性脱位（常指 4 周以上）患者可见假关节形成（图 3-1-18、图 3-1-19）。

（3）下颌窝骨折：现有报道较少。临床与影像学检查发现的下颌窝骨折常与下颌骨髁突突入颅中窝有关。表现为下颌窝顶部骨折，伴颞骨碎骨片与下颌骨髁突突入颅中窝。

2. MRI 表现　颞下颌关节损伤包括骨损伤和软组织损伤。MRI 检查不仅能显示颞下颌关节骨折及其脱位或移位，还能显示关节囊损伤、关节腔内异常渗出或出血、关节盘位置和形态变化等（图 3-1-20~图 3-1-22）。

骨折主要发生于下颌骨髁突，表现为骨折线形成，骨髓信号异常和骨折片脱位或移位。骨折线可累及骨皮质和骨髓质，表现为骨皮质连续性中断和骨髓信号异常。导致骨髓信号异常的主要原因是骨髓撕裂后的出血和水肿反应。

关节囊和关节腔的改变主要表现为关节囊撕裂和关节腔内液体和血液的异常积聚。

三、康复治疗的影像关注要点

在颞下颌关节相关疾病临床康复中，影像学评估意义重大，结合康复评估，能帮助建立临床诊断、选择康复治疗适应证、制订康复治疗策略及判断疗效。

（一）颞下颌关节脱位

1. 复位　X 线检查排除髁状突骨折后，患者取低坐位，头靠墙壁，头后部垫枕，颈部略前屈。术者立于患者对面，双手拇指缠消毒纱布伸入口腔，分别放于两侧后一颗磨牙上，两食

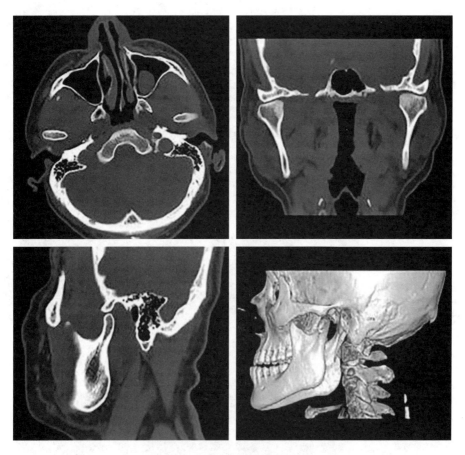

图 3-1-18 双侧颞下颌关节前脱位

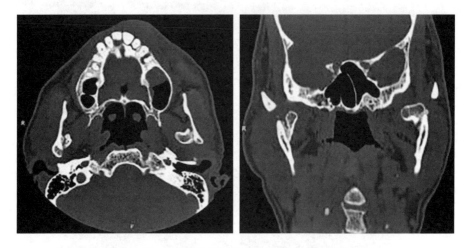

图 3-1-19 双侧陈旧性髁突骨折伴脱位,假关节形成

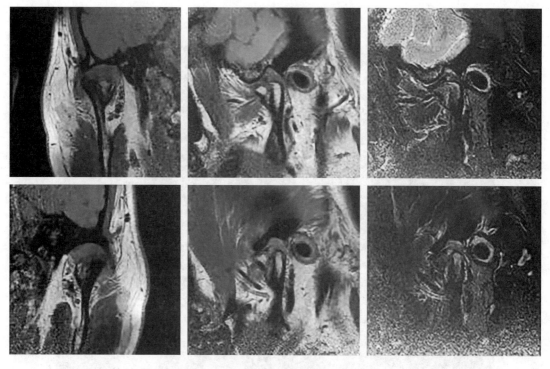

图 3-1-20　双侧髁突移位性骨折

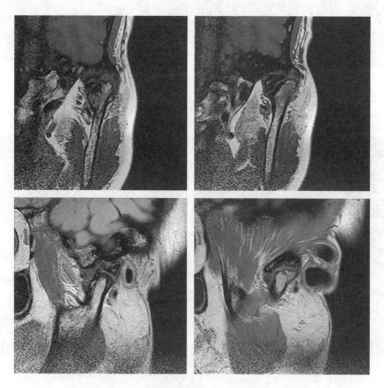

图 3-1-21　左侧髁突陈旧性骨折,假关节形成

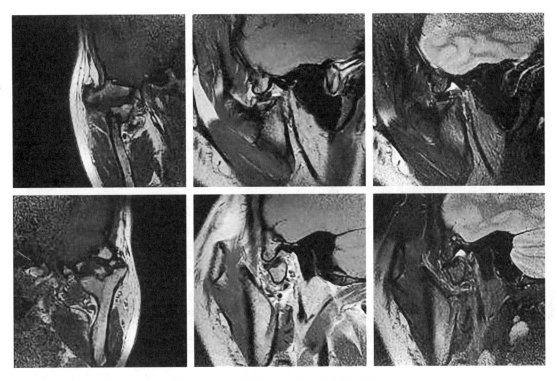

图 3-1-22 双侧髁突陈旧性骨折伴半脱位

指按于下颌角后上方,余指置于下颌体。此时,双拇指缓缓用力向下按压,使口尽量张大,当感到脱位之下颌关节松动时,其余各指将下颌骨向后方推送,拇指迅速滑向臼齿颊侧(以防止咬伤手指),髁突即可复位(图 3-1-23)。

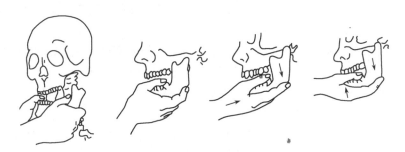

图 3-1-23 颞下颌关节复位

2. 固定 四头带兜住患者下颌部,头顶上打结,四头带或绷带不宜捆扎过紧,应允许张口超过1cm,固定时间 1~2 周。习惯性颞下颌关节脱位固定时间为 4~8 周(图 3-1-24)。

3. 复位后康复 固定期间,不应用力张口、大声讲话,应吃软食。增强咀嚼肌的力量,维持与加强下颌关节的稳定。

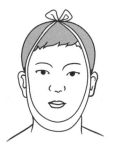
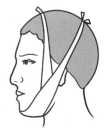

图 3-1-24 颞下颌关节固定

（二）颞下颌关节紊乱病

通过影像观察，关节的位置及对位情况，活动度情况，尤其是有无关节盘的移位，结合临床症状体征，表现开闭口弹响、开口型异常及疼痛等情况，制订康复治疗方案技术。

1. 药物治疗　疼痛及 MRI 显示积液提示滑膜炎等情况下使用。

2. 物理治疗　常用的理疗方法有超短波治疗、超声波治疗、红外线治疗、磁疗、直流电离子导入治疗等。

3. 康复训练　颞下颌关节紊乱综合征的康复训练包括疼痛肌的按摩、肌肉的拉伸等长张力运动、开闭口训练等。

（三）正畸治疗对颞下颌关节影响

颞下颌关节与正畸治疗关系密切，稳定、协调、良好的髁突位置有利于颞下颌关节的健康，维持口颌系统的平衡及正畸治疗后的长期稳定性。CBCT 作为近年来逐渐在口腔颌面部广泛应用的影像学技术，具有高分辨率、辐射剂量小、投照时间短等优点，对颞下颌关节骨性结构的研究具有独特优势。利用 CBCT 对正畸治疗前后颞下颌关节结构变化进行研究，可有效评估正畸疗效，有助于了解正畸治疗对颞下颌关节的影响，对患者的颞下颌关节与下颌骨生长发育进行一定预测，以及对何时介入正畸治疗、治疗后面型和咬合关系可能如何变化、正畸治疗方法和矫治器的选择等都有一定指导意义。

（四）创伤性颞下颌关节强直发病机制

创伤性颞下颌关节强直（TMJA）是指外伤引起的髁突与颞骨关节窝之间的纤维性或骨性融合，可导致患者张口受限、咀嚼困难，甚至出现阻塞性睡眠呼吸暂停低通气综合征。当儿童或青少年发生创伤性颞下颌关节强直，还会导致面部发育不对称、小颌畸形、咬合关系错乱等，严重影响患者身心健康。该病一旦发生则治疗困难、易复发，而且发病机制不清，一直是口腔颌面外科研究的热点和难点。

创伤性 TMJA 一旦发生会严重影响患者的生活质量，其治疗在于切除强直骨球、恢复颞下颌关节（TMJ）的解剖与功能，但术后仍存在 TMJA 的复发问题。探索 TMJA 的发病机制以预防 TMJA 发生是解决此类疾病的根本途径。目前国内外关于创伤性 TMJA 的动物研究较多，但是不同的动物研究采用的建模方法各异，多数研究中仅在 TMJ 形成纤维性强直。骨性强直的动物研究多采用髁突、关节盘和关节窝的开放性复合损伤，但动物模型的开放性损伤与临床患者 TMJ 闭合性损伤不完全相同，动物模型也存在一定局限性。

综上所述，关于创伤性 TMJA 的研究重点仍是建立标准化、可重复性高、能够更好地模拟临床患者 TMJA 创伤微环境的动物模型。前期研究虽然已初步揭示了创伤性 TMJA 的发病机制，但这方面的探索尚处于初期，未来将更深入地从细胞学、分子生物学以及基因水平等方面探索创伤性 TMJA 的微观机制。

（董继革　吴飞云　姜立新）

参 考 文 献

［1］PIHUT M，GORECKA M，CERANOWICZ P，et al. The efficiency of anteri-or repositioning splints in the management of pain related to tem-poromandibular joint didisplacement with reduction.2007,11（1）:13-15.

［2］周伟,安金刚,荣起国,等. 下颌骨颏部骨折联合双侧髁突囊内骨折致伤机制的三维有限元分析［J］. 北京大学学报（医学版）,2021,8（16）:21-24.

［3］宋欣羽,钱玉芬．正畸治疗对颞下颌关节影响的锥形束 CT 研究进展［J］．中国实用口腔科杂志,2021,14（4）:481-485.

［4］GOMES L R,GOMES M R,GONCALVES J R,et al. Cone beam comput-ed tomography-based models versus multislice spiral computed tomography-based models for assessing condylar morpholo-gy［J］. Oral Surg Oral Med Oral Pathol Oral Radiol,2016,121（1）:96-105.

［5］BERCO M,RIGALI P H,MINER R M,et al. Aceuraey and eliability of linear cephalometrie measurements from cone-beam comput-ed tomography scans of a dry human skull［J］. Am J Orthod Dentofacial Orthop,2009,136（1）:17-19.

［6］BAYRAM M,KAYIPMAZ S,SEZGIN O S,et al. Volumetrie analysis of the mandibular condyle using cone beam computed tomoga-ply［J］. Eur J Radiol,2012,81（8）:1812-1816.

［7］HILGES M L. SEARFE W C,SCHEETZ J P,et al. Accumey of linear temporomandibular joint measurements with eone beam comput-ed lomography and digital cephalometric radiography［J］. AmJ Ornhod Dentdacial Orthop,2005,128（6）:803-811.

［8］麦理想,姚宇,张晟,等. Twin-block 和Ⅱ类牵引矫治青少年安氏Ⅱ类 1 分类错𬌗下颌后缩患者颞下颌关节的变化［J］.中华口腔医学杂志,2014,49（7）:394-398.

［9］刘博文,王艳民,宋芳,等.采用锥形束 CT 分析安氏Ⅱ类 1 分类错𬌗患者 Twin-block 矫治前后颞下颌关节的变化［J］.华西口腔医学杂志,2013（6）:610-614.

［10］胡开进,马振,王一名,等.创伤性颞下颌关节强直发病机制研究新进展［J］.口腔疾病防治,2021,29（12）:793-800.

［11］ANYANECHI C E. Temporomandibular joint ankylosis caused by con-dylar fractures:a retrospective analysis of cases at an urban teach-ing hospital in Nigeria［J］. Int J Oral Maxilofac Surg,2015,44（8）:1027-1033.

［12］Marji F P,Anstadt E,Davit A,et al. Pediatric mandibular condylar fractures with concomitant cervical spine injury:a treatment protocol for prevention of temporomandibular joint ankylosis［J］. J Craniofac Surg,2020,31（3）:e248-e250.

［13］刘亚非,王雅淋,左艳萍,等. X 射线测量青少年骨性Ⅲ类患者前牵引治疗后颞下颌关节结构的改变［J］.中国组织工程研究,2021,25（8）:1154-1159.

［14］刘晓东,张勉,王美青．咬合紊乱导致颞下颌关节髁突异常改建［J］.中国实用口腔科杂志,2017,10（6）:335-340.

［15］李健,傅开元,冯海兰．颞下颌关节紊乱病的𬌗治疗［J］.口腔颌面修复学杂志,2001,2（3）:187-189.

［16］ZHANG J,JIAO K,ZHANG M,et al. Occlusal effects on longitudinal bone alterations of the temporomandibular joint［J］. J Dent Res,2013,92（3）:253-259.

［17］CAO Y,XIE Q F,LI K,et al. Experimental occlusal interference induces long-term masticatory muscle hyperalgesia in rats［J］. Pain,2009,144（3）:287-293.

［18］THILANDER B,RUBIO G,PENA L,et al. Prevalence of temporomandibular dysfunction and its association with malocclusion in children and adolescents:an epidemiologic study related to specified stages of dental development［J］. Angle Orthod,2002,72（2）:146-154.

［19］MCNAMARA J A JR. Orthodontic treatment and temporomandibular disorders［J］. Oral Surg Oral Med Oral Pathol Oral Radiol Endod,1997,83（1）:107-117.

［20］LUTHER F. TMD and occlusion part l. Damned if we do?Occlusion:the interface of dentistry and orthodontics［J］. Br Dent,2007,202（1）:E2.

第二节　肩　关　节

一、正常影像表现

（一）正常 X 线平片表现

1. 锁骨　在后前位 X 线片上呈长管状，重叠在肺尖部，把胸骨和肩胛骨连接起来。

2. 肩胛骨　在后前位 X 线片上，呈倒置的三角形，覆盖于第 2 到第 7 肋区，透过锁骨、肋骨和肺野，可见其内侧缘垂直下行。肩胛骨下角圆钝致密，外侧缘由下角向外上方延伸，呈宽厚致密影。关节盂的前后缘呈浅弧形致密线，连成长椭圆形关节面。肩胛骨位置改变时，关节盂影的形状随之变化。肩胛骨上缘只显示其内侧部分，呈略微上斜的致密线横行到上角。喙突重叠于关节盂上部与肩峰之间，呈类圆形。肩峰向外方延伸，投影于肱骨头上方。

3. 胸锁关节　在胸部后前位片上，可见胸骨的锁切迹和锁骨的内侧端。胸锁关节与纵隔及胸椎影相重，显示不清，但仍可分辨胸骨、锁骨之间的斜行透亮带，即胸锁关节间隙，关节盘则不显影。

4. 肩锁关节　在肩关节正位片上，肩锁关节间隙明显。正常情况下，锁骨外侧端影像高出肩峰影的上缘。

5. 肩关节　在肩关节正位片上，肱骨头为半球状膨大阴影，关节盂呈纵向环状线影，二者重叠形成菱形的致密影。肱骨头的关节面与关节盂前缘之间的灰色弧形带是清晰显示的肩关节间隙，正常成年人肩关节间隙宽约 4mm，它基本重叠在关节盂影像内。肱骨头外侧的是大结节，小结节重叠在肱骨影内（图 3-2-1）。

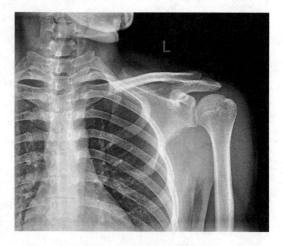

图 3-2-1　正常肩关节正位片

（二）正常肩关节的断面影像学表现

1. 正常肩关节 CT 断面影像学表现　在较高位置 CT 横断面图像中（图 3-2-2A），正常斜行冈上肌位于冈上窝内，肩峰位于冈上肌的后外侧平行走向。在喙突上方的断面，冈下肌的长轴从肩胛骨的后下方发出，经冈上肌的后方穿过盂肱关节，附着于大结节的外侧面；冈上肌、冈下肌分别位于肩胛冈的上方和下方，小圆肌位于冈下肌的后外方，起自肩胛骨的外缘上 2/3，附着于大结节的下方后外侧；在肱骨头上部断面中（图 3-2-2B），显示肱骨大、小结节及结节间沟，大结节位于肱骨头前外侧，小结节位于肱骨头前内侧；盂肱关节层面上（图 3-2-2C），膨大肱骨头与较小的关节盂构成肩关节间隙，关节盂稍偏后，关节间隙由前稍向后斜，喙突在内侧突向前方，与关节盂之间连肩胛颈。喙突和肱骨头的间隙内有肱二头肌肌腱，肱骨头的前外方覆以宽大的三角肌，肱骨头和肩胛骨的后方有冈上肌和冈下肌，肩胛骨前方有肩胛下肌，肩胛下肌起自肩胛窝，经过关节盂前内侧，止于肱骨小结节。胸锁关节位于前胸

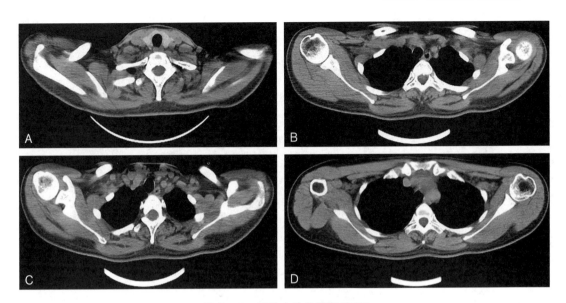

图 3-2-2　正常肩关节横断面 CT
A. 冈上肌层面；B. 肱骨头上部层面；C. 盂肱关节层面；D. 胸锁关节层面。

部，由胸骨柄的锁骨切迹与锁骨内侧端构成，横断面显示胸锁关节间隙呈倒"V"形，前窄后宽（图 3-2-2D）。

2. 正常肩关节 MRI 表现

（1）肩关节横断面 MRI 表现：在较高层面（肩峰）上，T_1WI 上冈上肌为中等信号，斜行走向。冈上肌腱从二头肌长头腱后方的大结节和关节囊的附着处到肩胛骨的冈上窝均为低信号；T_2WI 上冈上肌为等信号，肌腱为低信号。在喙突上方层面，冈下肌的长轴从肩胛骨的下方起源，在冈上肌的后方穿过盂肱关节，附着于大结节的外侧面；冈下肌接近大结节的后外方时，低信号的冈下肌腱同低信号的肱骨皮质一起显示。冈上肌、冈下肌分别位于肩胛冈的两侧，小圆肌位于冈下肌的后外方，起源于肩胛骨的外缘，附着于大结节的后下方。在肱骨头及关节盂层面上，肱二头肌长头肌腱位于肱骨结节间沟内呈低信号，有时其周围伴有少量高信号的脂肪组织；低信号的盂唇位于喙突下盂肱关节的水平范围内。正常前盂唇和后盂唇横断面呈三角形，后关节唇相对较小，稍呈圆形。盂肱关节软骨覆盖整个关节盂窝的凹面上，T_1WI 上呈低信号，T_2WI 上为较高信号，关节软骨在压脂图像中可以更好显示。肩胛下肌在关节盂的前内侧，从肩胛下窝发出附着于肱骨小结节；肩胛下肌位于前部盂唇尖端的前方，盂肱关节的中上水平范围出现。盂肱中韧带位于前盂唇前方，呈低信号，为细条带或粗索样，也可紧贴于前关节盂的前缘或附于肩胛下肌腱下缘，很难与低信号的肩胛下肌区别。盂肱下韧带前束位于前盂唇和肩胛下肌腱之间，盂肱上韧带位于喙突和肱二头肌腱水平（图 3-2-3、图 3-2-4）。

（2）肩关节斜冠状面 MRI 表现：在前方斜冠状位中，肩胛下肌纤维和肌腱组织汇合集中附着于小结节上。喙肱韧带和喙肩韧带呈较窄低信号组织；肱二头肌长头腱于冈上肌腱下方进入关节囊，附着于关节盂的上缘。喙锁韧带也可显示。肩锁关节亦能较好显示，盂肱下韧带及腋下囊亦很好显示。在前方和肱骨头正中层面上，冈上肌及其肌腱可以完整显示，冈上肌腱附着于大结节，冈上肌肌腹越过关节盂向外延伸，直至其肌腱进入肩袖的肌肉、肌腱结合部。盂肱下韧带及腋下囊分别在关节盂下极的附着处和肱骨解剖颈；在肩峰、肩锁关节

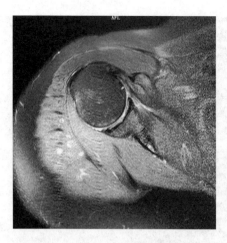

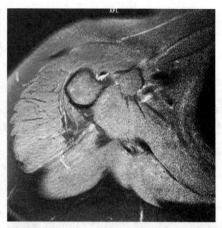

图 3-2-3　正常肩关节横断面 MRI（经肩
　　　　　关节中份）

图 3-2-4　正常肩关节横断面 MRI（经肩
　　　　　关节下份）

和滑囊上壁间显示高信号纤维脂肪组织层，肩峰下滑囊位于肩袖和肩峰之间。在肩关节后半部分的斜冠状位图像中，冈上肌腱与冈下肌腱在肩锁关节后方联合附着于大结节。肱骨头表面关节软骨 T_1WI 上呈中等信号，位于冈上肌腱下方，骨皮质上方。小圆肌及其肌腱出现在更靠后层面斜冠状位图像中，和肩胛冈同处于同一水平，附着于大结节（图 3-2-5、图 3-2-6）。

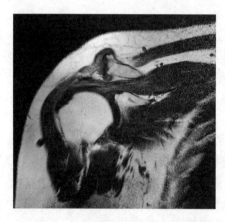

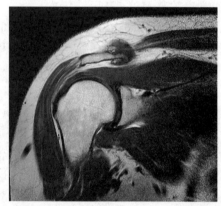

图 3-2-5　正常肩关节斜冠位 MRI（经肩
　　　　　关节上份）

图 3-2-6　正常肩关节斜冠位 MRI（经肩
　　　　　关节中份）

　　（3）肩关节矢状面 MRI 表现：三角肌、冈上肌、冈下肌、小圆肌及大圆肌在矢状面图像中可很好显示。中间及靠外侧矢状面图像中，冈上肌、冈下肌以及它们联合肌腱位于肩峰和肱骨头的上端关节面之间。在靠近肩关节的矢状面图像中，肩袖很好显示，肱骨头的前方下区域有肩胛下肌肌腱，肱骨头上方较厚的肌腱为冈上肌的成分，而呈弓形跨过肱骨头的后半部分较扁平的肌腱则属于冈下肌肌腱的组成部分，肱骨头后下可见小圆肌肌腱。在较外侧的矢状面图像中，肱二头肌肌腱位于冈上肌腱的前下方，并于盂肱关节面附着于关节盂上极。当矢状面图像中出现关节盂时，可见低信号呈束状的喙肱韧带，从肩峰到喙突，跨过肩袖的前部。内侧的矢状面则显示锁骨和肩锁关节的侧面。在矢状面中亦能显示斜行肱骨干。在位于肱骨关节面的矢状面中，能显示低信号盂唇。盂肱下韧带前束向前上方延伸，变成前部盂唇。盂肱中韧带位于前部盂唇的前方,而肩胛下肌腱又位于盂肱中韧带的前方,这种位置关系比较固定。内侧矢状面图像中,可显示肩锁韧带,冈上肌位于肩胛下肌的前段;胸小肌及喙肱肌位于喙突的前方;腋动脉、腋静脉、臂丛在肩胛下肌的前方、胸小肌的深部;冈下肌及其肌腱处于盂肱关节囊的后部。在冈上肌腱的前下方、盂肱关节的上端,肱二头肌长头肌腱进入关节囊。盂肱上韧带位于肱骨头和关节盂的前方、肱二头肌长头肌腱之下。下部盂唇较厚,沿着关节盂的下方呈低信号(图 3-2-7、图 3-2-8)。

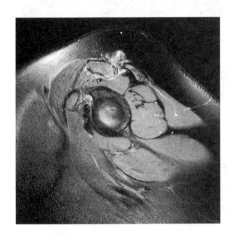 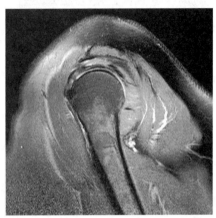

图 3-2-7　正常肩关节矢状位 MRI(经肩　　图 3-2-8　正常肩关节矢状位 MRI(经肩
关节上份)　　　　　　　　　　　　　　　　关节中份)

(三)正常超声表现

肩袖及肱二头肌长头肌腱超声表现　肩袖肌腱的标准扫查程序通常将肱二头肌长头肌腱作为初始定位标志。检查完肱二头肌长头肌腱后,依次检查附着于其内侧肱骨小结节内前方的肩胛下肌腱、附着于其外侧肱骨大结节上方的冈上肌腱和附着于大结节后方的冈下肌腱和小圆肌腱。在检查过程中根据目标肌腱的不同,采取适当的体位,沿目标肌腱的长轴断面和短轴断面依次进行系统、全面的扫查。

(1)肱二头肌长头肌腱:大多数患者在上臂中立位进行扫查,该体位患者手掌朝上放在同侧大腿上,在此切面上可以非常清楚地看到一个骨性定位标志——结节间沟,它是一个位于大小结节之间的边缘光滑的凹陷的骨性结构。结节间沟的外侧是圆隆的大结节,内侧为较小的尖而突出的小结节。结节间沟内可见具有腱鞘结构的肱二头肌长头肌腱和周围脂肪组织,肌腱的外侧是伴行的旋肱前动脉升支。结节间沟上方覆盖着肱横韧带,为一薄的强回声结构(图 3-2-9)。扫查肱二头肌长头肌腱应从近端向远端扫查,肱二头肌长头肌腱的近端(行经肱骨头处)为肌腱病的常发部位,向远端需扫查至胸大肌肌腱水平,长头腱完全断裂时可回缩至该水平,肱骨结节远端水平扫查非常重要,该水平为腱鞘的下垂部位,少量积液多积聚在此,少量的腱鞘积液(没有包绕整个肌腱)为正常现象(图 3-2-10)。短轴超声是评价肱二头肌长头肌腱的首选切面,为椭圆形,在肱骨头上方和关节内的长头腱有可能表现为新月状,探头声束与肌腱垂直时表现为高回声,探头声束与肌腱倾斜时表现为低回声(各向异性伪像),肌腱关节内部分向深部弯曲走行,此时肌腱纤维不与声束垂直,故各向异性伪像显著,常表现为低回声,此时在长轴切面探头尾端加压,使探头声束朝向上方倾斜,可纠正该伪像。长轴扫描主要是在发现肌腱病变时明确肌腱的完整性。

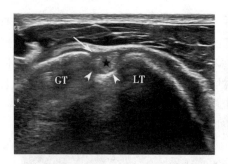

图 3-2-9　结节间沟水平肱二头肌长头肌腱短轴切面
GT:大结节;LT:小结节;长箭头:肱横韧带;箭头:结节间沟;星号:肱二头肌长头肌腱。

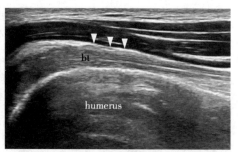

图 3-2-10　肱二头肌长头肌腱长轴切面
bt:肱二头肌长头肌腱;箭头:腱鞘;humerus:肱骨。

（2）肩胛下肌腱:上臂外旋位扫查,该动作可以将位于喙突后下方的肌腱移动至表浅位置便于观察,动态评估肌腱的完整性。肩胛下肌腱附着在小结节的侧面,结节间沟的近端,长轴切面呈凸的平滑的鸟嘴样结构附着于小结节光滑的内侧面,其前方为三角肌(图 3-2-11)。短轴切面可见低回声的肌束与高回声的肌腱相间分布(图 3-2-12)。

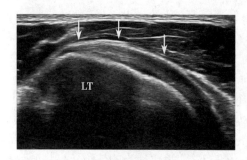

图 3-2-11　上臂外旋位肩胛下肌腱长轴切面
LT:小结节;箭头:肩胛下肌腱。

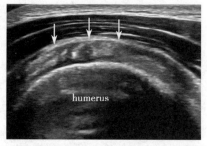

图 3-2-12　上臂外旋位肩胛下肌腱短轴切面
箭头:肩胛下肌腱;humerus:肱骨。低回声的肌束与高回声的肌腱相间分布。

（3）冈上肌腱:位于肩锁弓和肱骨头之间,为了取得肌腱更完整的图像,需要患者将手臂后伸,手掌放于髂骨翼上方,肘关节屈曲尽量指向后中线(改良 Crass 体位),该体位可以使冈上肌腱旋转、前移,显示全部肌腱。长轴切面上冈上肌腱位于三角肌、三角肌下-肩峰下滑囊的下方,肱骨头关节软骨上方,呈凸的鸟嘴样等回声结构止于肱骨头凸面的边缘,肱骨大结节的起始处(图 3-2-13、图 3-2-14),短轴切面为凸形的回声均匀的等回声结构(图 3-2-15)。

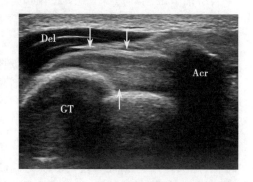

图 3-2-13　中立位冈上肌腱长轴超声图像
Del:三角肌;GT:肱骨大结节;Acr:肩峰;箭头:冈上肌腱。仅可显示冈上肌腱远端的图像。

（4）冈下肌和小圆肌腱:探头放置于盂肱关节

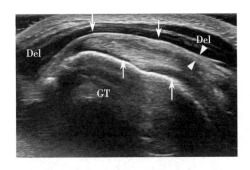

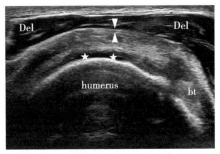

图 3-2-14 改良 Crass 位冈上肌腱长轴超声图像

Del:三角肌;GT:大结节;箭头:冈上肌腱。冈上肌腱从肩峰下旋出,远离肩峰,可以显示冈上肌腱的全貌。

图 3-2-15 冈上肌腱短轴切面

Del:三角肌;三角箭头:三角肌下滑囊;五角星:关节软骨;humerus:肱骨;bt:肱二头肌长头肌腱。

的后方,患者采用坐姿手掌向上置于同侧大腿上,或手掌放置于对侧肩头。长轴切面表现为附着在大结节后方的凸的鸟嘴样等回声结构,冈下肌腱位于头侧端,小圆肌腱位于其下方,超声无法将二者完全区分(图 3-2-16、图 3-2-17)。

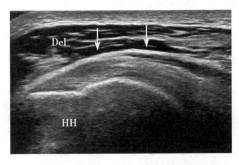

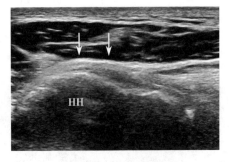

图 3-2-16 冈下肌腱长轴

Del:三角肌;HH:肱骨头;箭头:冈下肌腱。

图 3-2-17 小圆肌腱长轴

HH:肱骨头;箭头:小圆肌腱。

二、康复常见疾病影像表现

(一)肩部外伤

1. 肩部骨折

(1)肱骨近端骨折:临床常用 NEER 分型,NEER 于 1970 年提出肱骨近端骨折的四部分分类法。将肱骨 4 个解剖部位,即肱骨头、大结节、小结节和肱骨干的相互移位程度分 6 个基本类型,移位 >1cm 或成角 >45°,否则不能认为是移位骨块。根据骨折部位分为:

Ⅰ型:未移位骨折。

Ⅱ型:解剖颈骨折。

Ⅲ型:外科颈骨折。

Ⅳ型:大结节骨折。

Ⅴ型:小结节移位骨折。

Ⅵ型:肱骨上端骨折合并肱盂关节脱位。

根据四部分的关系分为：

一部分骨折：该型骨折无移位或轻微骨折移位，占所有骨折的 85%，常见于 65 岁以上的老年人。

两部分骨折：上述 4 个解剖部位中仅 1 个部位发生骨折或移位，常见为外科颈或大结节的撕脱骨折。

三部分骨折：肱骨近端 4 个部位中，有 2 个部位骨折合并移位，最常见的是外科颈合并大结节撕脱骨折并移位，此时股骨头仍保留良好的血运。

四部分骨折：肱骨近端 4 个部位都发生骨折、移位，肱骨头向外侧脱位，血运破坏、软组织破坏严重，极易发生肱骨头缺血坏死。

1）X 线表现：标准的肩胛正位、侧位和腋位可以从三个互相垂直的平面对骨折、移位的情况进行评估（图 3-2-18）。

2）CT 表现：对于肱骨近端骨折脱位、关节盂骨折、大结节后移位及小结节前移位的评估非常有帮助，同时 MSCT 对肱骨近端移位骨折分型的效能更佳（图 3-2-19）。通过三维重建，能从各个方向显示肱骨骨折的损伤情况，为临床治疗方式的选择和预后的评估提供了可靠的依据。

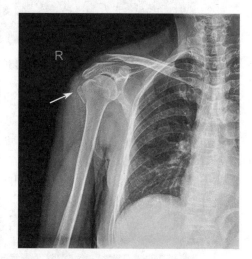

图 3-2-18　肱骨大结节骨折
箭头处为撕脱骨折碎片。

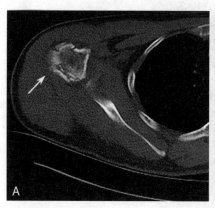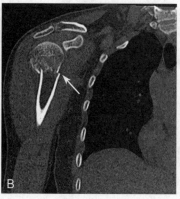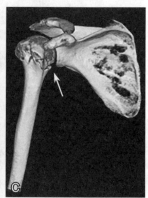

图 3-2-19　肱骨解剖颈骨折
A~C.箭头所示为骨折透亮线及断端移位情况。

（2）肩胛骨骨折：发生率较低，仅占全身骨折的 1%，但大多合并其他损伤。主要由于高能量直接暴力导致。

1）X 线表现：X 线检查为临床诊断肩胛骨骨折的首选方式。包括肩胛骨特殊位置照片，X 线片可有效诊断肩胛骨的骨折。肩胛颈骨折是肩胛骨骨折中常见者，分无移位骨折和移位骨折。单纯喙突骨折极少见，腋位 X 线片可显示喙突基底部骨折。肩峰骨折通过肩关节正位或腋位片即可明确诊断。根据骨折线形态，肩胛体部骨折可分为"T"形、"V"形、粉碎机线状骨折，拍摄肩胛骨前后位片及切线位 X 线片可确定骨折类型（图 3-2-20）。

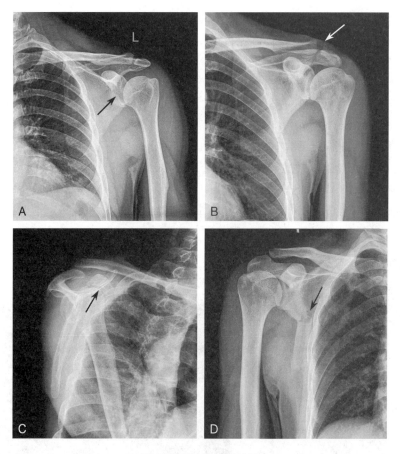

图 3-2-20　肩胛骨骨折

A. 关节盂骨折（箭头所示）;B. 肩峰骨折（箭头所示）;C. 喙突骨折（箭头所示）;D. 体部骨折（箭头所示）。

2）CT 表现：可清晰、明确地显示出肩胛骨骨折范围、数量及位移，同时可显示骨痂形成及骨折复位的具体情况。对于复杂的肩胛骨骨折，尤其是肩胛骨关节盂、肩胛颈的骨折，CT 三维重建可直观地显示患处关节面的塌陷情况和骨碎片大小范围，图像效果更好、分辨率更高（图 3-2-21）。

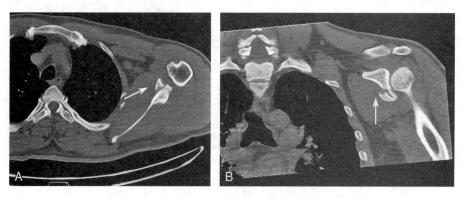

图 3-2-21　肩胛骨关节盂骨折

A、B. 箭头所示为肩胛骨骨折透亮线。

（3）锁骨骨折：锁骨骨折以儿童多见，主要为间接暴力引起，摔伤是常见原因。在成人中，直接暴力可导致锁骨横行骨折、多段骨折。

1）X线表现：一般情况下怀疑锁骨骨折时需行X线检查以确定诊断，正位片可显示锁骨骨折的上下移位，斜位片可观察骨折的前后移位。

Ⅰ型骨折为锁骨中段1/3，占全部锁骨骨折的75%以上，骨折近端向上、后移位，远端向前、下移位（图3-2-22）。

Ⅱ型为锁骨外1/3骨折，约占锁骨骨折的15%，远折端向下移位，近折端向上移位。锁骨外端关节面骨折，需结合CT检查。

Ⅲ型较少见，仅占10%，为锁骨内1/3骨折。

2）CT表现：CT平扫和多平面重组后处理可清晰显示锁骨断端移位情况及游离骨碎片（图3-2-23）。

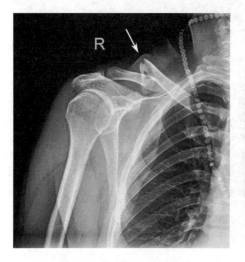

图 3-2-22　锁骨中段骨折
箭头所示为断端移位、成角。

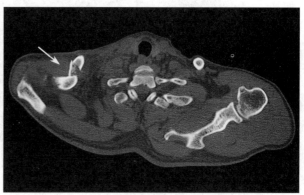

图 3-2-23　锁骨骨折
锁骨中段1/3处骨皮质不连续（箭头所示）。

2. 脱位　创伤是肩关节脱位的主要原因，多为间接暴力所致。

（1）盂肱关节前脱位

1）X线表现：盂肱关节脱位中，以前脱位多见，肱骨头可向前、向内及向下移位，分别位于锁骨下、喙突下及关节盂下方（图3-2-24）。

2）CT表现：当肱骨头向前脱位时，肱骨头可嵌入关节盂前下缘，导致特征性的撞击性骨折，也称之为希尔-萨克斯损伤（Hill-Sachs lesion）。该损伤会影响肱骨头前脱位的复位，CT及其三维重建可清晰显示该病变（图3-2-25）。

（2）盂肱关节后脱位

1）X线表现：仅占肩关节脱位的2%~4%。图3-2-26特殊征象提示盂肱关节后脱位。

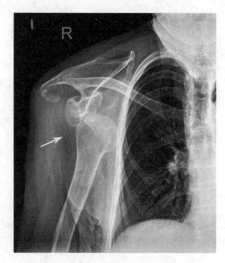

图 3-2-24　盂肱关节前脱位
箭头所示为肱骨头向前移位，位于锁骨下方。

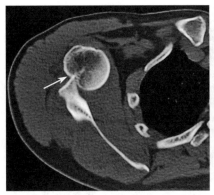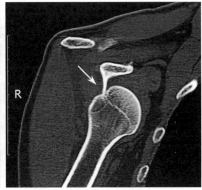

图 3-2-25　肱骨头前脱位

箭头所示为肱骨头向前脱出，并嵌入关节盂下缘。

灯泡征：肱骨头内旋，肱骨近端在 X 线前后位片形似灯泡。

间隙征：盂肱关节后脱位时，肱骨头内侧切线与关节盂内侧切线距离增宽，大于 6mm 为间隙征阳性。

Mouzopoulus 征：在 X 线前后位片上，内旋的肱骨头大结节与小结节的轮廓形似"M"形。

2）CT 表现：CT 扫描是盂肱关节后脱位诊断的金标准。患侧肱骨头关节面朝后，且脱出关节盂后缘；有时可发现盂肱关节后脱位合并肱骨头前方压缩性骨折，引起肱骨头前内缘与关节盂后方撞击，成为反 Hill-Sachs 损伤。

（3）肩锁关节脱位：肩锁关节脱位占所有肩关节损伤的 12%，损伤机制多为直接暴力由上向下撞击肩峰而发生脱位，或间接暴力过度牵引肩关节向下而引起脱位，同时可造成关节周围韧带及肌肉损伤。临床上根据患者受伤程度分级情况来选择适当的治疗方法。

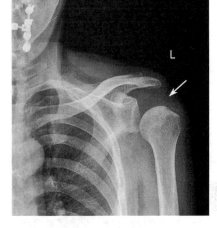

图 3-2-26　盂肱关节后脱位

肱骨头与肩胛骨关节盂内侧空虚，间隙增大（箭头所示）。

肩锁关节脱位 Rockwood 分型：

Ⅰ型：肩锁韧带损伤，喙锁韧带完整。

Ⅱ型：肩锁韧带断裂，喙锁韧带损伤，肩锁关节半脱位。

Ⅲ型：肩锁、喙锁韧带全断裂，肩锁关节全脱位。

Ⅳ型：肩锁关节全脱位。同上，脱位的锁骨远端，穿透固定于斜方肌肌肉内。

Ⅴ型：肩锁关节全脱位。肩锁、喙锁韧带全断裂，肩峰与锁骨严重分离。

Ⅵ型：肩锁关节全脱位。肩锁、喙锁韧带全断裂，锁骨远端移位至喙突下、联合腱之后。

1）X 线表现：对于大多数病例，平片双侧对比检查方便，且应力 X 线平片可以对肩锁关节损伤提供更多、更可靠的诊断信息。当肩锁关节间隙男性 >7mm，女性 >6mm，即可诊断为肩锁关节脱位（图 3-2-27）。喙锁间隙正常宽度为 11~13mm，应力 X 线平片正常可有 1~3mm 的增宽，但两侧对称。受力后增宽 4mm 者提示肩锁关节不完全脱位即Ⅰ级损伤。若间隙增加且 >5mm 以上者，提示肩锁关节全脱位，即Ⅲ级损伤。肩锁关节脱位损伤程度分级如下：

Ⅰ级:X线平片表现正常。

Ⅱ级:X线平片表现为关节增宽,锁骨轻度半脱位。

Ⅲ级:X线平片显示肩锁关节全脱位,锁骨外端翘起,大多伴有锁骨肩峰端的骨折和锁骨移位。

Ⅳ级:X线平片显示锁骨远端或肩峰骨折,锁骨远端向后方移位进入或穿过斜方肌,锁骨远端向上方移位。

Ⅴ级:锁骨远端向上方严重移位,此型X线平片可表现为典型的皮肤隆起。

Ⅵ级:伴有锁骨喙突下半脱位和肩锁韧带撕裂与肩锁关节损伤相关的骨折,肩锁关节脱位,锁骨向肩峰或喙突下方移位,喙锁间隙小于正常侧。

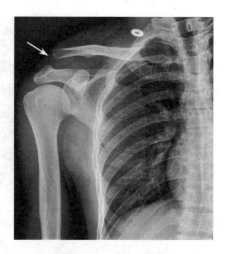

图 3-2-27　肩锁关节脱位
箭头所示肩锁间隙明显增宽。

2)CT表现:CT扫描能准确地反映肩锁关节对应关系、锁骨远端移位和骨游离碎片的关系。尤其对于Ⅵ级损伤,三维重建后可显示锁骨远端向后移位,同时可测量肩锁间距和喙锁间距,并显示关节囊积液。

(4)胸锁关节脱位:胸锁关节脱位在临床中罕见,在所有外伤性关节脱位中占不到1%。胸锁关节脱位多为前脱位。锁骨内侧端后脱位可引起更严重的损伤,向后移位的锁骨内侧端可压迫颈动脉引起晕厥或使锁骨下血管、臂丛神经受压,亦可引起纵隔内气管、食管、胸导管或其他大血管的损伤。

1)X线表现:胸锁关节损伤的X线诊断需摄胸锁关节侧位及斜位片。其X线主要征象是两侧胸锁关节间隙不对称,患侧关节间隙增宽,锁骨近胸骨端向前、向后移位。

2)CT表现:CT显示的影像为横断面,能清晰显示局部的骨折碎片,三维重建时可明确脱位的方向和程度,是检查胸锁关节的首选方法(图3-2-28),增强扫描可发现有无大血管的损伤。

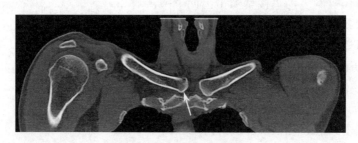

图 3-2-28　胸锁关节脱位
胸锁关节右侧间隙增宽,锁骨近胸骨端移位(箭头所示)。

3. 骨髓水肿　创伤是骨髓水肿的最常见原因之一,特别是X线片和CT扫描中无明显骨折的骨挫伤。

(1)肱骨骨髓水肿:肱骨骨髓水肿代表组织间液增加,因此它具有增加含水量的MRI特性,即T_1WI像上的低信号、等信号以及T_2WI和PDWI像上的高信号(图3-2-29)。

(2)肩胛骨骨髓水肿:肩胛骨骨髓水肿表现为长T_1、长T_2信号,脂肪抑制序列上呈高信号(图3-2-30)。

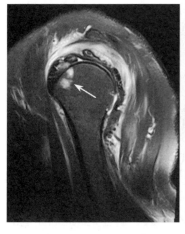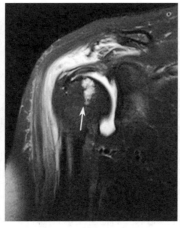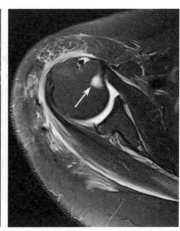

图 3-2-29 肱骨头骨髓水肿

箭头所示为肱骨头内长 T_2 信号,即骨髓水肿。

(二)肩关节退行性病变

1. 盂肱关节退行性病变

(1)X 线表现

1)软骨侵蚀:表现为盂肱关节间隙不均匀变窄,严重者关节间隙完全消失(图 3-2-31)。

2)软骨下成骨和血管增生:表现为肱骨大结节骨质边缘硬化。

3)软骨下囊肿:表现为软骨下囊状破坏。

4)骨膜及滑膜增生:表现为关节边缘小骨赘形成。

5)骨与软骨节裂、剥脱:表现为关节内游离体。

(2)CT 表现:与 X 线表现类似,另外可见肩袖退变性钙化影,冈上肌腱钙化最常见,另外可有

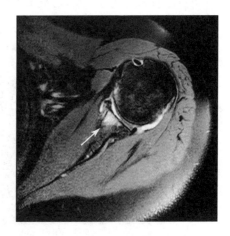

图 3-2-30 肩胛骨骨髓水肿

肩胛骨内长 T_2 信号(箭头所示),即骨髓水肿。

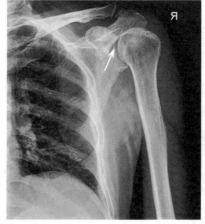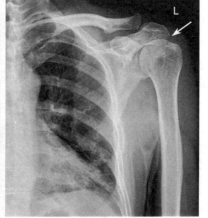

图 3-2-31 盂肱关节退行性病变

箭头所示为盂肱关节间隙变窄,邻近骨质增生硬化。

肱二头肌长头肌腱钙化,肩胛下肌肌腱钙化,关节盂唇钙化等细小结构变化。

（3）MRI 表现

1）软骨侵蚀:骨性和软骨性关节面不光整关节软骨局部变薄或消失,T₁WI 显示关节软骨中等信号改变,关节间隙狭窄或消失。

2）关节腔内积液,关节囊附着区域骨赘形成。

3）肩关节盂唇变性:可见斑片状 T₁WI 低信号、T₂WI 高信号影。

4）骨与软骨节裂、剥脱:关节盂内 T₁WI 低信号游离体形成。

5）周围韧带可见钙化或局部增厚:钙化表现为片状 T₁WI 低信号影,增厚表现为结节样或不规则团块样增厚。

2. 肩锁关节退行性病变

（1）X 线表现:可见软骨侵蚀,表现为盂肱关节间隙不均匀变窄,严重者关节间隙完全消失;肩峰及锁骨肩峰端骨质边缘硬化,软骨下可见囊状低密度影;关节边缘可见小骨赘形成。

（2）CT 表现:肩峰及锁骨肩峰端骨质边缘硬化,骨皮质下可见多发小囊状低密度影;关节边缘可见小骨赘形成,严重者可见关节间隙不均匀变窄,甚至关节间隙完全消失（图 3-2-32）。

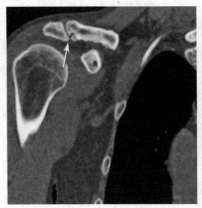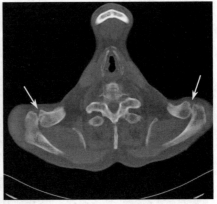

图 3-2-32　肩锁关节退行性病变
箭头所示为肩峰及锁骨肩峰端骨皮质下多发小囊状低密度影。

（3）MRI 表现:可见关节软骨侵蚀表现,关节面不光整,关节软骨局部变薄或消失,T₁WI 显示关节软骨中等信号改变,关节间隙狭窄或消失;关节囊附着区域骨赘形成;周围韧带钙化可见片状 T₁WI 低信号影。

（三）软组织损伤

1. 肩峰撞击综合征　肩峰前外侧端形态异常、骨赘形成,肱骨大结节的骨赘形成,肩锁关节增生肥大,以及其他可能导致肩峰-肱骨头间距减小的原因,均可造成肩峰下结构的挤压与撞击。这种撞击大多发生在肩峰前 1/3 部位和肩锁关节下面。反复的撞击促使滑囊、肌腱发生损伤、退变,乃至发生肌腱断裂。

（1）X 线表现:X 线摄片应常规包括上臂中立位、内旋位、外旋位的前后位投照及轴位投照,显示肩峰、肱骨头、关节盂及肩锁关节。X 线平片可以识别出肩峰下钙盐沉积、盂肱关节炎、肩锁关节炎、肩峰骨骺发育异常和其他骨疾病。

冈上肌腱出口部 X 线投照（Y 位像)对了解出口部的结构性狭窄以及测量肩峰-肱骨头间距是十分重要的。

X线摄片对1期、2期及3期肩峰撞击综合征的诊断无特异性，但在具有下列X线征象时（图3-2-33），对肩峰撞击综合征诊断具有参考价值。

1）大结节骨疣形成。因大结节与肩峰反复冲撞所致，一般发生于冈上肌止点嵴部。

2）肩峰过低及钩状肩峰。

3）肩峰下面致密变、不规则或有骨赘形成。喙肩韧带受到冲撞，或反复受到拉伸而使肩峰前下方骨膜下形成骨赘。

4）肩锁关节退变、增生，形成向下突起的骨赘，致使冈上肌出口狭窄。

5）肩峰-肱骨头间距（A-H间距）缩小。正常范围为1.2~1.5cm，<1.0cm应为狭窄，≤0.5cm提示存在广泛性肩袖撕裂。肱二头肌长头肌腱完全断裂，失去向下压迫肱骨头的功能，或其他动力性失衡原因也可造成A-H间距缩小。

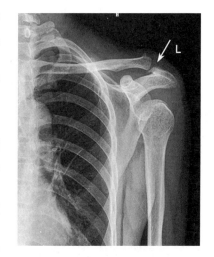

图 3-2-33　肩峰撞击综合征
箭头所示为肩峰处骨赘形成。

6）前肩峰或肩锁关节下方骨质的侵袭、吸收；肱骨大结节脱钙、被侵袭和吸收或发生骨的致密性改变。

7）肱骨大结节圆钝化，肱骨头关节面与大结节之间界线消失，肱骨头变形。

上述1）~3）点X线表现结合临床肩前痛症状和阳性撞击试验，应考虑肩峰撞击综合征存在。第4）~7）点X线征象属于肩峰撞击综合征晚期表现。除了采用不同位置的静态X线摄片及测量外，还应做X线监视下的动态观察。在出现肩峰撞击综合征的方向、角度，使患臂做重复的前举、外展等运动，观察肱骨大结节与肩峰喙肩弓的相对解剖关系。动态观察法对于诊断动力性肩峰撞击综合征尤为重要。

（2）MRI表现

1）肩峰下滑囊炎：T_1WI显示滑膜囊增厚呈低信号，高信号脂肪层消失；T_2WI显示滑膜增生、炎症渗出呈高信号（图3-2-34）。

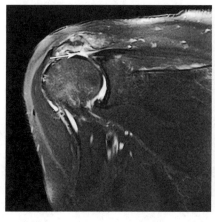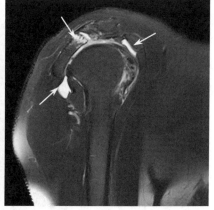

图 3-2-34　肩峰撞击综合征
肩峰轻度骨髓水肿，箭头所示为冈上、冈下肌腱损伤及肩关节腔内积液。

2）肩袖病变

Ⅰ期：T_1WI 及 PDWI 上冈上肌在其附着处出现增高的信号影。

Ⅱ期：肩袖变薄或不规则，肌腱内信号强度增加。

Ⅲ期：肌腱的连续性中断或伴有增高的信号累及关节面。

3）骨结构改变：主要为肩峰退行性病变，T_1WI 及 T_2WI 见低信号的骨赘影。

（3）肌骨超声表现：超声无法直接显示肱-肩峰间隙的解剖狭窄，超声诊断肩峰撞击综合征主要是根据肩峰下滑囊的继发改变。超声表现为肩峰下滑囊增厚、积液或肩峰下滑囊局限性聚集。患者外展上臂时进行动态超声扫查可以直观地显示在肩关节运动过程中肩峰下滑囊的局部聚集，病变严重时可以看到肱骨头上移，冈上肌腱无法全部滑入肩峰下方（图 3-2-35）。

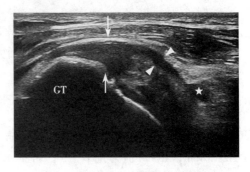

图 3-2-35　撞击综合征伴冈上肌腱炎
冈上肌腱肿胀，内部回声不均（箭头），三角肌下滑囊增厚（三角箭头）。患者外展上臂时，肩峰外侧局部滑囊积液聚集（☆），冈上肌腱无法滑入肩峰下方。

2. 肱二头肌长头肌腱炎　肱二头肌长头肌腱是人体内唯一起自关节腔内的肌腱，起于肩胛骨盂上结节，在肱骨结节间沟与横韧带形成的骨纤维管道中通过。当肩关节后伸、内收、内旋时，该肌腱滑向上方；而当肩关节前屈、外展、外旋时则滑向下方。当上肢在外展位屈肘时，肱二头肌长头肌腱容易磨损，长期的摩擦或过度活动可引起腱鞘充血、水肿、增厚，造成腱鞘滑膜层急性水肿或慢性损伤性炎症，从而导致肱二头肌长头肌腱在腱鞘内的滑动功能发生障碍。主要为肩部疼痛、压痛明显、肩关节活动受限等。

（1）X 线表现：肩部后前位 X 线片常无明显异常。摄肱骨结节间沟切线位 X 线片，部分患者可见结节间沟变窄、变浅、沟底或沟边有骨刺形成。

（2）MRI 表现：MRI 显示肱骨结节间沟内空虚，内为积液。完全断裂的肌腱向远侧收缩，呈小片状或类圆形，T_2WI 信号略高，腱鞘内积液呈周围环状 T_2 高信号，不全断裂表现小部分低信号肌腱相连，远侧长头腱略增粗，但肌腱整体张力存在，肩峰-三角肌下脂肪层正常（图 3-2-36）。

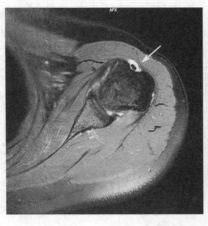
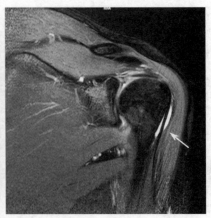

图 3-2-36　肱二头肌长头肌腱炎
箭头所示为肱二头肌长头肌腱腱鞘内长 T_2 液性信号。

（3）肌骨超声表现:肱二头肌长头肌腱病主要发生于肱骨头水平和结节间沟近端,主要超声表现为肱二头肌长头肌腱的增粗,回声不均匀、减低,肌腱内部有时可见裂隙,肿胀的肌腱周围可见血流信号,腱鞘积液常为伴发征象。肌腱的全层撕裂表现为肌腱的连续性中断,常见断端回缩,主要表现为肱骨结节间沟空虚,肱二头肌长头肌腱结构缺失,断端周围可见液性无回声区包绕,断端之间的长头腱鞘内可见液性无回声区或碎屑样回声充填。急性断裂时,断裂回缩的肱二头肌呈球形(大力水手征),肌肉结构及回声正常。

肱二头肌长头肌腱腱鞘与肩关节腔相通,当关节腔积液时可延伸至肱二头肌长头肌腱腱鞘内。正常的长头肌腱腱鞘内肌腱的一侧可见薄层液体(图3-2-37),当积液量增多,包绕肌腱时则为异常(图3-2-38、图3-2-39)。单纯性积液表现为无回声,复杂性积液可表现为低回声、等回声或高回声,有时与滑膜增生表现相似。探头加压时病变缺乏流动性,彩色多普勒在病变内部可见血流信号时,提示病变为滑膜增生。腱鞘炎的超声特征包括腱鞘局限性扩张,内部有时可见分隔,探头挤压时,局部压痛明显,病变内血流信号增多。肩关节腔积液导致腱鞘积液的超声表现为,腱鞘内积液较为广泛,局部无压痛,伴有肩关节周围隐窝扩张。

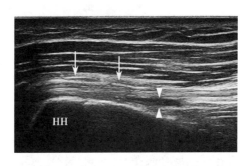

图3-2-37 肱二头肌长头肌腱腱鞘内正常可见少量积液

HH:肱骨头;箭头:肱二头肌长头肌腱;三角箭头:腱鞘积液。

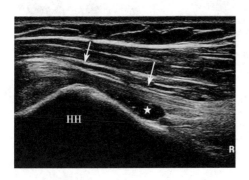

图3-2-38 肱二头肌长头肌腱腱鞘炎伴积液(长轴切面)

HH:肱骨头;箭头:肱二头肌长头肌腱;☆:腱鞘积液。

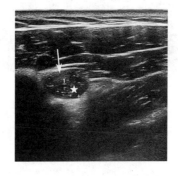

图3-2-39 肱二头肌长头肌腱腱鞘炎伴积液(短轴切面)

箭头:肱二头肌长头肌腱;☆:腱鞘积液,积液内部回声不均质。

3. 冈上肌变性 冈上肌腱变性也可称为冈上肌腱腱病,多为肩关节前上撞击综合征(Neer Ⅱ型)的早期病变,其本质为退行性变,伴有嗜酸性细胞、纤维及黏液变性,有时伴有软骨化生。病变包括肌腱肿胀和肌腱结构异常,但无肉眼可见的纤维撕裂。

（1）MRI表现:在MRI上,变性的冈上肌腱增粗,连续性完好,T_1WI和T_2WI信号均增高,但T_2WI信号不如关节液,可伴有肌腱的增粗或变薄(图3-2-40)。

（2）超声表现:超声表现为肌腱内局灶性的边界模糊的低回声区,病变内部回声不均质;肌腱弥漫性增厚伴回声减低,患侧肌腱与健侧肌腱厚度差异>2.5mm或患侧肌腱厚度超

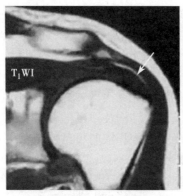
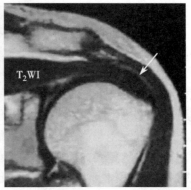

图 3-2-40　冈上肌变性
常规MRI斜冠位示冈上肌腱增粗,连续性好,T_1WI和T_2WI信号轻度增高。

过 8mm 可提示本病(图 3-2-41)。冈上肌腱腱病常伴有肩峰下-三角肌下滑囊的弥漫性增厚和积液(图 3-2-42),冠状位动态扫查时可以看到增厚的肌腱和肩峰下滑囊肿胀、冈上肌腱滑动困难。病变轻微时,双侧对比检查可以提高诊断的正确性。

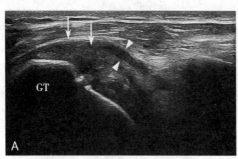
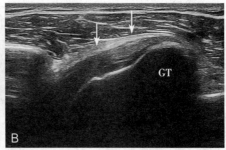

图 3-2-41　右侧冈上肌腱变性
A.患侧;B.正常侧。
与正常侧相比,患侧肌腱明显增厚,内部回声不均匀,肩峰下-三角肌下滑囊增厚。GT:大结节;箭头:冈上肌腱;三角箭头:增厚的三角肌下滑囊。

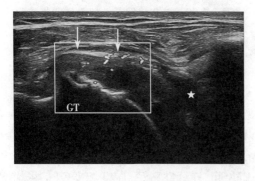

图 3-2-42　右侧冈上肌腱变性
患侧肌腱增厚,内部回声不均匀,上臂外展时,冈上肌腱滑动困难,肩峰下滑囊增厚,并可见局部积液聚集,CDFI冈上肌腱内可见棒状血流信号。GT:大结节;箭头:冈上肌腱;☆:肩峰下滑囊。

　　4. 肩袖钙化性肌腱炎　肩袖钙化性肌腱炎主要发生在冈上肌腱(80%)的临界区,其主要成分是羟基磷灰石,形成原因不明,可能是肌腱的缺氧和纤维软骨化生所致。钙化性肌腱炎分为四个阶段:钙化前期、钙化期、再吸收期和钙化后期。

（1）MRI 表现：表现为低信号，冈上肌腱内的不规则钙化性病灶在 MRI 扫描中有时会不连贯，常被误认为是肩袖撕裂（图 3-2-43）。

（2）超声表现：超声表现为肌腱内的高-强回声团块，根据钙沉积部位的不同表现，超声可将其分为三种类型：Ⅰ型钙化表现为强回声团伴后方声影，类似于胆结石表现，代表局部钙沉积的形成期，病变可多发，当病灶较大时可导致肩峰撞击综合征，该期患者的典型临床症状为亚急性的肩部钝痛伴夜间加重（图 3-2-44）。Ⅱ型和Ⅲ型钙化为"泥浆样"改变，超声表现为高回声团伴弱声影（Ⅱ型）或无后方声影（Ⅲ型），与病灶的再吸收期相对应，这一时期的沉积物绝大多数为液态，可以成功抽吸，急性疼痛发作多发生于该期，此时彩色多普勒在病灶周围多可发现代表充

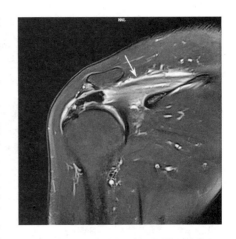

图 3-2-43 冈上肌腱钙化性肌腱炎
冈上肌腱正常形态消失，呈明显长 T_2 信号（箭头所示）。

血的血流信号。当病变的回声与肌腱回声相同时，超声诊断较为困难，此时超声表现主要为肌腱内的卵圆形纤维缺失区和病灶内可移动的点状高回声（图 3-2-45）。Ⅱ型、Ⅲ型病变在钙化初始阶段有一定的移动性，有可能向邻近部位移动，引起微晶体性滑囊炎，超声可明确病因。

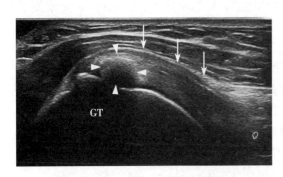

图 3-2-44 冈上肌腱钙化性肌腱炎Ⅰ型
患者女，50 岁，右侧肩关节钝痛，上臂外展时加重，超声显示右侧冈上肌腱远端强回声团，后伴声影。GT：大结节；箭头：冈上肌腱；三角箭头：钙化病灶。

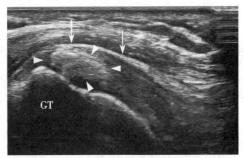

图 3-2-45 冈上肌腱钙化性肌腱炎Ⅱ型
同一患者 2 个月后复查，超声显示右侧冈上肌腱内病灶回声变为高回声，后方声影消失。GT：大结节；箭头：冈上肌腱；三角箭头：钙化病灶。

5. 肩袖损伤　肩袖损伤分为肩袖创伤性肌腱炎和肩袖撕裂两种情况。前者及时综合保守治疗即可恢复，而肩袖撕裂主要累及冈上肌腱，冈上肌腱的撕裂向后可累及冈下肌腱，向前可累及肱二头肌长头肌腱滑车和肩胛下肌腱，一般需要进行手术。冈上肌腱远端前部为撕裂的好发部位，也可发生在肌腱-肌肉连接处（图 3-2-46）。肌腱撕裂多为慢性劳损所致，常伴有肱骨大结节骨皮质的不规则改变，该征象是冈上肌腱撕裂的重要间接征象。急性撕裂可发生在肌腱的近端，可伴或不伴肱骨大结节骨皮质的改变。肌腱撕裂可分为全层撕裂和部分厚度撕裂。全层撕裂指从撕裂从肌腱的关节侧延伸至滑囊侧，可仅累及肌腱的部分宽度（不完全性或局限性全层撕裂）或累及肌腱的全宽度（全宽度全层撕裂）。部分厚度撕裂可发生在肌腱的关节侧、滑囊侧或肌腱内。

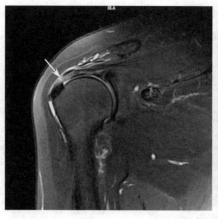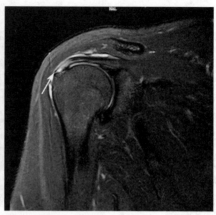

图 3-2-46　肩袖损伤
箭头所示为冈上肌腱损伤。

（1）MRI 表现

1）肩袖损伤的 MRI 分级（Zlaikin 分级）：

0 级：肩袖形态正常，连续性完好，肩袖表现为均匀一致的低信号。

1 级：肩袖形态正常，连续性完好，T_1WI 或 PDWI 上可见线样或散在性的高信号，肌腱形态正常，肩峰下三角肌下滑囊完整。

2 级：肩袖连续性存在，形态异常（肩袖变薄/变厚，形态不规则，肌腱的滑膜面或关节面破损），T_1WI 或 PDWI 上可见信号增高。

3 级：肩袖外形异常，连续性中断，高信号累及整个肌腱。

在 Zlaikin 分级中，0 级是正常肩袖，1、2 级代表退变，3 级为撕裂。

2）信号异常：肩袖出现 3 级信号，是诊断的直接征象，一旦发现 3 级信号，肩袖撕裂无疑。

Ⅰ. 肩袖关节侧出现 3 级信号，属于部分撕裂。

Ⅱ. 肩袖滑囊侧出现 3 级信号，属于部分撕裂。

Ⅲ. 肩袖内部出现大范围 3 级信号，属于部分撕裂。

Ⅳ. 肩袖出现 3 级信号，关节侧撕裂回缩，也属于部分撕裂。

Ⅴ. 肩袖出现 3 级信号，肩袖完全中断，属于完全撕裂但无回缩。

3）形态异常：肩袖可以变薄、变厚或不规则，但只有中断才是 3 级信号，肩袖中断后断端回缩，肌肉萎缩也是肩袖撕裂的直接征象。

4）邻近组织异常：邻近组织异常包括信号异常和形态异常，是肩袖撕裂的间接征象，对诊断有意义但不能直接诊断肩袖撕裂。邻近组织包括肩峰下滑囊、骨（肩峰、大结节、小结节、喙突）、关节（肩锁关节、盂肱关节）、肱二头肌长头肌腱等。

Ⅰ. 肩峰下滑囊增大，是肩袖损伤必有的表现。

Ⅱ. 肩峰下滑囊贯通（与关节腔相通），预示着肩袖的完全撕裂。

Ⅲ. 钩状肩峰，发生肩袖撕裂的机会大，但绝不是百分之百。

Ⅳ. 肩峰骨刺，发生肩袖撕裂的机会比钩状肩峰还要大，肩峰骨刺在斜矢状位上显示得非常清楚。

Ⅴ. 肱骨大结节骨赘增生，一般是较久的反复撞击造成，一旦出现，肩袖撕裂的可能性极高。

Ⅵ. 肱骨大结节部位的皮质骨下囊肿,也是长时间撞击的一种表现,不但是肩袖撕裂重要的间接征象,也是肩袖撕裂手术治疗的一个难点。

Ⅶ. 肱骨大结节的部分缺损是长时间严重撞击的表现,在斜冠状位发现缺损的同时,一般都能看到肩袖的中断和回缩。

Ⅷ. 肩锁关节增生水肿,单独的肩锁关节炎也有此表现,所以这只是诊断的间接征象,肩袖撕裂需要结合其他征象才能确诊。

Ⅸ. 盂肱关节关系异常,在斜冠状面上看到肱骨头的上移,肩峰与肱骨头间隙狭窄是肩袖巨大撕裂的表现。

Ⅹ. 盂肱关节关系异常在轴位片上也可能看到,一般是由于肩胛下肌或冈下肌和小圆肌的撕裂后力量不平衡所造成。盂肱关节骨性关节炎,肩袖撕裂的晚期会出现,其他很多原因也会出现,所以只是诊断的间接征象。

（2）超声表现

1）冈上肌腱的部分厚度撕裂:主要表现为肌腱局部纤维撕裂,多发生在冈上肌腱的前1/3,呈边界清楚的裂口或裂隙样无回声或低回声。检查时应该在长轴和短轴分别测量撕裂的范围,并在报告中以百分比表示。

冈上肌腱滑囊侧的部分撕裂仅累及肌腱的滑囊侧,多数位于近大结节处。典型的超声表现为冈上肌腱的低回声凹陷缺损,常可见等回声的滑囊或高回声的滑囊周围脂肪疝入缺损部位。其他超声表现包括冈上肌腱失去正常外凸形态,肌腱变薄,肩袖体积缩小,常伴有肱骨大结节的骨皮质不规则改变（图 3-2-47）。

2）关节侧的部分厚度撕裂:最多见于冈上肌腱远端前侧的肱骨大结节止点处,超声表现为肌腱的关节面不连续,缺损区域可见关节积液充填,同时由于撕裂肌腱远端回缩,形成新的反射界面,病变常表现为高回声-无回声混杂结构,撕裂处的肱骨大结节骨皮质常不规则,与肌腱止点处的慢性磨损相关。正常肩袖的急性撕裂与肌腱近端的撕裂少见,多表现为肌腱关节侧的局限性无回声区不伴肱骨大结节的骨皮质改变。关节侧部分撕裂时,肌腱上缘常表现为正常的外凸形态,肌腱的体积多正常（图 3-2-48）。当撕裂紧邻关节软骨时,撕裂处积液下方的关节软骨表面回声增高（软骨界面征）。

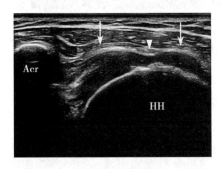

图 3-2-47 冈上肌腱滑囊侧部分撕裂
超声长轴显示左侧冈上肌腱远端近大结节处滑囊侧局部凹陷（箭头）,其下方肱骨皮质不规则。HH:肱骨头;Acr:肩峰;箭头:冈上肌腱。

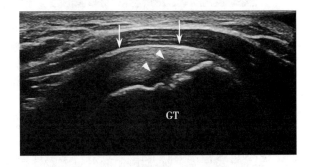

图 3-2-48 冈上肌腱关节侧部分撕裂
超声长轴显示左侧冈上肌腱深部纤维连续性中断,从骨骼附着处脱离（三角箭头）,其下方肱骨皮质不规则。GT:肱骨大结节;箭头:冈上肌腱。

3）肌腱内撕裂：局限在肌腱内，不延伸至关节侧和滑囊侧，超声表现为肌腱内的长条状无回声或低回声区，病变也可起自肱骨大结节的表面，此时常伴有肱骨大结节骨皮质的不规则改变。肌腱内撕裂时肌腱体积无明显改变（图 3-2-49）。

4）肩袖全层撕裂：指肌腱撕裂自关节面延伸至滑囊面，超声表现为贯穿肌腱全层的边界清楚的无回声或低回声区。

全层撕裂范围较小时超声可无明显异常改变，或表现为连接关节腔和三角肌下滑囊的无声-低回声裂隙（宽度 <5mm）。较大的部分性全层撕裂通常发生在冈上肌腱远端近大结节处的前

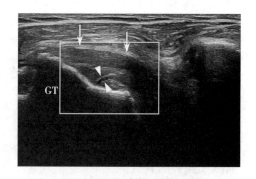

图 3-2-49　冈上肌腱内部分撕裂
超声长轴显示右侧冈上肌腱内裂隙样低回声区（三角箭头），边界清晰。GT：肱骨大结节；箭头：冈上肌腱。

部，超声表现为肌腱前上缘轮廓常变平或凹陷；肌腱与肱骨附着处分离，肱骨大结节裸露；肌腱断端回缩时，断端与大结节之间可见局限性低回声积液充填（图 3-2-50、图 3-2-51）。间接征象包括：三角肌下滑囊和滑囊周围脂肪疝入撕裂口；软骨界面征；肱骨大结节骨质不规则、滑囊积液伴关节腔积液。诊断肌腱撕裂时，应注意描述肌腱撕裂的部位，分别描述撕裂在长轴和短轴切面上的累及范围，是否累及相邻肌腱。

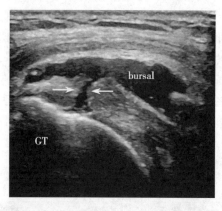

图 3-2-50　右侧冈上肌腱部分性全层撕裂长轴超声图像
超声长轴显示右侧冈上肌腱滑囊侧至关节侧的裂隙样低回声区（箭头），边界清晰，三角肌下滑囊（bursal）内积液。GT：肱骨大结节。

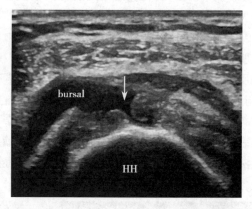

图 3-2-51　右侧冈上肌腱部分性全层撕裂短轴超声图像
超声短轴显示右侧冈上肌腱滑囊侧至关节侧的倒三角形无回声区（箭头），肌腱断端轻度回缩，三角肌下滑囊（bursal）内积液。HH：肱骨头。

完全性全层撕裂时，肌腱断裂处可无慢性积液，有时可见呈等回声或高回声的增生滑膜组织。冈上肌腱撕裂可累及冈下肌腱（肩袖间隙后方超过 1.5cm），也可向前延伸跨过肩袖间隙累及肩胛下肌腱，有时可伴发肱二头肌长头肌腱的滑车撕裂和长头肌腱的半脱位或脱位（图 3-2-52、图 3-2-53）。同时还要注意检查冈上肌和冈下肌有无萎缩，当出现肌肉萎缩时，常提示肩袖修复术后预后不良。

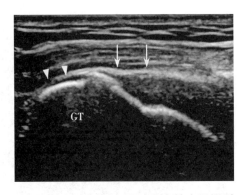

图 3-2-52　右侧冈上肌腱完全性全层撕裂长轴超声图像

超声长轴显示右侧肱骨大结节处(三角箭头)未见冈上肌腱附着,右侧冈上肌腱变薄,向内侧回缩(箭头)。GT:肱骨大结节。

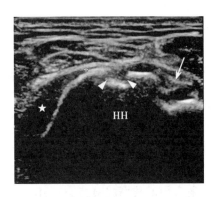

图 3-2-53　右侧冈上肌腱完全性全层撕裂短轴超声图像

超声短轴显示右侧肱骨大结节裸露,局部骨质不规则(三角箭头),冈上肌腱向内侧回缩(☆),回缩的冈上肌腱与结节间沟距离约15mm。HH:肱骨头;箭头:肱二头肌长头腱。

5)冈上肌腱撕裂的间接征象:①肌腱变薄:冈上肌腱变薄或体积缩小及冈上肌腱的上缘变平或凹陷,常提示肌腱纤维的缺失。常见于肌腱的中等范围或较大范围的全层撕裂及冈上肌腱滑囊侧的撕裂。②骨皮质的不规则改变:肌腱内低回声区伴邻近部位肱骨大结节骨皮质不规则往往是慢性劳损性撕裂导致的,发生于年轻患者的急性撕裂或肌腱近端位置的撕裂常无肱骨大结节的骨皮质改变。③关节腔积液和滑囊积液:如果同时发现肩关节腔内的积液和肩峰下-三角肌下滑囊积液,诊断肩袖撕裂的阳性预测值约95%。④软骨界面征:声束垂直于肱骨头关节软骨表面时,关节软骨表面为高回声,当邻近肌腱表现为异常低回声或无回声时,软骨表面回声明显增强。此征象可以提示肌腱内病变延伸至关节侧,在肌腱撕裂时局部为无回声积液充填时更为明显(图 3-2-54)。

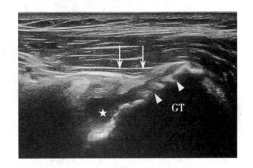

图 3-2-54　右侧冈上肌腱完全性全层撕裂长轴超声图像

超声长轴显示,左侧冈上肌腱变薄,局部凹陷(箭头),肱骨大结节骨皮质表面不规则(三角箭头),关节腔内积液(☆)。GT:肱骨大结节。

6. 盂唇损伤　正常关节盂唇可表现为多种形态,其中三角形多见,其次可表现为钝圆形、扁平盂唇等。前盂唇往往较后盂唇锐利。

(1)上盂唇损伤:上盂唇自前向后损伤(injury of the superior labrum anterior andposterior,SLAP injury),是由肱二头肌附着处前方延伸至其后方的上盂唇撕裂。最常发生于创伤后,肱二头肌长头肌腱附着处盂唇撕裂。

MRI 及 MRA 表现为从肱二头肌附着处前方延伸到其后方的上盂唇撕裂,上盂唇内见液性信号,在短 TE 像上出现球状高信号,上盂唇下隐窝不规则或增宽(图 3-2-55)。

SLAP 损伤定义了四种类型,基本上这些分型是定义损伤严重的程度(图 3-2-56)。

Ⅰ型:前上盂唇磨损,盂唇不规则,信号无异常。

Ⅱ型:最常见,盂唇磨损伴剥离,肱二头肌从盂唇分离,在盂唇连接处有明显的异常信号;MRA 图像上表现为对比剂进入上方盂唇。

Ⅲ型:盂唇桶柄样撕裂并向关节腔内移位,盂唇内见纵向异常信号。

Ⅳ型:重度桶柄样撕裂,纵向伸入到肱二头肌长头肌腱。MRA 图像上除部分上盂唇分离外,还可见对比剂进入肱二头肌长头肌腱。

近年来应用磁共振关节造影(MRA)检查取得了较大进展,其诊断率明显提高,准确率在 70% 以上。若有 SLAP 损伤存在,可在上盂唇、肱二头肌长头肌腱附着处发现高信号对比剂。

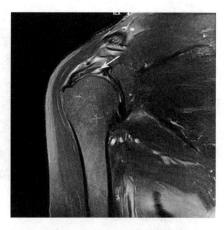

图 3-2-55　上盂唇损伤
箭头所示为上盂唇内球状长 T_2 信号。

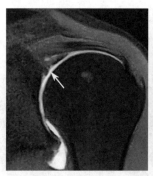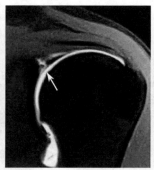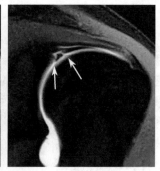

图 3-2-56　上盂唇损伤分型
Ⅰ型:MRI 造影斜冠位示上盂唇边缘毛糙;Ⅱ型:MRI 造影斜冠位示对比剂进入上盂唇,形态不规则,撕裂口边缘毛糙;Ⅲ型:MRI 造影斜冠位示对比剂进入上盂唇,上盂唇撕裂部分与肱二头肌长头肌腱-盂唇复合体分离,类似关节腔上部的游离体。

(2)Bankart 损伤:指盂唇前下方在前下盂肱韧带附着处的撕脱性损伤。

1)MRI 表现

Ⅰ. 三角形变钝。

Ⅱ. 盂唇撕裂:关节盂唇软骨与盂缘可见线状高信号影并连续到关节面下。

Ⅲ. 盂唇完全消失或盂唇明显移位。

Ⅳ. 若盂唇损伤合并关节盂骨质损伤,称为骨性 Bankart 病变。

2)磁共振关节造影(MRA):在 MRI 上,Bankart 损伤主要表现为前下盂唇撕裂或磨损。肩关节 MRI 常规扫描对前下盂唇撕裂的价值非常有限,因此一般常规进行肩关节 MRI 造影。MRI 造影轴位 T_1WI 为诊断前下盂唇撕裂的可靠手段,灵敏度可达 80%~90%,特异度可达 90% 以上;MRI 造影肩关节外展外旋位可进一步提高灵敏度至 95% 左右。在前下盂唇撕裂的基础上,撕裂可进一步扩展至前上盂唇、上盂唇,甚至后方盂唇。

肩关节 MRI 造影可对 Bankart 损伤进行更细致地分型,最常见 3 种类型:①经典 Bankart 损伤,前下盂唇撕裂并邻近骨膜的断裂,MRI 显示前下盂唇四周都被对比剂包绕(图 3-2-57)。

②Perthes 损伤,前下盂唇撕裂并邻近骨膜的撕脱,但骨膜未断(图 3-2-58)。③前盂唇及骨膜套袖状撕裂(anterior labral periosteal sleeve avulsion,ALPSA)损伤,前下盂唇撕裂并邻近骨膜撕脱、伴撕裂盂唇移向关节盂的内、下方(图 3-2-59)。

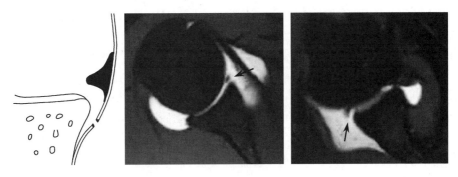

图 3-2-57 经典 Bankart 损伤
箭头示前下盂唇被对比剂包绕。

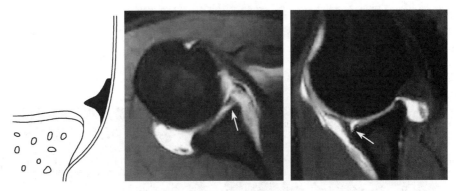

图 3-2-58 Perthes 损伤
箭头示前下盂唇撕脱,邻近骨膜掀起无破裂,撕脱盂唇无移位。

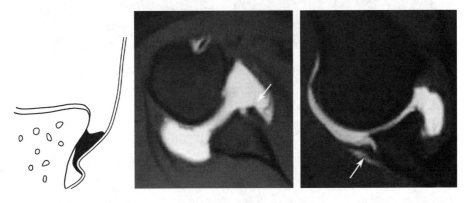

图 3-2-59 ALPSA 病变
箭头示前下韧带复合体骨膜袖剥脱,邻近骨膜仍与肩胛骨相连,撕脱盂唇移位至关节盂内、下方。

（3）Hill-Sachs 损伤：指肩关节前脱位时，肱骨头撞向关节盂缘可导致肱骨头的后外侧的嵌插骨折。

针对 Hill-Sachs 损伤的 X 线平片的研究中，灵敏度仅约 20%。即约 80% 的损伤在 X 线平片上漏诊。所以 CT 是必不可少的，尤其是薄层的 3D 重建可以较清晰地显示压缩的部位，可以充分评估压缩的深度、宽度、位置和方向。MRI 也是对其合并的软组织损伤有较大意义。

（4）盂唇损伤的超声表现：超声不能对盂唇进行全面扫查，在评价盂唇损伤中的价值有限。后盂唇位置表浅容易显示，前盂唇位置深在，超声难以显示，上盂唇浅且有肩峰骨性结构的遮挡，超声无法显示上盂唇的异常，如 SLAP 损伤。正常的关节纤维软骨盂唇显示为高回声的三角形结构，附着在关节窝的骨性边缘，盂唇回声减低不均匀，提示盂唇的退行性变（图 3-2-60）。盂唇撕裂的超声表现为盂唇底部边界清楚的无回声或低回声病变（>2mm）。当发现盂唇旁的囊性结构时，应考虑为盂唇旁囊肿，盂唇旁囊肿往往合并盂唇的撕裂，有时与关节腔相通。

7. 滑囊炎

（1）肩峰下-三角肌滑囊炎

1）X 线表现：早期多无明显异常，晚期可见冈上肌肌腱处钙盐沉着。

2）MRI 表现：可见肩峰下滑囊有积液、滑膜增厚，三角肌滑囊炎多与肩峰下滑囊炎相延续，X 线检查多无异常发现，MRI 检查可见三角肌和肩袖之间滑囊有积液，不与关节相通，T_2WI 上显示为液性高信号（图 3-2-61）。

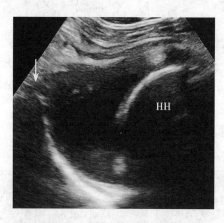
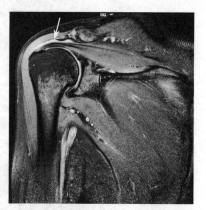

图 3-2-60　肩关节脱位伴 Bankart 损伤
超声显示肱骨头（HH）向外侧移位，肱骨头远离关节盂，关节盂前缘未见三角形高回声的纤维软骨盂唇（箭头）。

图 3-2-61　肩峰下-三角肌滑囊炎
箭头所示为肩峰下-三角肌滑囊内长 T_2 液性信号。

3）超声表现：正常的肩峰下-三角肌下滑囊与盂肱关节腔不相通，超声显示为肩袖和肩峰、三角肌之间的薄层厚度均匀的低回声，厚约 1~2mm，周围被高回声的滑囊壁和周围脂肪包绕。当滑囊增厚，厚度 >2mm，或与无症状侧明显不对称，且囊内液性内容物增多时可提示滑囊炎。

滑囊异常扩张的原因包括过度使用、肩峰撞击综合征、肩袖损伤、急性创伤、晶体沉积病、类风湿关节炎、感染和色素沉着绒毛结节性滑膜炎（罕见），根据其内容物的不同，超声表现各异。内部为单纯性积液时,表现为无回声或低回声。如为混杂性积液或滑膜增生,表现为低-高回声(图 3-2-62)。彩色多普勒病变内部出现血流信号时,提示为滑膜增生。滑囊的局限性增厚,可提示为慢性撞击所致,动态超声检查更为明显(图 3-2-63)。晶体沉积病可在滑囊内发现强回声钙化。类风湿患者可在滑囊内可见积液和高回声的增生滑膜。化脓性滑膜炎表现为滑囊内复杂积液,内部血流信号增多,产气菌感染时内部可见点状强回声,后伴彗星尾征。

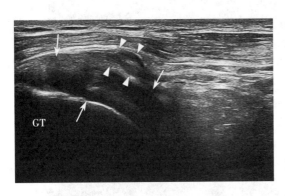

图 3-2-62　三角肌下滑囊增生伴积液

三角肌下滑囊明显增厚,内部为不均质等回声(箭头)。GT:大结节;箭头:冈上肌腱。

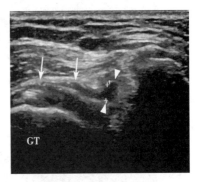

图 3-2-63　肩峰撞击综合征

患者外展上臂,三角肌下-肩峰下滑囊不规则扩张,于肩峰下更为显著(三角箭头)。GT:大结节;箭头:冈上肌腱。

(2)喙突下滑囊炎:肩胛骨喙突上有三块肌肉附着,自内向外依次为胸小肌、喙肱肌及肱二头肌短头。喙突下滑液囊位于胸小肌附着点的下方,其下为肩关节囊,当肩关节外展上举、内收及旋转活动时,该囊可减少关节与喙突之间的摩擦作用。慢性损伤、受凉及老年退行性病变是引起喙突下滑囊炎的主要原因。

X 线检查多无异常发现,MRI 检查可见喙突下滑囊有积液,T_2WI 上显示为高信号(图 3-2-64)。

超声表现与肩峰下-三角肌下滑囊炎相似。该病需要与盂肱关节肩胛下隐窝的积液相鉴别,肩胛下隐窝位于近喙突处肩胛下肌腱的上方。

8. 关节积液　关节腔积液较为常见,但并不是特异性征象。MRI 表现为关节腔内可见长 T_1、长 T_2 液体信号影(图 3-2-65)。

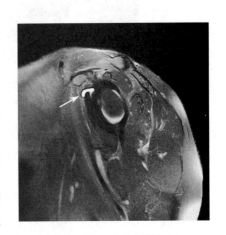

图 3-2-64　喙突下滑囊炎

箭头所示处为喙突下滑囊内长 T_2 液性信号。

肌骨超声表现为关节积液表现为对应关节囊扩张,间隙增宽,根据积液性质的不同,积液可表现为低回声-高回声。扫查时除观察积液的多少和性质外,还需检查有无关节内游离体和滑膜增生。

(1)盂肱关节腔及隐窝:盂肱关节有数个关节隐窝,包括肱二头肌长头腱鞘、盂肱关节后隐窝、肩胛下隐窝和腋窝隐窝。这些隐窝在关节积液时可扩张(图 3-2-66、图 3-2-67)。

(2)肩锁关节:正常肩锁关节骨皮质平滑,关节囊呈低回声,厚度 <3mm,关节内可见高

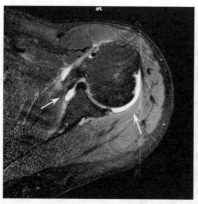 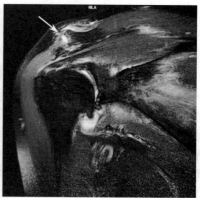

图 3-2-65　关节腔积液

箭头处为盂肱、肩锁关节间隙内长 T_2 液性信号。

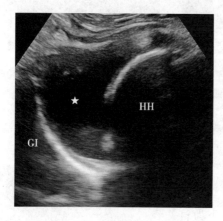 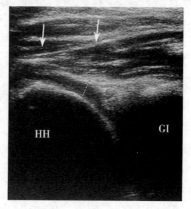

图 3-2-66　盂肱关节积液

盂肱关节间隙明显增宽,内见大量液性无回声。HH:肱骨头;GI:骨性关节盂;☆:关节积液。

图 3-2-67　盂肱关节后隐窝积液

盂肱关节后隐窝正常情况下无积液存在,此例患者后隐窝内有少量积液(测量线)。HH:肱骨头;GI:骨性关节盂;箭头:冈下肌腱。

回声的纤维软骨盘。骨性关节炎时可见关节囊扩张,肩锁关节增宽,骨皮质不规则和关节腔内积液。慢性劳损性肩锁关节损伤,有时在关节周围可见囊肿形成,慢性广泛性冈上肌腱断裂后,盂肱关节积液可延伸至肩锁关节形成肩锁关节囊肿,称为"喷泉征"。急性创伤时有时可见肩锁关节间隙增宽(图 3-2-68)。关节骨质不规则伴关节腔积液或滑膜增生及血流信号的增多,多考虑为炎症所致。

(四) 肩关节周围炎

肩关节周围炎,简称肩周炎(frozen shoulder),是指因肩关节及其周围的肌腱、韧带、腱鞘、滑囊等软组织退行性、炎症性病变而引起的以肩部疼痛和功能障碍为主症的一类疾病。又称粘连性关节囊炎或冻结肩。多发生在 50 岁左右的患者中,故俗称五十肩。

1. X 线表现

(1)肩峰下脂肪线的改变(包括增粗、模糊、消失):是肩周炎早期 X 线平片的可靠征象。

(2)软骨下成骨:可出现肱骨大结节皮质密度增高、下端皮质变薄或皮质增厚等。

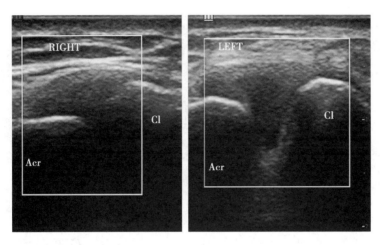

图 3-2-68　肩锁关节轻度损伤

外伤后肩痛患者,双侧对比扫查,左侧肩锁关节间隙轻度增宽,内可见少
量液性无回声区。Acr:肩峰;Cl:锁骨。

（3）周围软组织钙化:若肩周炎长期未愈,可见关节囊、滑液囊、冈上肌肌腱、肱二头肌
长头腱等处钙化斑。

（4）骨质疏松、软骨下囊肿:肱骨头皮质下松质骨密度减低伴囊样变、松质骨密度不均匀。

（5）关节骨质增生:部分病例可见钙化影致密锐利、大结节骨质增生和骨赘形成。

（6）X 线肩关节造影显示关节腔容量小于 10ml,腋隐窝消失时,可考虑肩周炎诊断。

2. MRI 表现

（1）关节囊水肿:主要表现为脂肪抑制 T_2WI 序列上关节囊信号增高(图 3-2-69)。

（2）关节囊增厚:腋隐窝水平关节囊厚度 >4mm,水肿呈 T_1WI 低信号、T_2WI 高信号
(图 3-2-70)。

（3）肩袖间隙水肿:冠状位 T_1WI 序列上间隙内脂肪信号模糊甚至消失,脂肪抑制 T_2WI
序列上呈高信号,间隙内结构显示模糊(图 3-2-71)。

（4）喙肱韧带增厚/水肿:喙肱韧带增厚和/或信号增高(图 3-2-72)。

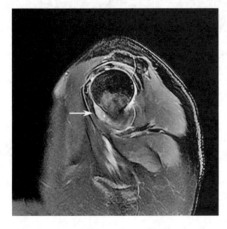

图 3-2-69　关节囊水肿

箭头所示为关节囊下部 T_2WI 信号增高。

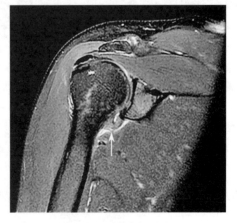

图 3-2-70　关节囊增厚、水肿

关节囊增厚,水肿呈长 T_2 信号。

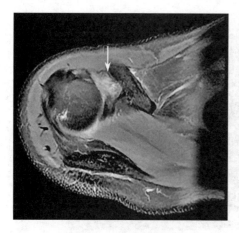 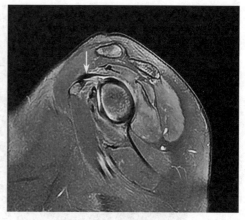

图 3-2-71　肩袖间隙水肿　　　　　　　图 3-2-72　喙肱韧带增厚

肩袖间隙明显肿胀,显示不清,脂肪抑制　　　　箭头:喙肱韧带增粗。
T_2WI 序列上呈高信号。

（5）喙突下滑囊积液:以斜矢状位脂肪抑制 T_2WI 序列显示效果最佳,表现为喙突根部囊状高信号。

3. 超声表现　超声不能显示关节囊的粘连和关节腔容量的减少。肩关节腋囊增厚 >4mm 伴有相应临床表现时可以提示肩周炎(图 3-2-73)。超声动态扫查肩胛下肌腱时肩关节外旋受限,肩关节主动外展时冈上肌腱肩峰下滑动受阻时应考虑此病。超声其他征象包括肩袖间隙增厚,回声减低,血流信号增加,喙肱韧带增厚。

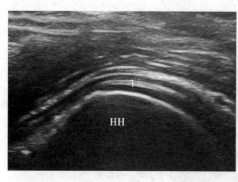 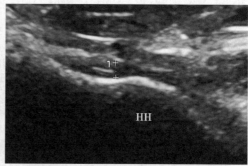

图 3-2-73　肩关节周围炎

患者女,50 岁,左肩疼痛,上臂外旋和外展受限,超声显示患侧腋囊较健侧轻度局限性增厚,无其他超声阳性表现,行超声引导下肩关节药物注射后,疼痛基本消失。

（五）肩关节不稳

正常肩关节运动时,肱骨头被维持在关节盂和喙肩弓的中央,若关节运动时不能维持肱骨头于中央位,则为肩关节不稳定。肩关节不稳定可分为前部不稳定、后部不稳定和多方位不稳定,其中前部不稳定最多见,占 95% 以上。

1. 肩关节前部不稳定

（1）Bankart 损伤导致肩关节前部不稳定:Bankart 损伤是肩关节盂唇前下方在前下盂肱韧带复合体附着处的撕脱性损伤,常因肩关节前脱位引起,是造成习惯性肩关节前部不稳定和脱臼的基本损伤。

1）X线表现：主要明确肱骨头移位方向以及是否存在骨折，同时明确是否伴随 Hill-Sachs 损伤，多表现为阴性，早期诊断困难。

2）MRI 表现：详见盂唇损伤部分中 Bankart 损伤的 MRI 表现。

（2）Hill-Sachs 损伤导致肩关节前部不稳定：当肩关节前脱位时，肱骨头撞击关节盂下缘，造成这两个结构或其中之一的压缩性骨折，称为 Hill-Sachs 损伤。骨折最常发生于肱骨头的后外侧与颈部的结合处，易合并 Bankart 损伤。

针对 Hill-Sachs 损伤的 X 线平片的研究中，灵敏度仅约为 20%，即约 80% 的损伤在 X 线平片上漏诊。所以 CT 是必不可少的，尤其是薄层的 3D 重建可以较清晰地显示出压缩的部位，可以充分评估压缩的深度、宽度、位置和方向。MRI 也对其合并的软组织损伤有较大意义。

2. 肩关节后部不稳定　肩关节后部的稳定性主要由盂肱下韧带后束来维持，只有在盂肱下韧带后束和旋肌间隙囊联合离断时才可能发生向后移位。肩关节后部不稳定占肩关节不稳定的 2%~4%，虽然少见，但在后盂唇发生破裂或粉碎时应考虑到其可能性。

在肩关节后部不稳定时，肱骨头常向后半脱位。MRI 关节造影可显示对比剂向后方在后盂唇、关节囊和冈下肌间渗出。Bankart 病变的反转型，即后盂唇撕裂伴肱骨头向前、向内、向上嵌顿，也可在 MRI 上显示。后盂唇撕裂在横断面或矢状面上显示。横断面还可显示后盂唇撕裂的积液和显示撕裂后的后囊松弛。

3. 肩关节多方位不稳定　肩关节多方位不稳定可表现为向前、向下、向后脱位，但多表现为向下半脱位，其原因多为非创伤性，好发于年轻女性，无明显韧带或盂唇损伤。肩关节造影时，内旋位向下牵引患臂，可见患侧肱骨头显著下移，对比剂局限性积聚于肱骨头上方，形成"雪帽征"（snow cap shadow）；MRI 可显示关节韧带松弛及盂唇萎缩。

（六）肩关节半脱位

由于肩胛骨、肱骨头或肩胛骨周围肌力弱，牵拉或异常肌张力可导致肱骨头从肩关节盂向下不全脱位。常见于脑卒中后偏瘫患者，也可见于肩部损伤患者。

1. X 线表现　正位片可见肱骨头相对于关节盂向下方移位，但肱骨头顶点尚在关节盂内。关节间隙上宽下窄（图 3-2-74）。测量肱骨头中心，直线连接该中心与肩峰下缘中点即为肩峰-肱骨头间距（AHI），可见 AHI>14mm 或患侧 AHI 比健侧宽 10mm。

2. CT 表现　肱骨头略向后下方或后方移位，部分脱出关节盂，关节间隙略增宽，如图 3-2-75。

3. MRI 表现　可见肩关节周围肌肉萎缩，表现为肌肉内出现异常脂肪信号；伴肩袖损伤表现为肩袖组织内可见增高信号，肌腱变细或增粗，在 T_2WI、脂肪抑制及质子密度序列上较水信号强度弱或等的弥漫性或局灶性信号增高；伴肩峰下-三角肌下滑囊损伤（SA-SD 损伤）表现为滑囊脂肪消失，T_1WI、T_2WI、脂肪抑制及质子密度加权像上滑

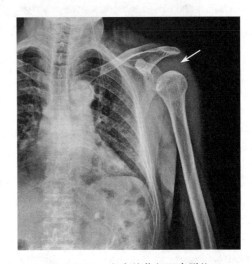

图 3-2-74　左肩关节向下半脱位

箭头所示为肱骨头相对于关节盂向下方移位，但肱骨头顶点尚在关节盂内。

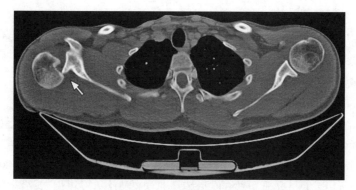

图 3-2-75　右肩关节脱位

箭头所示为肱骨头略向后下方或后方移位,部分脱出关节盂。

囊内出现与水信号强度一致的异常信号,即滑囊积液;还可见肱二头肌长头肌腱脱位、撕裂或退变等。

4. 超声表现　可显示肩关节半脱位和脱位患者中盂肱关节的移位、方向和程度。扫查时,检查者位于患者的后方,做肩关节后部的横断面扫查,患者采取不同的体位进行检查包括,中立位、90°屈曲位、外展位和外旋位。在肩关节静止或半脱位过程中测量背侧骨性关节盂和肱骨头尖端之间的距离。健侧和患侧测得的距离值进行双侧对比。当两者的差值在12~18mm 时,提示半脱位。两侧差值 >20mm 时提示全脱位(图 3-2-76)。

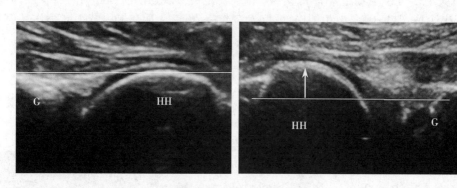

图 3-2-76　右肩关节半脱位

患者脑梗后右半身偏瘫半年,右侧肩关节疼痛,肩关节静态扫查,超声显示肱骨头向后移位,健侧位置正常。

(七) 肩关节肿瘤

肩关节区域肿瘤和肿瘤样病变发病率较低,来源复杂,种类繁多,且肿瘤本身成分多样化,合理的诊断及鉴别诊断思路有助于病变的早期正确诊断或缩窄鉴别诊断的范围。

1. X 线表现　X 线平片作为骨关节系统首选检查方法,对骨病变基本可确定部位和性质,对软组织肿瘤,通过显示骨受累的情况,有助于推断病变是骨源性还是软组织源性。若X 线平片发现肿瘤含有脂肪成分,提示脂肪瘤或高分化脂肪肉瘤;发现钙化,有助于缩窄鉴别诊断范围,可考虑骨化性肌炎、滑膜骨软骨瘤病;关节周围出现局灶边界不清的钙化,提示滑膜肉瘤;若发现静脉石提示血管瘤。

2. CT 表现　肩关节 CT 的主要作用是帮助确定平片和 MRI 上不能确定的钙化成分。

若良性病变中出现钙化提示软骨瘤或软骨母细胞瘤;出现环状或骨纹状钙化提示骨化性肌炎;恶性骨肿瘤中出现模糊的软骨钙化提示软骨肉瘤;如果恶性骨肿瘤内未见钙化,呈明显不均匀性、以周边花边状强化为著,内见多发小圆形强化,亦可提示软骨肉瘤;发生于20~40岁患者肩胛骨的恶性肿瘤内可见骨硬化,提示小圆细胞肿瘤,原始神经外胚层肿瘤(PNET)或尤因肉瘤可能性较大;恶性软组织肿瘤中出现钙化提示滑膜肉瘤。

3. MRI 表现　对部分软组织和关节病变,MRI 上一些有确定意义的信号有助诊断,如流空的血管提示血管瘤,脂肪信号提示脂肪瘤或脂肪肉瘤,病变若在 T_2WI 和 GRE 上信号特别低,提示色素沉着绒毛结节性滑膜炎。MRI 静态增强扫描对鉴别良恶性帮助有限,但有助于辨别实性组织中的坏死或囊变成分、辨别是术后复发还是手术所造成的血肿。

三、康复治疗的影像关注要点

(一)康复治疗影像的选择策略

许多影像学方法都可以用于评估肩关节,包括传统 X 线、CT、超声及 MRI。肩关节的创伤部位及类型随患者年龄不同、受伤机制不同而有所区别,大多可根据临床病史、功能评估及影像学检查确诊。任何发现都应该与临床症状比对,以排除伪阳性的病症或与年龄相关的变化。

1. X 线检查　常规肩关节 X 线摄片体位包括肩关节前后位正位、肩关节应力位、腋窝位、冈上肌出口位(Y 位)、穿胸侧位等。

(1)大部分肩关节创伤可通过前后位得以评估,此位置可帮助医生对肩关节相关骨的形态、相对位置等全面把握,排除骨折、脱位、骨肿瘤等骨性疾病。但此体位下肩关节后脱位因关节重叠难以确诊,须加拍 Grashey 后斜位显示最佳。

(2)怀疑肩锁关节隐性半脱位损伤时应双侧拍摄对比评估。

(3)腋窝位主要观察肱骨头与关节盂之间的关系,用于诊断盂肱关节的前/后向脱位、撕裂性骨折或 Hill-Sachs 损伤。拍摄腋窝位 X 线片时患者肩关节至少应能够外展 70°~90°。此体位为观察肩锁关节的最佳位置。如患者难以配合外展上臂时,可通过球管角度补偿,如西点位、Lawrence 位能够更好显示关节盂和肱骨头。此外,检查者应注意观察关节盂、肱骨、肩胛骨及锁骨间的关系,以及肩胛下肌、冈下肌或小圆肌的任何钙化。

(4)冈上肌出口位主要用于评估肩峰形态及肩胛骨骨折。

(5)穿胸位主要作为肩关节 X 线正位片的补充以评估骨折移位及成角程度。

2. CT 检查　可用于诊断肩关节的骨关节疾病,与 X 线相比,其优点是分辨率高,可对骨骼局部进行断层扫描,给出关于骨与关节更为详细的信息。此外,CT 检查还可以轴位成像以显示 X 线不能拍到的骨关节部位,并对局部骨关节结构进行三维重建,从而对骨关节创伤进行更直观地分析,能很好地观察关节的稳定性及骨皮质连续性,观察不易发现的关节内骨片,准确评估骨性 Bankart 病变、Hill-Sachs 损伤,但 CT 对软组织结构的分辨率较差。

3. MRI 检查　MRI 具有高度的软组织分辨率,可观察到骨、软骨、关节囊、神经血管、韧带肌肉及肩袖结构。对于肩袖撕裂,MRI 有助于评价撕裂范围、撕裂程度、撕裂肌腱的退缩程度、肌萎缩或者脂肪浸润等情况。MRI 对于肌肉损伤或挫伤也有较高的诊断价值,也可用于反复性肩关节前方脱位相关的 Bankart 损伤、盂肱韧带及关节盂唇损伤等评价。用生理盐水稀释 Gd 对比剂注入关节内行 MRI 关节造影,不仅能够诊断 Bankart 损伤或 SLAP 损伤等关节盂唇损伤,对于普通 MRI 图像上难以发现的肌腱或关节面不全断裂等也有帮助。此外,

MRI 对骨病变诊断也有帮助。例如 CT 图像无法诊断的骨挫伤在 T_1 加权像上呈低信号，T_2 加权像上呈高信号。MRI 也可用于肩胛带软组织肿瘤的诊断。

4. 超声检查　CT 和 MRI 检查擅长的领域不同，适用范围之间无重叠。但是超声适用领域既与 CT 适合领域相重叠，也与 MRI 适合领域相重叠。超声既能探测骨结构也能扫描软组织结构。在相互重叠的领域到底选择哪种影像检查，要根据需检查的结构或者病变区分使用。超声在肩袖撕裂、关节盂唇损伤、肱二头肌长头腱病变，钙化病变及肩峰下滑囊炎等方面是非常有效的评判工具，动态超声检查联合临床相关查体可确诊肩峰撞击综合征。

(二) 重要数据测量及康复诊疗指导意义

1. 盂肱关节脱位的测量

（1）肩胛骨倾斜角测量：如图 3-2-77 所示，肩胛骨关节盂前后缘最大横径连线（A）代表关节盂的方位，关节盂中心与肩胛冈内缘连线（B）为肩胛骨轴线。A 线与 B 的垂线（C）所形成的夹角为关节盂倾斜角。73.5% 的人，关节盂后倾 2°~12°，平均 7.4°。26.5% 的人关节盂前倾，易发生肩关节前脱位。

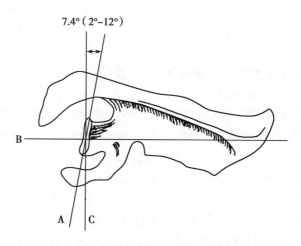

图 3-2-77　肩胛骨倾斜角测量

（2）盂肱关节间隙测量：如图 3-2-78 所示，通过肩关节外旋正位片，测量关节盂中点至肱骨头边缘间的距离，正常值为 4~6mm。骨关节病间隙减小，>6mm 时怀疑肩关节脱位。且上下间隙不等宽，呈 "V" 形或倒 "V" 形改变，肱骨头关节面与关节盂前缘不平行，少数间隙变窄。

（3）肱骨头下降率：如图 3-2-79 所示，通过肩关节正位片，测量关节盂直径 A 及关节盂下方肱骨头的长度 B，然后按公式 "肱骨头下降率 =B/A×100%" 计算，正常范围是 <10%。

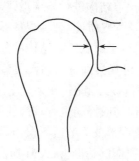
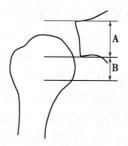

图 3-2-78　盂肱关节间隙测量　　　图 3-2-79　肱骨头下降率测量

临床通过肱骨头下降率判断肩关节松弛程度,分为3度:I度,负重时在30%以内;II度,负重时在30%以上;III度,不负重时达10%以上。

康复诊疗指导意义:新鲜脱位首选手法复位,陈旧脱位和习惯性脱位宜行手术治疗。复位或术后早期以减轻疼痛及炎症反应、防止肩关节周围肌肉萎缩为主,中后期以恢复肩周肌力及改善肩关节活动度为主。肩关节半脱位常见于偏瘫患者,治疗有三个方面:①通过纠正肩胛骨的位置,进而纠正关节盂的位置,以恢复肩部的自然绞索机制;②刺激肩关节周围起稳定作用的肌肉的活动或增加其张力;③在不损伤肩关节及周围组织的情况下,维持无痛被动全关节活动范围。

2. 肩锁关节脱位测量　目前对于肩锁关节脱位诊断多采用 Rockwood 分型,共分为 I~VI 型(详见肩关节异常影像表现部分)。影像学检查对肩锁关节损伤的评估至关重要。Rockwood 分型主要根据 X 线检查测量肩锁关节间隙和喙锁关节间隙,判断肩锁韧带和喙锁韧带损伤程度进行分型。肩锁关节脱位 X 线检查体位包括双侧标准 AP 位、腋位及 Zanca 位。

(1)肩锁关节间隙:如图3-2-80所示,通过肩关节正位片,测量肩峰及锁骨远端关节面之间的距离,正常肩锁关节间隙3~5mm,间隙增宽或对位不佳应考虑肩锁关节脱位(图3-2-80)。怀疑肩锁关节间隙增宽可加照两侧肩锁关节持重立位像。若持重像只有关节间隙增宽而无对位不良则表示为关节内损伤。

(2)喙锁关节间隙测量:测量喙锁间距时应以喙突上缘与锁骨下缘最短垂直距离作为标准(图3-2-81)。喙锁间隙正常宽度为11~13mm,应力片正常可有1~3mm的增宽但两侧对称。

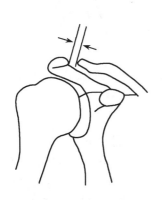

图 3-2-80　肩锁关节间隙测量

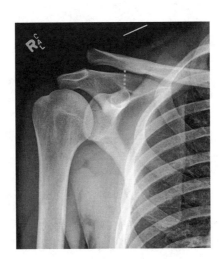

图 3-2-81　喙锁关节间隙测量

康复诊疗指导意义:目前,对于 Rockwood 分型中I、II型急性肩锁关节脱位普遍采取非手术治疗。IV~VI型采取手术治疗,而III型急性肩锁关节脱位的治疗方法,一直存在争议。非手术治疗方法包括局部冰敷、休息和肩肘吊带制动。II型损伤需要肩肘吊带制动2~3周。I型损伤疼痛通常在2周内得到缓解,如严重疼痛可酌情给予非甾体抗炎药治疗。在无痛范围内,早期可以进行邻近关节的主动运动。损伤术后需支具固定6~8周,渐进性进行关节活动度和肌力训练。肩锁关节损伤脱位也可通过短波、超短波、微波、毫米波、激光疗法、磁疗、冷疗等物理因子疗法来达到改善血循环,消炎消肿、镇痛的作用。

　　3. 肩峰撞击综合征相关测量　X线检查肩关节Y位片、正位片，二者可以良好显示肩峰形态、锁骨肩峰端、肩峰下间隙及是否有肌腱钙化和骨质增生等，是诊断肩峰撞击综合征的重要辅助手段。肩关节的前后位片主要用于评价肱骨大结节、肩锁关节等的病变；侧位片则用于观察肩峰、锁骨肩峰的形态、退变以及肩峰下的间隙。

　　（1）肩峰-肱骨头间隙测量：肩峰下骨刺随年龄增长而增高，有研究认为，较大的肩峰下骨刺（长度>5mm）是确诊肩峰下撞击的可靠依据。肩峰下间隙（acromio humeral intervals，AHI）的大小与肩峰下撞击的发生密切相关，AHI越小，撞击发生的概率越高。多项研究发现，当AHI<7mm时诊断肩峰撞击综合征及肩袖损伤的准确性较高。大于11mm考虑外伤后半脱位，关节腔积液或臂丛病变引起的肩下垂（图3-2-82）。

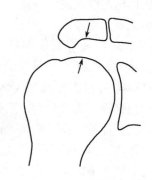

图3-2-82　肩峰-肱骨头间隙测量

　　（2）肩峰形态：肩峰形态按照肩峰角及其外形（Bigliani分型），将肩峰可分为平坦形（Ⅰ型）、弧形（Ⅱ型）及钩形（Ⅲ型）（图3-2-83）。多数肩关节疼痛患者呈肩峰Ⅲ型，其肩峰下有骨赘，使肩峰下的间隙变窄，当其肩部上举、外旋到一定程度时，肩袖的软组织受到反复撞击而产生疼痛。

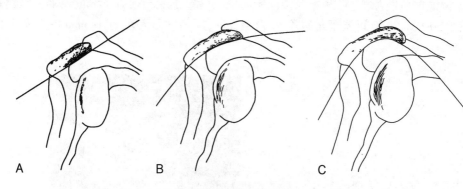

A　　　　　　　　　B　　　　　　　　　C

图3-2-83　肩峰形态
A. 平坦形；B. 弧形；C. 钩形。

　　（3）MRI检查：可对软组织检查具有重要作用，可显示肩峰下滑囊炎与肩袖损伤的范围和程度，可发现不同程度的骨髓水肿及关节腔内的积液。MRI参数包括肩峰角、肩峰指数、喙肩韧带、最短肩肱间距、肩峰下积液厚度、肱骨头囊变直径、肩锁关节骨赘高度。

　　（4）肩袖撕裂超声检查：超声检查操作简便，可对肌腱结构进行动态观察，且肌骨超声还能对肩袖撕裂程度进行分类，判断损伤的程度，当肩袖撕裂≥4cm或前后撕裂长度≥25mm时不可修复，这为手术治疗提供了重要参考。有关文献报道肌骨超声对肩峰撞击综合征的诊断特异度较高，是诊断肩峰撞击综合征重要手段。

　　康复诊疗指导意义：针对单纯性肩峰撞击综合征Ⅱ型肩峰患者，封闭治疗及关节镜下肩峰成形术均可改善患者症状及功能，但关节镜下肩峰成形术长期效果更佳。对于有肩袖损伤的患者，肩袖水肿和肩袖肌腱炎期可通过保守治疗缓解临床症状，包括早期休息制动、运动训练、物理治疗、口服非甾体抗炎药、肩峰下注射类固醇激素等。肩袖出现撕裂期需要通过肩峰下减压和肩袖修复术进行治疗。

（三）临床康复的影像关注点

在肩关节相关肌肉骨骼疾病的临床康复中,影像学评估具有非常重要的作用和临床意义。影像学检查可以帮助排除康复禁忌证、了解肌肉骨骼系统结构变化及运动前后的动态改变,结合专业的康复评估手段,如动作观察、肌肉功能评估、关节运动检查及表面肌电、运动学评估等方法,有助于形成临床推理,建立功能诊断/物理诊断,明确康复治疗适应证,排除红旗征,制订康复治疗策略及判断疗效。

1. 肩袖损伤 肩袖损伤/肩袖肌腱病的影像学诊断主要依靠 MRI 检查。X 线和 CT 检查不能直接显示本病,但可显示与其有关的骨改变,如Ⅲ型肩峰、肩峰下缘骨赘、肩锁关节骨关节病、肩峰下间隙狭窄、肌腱钙化、肱骨大结节囊肿硬化等。

本病主要采用保守治疗。对于肩部疼痛、功能受限的患者,可以口服非甾体抗炎药(NSAID)、肩峰下甾体类药物注射和进行肩胛带肌群肌力训练等,以缓解疼痛、提高肩关节的稳定性和功能。通过影像及康复评估判断,对于合并肩峰下撞击或肩袖部分撕裂的患者,如果保守治疗效果不佳,可以考虑进行关节镜下肩峰成形术、肩峰下减压术、肩袖清理或修复术等。

2. 肩周炎(又称粘连性肩关节囊炎) 粘连性肩关节囊炎患者的 X 线片一般无异常发现,有时可以显示伴发的骨异常,如盂肱关节骨性关节炎。MRI 是显示粘连性肩关节囊炎的最佳影像学检查方法,其表现与临床分期密切相关,能反映其病理表现,如滑膜炎症、血管增生以及包膜纤维化。增强 MRI 包括静脉注射对比剂的间接造影,以及向关节腔内注射对比剂的直接造影(MRA),间接造影 MRI 可以反映病变的滑膜炎症和血管增生。MRA 除了可发现肩袖间隙关节囊、喙肱韧带和腋囊增厚,以及喙突下脂肪三角消失,还可显示肩关节腔容积减小。

原发性粘连性肩关节囊炎可自行好转,临床上以保守治疗为主,对于少数长期僵硬的病例,保守治疗效果不佳,可以进行手术治疗。

(1)保守治疗包括物理治疗、关节内扩张术、口服非甾体抗炎药及痛点注射类固醇药物等。其中物理治疗作为一线治疗方式被广泛应用,包括热疗、电疗、光疗等物理因子治疗以及关节松动术、牵伸训练、肩周软组织手法治疗、筋膜松解治疗等方法以恢复肩关节活动度及肩周软组织柔韧性。

(2)手术治疗目前临床上开展较多的为肩关节镜下关节囊松解术。肩关节镜可以全面探查肩关节腔,了解病变情况,同时可以在关节镜直视下对关节囊挛缩、病变部位进行相应处理,较手法松解更有针对性,减少了手术创伤。对于粘连性肩关节囊炎,保守治疗 6 个月无效后,可考虑行关节镜下关节囊松解术。

3. 盂唇损伤

(1)上盂唇自前向后(SLAP)损伤:1990 年,Snyder 等将 SLAP 损伤分为四种类型。SLAP Ⅰ型是上盂唇的变性、退变,SLAP Ⅱ~Ⅳ型为上盂唇撕裂。常规 MRI 诊断 SLAP Ⅱ~Ⅳ型撕裂的灵敏度约为 70%,急性损伤有大量关节积液扩充关节囊时,盂唇撕裂的显示会更加清晰。肩关节 MR 造影引入对比剂,能更好地显示盂唇的形态和撕裂口的特点,有助于对 SLAP 损伤准确分型并与盂唇、盂肱韧带的先天变异如盂唇沟、盂唇孔等相鉴别。需要注意的是,当损伤的盂唇及邻近组织发生修复、有纤维组织和血管成分填充时,对比剂无法进入修复的盂唇组织内,造成诊断困难。

SLAP 损伤多发生在上方盂唇的 10 点~2 点钟位置,其治疗包括保守治疗和手术治疗。

SLAP 的保守治疗包括休息、非甾体抗炎药（NSAID）、物理因子治疗、手法治疗、功能锻炼等。肩关节后方关节囊挛缩的患者可重点进行后关节囊松解和牵伸治疗。3 个月保守治疗后仍有症状持续存在时可以考虑手术治疗。通过影像学检查根据 SLAP 损伤的分型进行手术干预。SLAP Ⅰ型损伤可行关节镜下磨损盂唇清理术。SLAP Ⅱ型损伤需要对二头肌腱-上盂唇用带线锚钉进行止点固定。SLAP Ⅲ型和Ⅳ型损伤均需将上盂唇桶柄状撕裂的部分进行关节镜下手术切除，SLAP Ⅳ型损伤需要附加进行二头肌长头肌腱止点的修复或二头肌长头肌腱固定术。

（2）Bankart 损伤：当肩关节向前下脱位时容易损伤前下方盂肱韧带附着处的关节盂唇，称为 Bankart 损伤。Bankart 损伤多发生在前下盂唇的 3 点 ~6 点位置，分为纤维性 Bankart 损伤和骨性 Bankart 损伤。纤维性 Bankart 损伤（fibrous Bankart lesion）即经典的 Bankart 损伤，占创伤性肩关节前脱位的 85%，表现为关节囊破裂，盂肱韧带连同附着的关节盂唇从关节盂上撕脱。肩关节前脱位时最常见的是下盂肱韧带-盂唇复合体损伤。骨性 Bankart 损伤（bony Bankart lesion）指下盂肱韧带盂唇复合体损伤同时伴有关节盂前下方的撕脱性骨折，是出现关节不稳的主要因素。X 线和三维 CT 有助于鉴别有无关节盂或肱骨头的骨性缺损。骨性 Bankart 损伤时在冠状位、斜矢状位重建 CT 上可见关节盂前下边缘移位碎片，冠状面图像上可以看到一个很大的 Hill-Sachs 损伤（肱骨头后外侧骨性缺损）。肩关节 MRI 常规扫描对前下盂唇撕裂的有限，一般常规行肩关节 MRI 造影，可以较为清晰地显示 Bankart 损伤的前下盂唇撕裂和盂唇移位，以及前下关节盂骨质欠规整或局限性骨缺损。

Bankart 损伤通常伴有关节囊异常，超过 30% 的患者有前下盂肱韧带复合体的延长或松弛。损伤发生后通常难以自愈，导致肩关节疼痛、不稳定、交锁甚至反复脱位，肩关节功能明显受限。发生骨性 Bankart 损伤时，建议及早行手术治疗，避免骨块吸收和关节盂缺损所致再次脱位。纤维性 Bankart 损伤伴发肩关节前脱位的年轻患者或伴发复发性前方肩关节不稳的患者建议手术治疗，修补撕裂的盂肱韧带及盂唇。如患者年龄 >30 岁，肩关节再次脱位的可能性减少，可以考虑先行保守治疗，患者应休息、避免对抗性运动至少 6 个月，口服消炎镇痛药减轻疼痛；配合物理因子治疗、局部手法治疗及积极的功能锻炼。

4. 钙化性肩袖肌腱病　钙化性肩袖肌腱病的诊断主要依靠 X 线检查来进行钙化灶的检出和定位。小的钙化灶、与肱骨头重叠的非致密钙化影在 X 线上容易漏诊。X 线片还可用于本病的动态监测，随着钙质的吸收，高密度钙化影逐渐缩小、密度减低，最终消失。本病的 CT 表现与 X 线类似，但与 X 线片相比，CT 检查能更清晰地显示钙化灶的位置、形态、大小和密度，且不会遗漏小的钙化，是显示钙化的最佳检查方法，但 CT 检查射线剂量高，故应用不及 X 线普遍。X 线和 CT 检查更有助于明确有无钙质沉积，而 MRI 检查的主要作用在于清晰显示肌腱及周围结构的改变，如钙化是否累及肌腱全层、肌腱是否撕裂、周围滑囊有无积液等，MRI 还有助于排除其他能引起肩部疼痛的疾病。

钙化性肩袖肌腱病被认为是自限性疾病，文献报道 3 年吸收率为 9.3%，10 年吸收率为 27.1%。本病主要采用保守治疗，多数患者可取得满意疗效。可通过影像学检查观察钙化灶的位置、形态、大小和密度，判断治疗效果。

（1）保守治疗：保守治疗目的主要是控制疼痛和维持肩关节功能。对于急性期或疼痛显著的患者，需要采用吊带保护固定，同时可以口服非甾体抗炎药，或者肩峰下注射甾体类药物。一旦疼痛得到控制，需要进行功能锻炼，如肩袖力量训练和肩关节活动度训练。治疗还可以采用体外冲击波治疗（ESWT）或者超声引导下的沉积物抽吸术。

（2）手术治疗：如果保守治疗无法恢复肩关节功能和减轻疼痛，可以考虑手术治疗。一般采用关节镜下病灶切除术，如钙化灶清理后肌腱止点处撕裂较大，可以用带线锚钉修复破损的肩袖组织。

5. 肩关节置换术后 肩关节置换术后康复需要明确手术方式，通过 X 线了解假体结构。晚期盂肱关节骨性关节炎患者，经非手术治疗和物理治疗后仍遗留无法缓解的疼痛和功能受限时可考虑行肩关节置换术。采用解剖型全肩关节置换治疗盂肱关节骨性关节炎时，需要肩袖肌群无损伤且功能完好，同时关节盂骨量充足可以固定假体（图 3-2-84）。反之，反向肩关节置换术是为治疗肩袖损伤而特别设计的，适合肩袖损伤合并骨性关节炎、不可修复的肩袖损伤、创伤后关节炎等（图 3-2-85）。

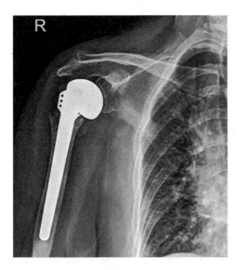
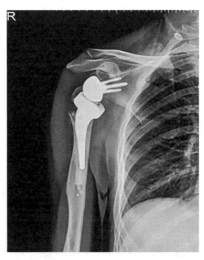

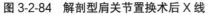

图 3-2-84 解剖型肩关节置换术后 X 线　　图 3-2-85 反向肩关节置换术后 X 线

术后康复对决定肩关节置换术效果至关重要。康复治疗时需区别解剖型肩关节置换和反向肩关节置换。肩袖功能存在与否是二者最显著的差异。肩袖功能康复是解剖型肩关节置换术后早期康复以及获得长期功能效果的关键。相比之下，大多数反向肩关节置换术患者的肩袖存在功能缺陷或缺失，因此，应重点关注三角肌功能及未损伤肩袖的功能训练。二者另一个主要区别是假体设计的结构对肩部稳定性和活动的影响。解剖型肩关节换术为肩部在各个方向上获得更大的不受限制的活动范围提供可能性。因此，需要稳定的关节囊和肩袖以达到固定盂肱关节的目的。反向肩关节置换在提高盂肱关节稳定性的同时可能会限制肩关节活动，在术后早期，应避免引起假体撞击的动作，如内收-内旋-后伸。

肩胛下肌的愈合是解剖型肩关节置换术后早期康复的重要影响因素，肩胛下肌愈合不良可致肌肉无力、盂肱关节不稳、功能受限。任何术后早期的异常表现都应该及时用高级成像技术，如超声、CT 或 MRI 进行评估。反向肩关节置换术后功能和关节活动度的实质性改变可用 X 线片来检查。反向肩关节置换术中植入的假体具有旋转中心的侧向偏移，要比解剖型置换术后关节活动度小，特别是内旋和外旋活动度。如后部肩袖（包括小圆肌）功能保留，可以获得更好的主动外旋活动度和外旋力量。外旋力量较弱或缺乏的患者可能存在严重的功能限制。

（郗淑燕　张瑞平　高培森）

参 考 文 献

[1] 缪志和,李铭,郑端. X 线平片及 CT 诊断外伤性肩关节脱位的价值[J]. 影像研究与医学应用,2018,2 (4):186-187.

[2] 王胜阳. MRI、MR 关节造影在肩关节上盂唇前后向损伤中的应用价值[J]. 影像研究与医学应用,2020, 4(7):210-211.

[3] 陈松,周洁,梁治平,等. 不同扫描方位 MRI 对肩关节盂唇 Bankart 损伤的诊断价值[J]. 新医学,2013, 44(4):266-269.

[4] 杨丙奎,崔凤,林敏. 磁共振成像检查对冻结肩诊断的应用价值分析[J]. 浙江创伤外科,2020,25(4): 782-784.

[5] 宋凌恒,禹智波,兰晓川,等. 磁共振成像在原发性冻结肩中的诊断价值分析[J]. 影像研究与医学应用, 2021,5(2):249-250.

[6] 戴世鹏,庞军,戴景儒. 肩关节后方不稳定的 CT 和 MR 特点[J]. CT 理论与应用研究,2016,25(3):369-375.

[7] 袁慧书,姚伟武,曾献军. 运动医学影像诊断学:肩肘关节分册[M]. 北京:科学出版社,2021.

[8] ANDREW G,ROMAN H,ANDREW C H. AAOS 骨科术后康复[M]. 王雪强,王于领,译. 北京:北京科学 技术出版社,2021.

[9] (日)佐志隆士,(日)井樋荣二,(日)秋田惠. 肩关节磁共振诊断[M]. 2 版. 徐妍妍,孟华川,孙宏亮,译. 北京:北京科学技术出版社,2021.

[10] FIELDS L K,MUXLOW C J,CALDWELL P E 3RD. Arthroscopic Treatment of Subscapularis Calcific Tendonitis [J]. Arthroscopy Techniques,2014,3(5):571-573.

[11] BALKE M,BANERJEE M,GRESHAKE O,et al. The Coracohumeral Distance in Shoulders With Traumatic and Degenerative Subscapularis Tendon Tears [J]. American Journal of Sports Medicine,2016,44(1):198-201.

[12] NAIR A V,RAO S N,KUMARAN C K,et al. Clinico-radiological correlation of subcoracoid impingement with reduced coracohumeral interval and its relation to subscapularis tears in indian patients [J]. J Clin Diagn Res,2016,10(9):RC17-RC20.

第三节 肘 关 节

一、正常影像表现

(一) 正常 X 线平片表现

1. 正位片显示冠突窝、外上髁、肱骨小头、肱桡关节、桡骨头、桡骨颈、桡骨粗隆、内上髁上嵴、内上髁、尺骨鹰嘴、肱骨滑车、冠突(图 3-3-1)。

2. 侧位片显示内上髁上嵴、冠突窝、鹰嘴窝、内上髁、滑车、尺骨鹰嘴、冠突、桡骨头、桡骨粗隆、桡骨颈(图 3-3-2)。

3. 肘关节透亮之间隙包括关节软骨、关节腔。

4. 肘关节正位片上肱骨内上髁大于外上髁,在肱骨远端显示透亮的冠状窝。

5. 肘关节侧位片上正常时可见透亮的前脂肪垫,后脂肪垫在关节腔积液时才显示。

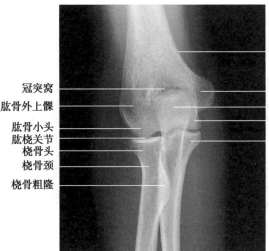

图 3-3-1 肘关节正位片

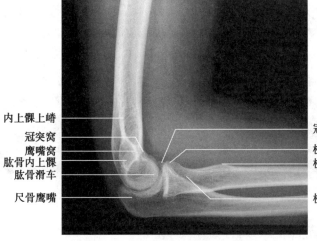

图 3-3-2 肘关节侧位片

（二）正常 CT 表现

1. **臂下份层面** 肱骨切面呈略向前凸的扁条形。可见肱骨前方的肱肌、肱二头肌以及位于肱骨后方的肱三头肌；此外还可见位于肱肌外侧的肱桡肌及桡侧腕长伸肌（图 3-3-3）。

2. **肱尺近侧关节层面** 此层面扫及肱骨内外上髁及其后方的鹰嘴。可见肱骨前方的肱肌以及位于肱骨后方的肱三头肌；此外还可见位于肱肌内侧的旋前圆肌，肱肌外侧的肱桡肌及桡侧腕长伸肌（图 3-3-4）。

3. **肱尺远侧关节层面** 此层面扫及肱骨内外上髁及其后方的鹰嘴。可见肱骨前方的肱肌以及位于肱骨后方的肱三头肌；此外还可见位于肱肌内侧的旋前圆肌，肱肌外侧的肱桡肌及桡侧腕长伸肌（图 3-3-5）。

4. **桡尺近侧关节层面** 此层面扫及肱骨及尺骨。可见肱骨前方的肱肌以及位于桡骨头后方的肘肌；此外还可见位于肱肌内侧的旋前圆肌、指浅屈肌，肱肌外侧的肱桡肌、指伸肌及桡侧腕长伸肌（图 3-3-6）。

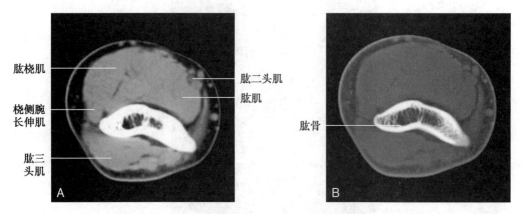

图 3-3-3　臂下份层面 CT
A. 软组织窗；B. 骨窗。

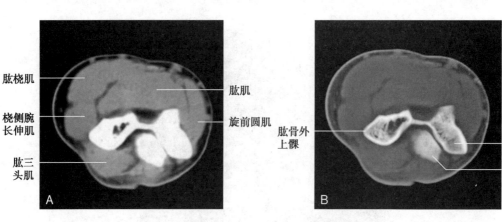

图 3-3-4　肱尺近侧关节层面 CT
A. 软组织窗；B. 骨窗。

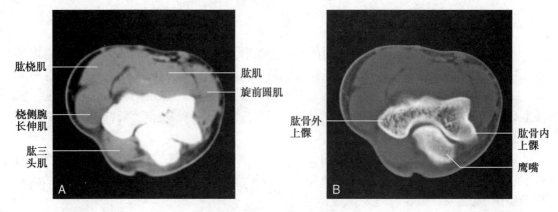

图 3-3-5　肱尺远侧关节层面 CT
A. 软组织窗；B. 骨窗。

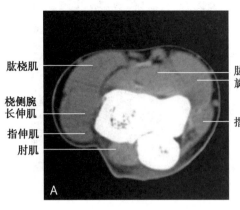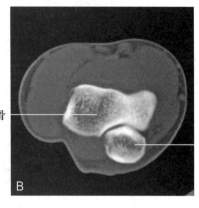

图 3-3-6　桡尺近侧关节层面 CT
A. 软组织窗；B. 骨窗。

5. 桡尺关节层面　此层面扫及桡骨头及尺骨。可见尺骨后外侧的肘肌及后内侧的指深屈肌、尺侧腕屈肌等；桡尺关节外前方见肱桡肌、桡侧腕长伸肌、桡侧腕短伸肌、指伸肌；内前侧见旋前圆肌、桡侧腕屈肌等（图 3-3-7）。

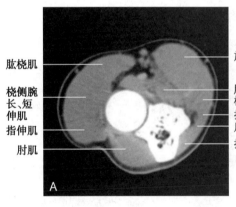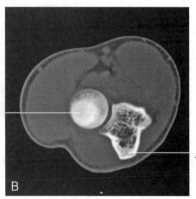

图 3-3-7　桡尺关节层面 CT
A. 软组织窗；B. 骨窗。

6. 前臂上份层面　此层面显示前臂上份层面,经尺骨粗隆水平,该断面肌肉排布关节复杂。按尺桡骨排列方向。前臂肌前群位于前内侧部,从尺侧向桡侧依次为指深屈肌、尺侧腕屈肌、指浅屈肌及旋前圆肌；前臂肌后群位于后外侧,由尺侧向桡侧以此为肘肌、位于深面并环绕桡骨的旋后肌、指伸肌、桡侧腕长短伸肌、肱桡肌（图 3-3-8）。

（三）正常 MRI 表现

1. 横轴位臂下份层面　肱骨切面呈略向前凸的扁条形,肱骨后方可见肘后脂肪垫。其前方可见臂肌前群浅层的肱二头肌腱、肱肌及前臂肌前群的肱桡肌,后群的桡侧腕长伸肌；后方可见臂肌后群的肱三头肌内外侧头及其肌腱；该层面可见位于浅筋膜前部的头静脉,内侧份的贵要静脉,深筋膜内的肱动静脉及正中神经（图 3-3-9）。

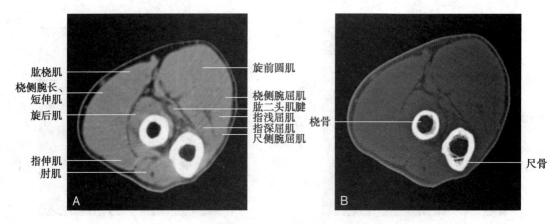

肱桡肌
桡侧腕长、
短伸肌
旋后肌

指伸肌
肘肌

旋前圆肌

桡侧腕屈肌
肱二头肌腱
指浅屈肌
指深屈肌
尺侧腕屈肌

桡骨

尺骨

图 3-3-8　前臂上份层面 CT
A. 软组织窗；B. 骨窗。

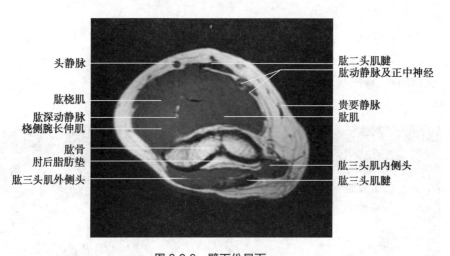

头静脉

肱桡肌

肱深动静脉
桡侧腕长伸肌

肱骨
肘后脂肪垫
肱三头肌外侧头

肱二头肌腱
肱动静脉及正中神经

贵要静脉
肱肌

肱三头肌内侧头
肱三头肌腱

图 3-3-9　臂下份层面
MRI 横轴位 T₁WI。

$\qquad$ 2. 横轴位鹰嘴层面　此层面扫及肱骨内外上髁及其后方的鹰嘴，可见肱骨前方的肱肌以及位于肱骨外上髁后方的肘肌；此外还可见位于肱肌内侧的旋前圆肌，肱肌外侧的肱桡肌及桡侧腕长伸肌；该层面可见位于浅筋膜前部见头静脉，内侧份的贵要静脉，深筋膜内见肱动静脉及正中神经（图 3-3-10 ）。

$\qquad$ 3. 横轴位肱尺远侧关节层面　此层面扫及肱骨内外上髁及其后方的鹰嘴，可见肱骨前方的肱肌以及位于肱骨外上髁后方的肘肌；此外还可见位于肱肌内侧的旋前圆肌，肱肌外侧的肱桡肌及桡侧腕长伸肌；该层面可见位于浅筋膜前部见头静脉，内侧份的贵要静脉，深筋膜内见肱动静脉及正中神经（图 3-3-11 ）。

$\qquad$ 4. 横轴位桡骨头层面　此层面扫及桡骨头、肱骨小头、肱骨滑车及其后方的鹰嘴。按尺桡骨排列方向，将此层面分为前内侧及后外侧。前臂肌后群位于后外侧，由尺侧向桡侧以此为肘肌、指伸肌、桡侧腕长伸肌、肱桡肌；前臂肌前群位于前内侧部，从尺侧向桡侧依次为指深屈肌、尺侧腕屈肌、指浅屈肌及旋前圆肌。该层面可见位于浅筋膜前部见头静脉，内侧份的贵要静脉，深筋膜内见肱动静脉及正中神经（图 3-3-12 ）。

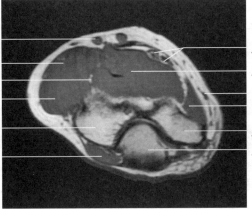

图 3-3-10 鹰嘴层面
MRI 横轴位 T_1WI。

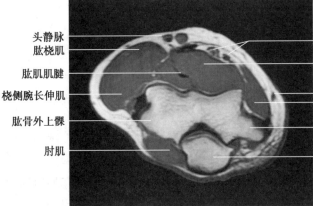

图 3-3-11 肱尺远测关节层面
MRI 横轴位 T_1WI。

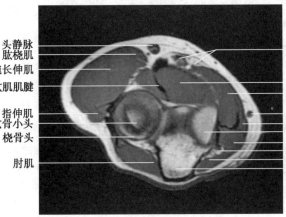

图 3-3-12 桡骨头层面
MRI 横轴位 T_1WI。

5. 横轴位桡尺关节层面 此层面扫及桡骨头及其后方的鹰嘴。按尺桡骨排列方向,将此层面分为前内侧及后外侧。前臂肌后群位于后外侧,由尺侧向桡侧依次为肘肌、指伸肌、桡侧腕长短伸肌、肱桡肌;前臂肌前群位于前内侧部,从尺侧向桡侧依次为指深屈肌、尺侧腕屈肌、指浅屈肌及旋前圆肌。该层面可见位于浅筋膜前部见头静脉,内侧份的贵要静脉,深筋膜内见肱动静脉及正中神经(图 3-3-13)。

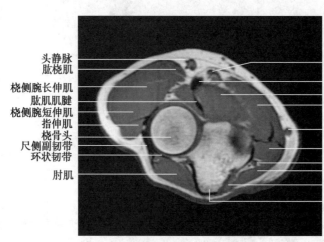

图 3-3-13 桡尺关节层面
MRI 横轴位 T$_1$WI。

6. 横轴位前臂近段层面 此层面扫及桡骨颈及尺骨。按尺桡骨排列方向,将此层面分为前内侧及后外侧。前臂肌后群位于后外侧,由尺侧向桡侧以此为肘肌、尺侧腕伸肌及其肌腱、位于深面并环绕桡骨的旋后肌、指伸肌、桡侧腕长短伸肌、肱桡肌;前臂肌前群位于前内侧部,从尺侧向桡侧依次为指深屈肌、尺侧腕屈肌、指浅屈肌、掌长肌及旋前圆肌。该层面可见位于浅筋膜前部见头静脉,内侧份的贵要静脉,深筋膜内见肱动静脉及正中神经(图 3-3-14)。

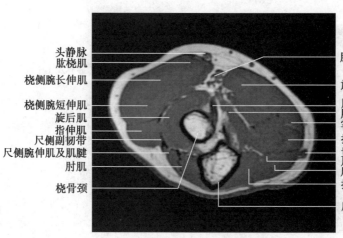

图 3-3-14 前臂近段层面
MRI 横轴位 T$_1$WI。

7. 冠状位冠突层面　此层面可见肱骨小头、肱骨滑车、桡骨头及冠突。外侧见桡神经、肱桡肌、桡侧腕长伸肌、桡侧腕短伸肌、桡侧副韧带、环状韧带、旋后肌、指伸肌,内侧见肱肌、滑车上淋巴结、旋前圆肌、肱骨滑车、贵要静脉、冠突、肱肌、掌长肌、指浅屈肌、指深屈肌(图 3-3-15)。

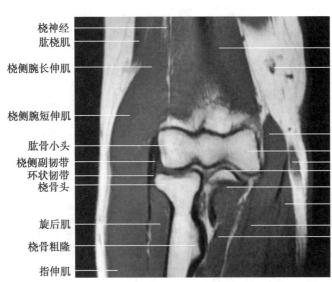

图 3-3-15　冠突层面
MRI 冠状位 T_1WI。

8. 冠状位肱骨内上髁层面　此层面可见肱骨小头、肱骨滑车、内侧髁、桡骨头及冠突。外侧见肱肌、肱桡肌、桡侧腕长伸肌、桡侧腕短伸肌、伸肌总腱、桡侧副韧带、环状韧带、旋后肌,内侧见肱肌、肱三头肌、旋前圆肌、鹰嘴窝、掌长肌、尺侧副韧带、贵要静脉、指浅屈肌、指深屈肌、尺侧腕屈肌(图 3-3-16)。

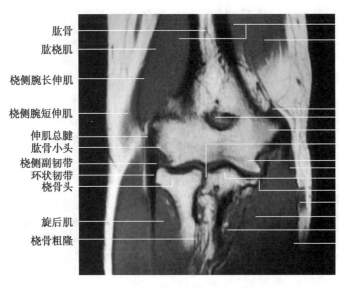

图 3-3-16　肱骨内上髁层面
MRI 冠状位 T_1WI。

9. 冠状位鹰嘴层面　此层面可见肱骨内上髁、肱骨滑车、鹰嘴、桡骨头及尺骨,外侧见肱肌、桡侧腕长伸肌、桡侧副韧带、环状韧带、伸肌总腱、指伸肌、旋后肌,内侧见肱三头肌、屈肌总腱、尺骨桡切迹、指浅屈肌、尺侧副韧带、贵要静脉、指深屈肌(图 3-3-17)。

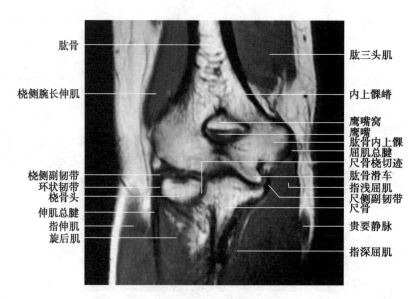

图 3-3-17　鹰嘴层面
MRI 冠状位 T₁WI。

10. 冠状位肱骨外上髁层面　此层面可见肱骨内外上髁、肱骨滑车、桡骨头、鹰嘴及尺骨,外侧见肱肌、桡侧腕长伸肌、肘肌、指伸肌,内侧见肱三头肌及肌腱、内上髁、屈肌总腱、指浅屈肌、贵要静脉、指深屈肌(图 3-3-18)。

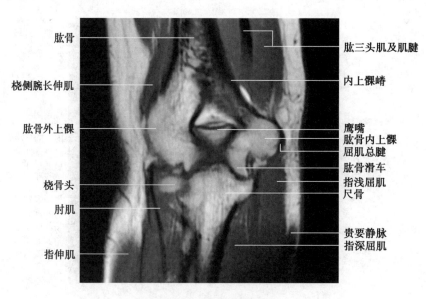

图 3-3-18　肱骨外上髁层面
MRI 冠状位 T₁WI。

11. 冠状位尺骨上段后部层面　此层面可见肱骨、鹰嘴、尺骨,后侧份见肘肌、肱三头肌及肌腱、尺神经、尺侧腕屈肌、指深屈肌(图 3-3-19)。

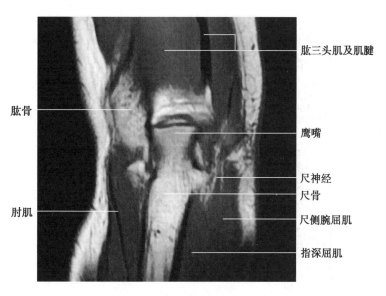

图 3-3-19　尺骨上段后部层面
MRI 冠状位 T_1WI。

12. 冠状位肘关节后份层面　此层面显示肘关节后份层面,可见尺骨,后侧份见肘肌、肱三头肌及肌腱、尺侧腕屈肌、指深屈肌(图 3-3-20)。

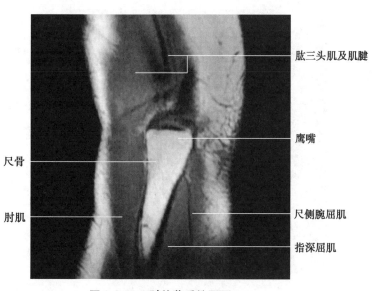

图 3-3-20　肘关节后份层面
MRI 冠状位 T_1WI。

13. 矢状位肱骨滑车层面　该层面可见肱骨滑车及鹰嘴,可见肱动静脉、旋前圆肌、桡侧腕屈肌、指浅屈肌、肱三头肌及肌腱、尺侧腕屈肌、尺神经(图 3-3-21)。

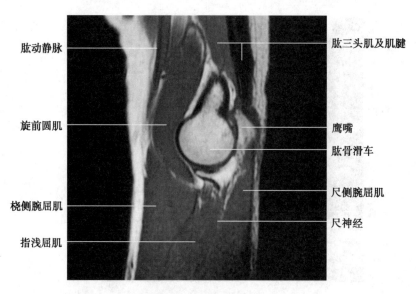

肱动静脉　　　　　　　　　　　　　　　　　　肱三头肌及肌腱

旋前圆肌　　　　　　　　　　　　　　　　　　鹰嘴
　　　　　　　　　　　　　　　　　　　　　　肱骨滑车

桡侧腕屈肌　　　　　　　　　　　　　　　　　尺侧腕屈肌

指浅屈肌　　　　　　　　　　　　　　　　　　尺神经

图 3-3-21　肱骨滑车层面
MRI 矢状位 T_1WI。

14. 矢状位鹰嘴窝层面　此层面可见肱骨、肱骨滑车、鹰嘴、冠突,该层面见肱动脉、肱肌、旋前圆肌、肱三头肌、指深屈肌(图 3-3-22)。

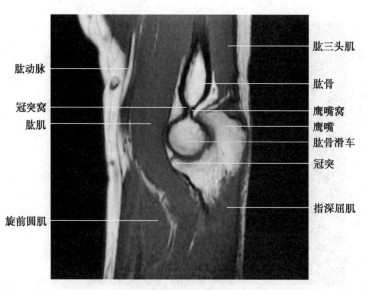

肱动脉　　　　　　　　　　　　　　　　　　肱三头肌

冠突窝　　　　　　　　　　　　　　　　　　肱骨
肱肌　　　　　　　　　　　　　　　　　　　鹰嘴窝
　　　　　　　　　　　　　　　　　　　　　鹰嘴
　　　　　　　　　　　　　　　　　　　　　肱骨滑车
　　　　　　　　　　　　　　　　　　　　　冠突

　　　　　　　　　　　　　　　　　　　　　指深屈肌

旋前圆肌

图 3-3-22　鹰嘴窝层面
MRI 矢状位 T_1WI。

15. 矢状位肱骨中部层面 此层面可见肱骨、肱骨滑车、鹰嘴、冠突,该层面见肱二头肌、肱肌、旋前圆肌、肱三头肌、指深屈肌(图 3-3-23)。

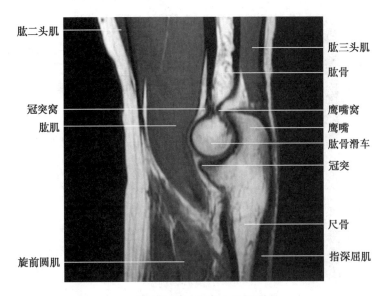

图 3-3-23 肱骨中部层面
MRI 矢状位 T₁WI。

16. 矢状位桡骨头内侧层面 此层面可见肱骨小头、桡骨头、尺骨,该层面可见肱二头肌、肱肌、肱二头肌肌腱、尺动脉、旋前圆肌、肱三头肌、后脂肪垫、指深屈肌(图 3-3-24)。

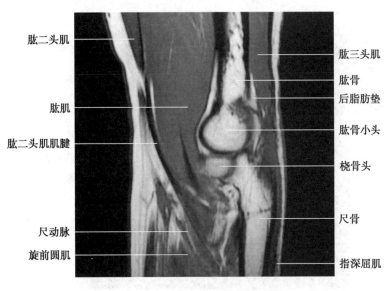

图 3-3-24 桡骨头内侧层面
MRI 矢状位 T₁WI。

17. 矢状位桡骨头中部层面 此层面可见肱骨及桡骨头,该层面见肱二头肌、头静脉、肱桡肌、旋后肌、肱三头肌内侧头、环状韧带、肘肌、旋后肌(图 3-3-25)。

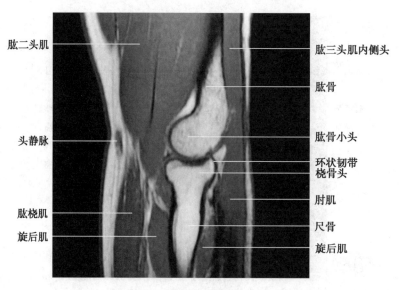

肱二头肌 肱三头肌内侧头
肱骨
头静脉 肱骨小头
环状韧带
桡骨头
肘肌
肱桡肌 尺骨
旋后肌 旋后肌

图 3-3-25 桡骨头中部层面
MRI 矢状位 T_1WI。

18. 矢状位桡骨头外侧层面
此层面可见肱骨小头及桡骨头,该层面见肱二头肌、头静脉、肱桡肌、肱三头肌长头、环状韧带、肘肌、旋后肌(图 3-3-26)。

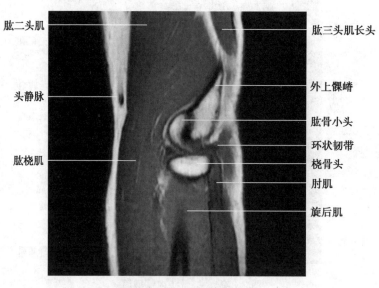

肱二头肌 肱三头肌长头
头静脉 外上髁嵴
肱骨小头
环状韧带
桡骨头
肱桡肌 肘肌
旋后肌

图 3-3-26 桡骨头外侧层面
MRI 矢状位 T_1WI。

（四）正常超声表现

肘关节超声可观察关节积液、滑膜、软骨、骨皮质、关节周围肌腱、韧带、神经等。超声检查的适应证主要包括软组织损伤或包块、肌腱病变（肌腱炎、腱鞘炎、肌腱撕裂、腱鞘囊肿）、韧带病变、关节病变（关节炎、关节积液、游离体）、周围神经病变、骨骼病变等。

肘关节超声检查分前面、内侧面、外侧面和后面4个区域进行检查。

1. 肘关节前面　患者坐位，面向检查者，肘关节伸直置于检查床上。肘关节前面超声检查的主要结构包括肱尺关节、肱桡关节、肱肌、肱二头肌远端肌腱、正中神经、桡神经、肱动脉、关节前隐窝（图3-3-27、图3-3-28）。

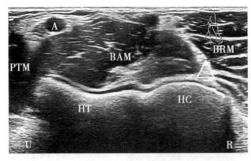
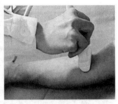

图 3-3-27　左肘关节前部横切面声像图
U:尺侧；BAM:肱肌；BRM:肱桡肌；PTM:旋前圆肌；HT:肱骨滑车；HC:肱骨小头；A:肱动脉；△:桡神经；R:桡侧。

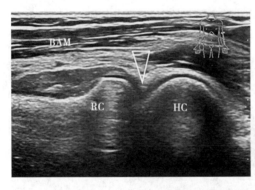
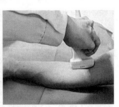

图 3-3-28　左肘关节前部桡侧纵切面声像图
BAM:肱肌；HC:肱骨小头；RC:桡骨小头；▽:肱桡关节。

横切和纵切检查肘关节前方，肱骨滑车和肱骨小头骨皮质为强回声，表面可见低回声软骨，前关节囊为一薄的线状强回声覆盖在关节软骨上，肱肌走行于关节囊的内前方，肱桡肌走行在外前方。肘关节前纵切面检查时，冠状窝处脂肪垫为强回声，正常人无或仅有少量液体。

2. 肘关节内侧面　肘关节伸直位，前臂外旋。观察肱骨内上髁、屈肌总腱和内侧副韧带、尺神经（图3-3-29、图3-3-30）。

屈肌总腱上端附着肱骨内上髁，呈致密的纤维带状稍强回声；尺侧副韧带位于屈肌总腱深面，为高回声纤维状结构，可在手外翻时做肘关节的屈和伸动作，动态观察尺侧副韧带的松弛、紧张状态，并检查韧带的完整性。

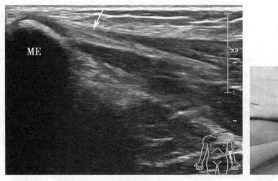
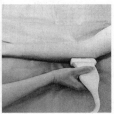

图 3-3-29　左肘关节内侧区纵切面声像图

ME:肱骨内上髁;↓:屈肌总腱。

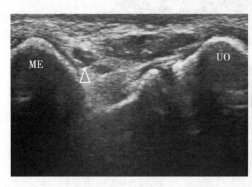
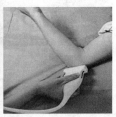

图 3-3-30　左肘关节肘管横切面声像图

ME:肱骨内上髁;△:尺神经;UO:尺骨鹰嘴。

3. 肘关节外侧面　肘关节伸直位,拇指向上,双侧手掌合拢。观察肱骨外上髁、伸肌总腱、外侧副韧带、桡侧腕长伸肌、桡神经及其分支、肱桡关节、环状韧带(图 3-3-31)。

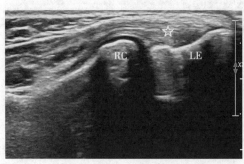
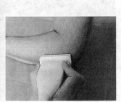

图 3-3-31　左肘关节外侧区纵切面声像图

LE:肱骨外上髁;RC:桡骨小头;☆:伸肌总腱。

伸肌总腱显示为三角形的强回声结构,向上止于肱骨外上髁。桡侧副韧带位于伸肌总腱深面,二者在图像上不易区分。探头置于桡骨头处横切,可显示环状韧带,呈带状高回声覆盖于桡骨头、颈表面。

4. 肘关节后面　手掌向下平撑于检查床上,肘关节屈曲 90°。观察肘后关节腔、肱三头肌肌腱、鹰嘴滑囊,并可在屈、伸肘动作时动态观察尺神经脱位,如图 3-3-32 所示。

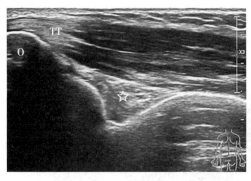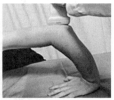

图 3-3-32　左肘关节后方纵切面声像图
O:尺骨鹰嘴;TT:肱三头肌腱;☆:鹰嘴窝内脂肪垫。

二、康复常见疾病影像表现

（一）肘部骨折

1. 肱骨远端骨折

（1）病变可见于任何年龄段,均有外伤史。

（2）肱骨远端骨折分为髁上骨折、经髁骨折和髁间骨折,其中髁上骨折为关节外骨折,经髁骨折和髁间骨折为关节内骨折。

（3）X 线平片可清楚显示骨折,CT 可清楚显示骨折碎片的移位情况。

1）肱骨髁上骨折表现为肱骨髁上的骨折透亮线,断端移位(图 3-3-33)。

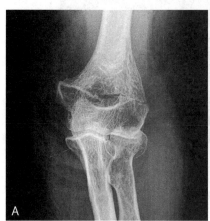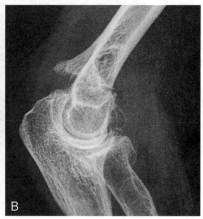

图 3-3-33　左肱骨髁上骨折
A. X 线正位片;B. X 线侧位片。

2）肱骨经髁骨折表现为肱骨经内或外侧髁达关节面的骨折透亮线,断端分离移位(图 3-3-34)。

3）肱骨髁间骨折表现为肱骨髁间多发骨折线,断端分离移位(图 3-3-35)。

2. 尺骨鹰嘴骨折

（1）病变多见于成年人,均有外伤史。

（2）直接外力时多为粉碎骨折。

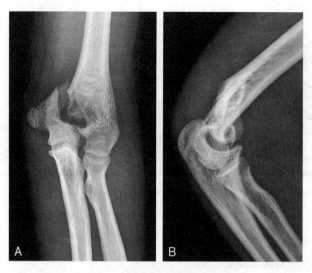

图 3-3-34 左肱骨胫(内侧)髁骨折
A.X 线正位片;B.X 线侧位片。

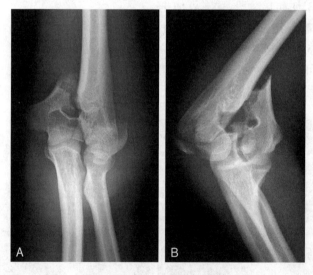

图 3-3-35 左肱骨髁间骨折
A.X 线正位片;B.X 线侧位片。

(3)X 线侧位片可清楚显示骨折,表现为累及肘关节鹰嘴的骨折线,断端分离(图 3-3-36);CT 可清楚显示骨折碎片的移位情况。

3. 尺骨冠突骨折

(1)均有外伤史,肘关节屈伸活动受限。

(2)根据损伤机制可分为两种类型:伸直型,跌倒时肘关节处于伸直位,骨折多靠近尖部,以外侧撕脱为主,骨块较小;屈曲型,跌倒时肘关节处于屈曲位,手掌着地,骨块较大,多合并肘关节脱位或尺骨鹰嘴骨折。

(3)X 线侧位片可清楚显示骨折,表现为尺骨冠突旁小片状移位的骨块(图 3-3-37);三维 CT 可清楚显示骨折的部位、骨块的大小及伴随关节脱位情况(图 3-3-38)。

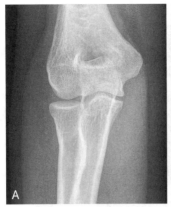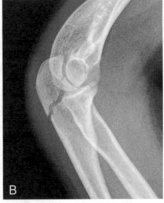

图 3-3-36　右尺骨鹰嘴骨折
A. X 线正位片；B. X 线侧位片。

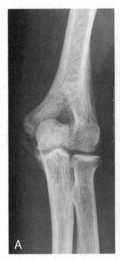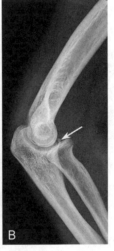

图 3-3-37　左尺骨冠突骨折
A. X 线正位片；B. X 线侧位片。

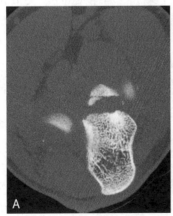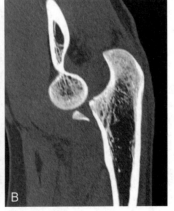

图 3-3-38　右尺骨冠突骨折
A. CT 横轴位；B. CT 矢状位 MPR 重组。

4. 桡骨小头骨折

（1）病变多见于成年人，均有外伤史，且多为间接外力。

（2）桡骨小头骨折按照 Mason 分类法可分为四型：Ⅰ型，线状骨折，无移位，骨折线可通过桡骨头边缘或呈劈裂状；Ⅱ型，有移位的骨折，有分离的边缘骨折；Ⅲ型，粉碎性骨折，移位或无移位或呈塌陷性骨折；Ⅳ型，伴有肘关节脱位。

（3）X 线平片可清楚显示骨折，表现为桡骨小头局部骨皮质不连续，累及或不累及关节面，断端伴或不伴移位（图 3-3-39）；三维 CT 可清楚显示骨折及分型情况。

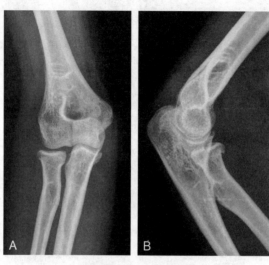

图 3-3-39　右桡骨小头骨折
A. X 线正位片；B. X 线侧位片。

（二）肘部脱位

以肘关节后脱位为例。

（1）多见于青壮年，10%~50% 与运动有关，多由遭受暴力所致。

（2）后脱位是最常见的肘关节脱位（肘关节脱位分为前脱位、后脱位和侧方脱位，其中后脱位占 90%）。

（3）X 线示肘关节失去正常关系，尺桡骨上端和肱骨下端重叠，关节间隙消失，桡骨头和尺骨鹰嘴向后方移位（图 3-3-40）；CT 可清楚显示关节脱位后诸骨的关系，同时清楚显示伴随的尺骨鹰嘴和桡骨头骨折；MRI 有助于显示伴随的韧带、肌腱损伤及骨软骨损伤。

（三）肘部软组织损伤

1. 韧带损伤　包括桡侧副韧带、尺侧副韧带、桡骨环状韧带、外侧尺骨副韧带。

（1）MRI 表现

1）桡侧副韧带损伤：发生于肘外翻、肘关节脱位时。MRI 冠状位脂肪抑制 T_2WI 是显示桡侧副韧带损伤的最佳检查序列，表现为受累韧带增厚或变细、信号异常，甚至连续性中断（图 3-3-41）。

2）尺侧副韧带损伤：发生于肘外翻或肘关节脱位时，前束最易受累，完全撕裂最常发生于肱骨附着处。MRI 表现为受累韧带局部高信号，连续性部分或完全中断，MRI 冠状位脂肪抑制 T_2WI 是显示尺侧副韧带前束损伤的最佳检查序列（图 3-3-42）；MRI 冠状位脂肪抑制 T_2WI 结合横轴位脂肪抑制 T_2WI 能够清晰显示尺侧副韧带后束损伤（图 3-3-43）。

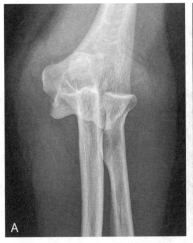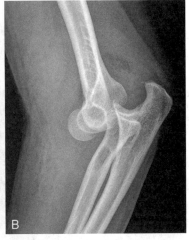

图 3-3-40 右肘关节脱位
A.X 线正位片;B.X 线侧位片。

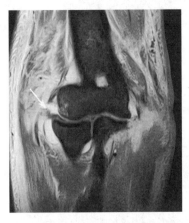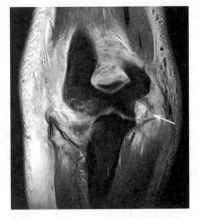

图 3-3-41 右肘桡侧副韧带损伤
MRI 冠状位脂肪抑制 T_2WI。

图 3-3-42 右肘尺侧副韧带前束损伤
MRI 冠状位脂肪抑制 T_2WI。

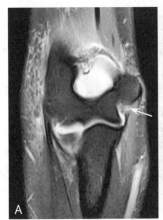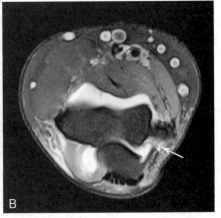

图 3-3-43 右肘尺侧副韧带后束损伤
A. MRI 冠状位脂肪抑制 T_2WI;B. MRI 横轴位脂肪抑制 T_2WI。

3）桡骨环状韧带损伤：发生于肘关节脱位时，常伴桡侧副韧带和外侧尺骨副韧带撕裂。MRI 横轴位脂肪抑制 T_2WI 是显示桡骨环状韧带损伤的最佳检查序列，表现为肘外、前、后侧关节囊局部增厚，受累韧带连续性中断（图 3-3-44）。

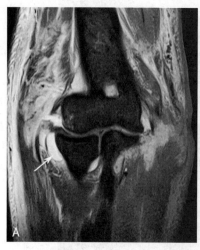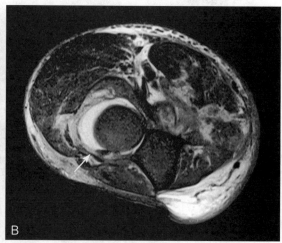

图 3-3-44　右肘桡骨环状韧带损伤
A. MRI 冠状位脂肪抑制 T_2WI；B. MRI 横轴位脂肪抑制 T_2WI。

4）外侧尺骨副韧带损伤：发生于肘关节脱位时，损伤常发生于韧带邻近肱骨附着处，MRI 冠状位脂肪抑制 T_2WI 是显示外侧尺骨副韧带损伤的最佳检查序列，表现为受累韧带增厚或变细、信号异常，甚至连续性中断（图 3-3-45）。

（2）超声表现：肘关节周围的韧带主要有桡侧副韧带、尺侧副韧带和环状韧带等，韧带的正常声像图主要表现为高回声纤维状结构，当韧带损伤时，可表现为韧带增厚、回声减低，伴有韧带周围或附着点周围积液，并可见钙化。当韧带出现撕裂或完全断裂时，可显示为纤维连续性中断撕裂或断裂部位出现裂隙或回声减低区。

2. 肌腱损伤　包括屈肌总腱、肱二头肌腱、肱肌腱、伸肌总腱、肱三头肌腱。

（1）MRI 表现

1）屈肌总腱损伤：临床上表现为肘部内侧疼痛。MRI 冠状位脂肪抑制 T_2WI 是显示屈肌总腱损伤的最佳检查序列，表现为受累肌腱增厚或变细、信号异常，甚至连续性中断（图 3-3-46）。

2）肱二头肌腱损伤：好发于优势肘外伤时，肌腱附着处易受累，受伤时有"爆破感"，临床表现为肘前窝疼痛、肿块形成。MRI 横轴位脂肪抑制 T_2WI 是显示肱二头肌腱损伤的最佳检查序列，表现为受累肌腱连续性中断，肌腱近端挛缩，局部信号异常（图 3-3-47）。

3）肱肌腱损伤：好发于肌腹、肌腹-肌腱移行处，临床表现为外伤后肘前窝疼痛、肿块形成。MRI 矢状位脂肪抑制 T_2WI 是显示肱二头肌腱损伤的最佳检查序列，表现为受累肌腱连续性中断，局部信号异常（图 3-3-48）。

4）伸肌总腱损伤：又称为肱骨外上髁炎，临床表现为肘部外侧疼痛，伸肘时疼痛加剧。MRI 冠状位脂肪抑制 T_2WI 是显示伸肌总腱损伤的最佳检查序列，表现为受累肌腱增粗，局部信号异常，甚至连续性中断（图 3-3-49）。

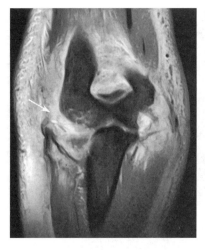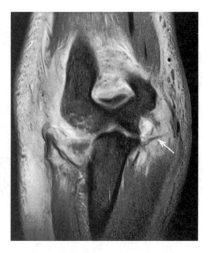

图 3-3-45　右肘外侧尺骨副韧带损伤
MRI 冠状位脂肪抑制 T_2WI。

图 3-3-46　右肘屈肌总腱损伤
MRI 冠状位脂肪抑制 T_2WI。

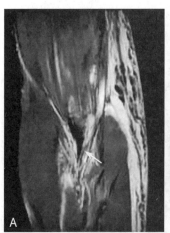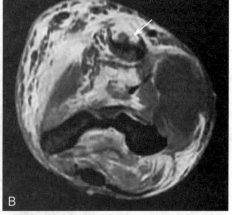

图 3-3-47　右肘肱二头肌腱损伤
A. MRI 冠状位脂肪抑制 T_2WI；B. MRI 横轴位脂肪抑制 T_2WI。

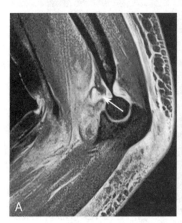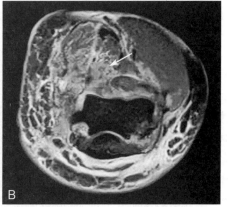

图 3-3-48　右肘肱肌腱损伤
A. MRI 矢状位脂肪抑制 T_2WI；B. MRI 横轴位脂肪抑制 T_2WI。

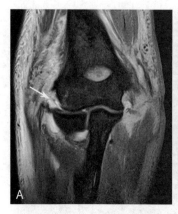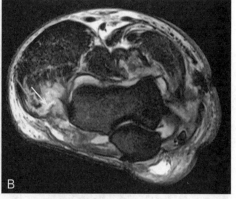

图 3-3-49　右肘伸肌总腱损伤

A. MRI 冠状位脂肪抑制 T_2WI；B. MRI 横轴位脂肪抑制 T_2WI。

5）肱三头肌腱损伤：多发生于肘部重度损伤时，临床表现为肘后部疼痛、肿胀。MRI 矢状位脂肪抑制 T_2WI 是显示肱三头肌腱损伤的最佳检查序列，表现为受累肌腱增粗，局部信号异常，甚至连续性中断，尺骨鹰嘴及邻近软组织水肿（图 3-3-50）。

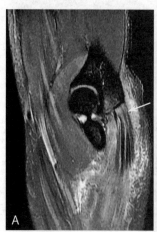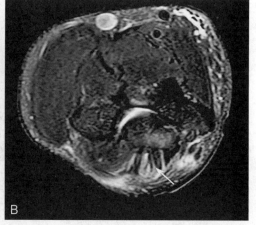

图 3-3-50　右肘肱三头肌腱损伤

A. MRI 矢状位脂肪抑制 T_2WI；B. 横轴位脂肪抑制 T_2WI。

（2）超声表现：在肌肉的远端，肌内隔联合形成大腱层（通常指腱膜）或直接形成肌腱，肌腱起着连接肌肉和骨骼的作用，肘关节周围的肌腱主要有屈肌总腱、肱二头肌腱、伸肌总腱、肱三头肌腱等。肌腱长轴声像图表现为腱周为一薄层高回声包膜，内部呈网状结构，有许多纤细而紧密的回声线组成，类似纤维结构；短轴表现为均匀、簇状分布的点状回声组成。

肌腱损伤最常见的是肌腱部分或完全撕裂，这往往是在肌腱退行性变的基础上发生。肌腱退行性变的超声表现主要为肌腱局限性（结节性）或弥漫性增厚和腱体内低回声区伴随纤维回声结构消失，彩色多普勒血流显像可见异常增厚伴局限性低回声区的肌腱内血流信号增多。肌腱部分撕裂超声表现肌腱增粗或变细、回声减低、外形不规则或呈波浪状，无连续性中断,这与肌腱病的表现类似,对于鉴别困难的病例,可行磁共振成像进一步确诊;肌腱完全撕裂的主要超声表现为肌腱连续性中断,断端回缩,因肌腱向近端回缩而未探及远端肌腱,由于血肿形成在肌腱床区可见积液。

(四)肘部神经卡压

以肘管综合征为例。肘管是位于肘部后内侧部解剖间隙,内有尺神经穿行。肘管内或周围结构改变(如肘管支持带原发性肥厚、外源性压迫、肘关节不完全脱位、使用过度、创伤、骨性异常、肌肉异常及占位等)引起的尺神经病变,称为肘管综合征。

(1)X线和CT检查能显示引起肘管综合征的骨性异常,如尺骨鹰嘴内侧或肱骨内侧髁后部骨赘以及肘外翻。

(2)MRI表现

1)尺神经:增粗,在T_2WI上信号不同程度增高(图3-3-51),增强成像后强化,尤其是存在神经源性肿瘤时。

2)肘管:动/静脉扩张,淋巴结肿大。

3)支持带:不规则增厚(纤维化所致)。

4)下游肌肉改变:指深屈肌、尺侧腕屈肌、手内在肌水肿或萎缩或脂肪化。

(3)超声表现:患者取坐位,采用肘关节后面的检查姿势,在肱骨内上髁及尺骨鹰嘴间的尺神经沟内寻找尺神经,纵切面观察尺神经的形态、内部回声、血流及周围结构(图3-3-52)。表现为:

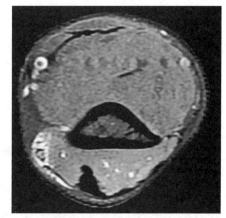

图3-3-51 肘管综合征
MRI横轴位脂肪抑制PDWI。

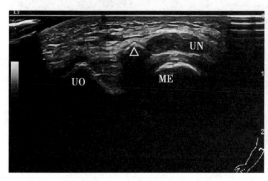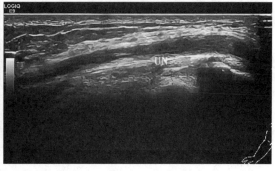

图3-3-52 肘管综合征声像图
肘部陈旧性骨折碎片压迫尺神经,导致尺神经明显增粗、肿胀,回声减低,移位。ME:肱骨内上髁;UO:尺骨鹰嘴;△:肘部陈旧性骨折碎骨片;UN:尺神经。

1)肘管内尺神经突然变细和移位。

2)受压神经的近端肿胀。

3)神经内部束状结构模糊或消失。

4)超声可显示引起压迫的支持韧带增厚或占位性病变等。

(五)慢性炎症

1. 肱骨外上髁炎 肱骨外上髁炎又称为网球肘,伸肌总腱损伤,是指伸肌总腱在肱骨外上髁附着点处的急或慢性损伤。

（1）CT可显示伸肌总腱附着处的钙化。

（2）MRI表现见"伸肌总腱损伤"部分。

（3）超声表现：患者坐位，取肘关节外侧检查姿势，将探头置于肱骨外上髁进行横切和纵切扫查，观察外上髁骨皮质是否完整，伸肌总腱的连续性、厚度、内部回声，以及肌腱周围组织的回声（图3-3-53）。表现为：

1）肌腱附着处肿胀、呈低回声伴肌腱实质局限性或弥漫性回声减低。

2）肌腱纤维状结构消失。

3）伸肌总腱周围可见积液、边缘不规整。

4）肱骨外上髁表面不平整。

5）肌腱炎严重时，CDFI显示肌腱内低回声区可见较丰富的血流信号。

2. 肱骨内上髁炎　肱骨内上髁炎又称为高尔夫球肘，屈肌总腱损伤，是指屈肌总腱在肱骨内上髁附着点处的急或慢性损伤。

（1）CT可显示屈肌总腱附着处的钙化。

（2）MRI表现见"屈肌总腱损伤"部分。

（3）超声表现：患者坐位，取肘关节内侧检查姿势，将探头置于肱骨内上髁进行横切和纵切扫查，观察内上髁骨皮质是否平整，屈肌总腱起点周围的组织情况，肌腱的连续性，肌腱组织的厚度、回声，并用彩色多普勒观察局部血流情况（图3-3-54）。表现为：

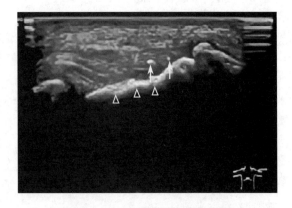

图 3-3-53　肱骨外上髁炎声像图
肱骨外上髁骨皮质不规则，呈骨侵蚀改变，伸肌总腱附着点处腱体内见钙化。三角形：肱骨外上髁；箭头：伸肌总腱。

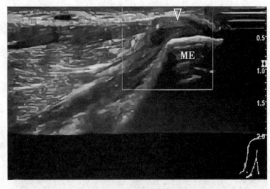

图 3-3-54　肱骨内上髁炎声像图
右前臂屈肌总腱附着点处腱体增厚，CDFI示血供明显增多。三角形：屈肌总腱；ME：肱骨内上髁。

1）屈肌总腱起点处肿胀增厚，局部回声减低和撕裂。

2）肌腱附着处可见钙化。

3）肌腱周围可见积液。

4）肱骨内上髁表面不平整。

5）炎症期肌腱内低回声区可见较丰富血流信号。

3. 鹰嘴滑囊炎　鹰嘴滑囊炎又称为矿工肘，是一种常见的表浅滑囊炎，通常由于滑囊积液或滑膜增生，临床上表现为鹰嘴后方的肿块。

（1）MRI表现

1）鹰嘴后方皮下局限性积液，T_1WI低信号，T_2WI高信号，也可能伴有出血、感染等改变。

2）液体信号周围见所有序列均为低信号的边缘。

3）周围软组织水肿。

4）反应性尺骨鹰嘴皮质下骨髓水肿。

5）对比增强成像囊液不强化,囊壁强化（图 3-3-55 ）。

（2）超声表现

1）鹰嘴后方皮下组织内局限性积液。

2）可伴有不同程度的滑膜增厚。

3）彩色血流显像可见滑囊周边血流增多（图 3-3-56 ）。

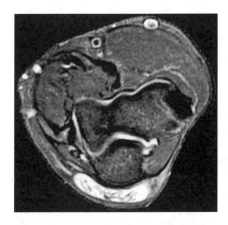

图 3-3-55　MRI 横轴位脂肪抑制 T$_2$WI

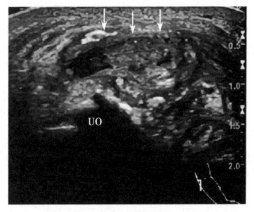

图 3-3-56　（痛风性）尺骨鹰嘴滑囊炎声像图
尺骨鹰嘴滑囊扩张,内见大量低回声增生滑膜及强回声尿酸盐结晶沉积。UO:尺骨鹰嘴;箭头:鹰嘴滑囊内滑膜增生。

4. **骨化性肌炎和/或异位骨化**　骨化性肌炎是肌肉挫伤或肌腱断裂后的常见合并症,是进行性的骨质结构沉积于肌肉及结缔组织的现象。

（1）CT 表现

1）骨化肿块边缘清晰、锐利,周围较中心密度高。

2）病灶随时间逐渐减小。

3）病灶与其下面的骨不连续。

（2）超声表现

1）骨化早期为不均匀低回声肿块,边界清晰。

2）后期为不连续的壳状或不规则点片状强回声,后方伴声影。

3）彩色血流显像在骨化早期肿块周边和内部可见血流信号,骨化成熟后肿块内血流不明显。

（六）肘部疼痛

旋后肌综合征又称桡管综合征,是桡神经深支在旋后肌穿行处受到卡压引起的神经病变,临床表现为肘关节下方 2 英寸（1 英寸=2.54cm）水平肱骨外侧疼痛和伸腕伸指无力。

（1）MRI 表现

1）早期:桡神经（及其分支主要是骨间后神经）支配肌肉水肿,脂肪抑制 T$_2$WI 高信号。

2）晚期:桡神经(及其分支,主要是骨间后神经)支配肌肉萎缩、脂肪化,残余脂肪抑制 T_2WI 高信号。

3）推荐横轴位 T_1WI 和脂肪抑制 T_2WI。

（2）超声表现

受检者面向检查者,肘关节半屈位,前臂向上,平置于检查床;探头横断面扫查肘关节前方,寻找肱肌和肱桡肌之间的桡神经及其伴行血管,并向前臂远端追踪扫查,距肘关节 2~3cm 处,可见桡神经分为深、浅两支,深支穿行入旋后肌,在桡神经深支进入旋后肌的位置附近观察神经走行及有无受压表现。表现为:

1）在神经旋后肌入口处或附近,神经长轴切面可见神经受压。

2）受压部位近端神经肿胀,回声减低,神经内结构不清。

3）继发性旋后肌综合征超声可显示引起神经压迫的软组织肿物(脂肪瘤、腱鞘囊肿等)、局部瘢痕组织等继发性病因。

三、康复治疗的影像关注要点

（一）康复治疗影像的选择策略

肘关节外伤后应首选 X 线平片检查。因为骨组织本身的皮质、松质和髓腔之间具有足够的对比度,同时骨组织与周围软组织也有良好的对比,因此 X 线平片检查是评估具有创伤病史、怀疑肘关节骨折、脱位等基本病变的首选影像学检查。但由于各种软组织之间缺乏良好的天然对比,故在肌肉病变的诊断中 X 线的应用受到限制。

CT 的软组织分辨率不高,对于软骨、韧带、肌腱、脊髓和肌肉等软组织显示效果不如 MRI,空间分辨率不如 X 线平片,但由于 CT 密度分辨率较高,其横断面及三维重建成像避免了影像解剖结构的重叠,对于解剖结构复杂部位或软组织病变的显示仍然具有重要的价值。CT 可以显示 X 线片难以发现的微小病变或病变细节,如细微骨折、复杂骨折、关节软骨异常、剥脱性骨软骨炎、关节内骨软骨体以及钙化上有优势。CT 还可以进行关节稳定性评估,不但有助于指导手术方案的选取及关节重建的设计,对于康复治疗方案的制订也有一定作用。

MRI 具有多方位、多序列、高软组织分辨率的优势,可以显示 X 线和 CT 不能显示或者显示不佳的组织和结构,如肘关节软骨、韧带、肘部神经、肘部其他软组织结构等。是目前评价骨关节及软组织损伤的最佳影像学检查方法。然而 MRI 价格昂贵,预约及检查时间偏长,检查禁忌证多,在显示细微骨结构方面不如 CT 清晰,对组织中钙化和骨化辨识能力不如 X 线平片。

高频超声能够清晰显示肌肉、肌腱、韧带、周围神经等浅表软组织结构及其发生的病变,如炎症、肿瘤、损伤、畸形引起的结构异常,可与 MRI 相媲美。不仅能够精细分辨肌肉、浅表神经解剖结构,而且价格便宜,基本不存在检查禁忌证,因此越来越多地应用于肘关节软组织损伤的患者人群。

（二）重要数据测量及康复诊疗指导意义

1. 提携角(carrying angle)　上臂轴与前臂轴的延长线相交形成一向外开放的角度,正常约为 165°~170°,其补角为 15°±5°,即提携角。男性一般为 5°~10°,女性一般为 10°~15°。提携角在 0°~5° 之间时为直肘,小于 0° 为肘内翻,大于 15° 为肘外翻。这三种情况均属肘畸形(图 3-3-57)。

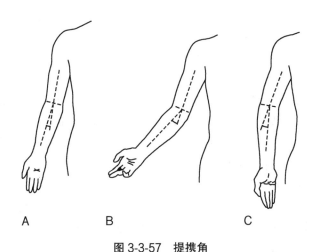

图 3-3-57　提携角

A. 正常提携角（5°~15°）；B. 肘外翻（>15°）；C. 肘内翻（<0°）。

康复诊疗指导意义：肘内翻最常见原因为肱骨髁上骨折，约占 80%。需要尽早行手术治疗。肘外翻早期可无症状，不影响肘关节活动范围。严重肘外翻患者，由于尺神经处于高张力牵拉状态，或外伤后因尺神经粘连而经常受到摩擦，可发生迟发性尺神经炎，出现尺神经损伤的表现，即尺神经支配区刺痛和感觉障碍（小指及环指 1/2），手部存在肌无力、萎缩。若出现疼痛可进行理疗、按摩等治疗，或服用非甾体抗炎药，同时辅以营养神经的药物。

2. 前倾角　肱骨干轴线与肱骨髁轴线之间有 30°~50° 的前倾角，同尺骨鹰嘴的倾斜角度一起，使滑车与肱骨小头整体位于肱骨干的前方，以适应更大的屈肘角度，因此在骨折复位固定过程中，恢复干骺端和肱骨干的联系时，一定要注意恢复此前倾角。

康复指导意义：若肱骨髁上骨折无移位，前倾角消失，不需复位；前倾角增大，在臂丛麻醉或全麻下，轻柔手法复位，长臂石膏固定于功能位 3~4 周；骨折有移位需在臂丛麻醉或全麻下手法复位，长臂石膏固定 4~6 周。保守治疗或手法复位失败者及时行手术治疗，避免前臂骨筋膜隔室综合征发生。

（三）临床康复的影像关注点

在肘关节相关疾病临床康复中，影像学评估意义重大，结合康复评估，能帮助建立临床诊断、选择康复治疗适应证、制订康复治疗策略及判断疗效。

1. 肘关节骨折　肘关节骨折分为关节内骨折和关节外骨折。关节外骨折相对症状较轻；关节内骨折多合并神经、血管损伤，较为严重。一般通过 X 线前后位、CT 等影像学检查可判断出肘关节骨折的严重程度。无移位的桡骨头/颈骨折行常规的肘关节前后位片容易漏诊，需要加拍内斜位、外斜位、桡骨头-肱骨小头位片。

（1）保守治疗：单纯的肘部关节外骨折，如无移位的肱骨髁上骨折，通过影像学检查，如 X 线、CT、超声排除血管、神经损伤后，可以采取石膏或支具外固定行保守治疗。一般将患肢固定在功能位 3~4 周，此期间可进行肩、腕、手指关节的全范围关节活动和肌力训练，但不宜拎重物。4 周后复查 X 线片后可拆掉石膏，逐渐开始肘关节主动功能锻炼。

（2）手术治疗：若肘部关节内骨折或保守治疗失败者需进行手术治疗，进行解剖学复位。术后即刻制订康复训练计划，尽早开始肘关节功能锻炼，最大程度减少创伤后并发症，导致关节僵硬。康复目标包括消肿、止痛、扩大关节活动范围、增加肌力、改善本体感觉及手功能等。术后早期康复可佩戴辅助支具。术后 1 个月、3 个月、6 个月、12 个月复查肘关节 X 线片,避免出现骨化性肌炎。若前臂出现麻木、肿胀或瘀斑,随时复查软组织超声,排除骨筋膜隔室综合征和血管、神经相关问题。

对于青少年肘关节骨折,进行影像学检查时尤其要注意以下几点:①是否合并关节腔积液;②骨及骨骺之间关系是否正常;③骨化中心是否与年龄相符;④是否合并细微骨折。

2. 肘关节脱位　肘关节后脱位是最常见的一种类型,多见于青少年。另外有一种特殊类型,即桡骨小头半脱位,亦称牵拉肘,是小儿常见损伤,多于患儿肘关节伸直,前臂旋前时突然受到牵拉所致,预后良好。患儿通常有患肘被牵拉后突然哭闹史,患肢呈半屈旋前位,不愿活动、伸手取物,被动屈肘及前臂旋后时疼痛,肘部肿胀不明显,桡骨头处轻压痛。X 线阴性,可通过软组织超声检查明确诊断,减少辐射。多采用手法复位,之后无需特殊固定,习惯性脱位者可使用三角巾悬吊患肢 1 周。

(1)手法复位:急性肘关节脱位后,通过影像学检查,如 X 线、CT、超声排除血管、神经损伤后,可以采取手法复位。伤后时间较短可不使用麻醉药物,脱位超过 4h 者应给予臂丛麻醉。方法:患肢屈肘 60°~90°,助手双手紧握患者上臂,术者双手紧握住腕部持续牵引,稍稍旋前,听到复位弹响或复位震动感时表明复位成功。复位后可使用石膏或支具将患肢固定在功能位 3~4 周,此期间可进行肩、腕、手指关节的全范围关节活动和肌力训练,不宜拎重物。4 周后复查 X 线片后可拆掉石膏,逐渐开始肘关节主动功能锻炼。

(2)切开复位:若肘关节脱位合并骨折、血管损伤、神经卡压等症状,需完善 X 线检查后进行切开复位。手法复位失败者亦可进行切开复位。术后即刻制订康复训练计划。康复目标包括消肿、止痛、扩大关节活动范围、增加肌力、改善本体感觉及手功能等。术后早期康复可佩戴辅助支具。术后 1 个月、3 个月、6 个月、12 个月复查肘关节 X 线片,避免出现骨化性肌炎。若前臂出现麻木、肿胀或瘀斑,随时复查软组织超声,排除骨筋膜隔室综合征和血管、神经相关问题。

3. 肘关节软组织损伤　可行浅表组织超声以明确关节中神经、血管、韧带、肌腱的位置,肘关节屈伸活动情况,重点排查尺神经、桡侧副韧带、尺侧副韧带、肱骨内外上髁、鹰嘴滑囊等,是否合并肿胀、疼痛、积液、活动障碍、弹响等症状,从而针对性制订相应的康复训练计划。

(1)药物治疗:疼痛或超声、MRI 提示有滑膜炎、积液等情况,可给予非甾体抗炎药消炎止痛。

(2)物理治疗:常用的理疗方法有超短波治疗、超声波治疗、微波、红外线治疗、磁疗、直流电离子导入治疗等。

(3)康复训练:康复目标包括消肿、止痛、扩大关节活动范围、增加肌力、改善本体感觉及手功能等。

(佟　帅　郝大鹏　张晓东)

参 考 文 献

[1] BIANCHI S,MARTINOLI C. 肌肉骨骼系统超声医学[M]. 房勤茂,译 . 北京:人民军医出版社,2015.

[2] 中国医师协会超声医师分会 . 中国肌骨超声检查指南[M]. 北京:人民卫生出版社,2017.

［3］欧洲肌肉骨骼放射学会超声分会；. 肌肉骨骼超声技术指南［M］. 刘红梅,译 . 天津:天津科技翻译出版有限公司,2018.

［4］JEFFREY A S. 肌肉骨骼超声基础:入门篇［M］. 刘红梅,译 . 天津:天津科技翻译出版有限公司,2018.

［5］JON A J. 肌骨超声必读［M］. 王月香,译 . 北京:科学出版社,2021.

［6］DONNA G B,KIRKLAND W D,ANDREW S,et al. Diagnostic Imaging:Musculoskeletal Trauma［M］.2nd ed. Elsevier,2016.

［7］丁建平,刘斯润,龚向阳 . 医学影像学读片诊断图谱:骨肌分册［M］. 北京:人民卫生出版社,2017.

第四节　腕　关　节

一、正常影像表现

（一）正常 X 线平片表现

狭义的腕关节仅指桡腕关节。广义腕关节包含桡腕关节、腕骨间关节、腕掌关节。

1. 正位片　腕骨排成远近两排,且前后排腕骨不重叠;远排为大多角骨、小多角骨、头状骨、钩骨,近排为手舟骨、月骨、三角骨、豌豆骨;头状骨、钩骨、月骨、三角骨间形成十字间隙,月骨在正位片上呈近似楔形(图 3-4-1)。

2. 侧位片　桡骨纵轴通过月骨和头状骨;远排腕骨自上而下分别为大多角骨、小多角骨、头状骨、钩骨;近排自上而下为手舟骨、月骨(豌豆骨)、三角骨;月骨在侧位片上呈月牙形(图 3-4-2)。

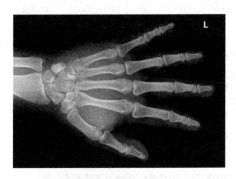

图 3-4-1　腕关节正位片

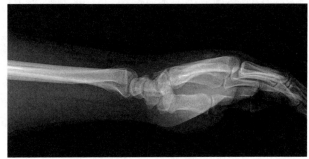

图 3-4-2　腕关节侧位片

（二）正常腕关节 CT 表现

1. 桡骨远端、8 块腕骨及掌骨基底部诸骨对应关系正常,骨质结构完整,骨小梁清晰,排列有序。

2. 腕关节间隙清晰,周围软组织结构清晰,未见异常密度影(图 3-4-3、图 3-4-4)。

（三）正常 MRI 表现

1. 腕骨、桡尺骨远端和掌骨近端形态规则,骨皮质连续,骨质信号正常。

2. 骨质表面关节软骨菲薄,为透明软骨,自旋回波脉冲序列(简称 SE 序列)呈中等信号。

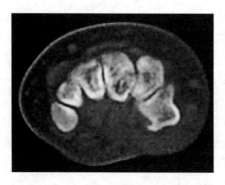
图 3-4-3 正常腕关节 CT 横断面骨窗

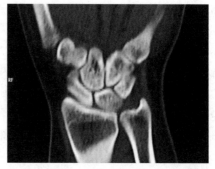
图 3-4-4 正常腕关节 CT 冠状面骨窗

3. 腕关节间隙清晰,双侧关节间隙对称,关节囊内可见少量液体信号影,SE 序列 T_1WI 表现为低信号,SE 序列 T_2WI 及 PDWI 表现为高信号。

4. 腕关节韧带包括腕掌掌侧韧带、腕掌背侧韧带以及内在腕掌骨间韧带 3 个部分,MRI 图像上呈低信号。腕关节的运动主要发生在桡腕关节,该关节的稳定系统主要靠四周关节囊及其韧带来维持。在掌侧桡腕韧带中,主要由桡舟头韧带、桡月韧带、桡舟月韧带组成了掌侧桡腕韧带复合体;掌侧尺腕韧带主要由尺月韧带、尺三角韧带组成。月骨位于腕关节负荷传导通道的中心,月骨背侧面主要为桡腕背侧韧带所覆盖和悬吊。内在韧带分为近排腕骨间内在韧带、远排腕骨间内在韧带和掌骨近端内在韧带。三角纤维软骨复合体(TFCC)位于尺骨和三角骨之间,为尺腕骨的缓冲垫及下尺桡关节的主要稳定装置,是由三角纤维软骨(关节盘)、半月板近似物(尺侧半月板)、腕尺侧副韧带、背侧桡尺韧带、掌侧桡尺韧带和尺侧腕伸肌腱鞘组成的软骨复合体。TFCC、腕骨间韧带、尺桡关节下端结构和腕骨间相互关系可通过冠状面显示出来,桡骨及头状骨和腕关节不稳的解剖特征及月骨间的相互关系可通过矢状面显示出来。

5. 腕管是腕掌侧一个骨-纤维性管道,正中神经和 9 条屈肌腱从腕管内通过。在 MRI 轴位图像上,正中神经呈类圆形或椭圆形,边界清楚,边缘光滑,与肌肉信号相比,T_1WI 呈等信号,T_2WI 呈稍高信号,而肌腱均呈明显均匀低信号。正中神经可以位于屈肌肌腱的掌侧,典型的位于第二指浅屈肌肌腱的掌侧或位于拇长屈肌和指浅屈肌之间的掌侧。

正常腕关节 MRI 如图 3-4-5~图 3-4-6 所示。

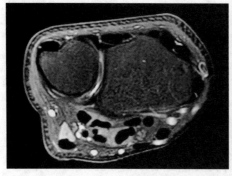
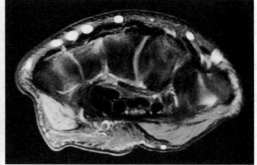
图 3-4-5 正常腕关节 MRI 横断面抑制 T_2WI

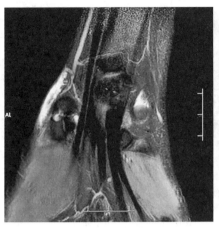
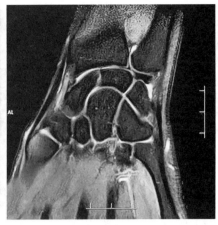

图 3-4-6 正常腕关节 MRI 冠状面抑制 T_2WI

（四）正常腕关节超声表现

1. 手腕部背侧 超声扫查腕关节时轻度弯曲,腕关节下方可放置耦合剂瓶,将超声探头横放置于手腕背侧,可逐个显示识别伸肌腱。首先识别固有的肌腱腱体,然后沿短轴向远端识别其止点处。伸肌的动态扫查可嘱患者将手指悬于耦合剂瓶外缘,便于手指做屈伸运动。

背侧面扫查伸肌支持带和 Lister 结节,分为六个间室:

（1）第一间室:位于桡骨远端的外侧,内含拇长展肌腱和拇短伸肌腱;患者手腕保持旋前与旋后的中间位置,将探头放在桡骨茎突的外侧检查(图 3-4-7)。

（2）第二间室:位于 Lister 结节的桡侧,内含桡侧腕长伸肌腱、桡侧腕短伸肌腱;患者手掌向下,探头横向内侧移动探查(图 3-4-8)。

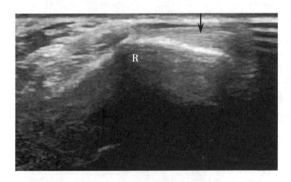

图 3-4-7 腕背侧横切面第一间室

显示拇长展肌腱和拇短伸肌腱(箭头)、桡骨远端(R)。

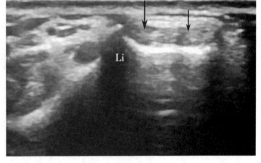

图 3-4-8 腕背侧横切面第二间室

显示 Lister 结节(Li)、桡侧腕长伸肌腱(细短箭头)、桡侧腕短伸肌腱(粗长箭头)。

（3）第三间室:位于 Lister 结节的尺侧,内含拇长伸肌腱及其腱鞘;背侧 Lister 结节将第二间室(外侧)和第三腔室(内侧)分开(图 3-4-9)。

（4）第四间室:位于腕背中间部位的横向平面上,内含 2~5 指伸肌腱和示指伸肌腱,其共为一个腱鞘;手指弯曲和伸展的动态扫查有利于区分各个肌腱(图 3-4-10)。

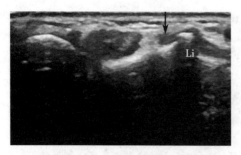

图 3-4-9　腕背侧横切面第三间室
显示 Lister 结节（Li）、尺侧的拇长伸肌腱（箭头）。

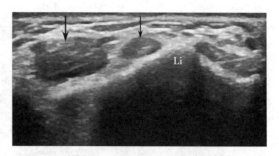

图 3-4-10　腕背侧横切面第四间室
显示 Lister 结节（Li）、尺侧的 2~5 指伸肌腱和示指固有伸肌腱（粗长箭头）、桡侧的拇长伸肌腱（细短箭头）。

（5）第五间室：位于远侧桡尺关节处，内含小指伸肌腱及其腱鞘，小指伸缩时动态扫查可显示小指伸肌腱移动（图 3-4-11）。

（6）第六间室：位于尺侧茎突底部附近的骨沟内，内含尺侧腕伸肌腱；患者手腕轻微的桡侧偏斜，将探头放在尺侧检查（图 3-4-12）。

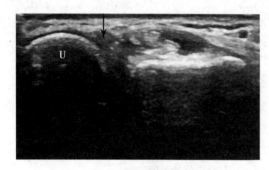

图 3-4-11　腕背侧横切面第五间室
显示小指伸肌腱（箭头）、尺骨（U）。

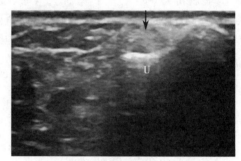

图 3-4-12　腕背侧横切面第六间室
显示尺侧腕伸肌腱（箭头）、尺骨远端的骨沟（U）。

背侧的骨间内在韧带主要为舟月韧带、月三角韧带。检查时前臂旋前，略屈曲。横切显示 Lister 结节，然后逐步向远端移动，显示舟月韧带、月三角韧带（图 3-4-13）。

2. 手腕部掌侧　观察近端腕管，腕管是由腕横韧带及腕骨形成的纤维管道，将探头轴向平面放在手掌皱褶上，寻找骨性标志：手舟骨结节（桡骨侧）和豌豆骨（尺侧），前后倾斜探头，显示屈肌支持带及腕骨内包含的 9 条长屈肌腱：指浅屈肌腱（4 根）、指深屈肌腱（4 根）、拇长屈肌腱（1 根）以及一根神经，即正中神经（图 3-4-14）。

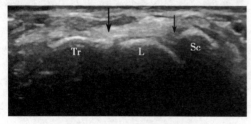

图 3-4-13　腕背侧横切面
显示舟月韧带（细短箭头）、月三角韧带（粗长箭头）、三角骨（Tr）、月骨（L）、手舟骨（Sc）。

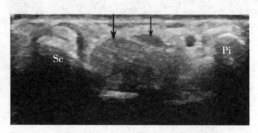

图 3-4-14　腕掌侧横切面
显示正中神经（细短箭头）、9 条屈肌腱（粗长箭头）、手舟骨（Sc）、豌豆骨（Pi）。

二、康复常见疾病影像表现

（一）骨折

桡骨远端骨折是跌倒时手撑地发生的骨折，根据手的方向分为 Colles 骨折、Smith 骨折、Barton 骨折和 chauffeur 骨折。最多见的是腕关节背屈位时发生的 Colles 骨折。

1. Colles 骨折　桡骨远端距关节面 2~3cm 以内的横断或粉碎性骨折，且伴有远折端向背侧移位和向掌侧成角，桡骨前倾角减小或成为负角，使手呈银叉状畸形。

（1）X 线表现

1）远折端向背侧移位及向桡侧移位、向掌侧成角。

2）骨折部嵌插、短缩、皮质重叠。

3）常合并下桡尺关节脱位、尺骨茎突骨折，严重者可合并三角骨骨折或手舟骨骨折（图 3-4-15、图 3-4-16）。

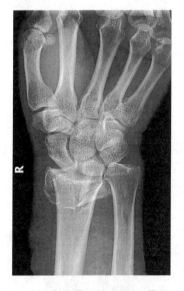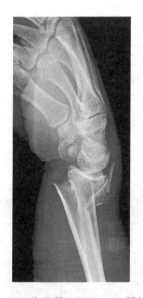

图 3-4-15　右桡骨远端 Colles 骨折正位　　图 3-4-16　右桡骨远端 Colles 骨折侧位

（2）CT 表现：CT 检查可显示关节内骨碎块、关节面压缩、骨折移位等情况。

（3）MRI 表现：MRI 检查可见观察到急性期骨髓水肿及周围软组织肿胀、损伤情况，可以显示 X 线和 CT 均不能显示的隐匿性骨折。

2. Smith 骨折　桡骨远端距关节面 2~3cm 以内的骨折，断端向掌侧移位，远折端向掌侧倾斜，前倾角增大，腕部呈"刺刀样"畸形，亦称反 Colles 骨折。

Smith 骨折分型：

Ⅰ：骨折线为横形，自背侧通向掌侧，未波及关节面，远折端连同腕骨向掌侧移位。

Ⅱ：骨折线为斜形，自背侧远端至掌侧近端，远折端连同腕骨向掌侧移位。

Ⅲ：骨折线为斜形并进入桡腕关节，累及关节面。

（1）X 线表现

1）远折端向掌侧移位、向背侧成角。

2）骨折线可通过关节面，腕关节可向前脱位。

3）有时可并发尺骨茎突骨折（图 3-4-17、图 3-4-18）。

（2）CT 表现：CT 检查可显示关节内骨碎块、关节面受累、骨折移位情况，如图 3-4-19、图 3-4-20。

（3）MRI 表现：MRI 检查可观察到急性期骨髓水肿及周围软组织肿胀、损伤情况。

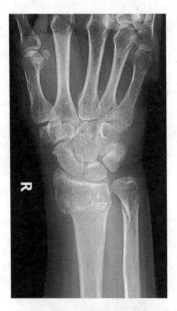 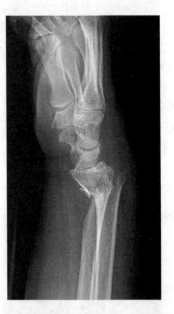

图 3-4-17　右侧桡骨远端 Smith 骨折正位　　图 3-4-18　右侧桡骨远端 Smith 骨折侧位

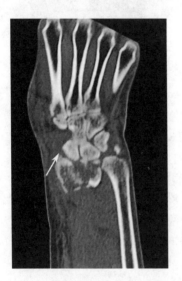 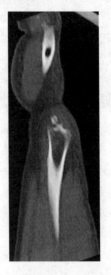

图 3-4-19　左侧桡骨远端 Smith 骨折合并　　图 3-4-20　左侧桡骨远端 Smith 骨折合并
尺骨茎突骨折骨窗冠状位　　　　　　　　　尺骨茎突骨折骨窗矢状位

3. Barton 骨折　桡骨远端涉及关节面的冠状走行的斜行骨折，可伴腕关节脱位或半脱位。根据骨折表现分为背侧型 Barton 骨折和掌侧型 Barton 骨折。

（1）X 线表现

1）在后前位像上，腕骨与桡骨远端重叠，桡骨干骺端骨折合并短缩。

2）在侧位像上，背侧型桡骨远端与腕骨一起向背侧及近侧移位；掌侧型桡骨远端与腕骨一起向掌侧及近侧移位；腕骨脱位或半脱位（图 3-4-21、图 3-4-22）。

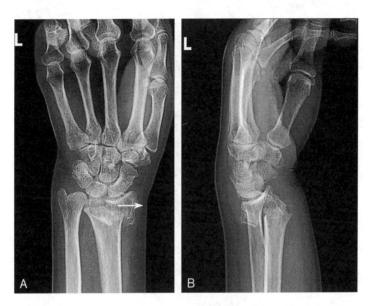

图 3-4-21　背侧型 Barton 骨折

A. 正位；B. 侧位。

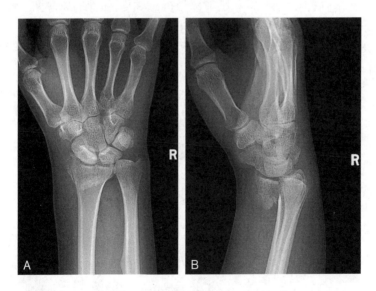

图 3-4-22　掌侧型 Barton 骨折

A. 正位；B. 侧位。

3）可合并尺骨茎突、桡骨茎突骨折和下尺桡关节损伤。

（2）CT 表现：可显示关节内骨碎块、关节面受累、骨折移位、关节脱位情况。

（3）MRI 表现：MRI 检查可见观察到急性期骨髓水肿及周围软组织肿胀、损伤情况。

4. chauffeur 骨折

（1）桡骨远端矢状走行的单片段骨折，累及关节面（图 3-4-23）。

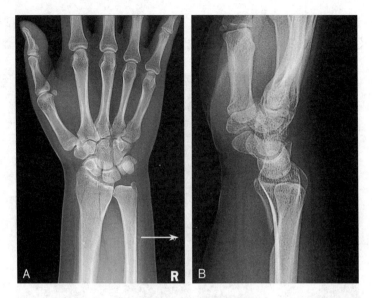

图 3-4-23 chauffeur 骨折
A. 正位；B. 侧位。

（2）根据骨折部位分为内侧型和外侧型。

5. 手舟骨骨折 手舟骨骨折是仅次于桡骨远端骨折的最常见的腕骨骨折。按骨折部位分：近端骨折、腰部骨折、远端骨折和结节部骨折，其中腰部骨折最常见。腰部骨折根据骨折线与手舟骨长轴的关系分为三种：①水平斜行骨折，骨折线与手舟骨长轴呈斜行交叉；②横行骨折：骨折线垂直于手舟骨长轴；③斜行骨折：骨折线几乎与腕关节纵轴平行。

（1）X 线表现

1）怀疑有手舟骨骨折时，可投照舟骨位、前后位、侧位、旋前 25°、旋后 25°位等 5 个位置的 X 线片，95% 的骨折可以明确诊断（图 3-4-24、图 3-4-25）。

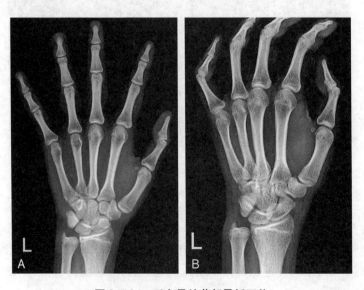

图 3-4-24 手舟骨结节部骨折正位
A. 正位；B. 斜位。

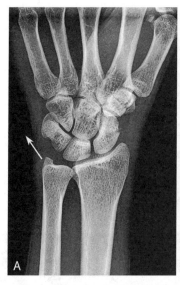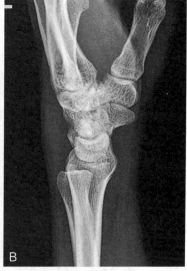

图 3-4-25　手舟骨腰部骨折正位
A. 正位；B. 侧位。

2）舟骨位可呈现手舟骨的全长，有利于骨折线显示。

3）侧位片对观察骨折脱位及是否合并其他腕骨脱位有较大意义。

（2）CT 表现：可清晰观察骨折线走行，防止隐匿性骨折漏诊。

（3）MRI 表现：可见急性期骨髓水肿。

与 X 线片比较，超声诊断上肢长骨骨折具有较高的准确性。当利用超声检查评估骨折时，需要熟悉其他疑似骨损伤病变伪像，注意鉴别陈旧性骨折、伴随组织损伤缺失等。此外探头加压损伤部位有无疼痛，也有助于评定损伤部位的骨表面有无变化。

高频超声显示光滑的骨皮质呈连续线样高回声，骨膜纤细，周围无明显血流信号（图 3-4-26）。如发生在尺、桡骨的骨干骨折，骨折处呈连续性中断、出血，骨膜增厚，周围软组织水肿，CDFI 显示周围软组织血流信号增多。手腕部骨折多发生在手舟骨骨折，多见于青壮年，常规 X 线检查为首选方法，但可出现假阴性，超声可采用纵切和横切检查，分别于手舟骨外侧和背侧进行扫查，腕部可采取中立位和尺偏位，腕尺偏位时可显示更多的手舟骨，仔

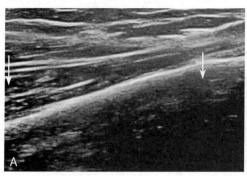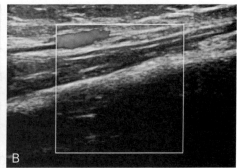

图 3-4-26　右前臂近腕侧
A. 右前臂近腕侧长轴切面显示尺骨皮质呈现高回声，未见明显连续性中断；B. 彩色多普勒显示尺骨骨膜未见增厚，周围无明显血流信号（箭头所指处）。

细观察骨皮质是否连续,周围软组织有无异常回声。若见骨皮质连续性中断及局部血肿,即可诊断。

(二) 腕关节脱位

1. 月骨脱位

（1）X 线表现

1）正位片月骨旋转与头状骨重叠,头月关节、桡月关节间隙可消失。

2）侧位片月骨向掌侧脱位为特征性表现。

3）手舟骨、头状骨与桡骨关系保持原位不变(图 3-4-27)。

（2）CT 表现:CT 三维重建及 VR 成像能更有效显示脱位情况。

（3）MRI 表现:MRI 成像可显示邻近骨质、韧带情况。

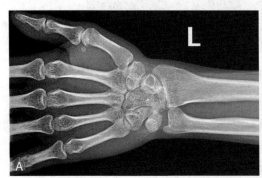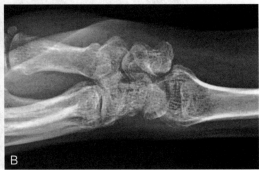

图 3-4-27　左侧月骨脱位
A. X 线正位片；B. X 线侧位片。

2. 经茎突和手舟骨的月骨脱位

（1）X 线表现

1）尺骨茎突或桡骨茎突骨折。

2）手舟骨中段骨折,近端与头状骨重叠。

3）月骨可向尺侧错位,月骨窝状关节空虚,对向掌侧。

4）头状骨位于月骨后方。

（2）CT 表现:CT 不仅能显示脱位情况,还能清晰观察骨质结构,是否伴发骨折情况。

（3）MRI 表现:MRI 成像可显示骨质、韧带情况。

3. 月骨周围脱位

（1）X 线表现

1）正位片上头月骨重叠,关节间隙出现消失或变窄。

2）侧位片上月骨原位不动。

3）桡月关节正常,月骨上关节面空虚。

4）头状骨位于月骨背侧缘的后上方。

5）手舟骨向背侧脱位。

6）可伴有桡骨背缘骨折。

（2）CT 表现:CT 三维重建及 VR 成像能更有效显示脱位情况。

（3）MRI 表现:MRI 成像可显示邻近骨质、韧带情况。

4. 经手舟骨月骨周围脱位

（1）X线表现

1）手舟骨骨折。

2）正位片头月关节间隙异常。

3）侧位片月骨原位不动,手舟骨近侧骨折块和月骨与桡骨的关系正常,月骨上关节面空虚。

4）头状骨位于月骨背侧缘的后上方（图3-4-28）。

（2）CT表现:CT不仅能显示脱位情况,还能清晰观察骨质结构,是否伴发骨折情况。

（3）MRI表现:MRI成像可显示骨质、韧带情况。

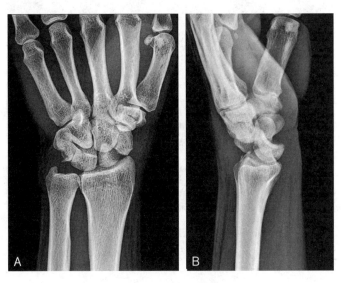

图 3-4-28　经手舟骨月骨周围脱位
A. X线正位片；B. X线侧位片。

5. 经茎突和手舟骨的月骨周围脱位

（1）X线表现

1）尺骨茎突、桡骨茎突骨折。

2）手舟骨中段骨折,近端与头状骨重叠。

3）月骨可向尺侧错位,月骨窝状关节空虚。

4）头状骨位于月骨后方。

5）月骨和手舟骨近端与桡骨关节可正常或向掌侧半位。

（2）CT表现:CT不仅能显示脱位情况,还能清晰观察骨质结构,是否伴发骨折情况。

（3）MRI表现:MRI成像可显示骨质、韧带情况。

6. 三角骨月骨周围脱位

（1）X表现

1）月骨、三角骨及桡骨三者关系正常。

2）其余腕骨向背侧脱位。

（2）CT表现:可以显示脱位相关骨质是否存在骨折,VR成像可以更直观观察脱位。

（3）MRI 表现：不仅可以显示邻近骨质骨折、骨挫伤的骨髓水肿情况，还可以观察韧带受损情况。

7. 腕掌关节骨折脱位　多由强大外力所致，局部明显肿胀、活动受限，单纯第一腕掌关节脱位少见，多伴有基底部骨折，以背侧脱位多见。X 线表现如下：

1）掌骨基底部骨折线，可累及关节面，骨折块移位。

2）掌骨基底部与腕骨对应关系失常（图 3-4-29）。

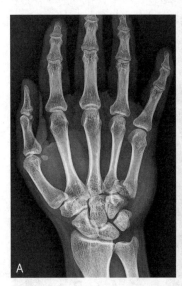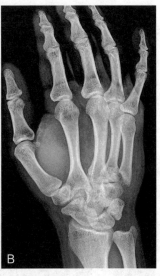

图 3-4-29　第五掌骨基底部骨折脱位
A. X 线正位片；B. X 线斜位片。

（三）腕管综合征

正中神经走行于腕管内，位于屈肌支持带的深面。腕管综合征（carpal tunnel syndrome，CTS），俗称鼠标手，是正中神经在腕管内受压而出现的一组症状和体征，主要与手腕部反复动作的慢性损伤有关。最常见的症状为桡侧 3 个半指麻木、疼痛，严重者大鱼际肌萎缩。通常需要行腕管松解术治疗。MRI 对软组织显影最为清楚，目前是公认的最佳腕管影像学方法。

1. 常规 X 线只能提供腕骨骨折的依据。CT 对于腕管的解剖结构显示效果不佳。

2. MRI 表现　掌侧屈肌支持带增厚弯曲呈弓形、正中神经变扁并有掌侧的滑膜炎是腕管综合征最有意义的 MRI 诊断标准。主要 MRI 表现为：①正中神经在进入腕管时增粗、肿胀，横断面 T_1WI、T_2WI 均可见正中神经增粗，T_2WI 信号增高。②正中神经在腕管内受压变扁，正中神经扁平率（MNFR），增大，以远端腕管最明显，在钩骨钩平面评价神经变扁最容易。③屈肌支持带（腕横韧带）由于腕管内压力或组织容积增大向掌侧弯曲，横断面 T_2WI 显示腕横韧带增厚，弯曲率增大呈弓状，在钩骨钩水平评价最佳；腕横韧带及腕管内肌腱滑膜信号不同程度增高，边缘模糊。④掌侧滑膜炎、腱鞘炎表现为压脂 T_2WI 高信号，腱鞘炎可能与过度使用、感染、色素沉着性关节炎及其他关节炎有关；占位性病变如正中神经的神经鞘瘤及腕部其他肿瘤很容易被发现，有其相应的 MRI 表现（图 3-4-30）。

3. 超声表现　腕管段正中神经受压变扁平（横径/前后径 >3），回声减低；卡压近端神经

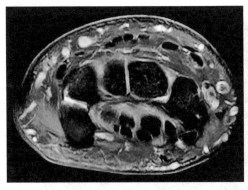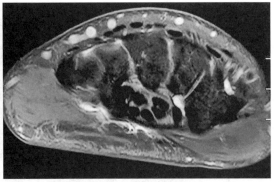

图 3-4-30 左腕横断面抑制 T₂WI,腕横韧带增厚,正中神经受压变扁

肿胀、增粗,血流丰富(图 3-4-31)。屈肌支持带凸向掌面呈弓形改变,横切面正中神经截面积在豌豆骨水平大于 $0.09cm^2$(图 3-4-32)。

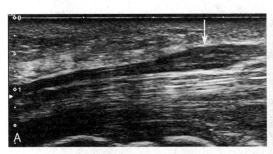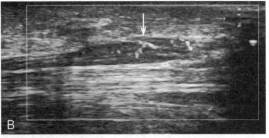

图 3-4-31 右手腕部受压正中神经

A. 二维超声显示卡压近端增粗、肿胀;B. 能量多普勒超声内见稍丰富血流信号(箭头所指为增粗肿胀的正中神经)。

(四)腕关节腱鞘囊肿

腱鞘囊肿是关节囊、韧带或腱鞘结缔组织发生黏液样变性和液化所形成的囊肿,好发于青年女性,常发生于关节周围,以手腕背桡侧和腕掌桡侧发病最多见。主要病因是腕间关节长期、反复活动,造成腕间关节的松弛,或因腕间关节的扭伤而形成的关节疝。

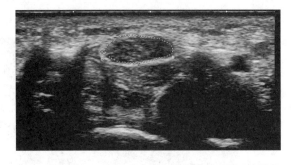

图 3-4-32 右手腕部受压正中神经变扁平、近端增粗肿胀,轨迹法测得截面积 $0.23cm^2$

1. X 线 大部分囊肿无法显示,囊肿较大时可见局部软组织隆起样改变。

2. CT 多表现为类圆形或梭形的低密度影,边缘光整,其内密度呈液性,较均匀。

3. MRI 表现 T₁WI 上呈稍低信号,PDWI 呈明显高信号,信号均匀,亦可见线样低信号分隔影,分隔多少不等,可呈多房样改变,边界清楚;病变周围合并感染时,边界不清,增强扫描后边缘明显强化。当腱鞘囊肿内蛋白成分较高或出血时,其 T₁WI 相对于肌肉呈高信号(图 3-4-33、图 3-4-34)。

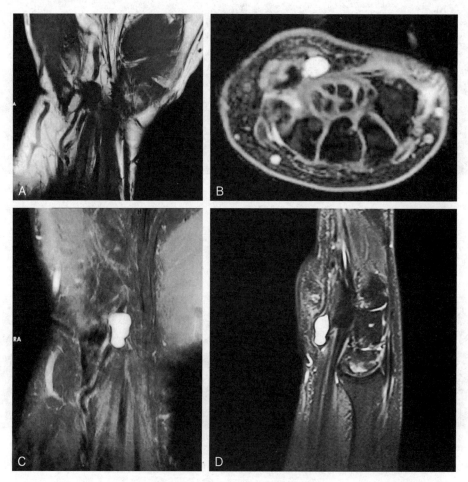

图 3-4-33　右腕尺侧前方腱鞘囊肿
A. 冠状位 T_1WI；B. 横断面抑脂 T_2WI；C 冠状位抑脂 T_2WI；D. 矢状位抑脂 T_2WI。

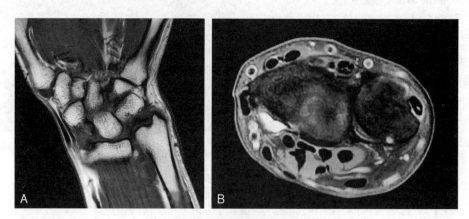

图 3-4-34　右腕桡侧腱鞘囊肿
A. 冠状位 T_1WI；B. 横断面抑脂 T_2WI。

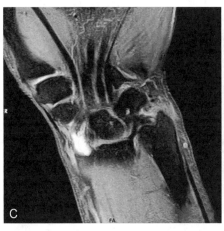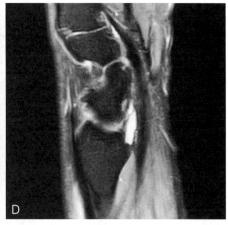

图 3-4-34(续)
C.冠状位抑脂 T_2WI;D.矢状位抑脂 T_2WI。

4. 超声表现　囊肿一般为圆形、类圆形或分叶状,可呈无回声或低弱回声,可有分隔,其深部有时可见一迂曲颈部与深方关节囊相连。探头加压时,囊肿较硬,常难以被压缩。CDFI 于囊肿内无血流信号,较大的囊肿壁上偶可见血流信号(图 3-4-35)。如手腕部动脉跨于肿块上时需与假性动脉瘤相鉴别。

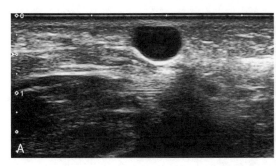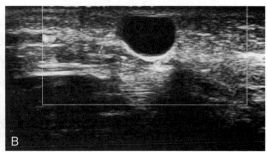

图 3-4-35　右手环指屈肌腱旁腱鞘囊肿
A.二维超声显示类圆形无回声;B.能量多普勒超声未见血流信号。

三、康复治疗的影像关注要点

(一)康复治疗影像的选择策略

1. X 线在腕关节损伤中的应用　X 线片上某些腕关节形态结构的变化常提示腕关节的异常。例如:腕关节有"三条弧线",即正位片上的手舟骨、月骨、三角骨远近侧两条弧线和头、手舟骨近侧关节面弧线,任意一条弧线的改变均提示关节异常;腕关节关节间隙若有变窄甚至消失,提示有脱位可能;"三角形阴影"的改变对绝大多数腕骨脱位具有重要诊断价值;X 线侧位片"泪滴角"的测定对关节面台阶和裂隙判定有指导意义;乙状切迹长度和宽度的测量有助于分析桡骨乙状切迹区变化及损伤程度;桡骨远端宽度等参数有助于关节面损伤程度及腕关节不稳定性的诊断分析;三角骨背侧骨折可通过临床表现结合腕关节 X 线侧位片进行诊断。Terry-Thomas征和"溢杯征"分别有助于月骨周围脱位早期和晚期的诊断。

X线平片在对腕关节损伤的诊断上还存在许多不足,对于复杂骨折或多发骨折、早期尺骨撞击综合征等患者易漏诊、误诊。腕关节外伤患者多为被动体位,往往因疼痛很难摆出标准投照体位,从而导致腕骨重叠、变形,影响诊断的准确性。若有腕关节石膏外固定,则更难准确诊断。

2. MSCT在腕关节损伤的应用 MSCT扫描及后处理技术对骨折的部位、范围,碎骨片的移位,关节脱位等显性骨损伤方面诊断率高。此外,MSCT对微细结构的空间关系显示能力在复杂小关节的显示中更占优势。MSCT可直观诊断头月关节脱位,判断脱位的方向和程度,亦可应用于伴有腕骨骨折的腕关节不稳。MSCT对隐匿性骨折、软骨损伤和骨挫伤等方面的诊断优于X线,但不及MRI。

3. MRI在腕关节损伤的应用 MRI可精确显示腕关节解剖结构,可早期诊断腕关节软骨及软骨下的骨髓异常,负重位下可提高对三角纤维软骨复合体(triangular fibrocartilage complex,TFCC)损伤诊断率。MRI对诊断腕关节不稳具有优势。对于骨骺生长板软骨的检查,MRI亦是目前理想的无创检查。

4. 超声检查在腕关节损伤的应用 高频多普勒超声能实时动态观察肌腱、韧带、肌肉等软组织的层次结构、内部回声及血流情况,对骨质改变、滑膜增生、关节积液的显示率与MRI相当,检测滑膜炎性改变及骨质破坏的灵敏度高于X线检查,有助于腕关节类风湿关节炎、滑囊炎、腕部血管损伤或尺神经病变患者的临床判断。

(二)重要数据测量及康复诊疗指导意义

1. 桡骨远端骨折相关测量数据

(1)前后位片显示一个被称为桡骨角(也称桡骨关节面的尺侧倾斜)的重要解剖学特征,它的正常范围为15°~25°(图3-4-36)。在腕关节中立位,桡骨关节面的尺侧倾斜是由两条线形成的夹角:一条是在桡骨月骨关节面位置垂直于桡骨长轴的线a,另一条是连接桡骨茎突和桡骨尺侧面的切线b。

(2)侧位片显示了另一个被称为桡骨关节面前倾斜(也被称为背角、掌面或掌倾角)的明显特征,它的正常范围为10°~25°(图3-4-37)。桡骨关节面的掌倾角是由一条在桡骨茎突水平垂直于桡骨长轴的线a和一条连接桡骨掌背侧的切线b所形成的夹角。

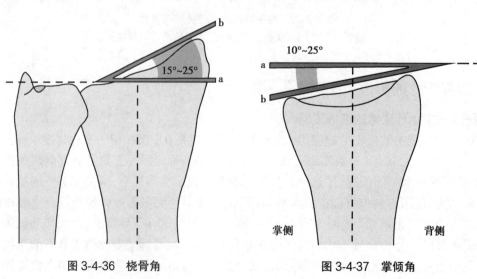

图3-4-36　桡骨角　　　　　　　　　图3-4-37　掌倾角

（3）前后位片显示一个桡骨和尺骨长度的解剖特征（图3-4-38），桡骨茎突长度正常为8~18mm，且桡骨茎突较尺骨茎突低1.0~1.5cm，这个距离也称为骨长度。

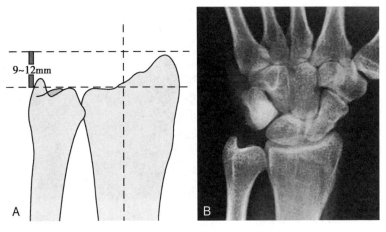

图3-4-38　骨长度

（4）尺骨茎突长度：正常为2~8mm。若此长度改变，提示尺骨茎突骨折或尺骨茎突过长，易引发尺骨撞击综合征（图3-4-39）。

康复诊疗指导意义：众多的临床和生物力学实验研究显示①大于1mm的关节内骨折移位将导致广泛的关节退变，在临床上即表现为关节僵硬和疼痛；②桡骨远端关节面尺偏角、掌倾角、桡骨高度的显著变化或远端尺桡关节的脱位，将严重限制前臂的旋转，或导致创伤后关节炎和腕关节不稳。因此，有学者提出：对关节内骨折移位大于1mm、桡骨短缩大于2mm、桡骨远端关节面尺偏角变化大于3°、掌倾角变化大于10°、下尺桡关节脱位（包括半脱位）的桡骨远端骨折，都应进行整复。如果手法复位失败或复位难以维持，那么就可以考虑手术，手术的目的是在进行解剖复位的同时，通过可靠的固定方式实现早期的康复治疗，从而减少骨折局部或全身并发症的发生。

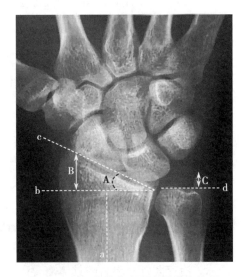

图3-4-39　桡骨茎突及尺骨茎突长度

a. 桡骨纵轴线；b. 桡骨纵轴线垂线；c. 桡骨远端关节面切线；d. 尺骨远端关节面水平线；A. 桡骨内倾角；B. 桡骨茎突长度；C. 尺骨茎突长度。

2. 腕关节脱位相关测量数据　腕关节正位片包括八个腕骨和三个腕骨弧（Gilula弧），其被示为粉红色（弧Ⅰ），蓝色（弧Ⅱ）和红色（弧Ⅲ）线（图3-4-40）。弧线Ⅰ为沿手舟骨、月骨、三角骨近侧凸面的光滑曲线。弧线Ⅱ为其远侧凹面的光滑曲线。弧线Ⅲ为头状骨和钩骨近侧的曲面。

若显示腕骨弧不连续或各弧线不平行，或腕掌线M形结构消失，应高度怀疑腕关节不稳或脱位。手舟骨月骨切线与月骨三角骨切线构成的夹角称作腕骨角，约130°，腕关节骨折、脱位时此角增大。尺骨远端关节面切线与月骨三角骨切线构成另一个夹角，尺腕角，正常为21°~51°（图3-4-41），若此角度改变，也可提示腕骨骨折或腕关节脱位。

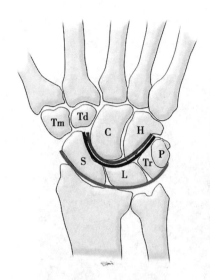

图 3-4-40　腕骨及腕骨弧

C. 头状骨；H. 钩骨；L. 月骨；P. 豌豆骨，
S. 手舟骨，Tm. 大多角骨，Td. 小多角骨，
Tr. 三角骨。

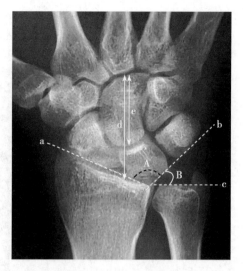

图 3-4-41　腕骨角及尺腕角

a. 手舟骨月骨切线；b. 月骨三角骨切线；c. 尺
骨远端关节面切线；d. 腕骨总高度；e. 头状
骨长度；A. 腕骨角；B. 尺腕角。

康复诊疗指导意义:腕关节相关康复活动中,及早发现腕关节不稳的各种体征,如腕骨角、尺腕角的角度改变,腕骨弧、腕掌线结构的变化等,并及时处理,对于指导康复训练意义重大。

(三)临床康复的影像关注点

1. 桡骨远端骨折　桡骨远端骨折的治疗主要视受伤范围而定。常用治疗措施包括闭合复位加石膏托固定、闭合复位外固定(CREF)、经皮穿针固定、切开复位内固定(ORIF)或这些方法的任何组合。复位时可联合行骨移植,视骨折粉碎或缺损程度而定。复位的目标是维持骨的对线,使骨折更好地愈合。因为骨折在各个愈合阶段是不断发展的,所以康复的重点是帮助患者重获手及上肢的运动功能。骨折稳定性、固定强度及软组织损伤范围将决定着每个愈合阶段的治疗进度。要和医师直接交流以明确注意事项并设定现实可行的康复目标。治疗要针对患者的具体需要以及所采用的固定类型。

(1)术后第一阶段:保护期(第0~6周)。

1)第一阶段的目标:包括维持正确的保护性制动,减轻水肿和疼痛,以及保持未受累关节充分的关节活动度(ROM)。未受累关节(手指、肘、前臂、肩关节)的主动关节活动度(AROM)训练应在术后立即进行。要鼓励患者使用未受累关节进行轻微的功能活动,以减少因制动而发生关节纤维化的危险。

对有外固定或克氏针外露的患者,应指导其对固定针的护理以减少感染的概率。术后外敷料可在1~2周内移除,换上热塑性掌侧或双片腕部夹板。将腕关节背伸0°~20°,避开鱼际纹及远侧掌横纹以利于拇指及其余四指的活动。

切开复位内固定(ORIF)稳定的患者可在手术后第2周开始进行主动关节活动度练习。进行腕关节和前臂主动关节活动度练习时,应除去热塑夹板。

2)注意事项:肩关节及手部僵硬是桡骨远端骨折常见的并发症。关节僵硬常是由于制动、创伤和患肢肌力所致,鼓励患者进行轻微的功能活动以预防僵硬。当桡骨远端骨折应用外固定治疗时,应特别注重拇指与其余四指的功能练习,否则可能会发生屈肌腱和伸肌腱的粘连。①进行肌腱滑动练习以促进指浅屈肌(FDS)和指深屈肌(FDP)各肌腱的滑动。②进行指总伸肌的滑动练习,以促进手指单一性伸展和防止内在肌腱缩短,可以应用屈曲手套来增加掌指关节和指间关节的被动屈曲度。③如果外在屈肌紧张,那么晚上应使用静态背伸位支撑夹板。可以使夹板逐渐重塑,其随着时间而增大背伸角度。极度疼痛并伴有未解决的关节僵硬、肿胀、高度敏感性和皮肤光亮,可能是局部复合性疼痛综合征(CRPS)的早期征象。

(2)术后第二阶段:稳定期(第6~8周)。

1)当骨折处达到临床愈合或经手术固定骨折已很稳定时,可进入第二阶段,时间范围为6~8周,取决于骨折范围和所用的固定类型。上一阶段的目标继续适用。对于腕关节一直被完全制动的病例,把石膏或固定器移除后,要定做此前描述的热塑性夹板,同时可开始进行腕关节轻柔的主动关节活动度练习。活动度练习按如下所述进行。当骨折处达到临床愈合或经手术固定的骨折已稳定时,腕关节和前臂可进行轻柔地主动练习。此后可进行主动辅助关节活动度(AAROM)练习。当骨痂形成并且骨折处比较坚固时,可进行被动的活动和伸展。进行被动活动之前,要得到外科医师的允许。

当切口都关闭且愈合之后,可以开始进行瘢痕治疗。这包括手动瘢痕按摩。研究表明贴硅凝胶片可防治和改善肥大型瘢痕和瘤状瘢痕。

2)注意事项:在第二阶段,腕关节和前臂的活动度恢复至关重要。尽管在第三阶段可以应用扩大被动关节活动度(PROM)和夹板固定术来进一步扩大活动度,但是获得活动度的最佳时机是第二阶段。治疗干预重点是恢复活动度以及增进功能。几项研究确定的前臂功能活动度为:旋前50°,旋后50°,腕背伸30°~45°,腕屈曲5°~40°,桡偏、尺偏的弧度为20°~40°。

(3)术后第三阶段:骨折愈合期(第8~12周)。

1)当骨折处能经受住一定的压力和抵抗力时,治疗就进入第三阶段。这通常在8~12周时。医师决定是否进入这一阶段主要取决于X线片的愈合情况。此时要增加被动伸展训练与关节活动练习,以达到最大的活动度。此外,还可以开始渐进性肌力训练,以便恢复功能、工作和运动。

2)注意事项:桡尺关节远端僵硬和腕关节活动受限是桡骨远端骨折的常见并发症。当活动不能得到改善时,可应用系列夹板固定实施的低负荷,长时间伸展来改善关节的被动活动度。这些夹板包括系列静态腕背伸夹板、静态渐进性腕夹板,以及静态渐进性旋前/旋后夹板。

2. 腕关节及手部关节脱位　下尺桡关节脱位应于急性期旋后位短臂石膏托制动4~6周。下尺桡关节掌侧脱位,损伤较重,除腕部肿痛,尺骨小头突向掌侧外,腕及前臂旋转活动明显受限。尺骨小头常绞锁于脱位位置,需麻醉下复位。复位时,前臂应于旋后位牵引下向背侧推压尺骨小头,复位时常伴有弹响声复位后短臂石膏托制动4~6周前臂应置于旋前位。

月骨脱位复位后石膏固定于腕掌屈45°位1周,再更换中立位固定2周。在固定稳固,疼痛可耐受情况下,做屈伸指、对指等主动练习。

康复治疗:

(1)固定期(0~3个月)

1)目的是减轻疼痛、肿胀、早期肌力训练、关节活动度训练以避免关节粘连及肌肉萎缩,促进骨折愈合。

2)伤后第 1 天即开始肩关节、肘关节各个方向全范围关节活动度练习。逐日增加动作幅度及力度。

3)肩部周围肌肉力量练习,肩关节前屈、后伸、外展、内收、外展各个方向主动运动,可使用皮筋等有弹性的器材提供阻力,每个方向 40~60 次/组,1~2 组/d。

4)主动屈伸肘关节,缓慢用力。

5)手部在疼痛耐受范围内,做握拳、伸拳、对指、对掌主动练习。逐日增加动作幅度及用力度。

(2)恢复期(3 个月以后)

1)外固定去除后开始。目的是恢复肢体功能及日常生活工作能力。

2)继续肩、肘关节主动运动,开始腕、手部 ROM 训练。

3)腕关节被动 ROM 训练。

4)手、腕部肌力训练。

3. 腕管综合征　任何使腕管容积减少,腕管内容物增大、增多的均可导致腕管综合征。例如:腕管外伤,如腕部骨折、脱位腕管形状改变、血肿、挫伤等;腕管内各肌腱滑膜增厚,周围发生慢性炎症改变,如风湿、类风湿、痛风等;占位性病变;慢性劳损;内分泌紊乱相关。

通过 MRI 或者超声检查,可见腕管内组织水肿。首先,要保持腕关节休息,可带护腕或用支具固定,保持在中立位,限制关节活动,促进腕管内组织水肿的消退。保守治疗无效或多次复发的患者需要手术治疗。因骨折、脱位或占位性病变导致的腕管综合征者应行手术治疗。手术切开腕横韧带,使正中神经得到减压。有骨折、脱位者行切开复位或行必要的矫正治疗。有占位性病变时应切除。目前随着技术发展,腕管松解减压术受到广泛应用。

(1)术后 0~7 天:尽早、尽量活动肩关节、肘关节及手指。

1)张手握拳:不增加疼痛前提下尽量多做,一般每小时进行 5~10min。

2)肩关节及肘关节的关节活动度训练。

(2)术后 7~14 天:腕关节活动度训练。

1)腕掌屈:健侧手握住患侧手背,被动腕掌屈动作,患侧手指放松,缓慢用力,至动作极限保持 10s,10 次/组,2 组/d。

2)腕背伸:健侧手握住患侧手心,被动腕背伸动作,患侧手指放松,缓慢用力,至动作极限保持 10s,10 次/组,2 组/d。

3)腕桡侧屈:手臂平放床上或桌上,手悬于床/桌之外,手掌与桌面呈垂直方向,健侧手握住患侧手掌,向大拇指方向做被动推动手腕动作,至感到疼痛处停止 2~3min,待疼痛减轻后继续加大力度,不得反向进行。

4)腕尺侧屈:手臂平放床上或桌上,手悬于床/桌之外,手掌与桌面呈垂直方向,健侧手握住患侧手掌,向小拇指方向做被动推动手腕动作,至感到疼痛处停止 2~3min,待疼痛减轻后继续加大力度,不得反向进行。

5)可做轻微的抓握练习及手指关节活动度的练习。

(3)术后 2~4 周:开始小负荷的抗阻肌力训练。

1)腕掌屈:坐位,前臂置于桌面,手心向上,手中握一重物作为负荷,如哑铃、水瓶等,腕屈曲到最大范围坚持 5s,再缓慢放下为 1 次,10 次/组,组间休息 30s,2~4 组连续练习,

1~2 次/d。

2）腕背伸：坐位，前臂置于桌面，手心向上，手中握一重物作为负荷，如哑铃、水瓶等，做腕背伸动作，强度同腕掌屈。

3）腕桡侧屈：坐位，前臂置于桌面，腕关节伸直，拇指在上，手中握一重物作为负荷，如哑铃、水瓶等，做腕桡侧屈动作，强度同腕掌屈。

4）腕尺侧屈：坐位，前臂置于桌面，腕关节伸直，拇指在上，手中握一重物作为负荷，如哑铃、水瓶等，做腕尺侧屈动作，强度同腕掌屈。

5）强化被动关节活动度练习。

（4）术后 4~6 周：在继续强化关节活动度练习的基础上，继续加强力量的练习，并开始功能化的练习。

1）拧毛巾练习：双手握住毛巾，同时向相反方向转动手腕至最大范围。双手互换方向到最大范围为 1 次。此练习加强腕关节旋转，提高腕关节灵活性。

2）拧杯盖练习：患侧环状握紧瓶盖，向顺时针方向转动到极限后再向逆时针方向转动 1 次。

（张伟东　耿左军　赵佳琦）

参 考 文 献

［1］丁建平,李石玲. 骨与关节损伤影像诊断图谱［M］. 北京：人民卫生出版社,2006.

［2］高元桂,程流泉,张爱莲. 肌肉骨骼磁共振成像诊断［M］. 北京：人民军医出版社,2015.

［3］堀尾重治. 骨与骨关节 X 线摄片及读片指南［M］. 江钟立,译. 南京：江苏科学技术出版社,2011.

［4］黄耀华. 实用骨关节影像诊断图谱［M］. 北京：中国医药科技出版社,2010.

［5］陈琪,龚沈初,何伯圣,等. 腕关节 MR 评估类风湿关节炎活动度的诊断价值研究［J］. 临床放射学杂志,2020,39（10）：2062-2066.

［6］MCINNES I B,SCHETT G. Pathogenetic insights from the treatment of rheumatoid arthritis［J］. Lancet,2017,389（10086）：2328-2337.

［7］孙小芹. CT 对骨关节结核的诊断价值［J］. 实用放射学杂志,2008,24（10）：1398-1400.

［8］程新歌,李栋学,曹颖,等. 腕关节米粒体滑囊炎 1 例［J］. 中国介入影像与治疗学,2020,17（8）：512.

［9］纪涛涛,周霖,闵晓燕,等. 三角纤维软骨复合体损伤的 MRI 和腕关节镜对比研究［J］. 医学影像学杂志,2019,29（5）：840-843.

［10］陈淑香,孟令平. 腕管综合征的 MRI 应用进展［J］. 国际医学放射学杂志,2012,35（5）：453-457.

［11］陈汉东,王和驹,吴开丘,等. MRI 诊断腕管综合征特异性研究［J］. 中华手外科杂志,2013,29（6）：376-377.

［12］赵颖,郭树农,张斌青,等. 手部常见软组织肿瘤的 MRI 表现［J］. 中国中西医结合影像学杂志,2017,15（1）：35-37.

［13］贝旭雯,葛宇曦,徐雷鸣. 腱鞘纤维瘤和腱鞘巨细胞瘤的 MRI 特征分析及鉴别诊断［J］. 中华放射学杂志,2017,51（8）：602-606.

［14］姜杰,梁智博,尤壮志. 腕关节损伤的影像学研究进展［J］. 中国医药导报,2018,15（35）：39-42.

［15］刘文银. 腕关节 X 线侧位三角形阴影改变对腕骨脱位的诊断价值［J］. 实用放射学杂志,2017,33（10）：1577-1579.

［16］FUJITANI R,OMOKAWA S,IIDA A,et al. Reliability and clinical importance of teardrop angle measuitment in intra-articular distalradius fracture［J］. Hand Surg Am,2012,37（3）:454-459.

［17］PERANDINI S,FACCIOLI N,ZACCARELLA A,et al. The diagnostic contribution of CT volumetric rendering techniques in routine practice［J］. Indian J Radiol Imaging,2010,20（2）:92-97.

［18］DUSTIN J,KATHRYN J,GEOFFREY R,et al. Approach to MRI of the Elbow and Wrist:Technical Aspects and Innovation［J］. Magn Reson Imaging Clin N Am,2015,23（3）:355-366.

第五节　颈　　椎

一、正常影像表现

（一）颈椎正常解剖

颈椎（cervical vertebra）是构成脊柱颈段的椎骨。颈椎共有七块椎骨,在脊柱椎骨中体积最小,但灵活性最大、活动频率最高、负重较大。除寰椎外,其余颈椎都由一个椎体、两个椎弓及七个突起（一个棘突、一对横突、两对关节突）所构成,之间由韧带、椎间盘连接。

1. 颈椎骨　构成脊柱颈段的 7 块颈椎中,第 1 颈椎（寰椎）、第 2 颈椎（枢椎）和第 7 颈椎（隆椎）容易辨认。第 3~6 颈椎的特征差异非常小（图 3-5-1）。

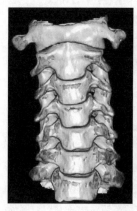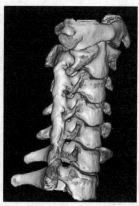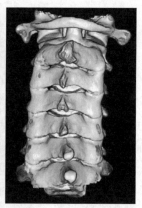

图 3-5-1　颈椎正面观、右前斜位、后面观

寰椎与其他颈椎最基本的区别在于它没有椎体和棘突。寰椎有一较小的前弓和较大的后弓。椎动脉沟从位于横突上的横突孔开始延伸,横过后弓,此沟有椎动脉走行。

枢椎具有齿状突,此为其特征。棘突较大,其末端经常呈分叉状。两侧椎弓的连结部向后延续形成棘突（图 3-5-2）。

第 3、4、5、6 颈椎的特征差异非常小。主要结构可分为椎体、椎弓根、上关节突、下关节突、横突、椎板及棘突等。

第 7 颈椎,是颈椎最下面的一个,其棘突最长,是临床上作为辨认椎骨序数的标志（图 3-5-3）。

2. 颈椎骨之间的连接　各颈椎之间借椎间盘、韧带（前纵韧带、后纵韧带）,以及其他辅助韧带如黄韧带、棘间韧带连接。

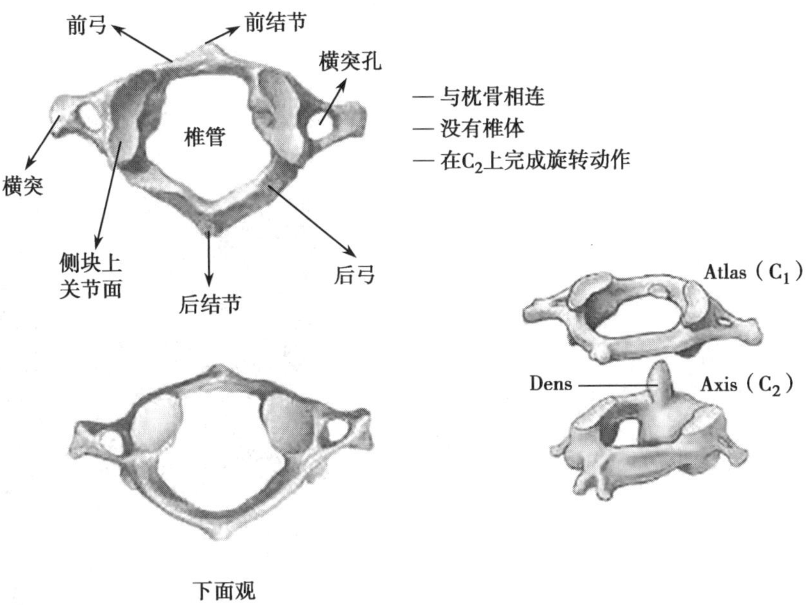
前弓
前结节
横突孔
— 与枕骨相连
— 没有椎体
— 在C_2上完成旋转动作
椎管
横突
侧块上
关节面
后结节
后弓
Atlas（C_1）
Dens
Axis（C_2）
下面观

图 3-5-2 寰椎、枢椎结构图

颈椎的连接主要有三种方式：

（1）椎间盘：每个椎间盘由纤维环、髓核和椎体的透明软骨板所组成，纤维环前部厚，后部较薄、其上下纤维均由软骨细胞与软骨板相连，组成一个封闭的球样体。

（2）颈椎的椎间关节：包括普通颈椎的关节突关节、钩椎关节，以及寰枕关节和寰枢关节。

1）寰枕关节：是滑膜关节，由枕髁的凸面和寰椎侧块侧凹面形成。关节之间缺少椎间盘和黄韧带，并有齿状突。两块骨通过关节囊和寰-枕前后膜相互连接。

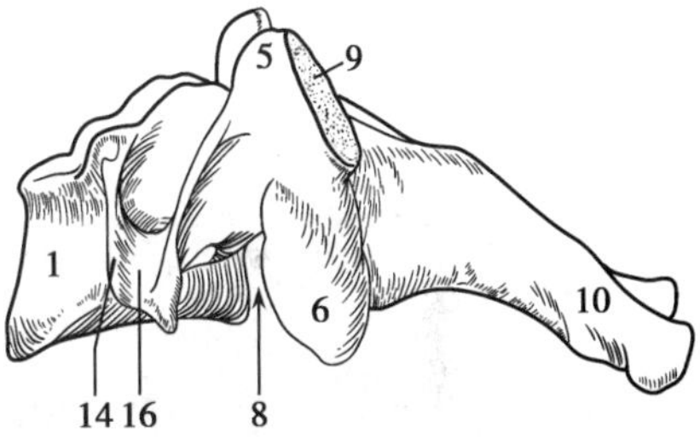
5
9
1
6
10
14
16
8

图 3-5-3 第 7 颈椎（隆椎）结构图

1. 第 7 颈椎椎体；5. 第 7 颈椎上关节突；6. 第 7 颈椎下关节突；8. 椎间孔；9. 上下关节突关节面；10. 第 7 颈椎棘突；14. 横突；16. 横突肋凹。

2）寰枢关节：第一颈椎与第二颈椎之间为寰枢关节，由寰枢外侧关节和寰枢正中关节构成的联合关节，无椎间盘。以旋转为主要功能。

3）关节突关节：位于 C_2/C_3~C_6/C_7 的椎间关节突关节为滑膜关节，由上位颈椎的下关节突和下位颈椎的上关节突构成，关节面覆盖一层透明软骨，其内有滑膜，周围包有关节囊。

4）钩椎关节：下位椎体钩突与上位椎体下面侧方斜坡的相应钝面形成。其在限制颈椎过度侧屈、防止上位椎体向后外方脱位及阻挡椎间盘髓核脱出方面具有明显的栅栏作用。钩椎关节的后方有颈脊神经根、根动静脉和窦椎神经；其侧后方有椎动脉、椎静脉和椎神经。

（3）颈椎的韧带：在颈椎椎体及椎弓周围有一系列韧带对颈椎的固定及限制颈椎的运动有重要作用。

后纵韧带较细长，虽亦坚韧，但较前纵韧带（人体内最长的韧带）为弱，位于椎体的后方，为椎管的前壁。

椎弓由椎间关节和韧带所连接。相邻椎骨的上下关节面构成椎间关节，由薄而松弛的关节囊韧带连接起来,其内有滑膜。横突之间有横突间肌,对颈椎的稳定性所起的作用很小。椎板之间有黄韧带,呈扁平状,很坚韧,是由弹力纤维组成。棘突之间有棘间韧带和棘上韧带,使之相互连接。颈部的棘上韧带从颈椎棘突尖向后扩展成三角形的弹性膜,并与棘间韧带融合,共同形成项韧带。

(二)正常影像学表现

1. 正常颈椎 X 线表现

(1)正位:正位片上,典型颈椎的横突斜向外下方(以第七颈椎最明显),不典型的横突略水平,而胸椎的横突斜向外上方,与颈椎相反。

气管起始处一般平第四或第五椎体,或在四五椎体之间,表现为气道的狭窄处(图 3-5-4)。

正位片观察可颈椎有无侧弯、变异,钩椎关节是正位片可观察到的重要结构。

钩椎关节,又称 Luschka 氏关节或椎体间侧关节,包括钩突、斜坡(图 3-5-4)。

(2)侧位:第二颈椎的齿状突可作为第一个定位标志,其棘突又宽又大,第三至六颈椎棘突都比它小;第七颈椎棘突最长,是另一个定位标志(图 3-5-5)。

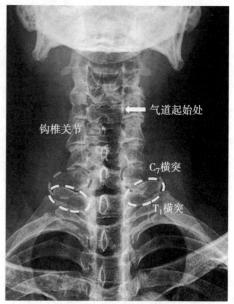

图 3-5-4 正常颈椎正位片

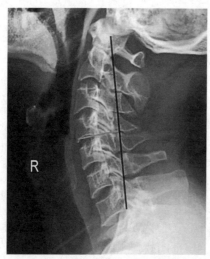

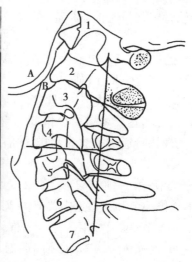

图 3-5-5 正常颈椎侧位片

(3)重点观察

1)颈椎生理曲度:正常人的侧位片可见颈椎生理性前凸。颈椎生理曲度的存在,能增加颈椎的弹性,减轻和缓冲重力的震荡,防止对脊髓和大脑的损伤。常见颈椎生理曲度改变有变直、反曲、S 形弯曲或过度前屈。第四、五椎体前部在侧位片上可稍偏扁呈轻度楔形,属于正常情况。

2)寰枢关节:寰枢前弓后缘与枢椎齿状突前缘间隙,在成人一般为 1~2mm,超过 3mm

即为脱位。斜位:可由寰椎、枢椎定位。斜位片观察椎间孔的矢径、高度及钩椎关节的增生情况。开口位:观察齿状突有无骨折、寰枢椎关节关系如何,有无脱位等(图 3-5-6)。

2. 正常颈椎 CT 表现

(1)脊椎及附件骨

1)骨皮质:位于椎体及附件的边缘部,CT 表现为致密、连续的线状或带状影。

2)骨松质:位于骨结构的中央部,CT 表现为细密的网格状影,边缘清楚。

(2)椎管及内容物

1)硬膜外脂肪:低密度影。

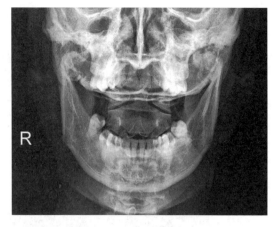

图 3-5-6 正常颈椎开口位片

2)硬脊膜囊:呈圆形或椭圆形软组织密度影。CT 平扫不能区别硬脊膜囊、脑脊液和脊髓。

(3)椎间孔:位于椎管前外侧,其内的脊神经根呈软组织密度,周围有低密度的脂肪组织环绕。

(4)椎间盘:由髓核、纤维环、软骨板和 Sharpey 纤维构成,呈软组织密度影,不能区分髓核和纤维环(图 3-5-7)。

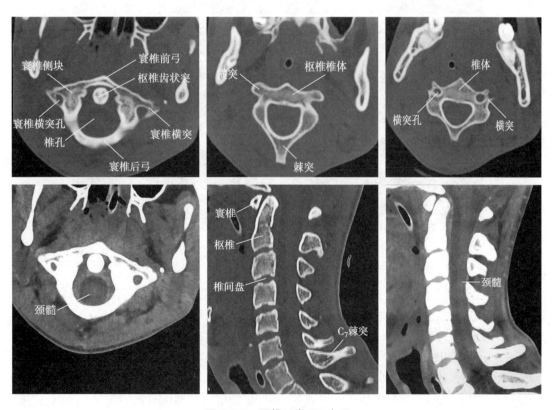

图 3-5-7 颈椎正常 CT 表现

（5）韧带：前、后纵韧带均较薄，CT上不能单独显示。黄韧带较厚（正常时≤3mm），位于椎板和关节突的内侧面，密度高于硬脊膜囊和硬膜外脂肪，显示较清晰。

3. 正常颈椎MRI表现　由于椎体内脂肪成分的存在，椎体在T_1WI表现为高信号，信号高于骨皮质而低于皮下脂肪，在T_2WI上呈中等至低信号，稍高于骨皮质，在压脂序列呈低信号。

椎间盘在T_1WI上呈低信号，髓核T_1WI呈低信号，T_2WI呈高信号，纤维环T_1WI及T_2WI均呈低信号，在椎间盘后缘相贴的后纵韧带在信号上不能区分。

黄韧带位于椎管后方，附着于相邻椎板的前下和后上，两侧在后方中线融合（图3-5-8）。

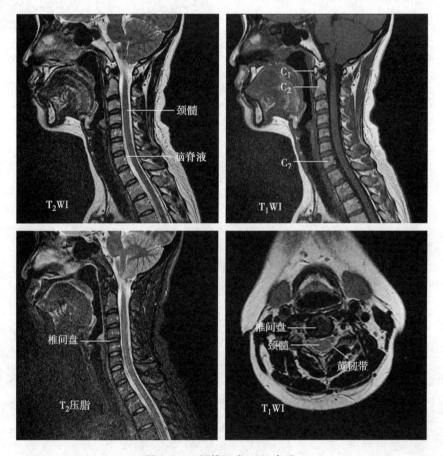

图 3-5-8　颈椎正常MRI表现

4. 正常颈椎超声表现　超声扫查颈椎及周围软组织的目的，不是对椎体本身的骨性结构成像，而是通过超声对某些重要结构辨识，有助于后续临床介入治疗的引导定位。

（1）寰椎（C_1）和枢椎（C_2）的超声扫查：患者通常采用平卧位或是侧卧位，通常先选用低频探头（2.5~3.5MHz）显示深方结构，如需要关注细微结构时再换成高频探头（10~12MHz）。首先在体表触及患者头颈部耳旁乳突结构，将探头置于其表面，声束垂直于颈椎侧面，获取长轴扫查，声像图上头侧的弧形高回声就是乳突，足侧依次高回声骨性结构是C_1和C_2的横突（图3-5-9），上述三个骨性结构容易辨识，再利用彩色多普勒可以显示走行在C_1和C_2椎体之间的椎动脉（图3-5-10）。

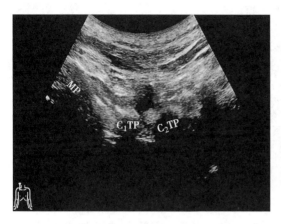

图 3-5-9 高位颈椎乳突水平声像图
MP：乳突；C$_1$TP：颈 1 横突；C$_2$TP：颈 2 横突。

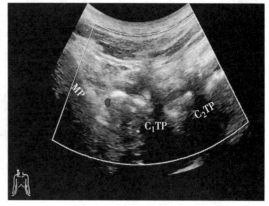

图 3-5-10 乳突水平椎动脉声像图
MP：乳突；C$_1$TP：颈 1 横突；C$_2$TP：颈 2 横突。

（2）寰枢关节的超声扫查：将上述探头位置缓慢向后方、头侧移动，声像图中高回声骨性结构为寰枢关节，彩色多普勒可显示其中走行的椎动脉血流。其浅方的肌肉为头下斜肌，呈现低回声（图 3-5-11）。

（3）C$_3$~C$_6$ 椎体的超声扫查：患者采取俯卧低头位或侧卧位，探头可采用中频探头（9MHz 左右），首先触诊者颈部后方棘突，探头沿棘突旁椎板表面长轴扫查，自背侧中线开始向外侧移动。首先显示的是椎板，呈平坦波浪状（图 3-5-12）。探头自上述椎板水平向外侧移动，当出现"阶梯样"或称之为"叠瓦"状线样高回声线。"阶梯"交界处为关节间隙。关节间隙的由上一椎体的下关节突与下一椎体上关节突构成（图 3-5-13）。探头自上述"阶梯样"关节突关节，略向外侧移动，可获得连续"波浪"状线样高回声，此为关节突外侧扫查切面（图 3-5-14）。在此切面中，关节间隙位于波峰，颈椎脊神经背内侧支位于波谷。

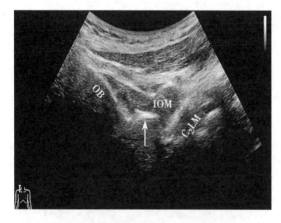

图 3-5-11 寰枢关节声像图
OB：枕骨；IOM：头下斜肌；C$_2$LM：颈 2 椎板外侧；白色箭头：寰枢关节。

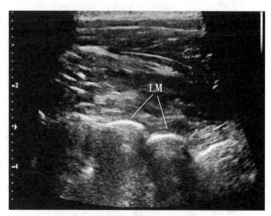

图 3-5-12 中段颈椎椎板长轴声像图
LM：椎板。

235

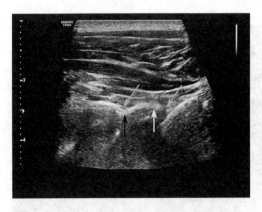

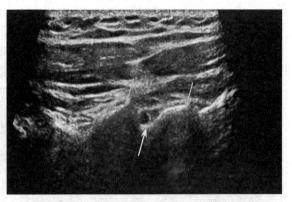

图3-5-13　中段颈椎关节突关节水平长轴声像图

灰色箭头:关节突关节;黑色箭头:上关节突;白色箭头:下关节突。

图3-5-14　中段颈椎关节突外侧长轴声像图

灰色箭头:关节突关节;白色箭头:脊神经后内侧支所在位置。

（4）C_7 神经根的超声扫查:患者仰卧位,头偏向检查对侧,采用（9~12MHz）探头。首先将探头横向置于颈根部,寻找线样高回声的骨性结构,由于 C_7 横突较长,仅有突出的后结节（无前结节）呈斜坡样结构,容易辨识。在此横突表面可见一类圆形低回声结构就是 C_7 神经根,利用彩色多普勒,可以识别其旁椎动脉（图3-5-15）。

（5）C_3~C_6 神经根的超声扫查:探头仍然回至 C_7 横突水平,此断面为颈部神经根定位的标志。以此为起点,探头平行向头侧移动,可见一较大的"火山口样"结构,其前后"山峰"分别为 C_6 椎体的前后结节组成（图3-5-16）。C_6 神经根就位于前后结节之间,呈类圆形结构。探头逐渐向头侧移动,可依次清晰显示 C_5（图3-5-17）、C_4（图3-5-18）,相应的神经根位于其中。通常 C_4 横突结节沟呈小"V"形,C_5 横突结节沟呈大"V"形。在 C_4 水平的胸锁乳突肌深方,封套筋膜与椎前筋膜之间可见蜂窝样类圆形低回声结构就是颈神经丛。

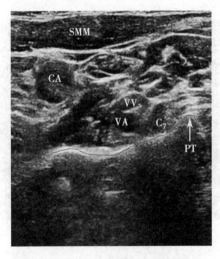

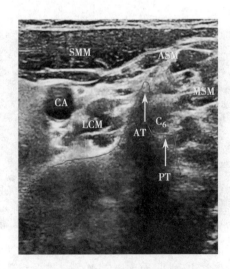

图3-5-15　C_7 神经根声像图

SMM:胸锁乳突肌;CA:颈动脉;VV:椎静脉;VA:椎动脉;C_7:C_7 神经根;PT:后结节;灰色线:C_7 横突。

图3-5-16　C_6 神经根声像图

SMM:胸锁乳突肌;CA:颈动脉;LCM:颈长肌;ASM:前斜角肌;MSM:中斜角肌;AT:前结节;PT:后结节;C_6:C_6 神经根;灰色线:C_6 横突。

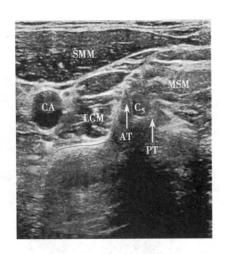

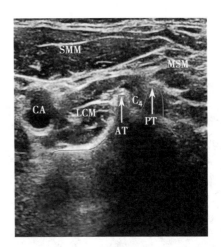

图 3-5-17 C₅神经根声像图

SMM:胸锁乳突肌;CA:颈动脉;LCM:颈长肌;MSM:
中斜角肌;AT:前结节;PT:后结节;C₅:C₅神经根;灰
色线:C₅横突。

图 3-5-18 C₄神经根声像图

SMM:胸锁乳突肌;CA:颈动脉;LCM:颈长肌;MSM:中
斜角肌;AT:前结节;PT:后结节;C₄:C₄神经根;灰色
线:C₄横突。

由此可见颈椎各骨性结构具有典型的声像图特征,根据其特征能够快速、有效地识别和检查颈椎及其相毗邻组织结构,从而成为协助临床诊断治疗的简单、有效工具。

二、康复常见异常影像表现

(一) 颈椎椎体融合

椎体融合分为先天性椎体融合和手术所致椎体融合。

1. 先天性椎体融合 又称为阻滞椎,是发育过程中脊柱分节不良所致。

(1) X 线表现:两个或两个以上的椎体之间融合,可完全或部分融合,椎体完全融合时椎间盘消失;椎体部分融合时残留部分椎间盘痕迹,或只残留骨性终板,可仅椎体或椎体与附件同时受累。融合的两椎体加上之间的椎间盘的高径与相邻两正常椎体加其椎间盘的高径相同或是增加,前后径稍变小,易与边缘型结核遗留的椎体融合鉴别(图 3-5-19)。

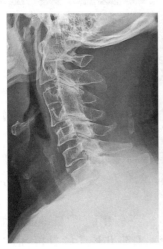

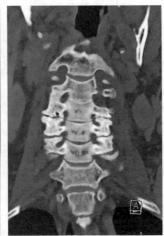

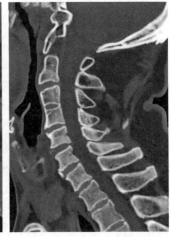

图 3-5-19 C₃、C₄先天性椎体融合 DR、CT 表现(同一病例)

（2）CT 表现:能进行多平面重建显示融合的椎体、骨质增生及韧带的钙化等（图 3-5-19）。

（3）MRI 表现:优势在于能观察融合椎体间残留的椎间盘结构（图 3-5-20）。

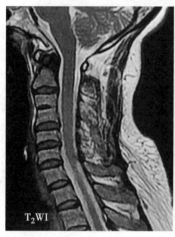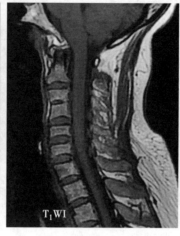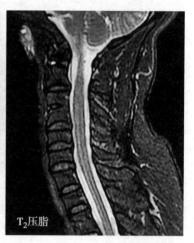

T_2WI　　　　　　　　T_1WI　　　　　　　　T_2压脂

图 3-5-20　C_3、C_4 先天性椎体融合 MRI 表现

2. 手术所致椎体融合　外伤、退变等所致的椎体滑脱、椎间盘突出等疾病在临床上常用椎体间融合术进行治疗,通过置入钢板钢钉等内固定器,间接地使神经组织减压,恢复脊柱前凸或矫正畸形,影像上可见椎体和或附件内的金属固定器影（图 3-5-21）。

（二）颈椎损伤

患者多有高处坠落、车祸等意外损伤,病史比较明确,症状比较严重,需医务人员及时救助,有严重颈髓损伤者预后不良。

1. 寰椎骨折　Gehweiler 将寰椎骨折分为 5 型:Ⅰ型,单纯寰椎前弓骨折;Ⅱ型,单纯后弓骨折;Ⅲ型,寰椎前弓、后弓同时骨折（即 Jefferson 骨折）;Ⅳ型,单纯寰椎侧块骨折;Ⅴ型,寰椎横突骨折（图 3-5-22）。

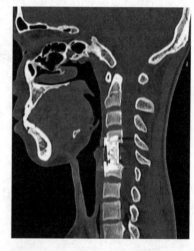

图 3-5-21　C_4~C_6 术后椎体融合 CT 表现

（1）X 线表现:侧位片上可显示寰椎前后径增宽;开口位可发现寰椎左右增宽,且与齿突的距离双侧常呈不对称状。如双侧侧方移位总和超过 7mm 者,则表示寰椎横韧带断裂（图 3-5-23）。

（2）CT 表现:优势在于可以进行多平面的重建,把重叠的寰椎结构显示清晰,能更好地把骨折部位、移位情况展示出来（图 3-5-24）。

（3）MRI 表现:能显示骨折的骨髓水肿,在 T_2 抑脂序列呈高信号;能显示脊髓损伤的长 T_1 长 T_2 信号。如果用弥散张量成像（DTI）序列能显示颈段脊髓内纤维束的成像,判断有无损伤、中断、受压改变（图 3-5-25）。

2. 枢椎骨折　齿状突骨折的分类系统很多,在临床被广泛应用的是 Anderson 和 D'Alonzo 的分类方法,他们根据骨折部位将齿状突骨折分为 3 型:Ⅰ型,齿突尖的骨折;Ⅱ型,齿突根部的骨折;Ⅲ型,累及枢椎椎体的齿突骨折（图 3-5-26）。

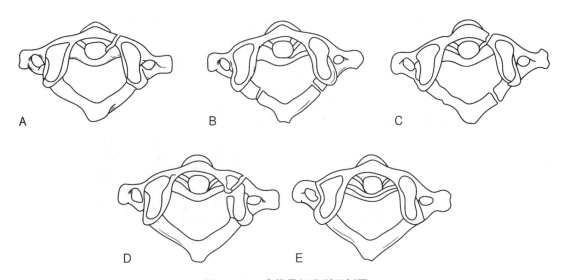

图 3-5-22　寰椎骨折分型示例图

A. 单纯寰椎前弓骨折；B. 单纯后弓骨折；C. 寰椎前弓、后弓同时骨折（即 Jefferson 骨折）；D. 单纯寰椎侧块骨折；E. 寰椎横突骨折。

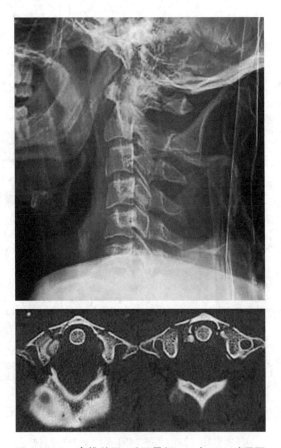

图 3-5-23　寰椎前弓、后弓骨折 DR 与 CT 对照图

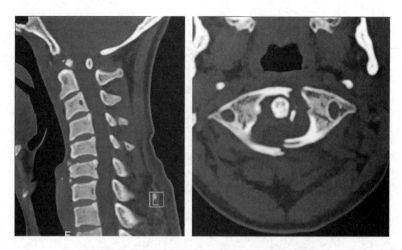

图 3-5-24 寰椎前弓、后弓骨折 CT 表现

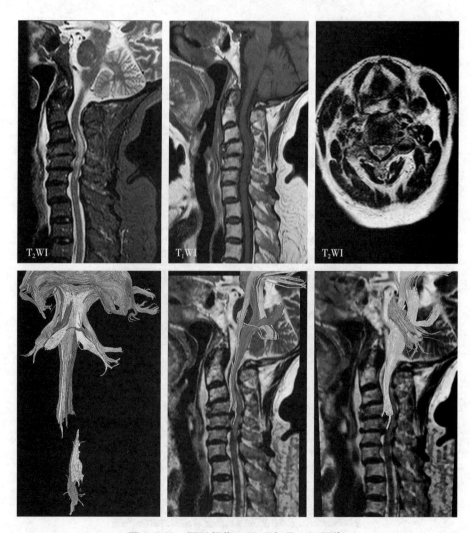

图 3-5-25 颈髓损伤 MRI 平扫及 DTI 图像

患者女,87 岁,外伤后意识不清 10h,MRI T_2WI 示 $C_3\sim C_6$ 颈髓内斑片状高信号,提示颈髓损伤;DTI 图像示 $C_{4/5}$ 椎间盘层面颈髓神经纤维束断裂。

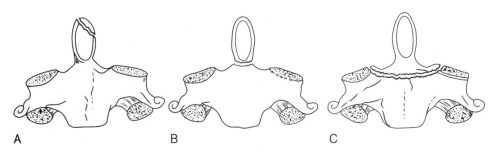

图 3-5-26 齿状突骨折分型示例图

（1）X 线表现：颈椎 DR 开口位观察齿状突比较好，能直接看到骨折线。

（2）CT 检查能发现隐匿性骨折。

（3）MRI 有助于评价骨折的稳定性，可以很好地显示韧带损伤情况（图 3-5-27）。

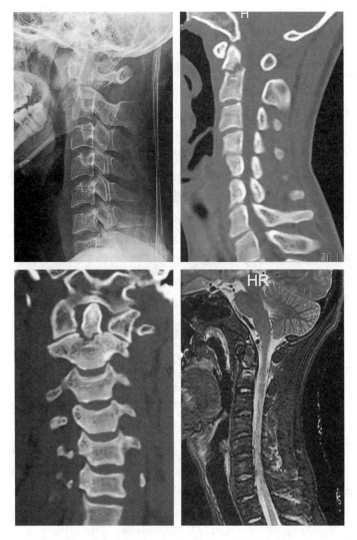

图 3-5-27 齿状突基底部骨折 DR、CT、MRI 表现（同一病例）

3. 下段颈椎的骨折分型　患者多有自高处跌下、足或臀部着地,或由重物落下冲击头肩的外伤史,由于脊柱受到突然的纵向性暴力冲击,脊柱骤然发生过度前屈,使受应力的椎体发生压缩。常见于活动度范围较大的脊椎,如 C_5、C_6 椎体,以单个椎体多见。根据发生的程度及形态等可分为压缩性骨折、爆裂骨折、安全带骨折、脱位。Denis 脊柱三柱学说认为椎体和椎间盘的前 2/3 属前柱,后 1/3 属中柱,后柱包括椎弓、黄韧带、棘间韧带及椎管内结构(图 3-5-28)。

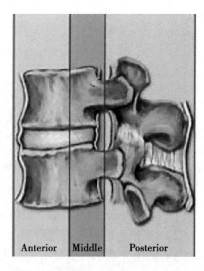

图 3-5-28　Denis 脊柱三柱学说示例图
Anterior:前柱;Middle:中柱;Posterior:后柱。

（1）压缩性骨折:仅限于前柱骨折。

1）X 线表现:表现为椎体压缩呈楔形,前缘变短,无骨折线,呈横行不规则致密带,为典型的压缩性骨折,其上下椎间隙一般保持正常。

2）CT 表现:因脊柱骨结构重叠,X 线检查可能会遗漏骨折或显示不清楚,而 MSCT 扫描及应用图像后处理技术,可充分显示平片漏诊的脊椎骨折,并确切判断骨折类型、骨折片移位程度等,还可以清楚显示椎管变形、狭窄、骨碎片等,从而推断是否损伤脊髓。CT 也容易发现脊椎各附件骨折和椎间小关节脱位,如椎弓骨折、椎板骨折和横突骨折等。CT 检查的重点是观察有无骨折片突入椎管以及骨折移位对脊髓的压迫情况(图 3-5-29)。

3）MRI 表现:在观察椎体挫伤、椎间盘突出、韧带撕裂、椎管内血肿、脊髓受压以及挫裂伤等方面具有明显优势。①椎体挫伤和骨折:所引起的水肿、出血表现为椎体内长 T_1 长 T_2 信号影。②椎间盘突出和变性:矢状面 T_2WI 显示清晰,可见脊膜囊和脊髓可受压、移位,晚期表现为椎间盘退变 T_2WI 上信号低。③脊柱周围带损伤或断裂:周围韧带连续性低信号影中断,因水肿、出血 T_2WI 抑脂序列呈不同程度的高信号影。④脊髓受压和损伤:突入椎管的游离骨碎片可压迫和损伤脊髓,T_2WI 抑脂序列呈不同程度的高信号影,严重时可出现脊髓断裂,神经根以及硬膜囊撕裂影(图 3-5-29)。

（2）爆裂骨折:爆裂骨折为脊柱垂直方向上受压后粉碎骨折,椎体和附件的骨折片向左、右、前、后各个方向移位,椎体压缩变扁。局部剧烈疼痛,活动受限,可合并后凸畸形。可出现脊髓损伤及神经根损伤相应症状。

1）X 线表现:椎体前后部正常高度消失(前部为甚);骨折线累及椎体后缘;可能发生椎体后缘骨皮质后移,通常累及椎体上部;可能发生垂直方向的椎弓骨折。

2）CT 表现:骨折延伸至椎体后缘,常可见矢状位骨折线,常伴严重粉碎性骨折;椎体后缘骨碎片可突向椎管内,椎管狭窄,硬脊膜囊前缘/脊髓受压;椎体后柱附件可合并骨折(图 3-5-30)。

3）MRI 表现:骨折线可能难以显示,在所有序列均为低信号;骨折线周围骨髓带状水肿信号;椎体挫伤、骨髓水肿,呈长 T_1 长 T_2 信号;脊髓受压及损伤,T_2WI 抑脂序列呈不同程度高信号,合并出血时 T_1WI 呈高信号(图 3-5-30)。

（3）安全带骨折:或称 Chance 骨折,此型骨折同时累及前、中、后三柱,为椎体水平撕裂性骨折,为脊柱过度屈曲时所受暴力的后果,为不稳定性骨折,临床上少见。多见于胸腰椎(图 3-5-31)。

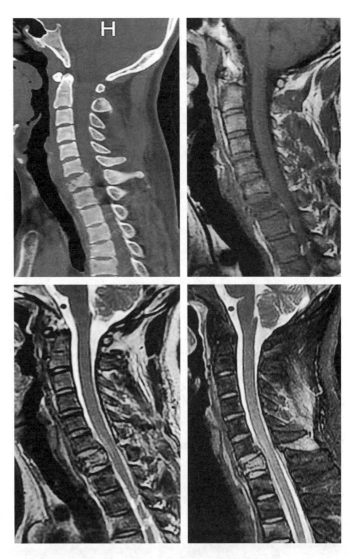

图 3-5-29　颈椎、胸椎多发压缩性骨折 CT、MRI 表现（同一病例）

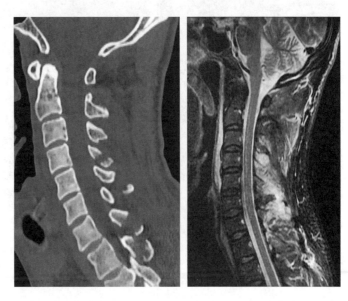

图 3-5-30　颈椎多发后柱骨折 CT、MRI 表现（同一病例）

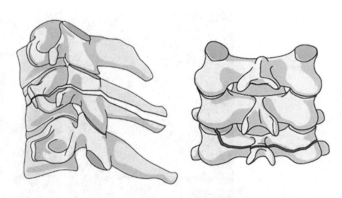

图 3-5-31　安全带骨折示例图

1）X 线表现：正位 X 线片可见两侧椎弓根和棘突呈水平分离或棘间明显增宽。侧位片可见从椎板和椎弓直至椎体后部的水平骨折线。典型病例可见到椎体后缘高度增加，椎间隙后部张开。

2）CT 表现：CT 扫描可发现 X 线平片易漏诊的椎弓根骨折。此型损伤轻者可无神经症状，但严重骨折和脱位常伴有难以恢复的神经损伤。此型为牵张性剪力损伤，是一种经后柱结构水平剪力伴有屈曲应力的损伤，后柱、中柱呈张力性损伤，棘上、棘间、黄韧带甚至后纵韧带断裂，前柱呈轴向屈曲，可发生压缩，也可发挥"铰链"作用保护脊髓不受损伤。该型轻度损伤属稳定型，一般无椎管狭窄。严重者椎体可呈切片样裂开，椎弓根断裂，伴水平移位，骨折不稳定，脊髓损伤也较严重。

3）MRI 表现：T_2WI 抑脂序列可见损伤的椎弓、附件、韧带等结构呈高信号，能发现轻微的损伤及脊髓的损伤。

（4）骨折脱位：骨折脱位多继发于椎弓峡部断裂，导致椎体向前移位（图 3-5-32）。

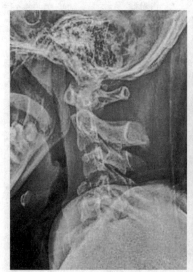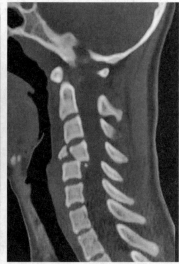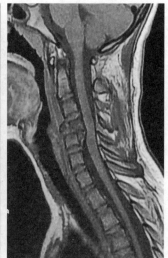

图 3-5-32　C_4 椎体骨折并后脱位 DR、CT、MRI 表现（同一病例）

1）X线表现：侧位片示颈椎生理曲度不连续，呈阶梯状改变。判断滑脱程度一般采用Meyerding测量方法：将脱位椎体下缘纵行分为四等份，根据其与下位椎体的位置依次分为Ⅰ度~Ⅳ度，即脱位在1/4椎体以内为Ⅰ度脱位、在1/4~2/4为Ⅱ度脱位、2/4~3/4为Ⅲ度脱位、大于3/4为Ⅳ度脱位；斜位片是诊断椎弓峡部断裂的最佳位置。

2）CT表现：MSCT扫描和后处理重建是最佳的显示和诊断的方法，对于附件异常容易发现并清晰显示。

3）MRI表现：可显示骨折所致血肿、骨髓水肿及脊髓损伤所表现出的异常高信号，T_2WI抑脂序列成高信号。

（三）颈椎病变

1. 颈椎转移瘤　颈椎转移瘤是恶性骨肿瘤中最常见的一种，多见于中、老年人。原发瘤以乳腺癌、鼻咽癌、肺癌、前列腺癌、甲状腺癌、肾癌较多见，其次为消化道肿瘤和生殖系统肿瘤。临床表现早期表现为局部间歇性疼痛，程度较轻，随着病变的发展，疼痛程度加重，可持续性发作。血清钙、磷和碱性磷酸酶的检查，对了解肿瘤的成骨、溶骨活性有较大意义。骨转移瘤分为溶骨性、成骨性和混合性三类，前列腺癌、膀胱癌、鼻咽癌和乳腺癌以成骨性转移为主；颈椎骨转移瘤多发多见，也可单发，此时与原发性骨肿瘤鉴别较困难。

（1）X线表现：①椎弓根征：椎弓根骨皮质破坏、轮廓消失，表示椎体转移瘤侵及椎弓。②椎体溶骨性转移：椎体破坏、塌陷，相邻椎间隙大多保持完整。③椎体成骨性转移：椎体内出现斑片状高密度影。

（2）CT表现：椎体一侧或全椎体骨质破坏及软组织肿块，或斑点、结节状高密度灶散布于椎体内，常无软组织肿块。

（3）MRI表现：除显示骨质破坏、椎体终板断裂和软组织肿块外，还可显示肿瘤对椎管内脊膜囊、脊髓和神经根的侵犯情况（图3-5-33）。

2. 颈椎结核　颈椎结核大多数是体内其他部位结核灶内的结核分枝杆菌经血行播散的结果，进展比较缓慢。临床表现多较轻微，全身症状有不规则低热、乏力。早期局部症状为疼痛、肿胀和功能障碍，无明显发红、发热。晚期冷脓肿形成，穿破后形成窦道。长期的结核病变，可导致发育障碍和严重功能障碍。根据病灶的部位，颈椎结核分为椎体结核和附件结核。椎体结核又分为中央型、边缘型和韧带下型三种。中心型椎体结核多发生于儿童，病变在椎体中央近前侧开始，病变以骨质破坏为主；边缘型椎体结核多见于成人，病灶多从椎体前缘、骨膜下和韧带下椎间盘开始。各型均可产生椎旁脓肿（图3-5-34）。

（1）X线、CT表现：①骨质破坏：中央型多见于椎体内骨质破坏，其中有时可见沙粒状死骨；边缘型为椎体的上下局部骨质破坏，继而累及椎体和椎间盘；韧带下型表现为椎体前缘骨质破坏，为病变主要在前纵韧带下内蔓延；附件型主要累及附件，可跨越关节突关节。②椎间隙变窄或消失：为软骨板破坏并侵及椎间盘，相邻椎体可相互融合。③脊柱后突畸形：为椎体压缩变为楔形所致。④椎旁脓肿：主要表现为颈椎脓肿位于咽后壁，侧位上呈弧形前突的软组织影像，脓肿日久可有钙化。⑤CT表现可较早、较清楚显示较小的骨质破坏和较小的死骨，其骨质破坏、死骨、椎旁脓肿更易显示（图3-5-35）。

（2）MRI表现：①椎体骨质破坏T_1WI呈低信号，T_2WI多为混杂高信号；②椎间盘变性坏死时，T_1WI呈低信号，T_2WI呈混杂高信号，增强检查呈斑片状强化，晚期出现椎间隙变窄或消失时，T_1WI、T_2WI均呈低信号；③椎旁软组织影，包括结核肉芽肿和脓肿，T_1WI多呈低信号，少数呈等信号，T_2WI呈不均匀混杂高信号，增强检查多呈环状强化；④椎管内改变，

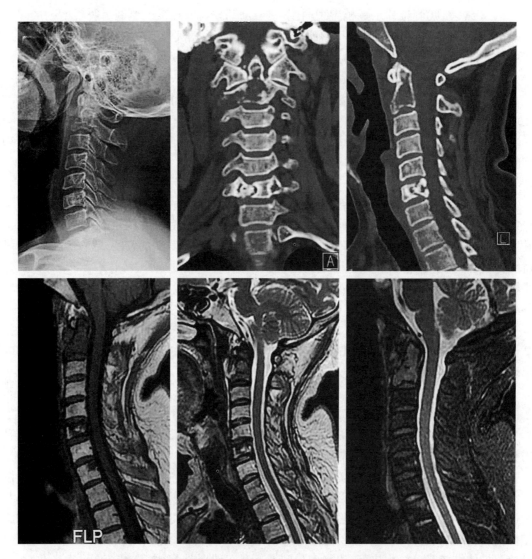

图 3-5-33 乳腺癌并颈椎多发转移瘤 DR、CT、MRI 表现(同一病例)

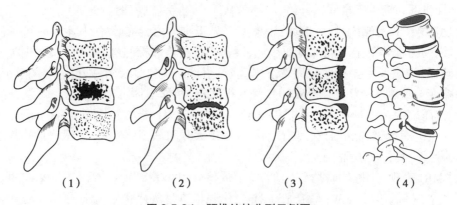

图 3-5-34 颈椎结核分型示例图

(1)中心型(椎体型);(2)边缘型(椎间型);(3)韧带下型(椎旁型);(4)附件型。

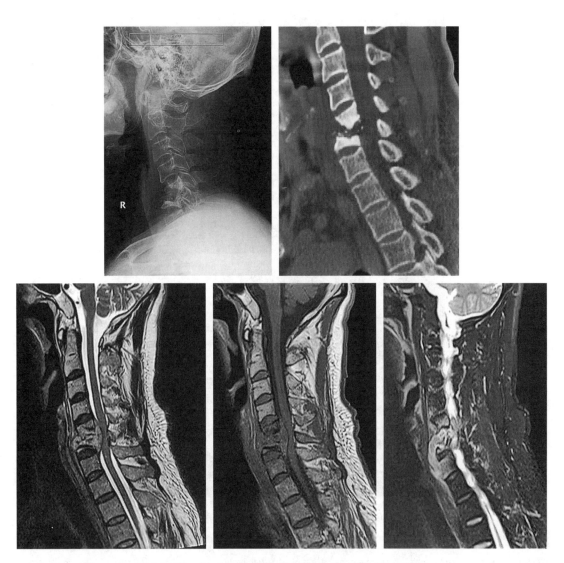

图 3-5-35　C_5、C_6 椎体结核 DR、CT、MRI 表现（同一病例）

可显示椎管内硬膜外和硬膜下脓肿，以及硬膜囊受压脊髓变性水肿，T_2WI 出现异常高信号（图 3-5-36）。

3. 强直性脊柱炎　强直性脊柱炎是慢性非特异性炎性疾病，以侵犯中轴关节和进行性脊柱强直为特征，可不同程度地累及全身各器官。因类风湿因子多阴性，故属于血清阴性脊柱关节炎。病因不明，目前普遍认为是一种自身免疫性疾病。人类白细胞抗原 B27（HLA-B27）与强直性脊柱炎的发病关系密切，强直性脊柱炎患者 HLA-B27 阳性率达 90% 以上。强直性脊柱炎主要侵犯脊柱小关节和周围韧带，起始于骶髂关节，逐渐上行性发展。椎体前缘上、下角骨破坏，使椎体前缘凹面变直呈"方形椎"。炎症引起纤维环及前纵韧带骨化，出现平行脊椎的韧带骨赘，形成"竹节状"脊柱。晚期，髋关节受累。

（1）X 线表现：①骶髂关节：是最先发病的部位，可一侧先出现，亦可双侧同时发病；病变最先开始于骶髂关节下 1/3 有滑膜的部位；初期，边缘模糊，继而出现软骨下虫噬样破坏；

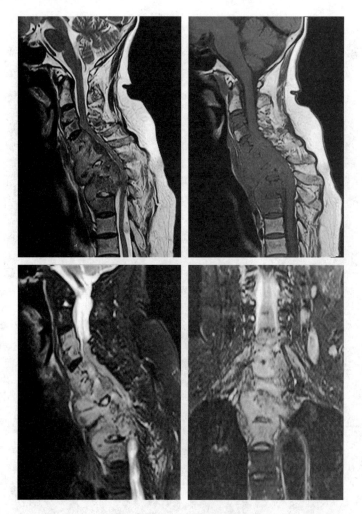

图 3-5-36 颈椎多发椎体结核并椎旁脓肿形成 MRI 表现

中期,关节软骨和软骨下骨质破坏后,出现关节间隙假性增宽;后期,破坏区边缘出现骨增生硬化最后形成骨性强直。②脊柱:初期,病变上行累及脊柱,表现为弥漫性骨质疏松,椎体前缘凹面变直致椎体呈方形;晚期,椎间盘及椎旁韧带骨化,出现平行于脊柱的韧带性骨赘,形成"竹节椎",致脊柱变直或呈驼背畸形。③四肢关节:可受累,以髋关节受累多见,多为双侧发病,尤其以发病年龄小者较易累及,表现为髋关节间隙变窄,关节面侵蚀,关节外缘骨赘形成晚期可形成骨性强直;肩关节受累仅次于髋关节,膝关节、手足小关节也可受累(图 3-5-37)。

(2)CT 表现:对于显示 AS 早期骨质改变有较大帮助,尤其对骶髂关节病变最敏感及准确。①病变早期:CT 能清楚显示关节面侵蚀、破坏区周围多形性软骨下骨硬化和关节内骨质缺损等骶髂关节炎表现;②病变晚期:则表现为严重的软骨下侵蚀、囊变,以及关节完全性强直和韧带部分受累(侵蚀和囊变)(图 3-5-38)。

(3)MRI 表现:能清楚显示关节滑膜增厚和积液。①病变早期:表现为关节软骨下水肿,在 T_1WI 呈低信号、T_2WI 呈高信号;滑膜增厚和炎性血管翳增生导致关节软骨破坏,在 T_1WI 呈低信号、T_2WI 呈不均匀高信号;侵蚀破坏的关节软骨表面不规则,早期常以髂骨侧为主;②随病变进展:侵蚀灶逐渐增大,并累及骶骨关节面软骨;进一步发展,在骶髂关节面两

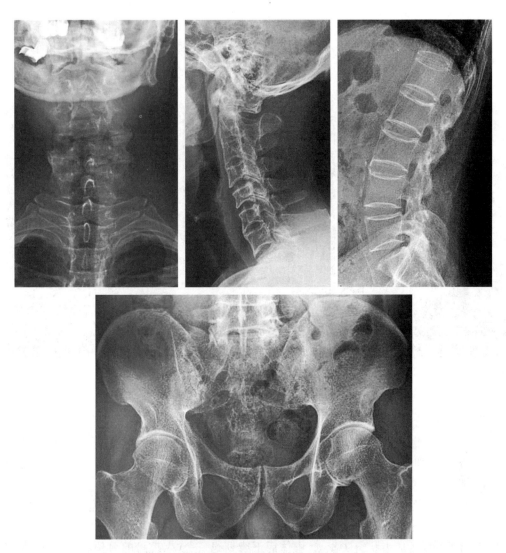

图 3-5-37　强直性脊柱炎患者的颈椎、腰椎、骨盆 DR 表现（同一病例）

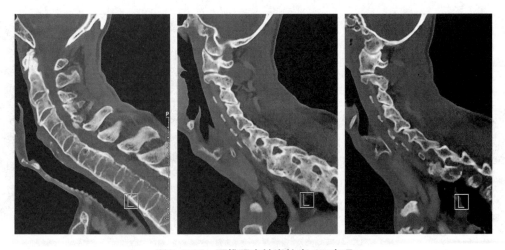

图 3-5-38　颈椎强直性脊柱炎 CT 表现

侧均可出现脂肪蓄积,此时 T_1WI 和 T_2WI 可显示片状高信号区,而于脂肪抑制像即显示为低信号;③病变后期:病变可呈不同程度的骨性强直,关节间隙可变窄、消失,增生的骨小梁在 T_2WI 上呈低信号(图 3-5-39)。

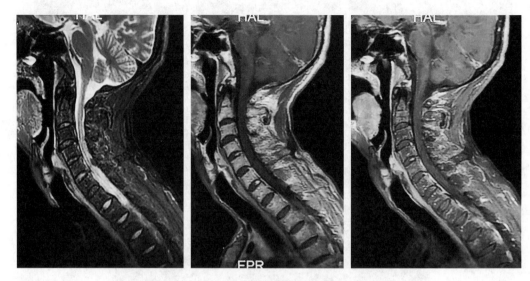

图 3-5-39　颈椎强直性脊柱炎 MRI 表现

(四) 颈椎退行性变

久坐电脑前、经常低头玩手机让不少年轻人过早地出现颈椎问题,严重者甚至会患上颈椎病。颈椎病轻则引起脖子酸痛、活动受限、手臂发麻,随病情发展甚至会出现头晕、头疼、走路不稳甚至是猝倒。

1. 颈椎曲度及椎间隙改变　常见颈椎生理曲度改变有变直、反曲、S 型弯曲或过度前屈(图 3-5-40)。

病变重要提示:从齿状突尖至 C_7 椎体后下缘划线,正常生理弓的弓顶应在 C_5 椎体后上缘。比 C_5 椎体后上缘偏上或偏下均提示颈椎某节段有病变的可能。

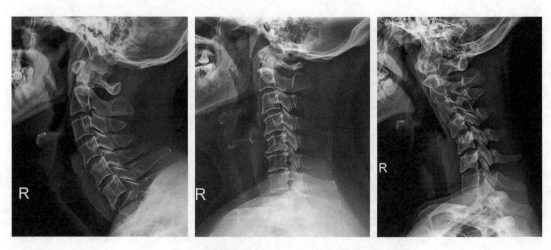

图 3-5-40　颈椎生理曲度正常、变直、反曲 DR 表现

弓顶距离的测定：从齿状突向 C_7 椎体后缘作一连线，弓顶的椎体后缘至连线之间的距离，为弓顶距离，正常为 12mm±5mm，小于 7mm 为生理曲度平直，大于 17mm 为过度前屈。

椎间隙变化也反映了椎间盘的变化。颈椎的退变最早发生在 $C_{5/6}$ 椎间盘上，因此，$C_{5/6}$ 椎间隙也最早发现变窄的征象。颈椎的生理性前凸，是由椎间盘的前高后低所形成的。在正常情况下，$C_{2/3}$、$C_{3/4}$ 和 $C_{4/5}$ 间隙大致相等，$C_{5/6}$ 间隙较上为宽，而 $C_{6/7}$ 间隙最宽，但 C_7/T_1 间隙又较窄。

2. 寰枢关节脱位　关节脱位是一个解剖意义上的概念，指关节失去正常的解剖对位关系。半脱位不能明确区分脱位的程度，且寰枢关节是由三个联动关节组成，即使对于侧块关节来说是部分脱位，但对寰齿关节来说是完全的分离，所以只要出现寰齿或侧块关节解剖关系的非生理性改变均应诊断为寰枢关节脱位。

寰枢关节脱位包括寰枢前脱位、后脱位和寰枢关节旋转脱位，寰枢关节旋转脱位过去又名寰枢关节旋转性固定、寰枢关节旋转性半脱位，但"寰枢关节旋转性固定"已另有所指，"寰枢关节旋转性半脱位"并不确切，不建议使用。

正常寰枢关系（开口位）：两寰齿间距相等（差距 <2mm）、两对关节突关系对称、两椎间小关节（侧块关节）间隙相等、两侧块大小、形态相似。正常情况下，因寰枢椎活动度较大，可出现寰椎侧向平移及正常旋转，需与病变相鉴别。

在 X 线开口位，正常旋转和旋转脱位表现几乎完全一样，前后位平片只能表现出旋转，脱位的征象不足，只有同时当侧位片上寰齿间距增大，方可诊断寰枢关节旋转脱位（图 3-5-41）。

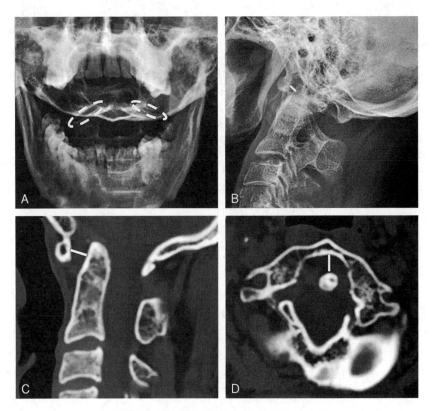

图 3-5-41　寰枢关节脱位 X 线及 CT 表现
A. 两侧寰枢关节间隙不对称；B~D. 寰齿间隙增宽。

但在实际情况中,寰枢关节开口位投照成功率低,侧位片往往观察不清,给诊断带来困难,也有业内专家认为 CT 才是理想的诊断手段,而 MRI 观察寰枢椎周围韧带及椎管内情况更有优势。

3. 终板病变 椎间盘由纤维环、髓核及透明软骨终板组成,其中软骨终板即椎体的上下软骨面,形成髓核的上下界,与相邻的椎体分开;纤维环是在上下软骨板的周围有一圈同心层排列的纤维组织;髓核是一种富有弹性的半流体的胶状物质,占椎间盘横切面的50%~60%。

软骨终板在椎体上下各有 1 个,其平均厚度为 1mm。组织学上为薄的透明软骨,它的作用是承受压力、保护椎体、控制椎间盘营养渗透,只要软骨终板保持完整,椎体一般不会因压力而产生骨质吸收现象。

椎体终板炎在 MRI 上表现为椎体的上缘或下缘的终板结构模糊,椎体终板紧邻椎体内横行条带状或斑片状异常信号,信号异常区与椎体正常信号区域之间界限模糊,部分可相对清楚。

Modic 等对椎体终板炎分型标准及组织学变化进行了系统描述,将其分为 3 型(图 3-5-42):

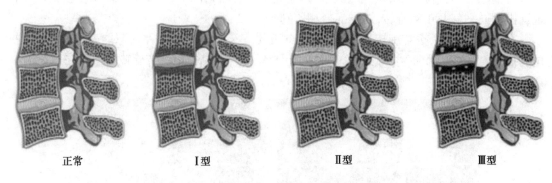

正常   I型   II型   III型

图 3-5-42 椎体终板炎 Modic 分型
I型:炎症和水肿;II型:脂肪浸润;III型:硬化性改变和终板增厚。

I型:组织学表现为终板及终板下区域有丰富的肉芽组织长入,纤维血管组织代替了增厚的骨小梁间的正常骨髓,从而延长了椎体 T_1、T_2 弛豫时间,T_1WI 上终板及邻近骨质表现为低信号,T_2WI 上表现为高信号,抑脂序列呈高信号。

II型:组织学表现为骨髓脂肪变性或骨髓缺血坏死,导致 T_1 及 T_2 时间缩短,在 T_1WI 上呈高信号,T_2WI 表现为稍高信号,抑脂序列呈低信号(图 3-5-43)。

III型:组织学上表现为骨硬化,引起 T_1 弛豫时间延长,T_2 弛豫时间缩短,T_1WI 及 T_2WI 均表现为低信号,与平片和 CT 上致密骨硬化相对应。终板及邻近椎体的异常信号区与正常椎体的界限较清楚,且无骨质吸收破坏,在 T_2WI 上常伴椎间盘信号减低。

4. 颈部肌肉萎缩 颈部肌肉萎缩,主要表现为肌肉体积缩小,脂肪成分增多。肌肉萎缩与年龄和缺乏运动有关。

MRI 表现:常规 MR 能显示体积减小和脂肪浸润;脂肪水成像、脂肪抑制、弥散张量成像、脂质波谱等定量技术可进行肌肉成分分析。

5. 小关节突病变

(1)X 线表现:椎小关节主要是指上位椎体的下关节突及下位椎体的上关节突构成的

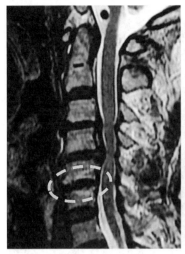
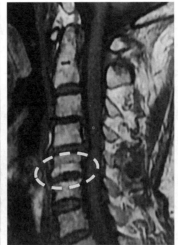
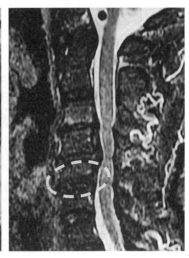

图 3-5-43　椎体终板炎 MRI 表现（Ⅱ型）

关节突关节。若发生病变,可见关节间隙模糊,关节面粗糙、硬化,关节突关节间隙狭窄和边缘骨刺。关节突关节脱位多与椎体滑脱并存,侧位片上显示上关节突与上位椎体后缘重叠,关节间隙宽窄不一。

　　（2）CT 表现:可清晰显示关节突肥大、骨赘形成、关节软骨及软骨下骨质碎裂、关节腔内积气(即所谓“真空现象”)、滑膜囊肿等。椎小关节退行性病变可引起脊椎狭窄症,特别是在腰椎的椎管、侧隐窝、椎间孔都可能发生狭窄;相反在颈椎则较少引起脊椎狭窄症。病变严重时可使脊椎呈不稳定状态,甚至发生椎体滑脱,这时不要把椎体后方出现的软组织影误诊为椎间盘疝(图 3-5-44)。

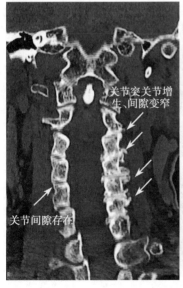
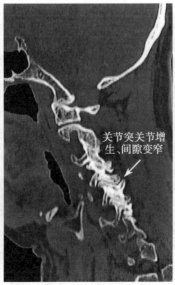
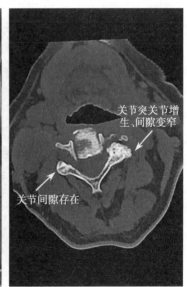

图 3-5-44　椎小关节退行性改变 CT 表现

6. 横突异常　临床上有多个颈椎横突综合征,常与相应横突有关,而该类疾病影像学无特异性表现,故不作讨论,本节主要讨论横突孔狭窄与颈肋。

横突孔狭窄可因压迫椎动脉而引起反射性的痉挛,导致椎动脉供血不足。横突孔狭窄分为先天狭窄和增生性狭窄,可通过 CT 扫描确诊。先天狭窄或先天变异的特点是横突孔形态规则或不规则,但内缘和上下缘光整;而增生性狭窄则是由于骨质增生导致的,横突孔内缘和/或上下缘欠光整,可见增生的小骨赘。

由于横突孔有多种变异,颈椎横突孔直径的大小及形态的变化可作为判断椎动脉型颈椎病的一个重要因素,但不是决定性的因素和唯一的因素。

颈肋是人体内一种异常解剖结构的名称,一般认为是胸廓出口综合征的最常见原因之一。人类的颈肋已经退化,人类若出现颈肋,属返祖现象。出现颈肋不一定有临床症状,当出现颈肋伴随有颈肋引起的一系列症状时称为颈肋综合征,常表现为臂丛下干支配区的运动和感觉功能障碍。颈肋可分为横突增长、不完整颈肋、完整颈肋和其他形态等,多起自 C_7 椎体(图 3-5-45)。

7. 韧带钙化

(1)X 线表现:主要从侧位片上进行观察。以项韧带钙化最多见,多发生在 C_5、C_6 后方,呈长圆形;其次为前纵韧带钙化;再次为棘上和棘间韧带钙化;最后为后纵韧带钙化。有时也可见到黄韧带钙化的影像。黄韧带在颈段仅厚 1.5mm。颈项韧带钙化部位常提示相应节段的病变存在,并常在相应节段还会发现其他异常 X 线征象的存在(图 3-5-46)。

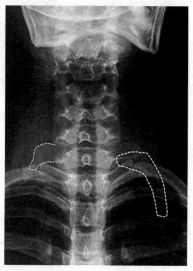

图 3-5-45　颈肋 X 线表现
C_7 右侧横突增长,左侧完整颈肋。

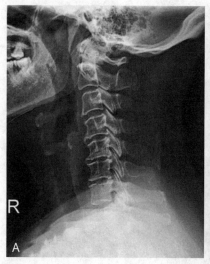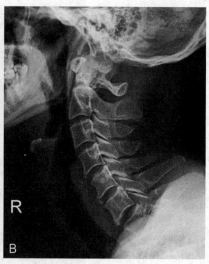

图 3-5-46　颈椎韧带钙化 X 线表现
A. 颈椎生理曲度变直,项韧带钙化;B. 前纵韧带钙化。

（2）黄韧带肥厚:CT可清楚显示黄韧带肥厚及其对硬膜囊的影响;MRI可清楚显示黄韧带对硬膜囊和脊髓的影响,但不易区分黄韧带肥厚与椎板增生(图3-5-47);平片难以显示黄韧带肥厚。

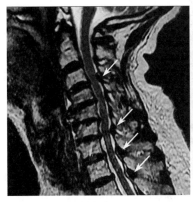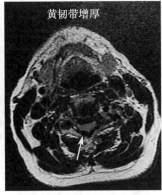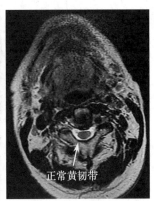

图 3-5-47 颈椎黄韧带增厚 MRI 表现

8. 椎间盘病变

（1）椎间盘的改变

1）椎间盘变扁:平片显示椎间隙狭窄,是诊断颈椎病不可缺少的征象。

2）髓核积气:髓核内不规则气体影。

3）软骨板下积气:软骨板与椎体间线状或片状气体影。

4）椎间盘钙化:多发生于椎间盘前部的纤维环,呈三角形指向椎间隙。

5）椎间盘膨出:椎间盘均匀地超出椎体。

6）椎间盘突出:椎间盘突出于椎体后缘呈软组织密度影,可见钙化,硬膜囊及其外的脂肪受压、变形。

（2）椎间盘突出影像分型

1）中央型:髓核物质通过纤维环后部突出,到达后纵韧带下,此型较常见。

2）侧方型:亦称椎间孔型,突出物可压迫椎间孔处的神经根。

3）侧后型:由于纤维环最薄弱的部位在椎间盘后方中线两侧,故此型最常见。

（3）椎间盘退行性病变几个容易混淆的概念

1）椎间盘变性:水分丢失,为早期改变,MRI表现为椎间盘 T_2WI 信号减低。

2）椎间盘膨出:纤维环干裂、松弛、髓核受挤压向外膨出,椎间盘的纤维环向周围均一膨出,超过椎体边缘2~3mm,一般不引起临床症状或症状轻(髓核位置不变)(图3-5-48)。

3）椎间盘凸出:指髓核进入外层纤维环,造成局部纤维环突出椎体边缘,但外层纤维环和后纵韧带仍保持完整,椎间盘和后纵韧带同时向后方或侧后方突出3~5mm,症状明显(髓核后移)。

4）椎间盘脱出:为髓核突破外层纤维环和后纵韧带进入硬膜外间隙,损伤的椎间盘部分或全部掉落到椎管内,症状严重(髓核脱出)(图3-5-49)。分为中心型、偏外侧型、外侧型。

5）髓核游离:为脱出的髓核与纤维环分离,离开相应椎间盘平面,向椎管上、下迁移。

6）椎间盘突出:椎间盘凸出和脱出在影像学上难以区分,故临床上合二为一称为"突出"(图3-5-48、图3-5-49)。

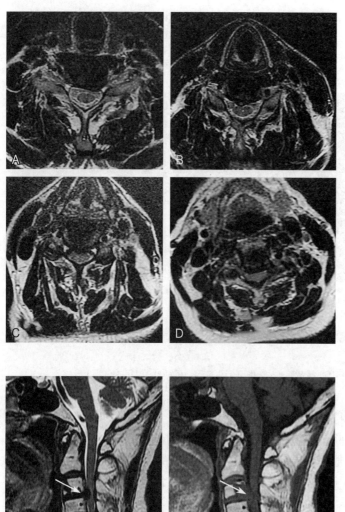

图 3-5-48　颈椎椎间盘突出、膨出
MRI 表现

A. 椎间盘向左后方突出；B. 椎间盘后
突出；C. 椎间盘膨出并后突出；D. 椎
间盘膨出，黄韧带增厚。

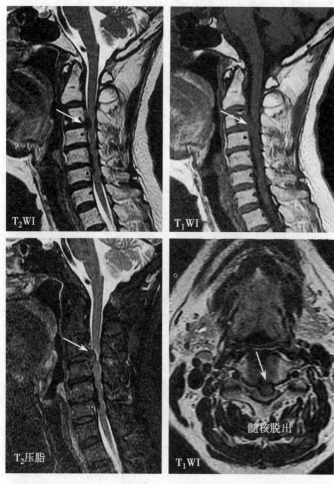

图 3-5-49　颈椎椎间盘髓核脱出 MRI
表现

9. 颈椎滑脱

（1）退行性脊柱失稳和滑脱的概念：脊柱运动节段失稳是指一个或者多个脊柱运动节段（两个相邻的椎体及其间的椎间盘）的运动功能异常，多发生在腰椎、颈椎。任何原因导致这些稳定成分的改变都可能导致脊柱运动节段失稳，同时出现临床症状者称为退行性脊柱失稳症，常见于中老年人。从力学角度考虑，失稳应属于动态的变化，即失稳节段随着应力的变化而发生位移，在影像学表现为典型的脊柱过屈、过伸位时椎体间位置和角度的变化。但影像学上的表现和临床症状并不一定相符，在生理载荷下，脊柱各种功能单位基本能维持其与椎体之间的正常位置关系，不会引起脊髓或脊神经根的损伤或刺激，也就不一定会出现临床症状，也称为临床稳定。就像有的患者椎体失稳临床症状严重，但颈椎影像学 X 线检查却未见明显移位一样，存在椎体旋转的患者，如果没有明显的椎体移位，很多医生也就只把它当一般的颈椎病进行诊断和治疗。

退行性变是椎体失稳最常见的原因，而椎体滑脱又是椎体失稳最严重的表现形式，椎体退行性滑脱是指由于椎间盘和或关节突关节等结构的退变引起椎间盘和/或关节突关节间隙狭窄，相互制约关系丧失，椎间异常活动增加，病变节段上、下位椎体发生位移。在影像学表现为静态的滑脱，但不伴有椎弓根的断裂，退行性脊柱滑脱症大多止于Ⅰ、Ⅱ度之间。颈椎退行性滑脱一般发生在 40 岁以后，但近年的发病率有上升及低龄化的趋势。

（2）退行性脊柱失稳和滑脱的诊断：退行性脊柱失稳症的临床表现多样，症状多、体征少。患者大多主诉失稳区域疼痛且与体位变化有关，伴有或不伴有上、下肢的放射性疼痛。部分患者可以不伴有疼痛而仅单独表现为下肢的间歇性跛行，即腰椎管狭窄症的表现。部分患者表现为活动或体位改变后出现疼痛、肌肉组织痉挛或紧张等。查体：局部压痛、叩击痛和摇摆痛。滑脱患者站立位局部触诊可发现棘突呈"台阶"状及局部肌肉肥厚、紧张甚至痉挛等改变。

临床表现可归纳为：机械性疼痛、椎管狭窄导致的间歇性跛行和神经根性疼痛三种类型。

（3）X 线表现：脊柱失稳在正、侧位 X 线片主要表现为椎间隙轻度狭窄、终板硬化以及椎体周围骨赘形成，尤其牵张性骨赘形成等退行性改变。而动力位 X 线片（过伸、过屈位）有特征性的变化。下颈椎失稳（C_2~C_3 椎节以下）的影像学诊断标准为：X 线前屈后伸位片椎间位移超过 3.5mm，或相邻椎体间成角超过 11°（图 3-5-50）。因此在鉴别失稳与滑脱时，应力位具有重要的作用。

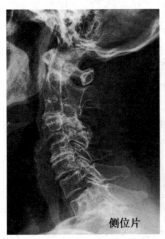
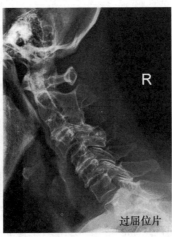
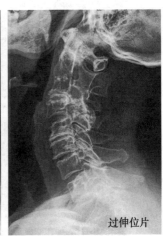

侧位片　　　过屈位片　　　过伸位片

图 3-5-50　颈椎滑脱侧位及过伸过屈位片，C_4 椎体Ⅰ度前滑脱

（4）其他检查：CT可清楚显示不稳定节段椎间盘退行性变，以及脊柱周围韧带和肌肉的情况。清晰地显示脊柱节段性失稳在正侧位片上的表现，如牵张性骨刺、脊椎关节病、小关节病变、椎间盘退行性变、椎间盘的真空现象等。MRI在表现软组织上的优势，可以通过MRI来表现椎间盘退行性变，以及脊柱周围韧带和肌肉的情况。

诊断应包括影像学和临床表现，两个方面缺一不可。脊柱失稳引起的疼痛具有如下特点：疼痛周而复始，患者从坐位到站立有一个明确的疼痛弧，劳累时加重，休息后缓解，完全站立后疼痛减轻；脊柱的普通和动力位X线片是诊断退行性颈椎失稳和滑脱最基本和最重要的诊断手段。尽管MRI在诊断退行性脊柱椎体间的移位程度上的作用有限，但是对判断椎间盘退变的程度和椎管狭窄的情况具有很大的作用。

椎体滑脱程度分级使用Meyerding分级。将下位椎体上缘分为4等份，依据上位椎体对下位椎体向前滑移的程度分为4度。

Ⅰ度：椎体向前滑移程度不超过椎体中部矢状径的1/4。

Ⅱ度：椎体向前滑移程度超过椎体中部矢状径的1/4，但不超过2/4。

Ⅲ度：椎体向前滑移程度超过椎体中部矢状径的2/4，但不超过3/4。

Ⅳ度：椎体向前滑移程度超过椎体中矢状径的3/4。

10. 椎管狭窄　椎管狭窄症可能由于脊椎内骨性通道缩窄或软组织肥厚（或两者同时存在），从而压迫椎管内结构，如脊髓、神经根、脊神经节和脊神经。按发生原因脊椎狭窄症可分为先天发育性椎管狭窄症和继发性椎管狭窄症；从狭窄发生部位可分为椎管狭窄、侧隐窝狭窄和椎间孔狭窄。

颈椎椎管是由各颈椎椎孔借连接结构组成的纵行管道，横断面为三角形，容纳颈段脊髓。前壁：椎体后面、椎间盘及后纵韧带。后壁：椎板及黄韧带。两侧壁：椎弓根和椎间孔。

颈椎椎管矢状径小于横径，呈扁圆形或三角形。寰椎椎管最大，C_3椎管最小，C_4~C_7逐渐递增，颈膨大位于C_4~T_1。

国人正常C_3~C_7的椎管矢状径男性为16~17mm、女性为15~16mm。

一般认为，颈椎椎管矢径<12mm，寰椎椎管横径<16mm，C_3~C_7椎管横径<17mm，均可认为颈椎椎管狭窄。

椎管狭窄分为骨性椎管狭窄和软性椎管狭窄。

（1）骨性椎管狭窄：常见于椎体后缘及钩突增生肥大，颈椎滑脱、旋转、颈椎后纵韧带骨化症（OPLL）等。诊断标准如下。

平片：椎管比值<0.75；椎管比值＝颈椎椎管矢状径（mm）/颈椎椎体矢状径（mm）；颈椎椎管矢状径测量：为椎体后缘中点到椎板连线中点间的最短距离。颈椎椎体矢状径测量：为椎体前缘中点至椎体后缘间的距离。矢状径<11m（正常>13mm）。

CT：矢状径<11mm；在CT横断面上测量椎管正中矢状径。

（2）软性椎管狭窄：常见原因有椎间盘膨出、突出，黄韧带肥厚等，CT及MRI均可显示（图3-5-51），平片无价值。

（五）椎管内肿瘤

椎管内肿瘤是指发生于脊髓本身及椎管内与脊髓邻近的组织（脊神经根、硬脊膜、脂肪组织、血管、先天性残留胚胎组织、骨等）的原发肿瘤或转移性肿瘤的总称。MRI是椎管内肿瘤的最有效检查方法，能准确地作出肿瘤定位、定量乃至定性诊断，又因其无创，故作为椎管内肿瘤病变的首选检查方法。

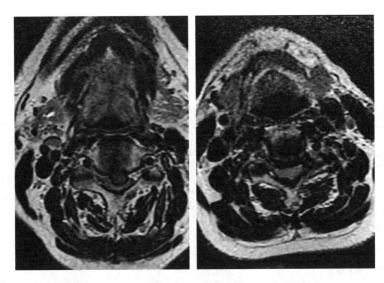

图 3-5-51 MRI 示椎间盘突出、膨出、黄韧带增厚致椎管狭窄

椎管内肿瘤分为髓内、髓外硬膜下、髓外硬膜外肿瘤,其中以髓外硬膜下肿瘤最为常见(图 3-5-52)。

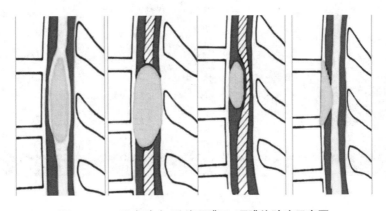

图 3-5-52 髓内肿瘤、髓外硬膜下、硬膜外肿瘤示意图

髓内肿瘤:脊髓梭形膨大,蛛网膜下腔对称性变窄,完全阻塞时呈大杯口征,常见室管膜瘤、星形细胞瘤。

髓外硬膜下肿瘤:表现为小杯口征、患侧蛛网膜下腔增宽,脊髓受压,多为神经源性肿瘤和脊膜瘤。

硬膜外肿瘤:表现为笔尖征,患侧蛛网膜下腔变窄,脊髓移位轻微,通常以转移瘤或淋巴瘤多见,也有良性的血管瘤。

1. 髓内肿瘤

(1)室管膜瘤:起源于中央管的室管膜细胞或终丝等部位的室管膜残留,为成人最常见的髓内肿瘤。好发于腰骶段、脊髓圆锥和终丝。肿瘤边界较清,可发生囊变。临床主要表现为局限性颈背痛,逐渐出现肿瘤节段以下的运动障碍和感觉异常。

MRI 表现：①平扫 T_1WI 呈均匀等或低信号，T_2WI 呈高信号，其内可见囊变、坏死、出血，呈相应的信号改变；②颈髓室管膜瘤的出血常位于肿瘤边缘，为其特征表现；③增强后肿瘤实质部分均匀强化，囊变坏死区无强化（图 3-5-53）。

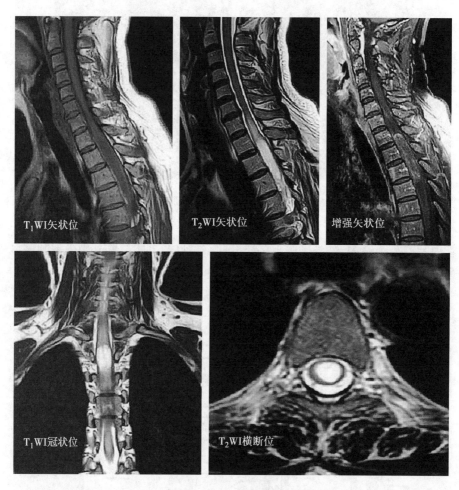

图 3-5-53　室管膜瘤

（2）星形细胞瘤：星形细胞瘤多见于儿童或青少年。起源于脊髓星形细胞，生长缓慢，沿纵轴浸润性生长，好发于颈、胸段，往往累及多个脊髓节段，甚至脊髓全长。可有脊髓空洞形成，肿瘤往往无确切边界。生长比较缓慢，早期缺乏神经方面的症状和体征。晚期表现为神经功能障碍。

MRI 表现为颈髓增粗，T_1WI 上髓内见混杂低信号，T_2WI 高信号，增强病变边缘强化，边界不清（图 3-5-54）。

2. 髓外硬膜下肿瘤

（1）神经鞘瘤：起源于神经鞘膜的 Schwann 细胞，是髓外硬膜下最常见的肿瘤，好发于颈、腰段，呈圆形或椭圆形肿瘤，可从硬脊膜向椎间孔外生长呈哑铃形，相应节段椎间孔扩大。肿瘤有完整包膜。好发于 20~40 岁，主要出现肢体麻木酸胀或感觉减退，可出现运动障碍，偏瘫及脊髓压迫症状。

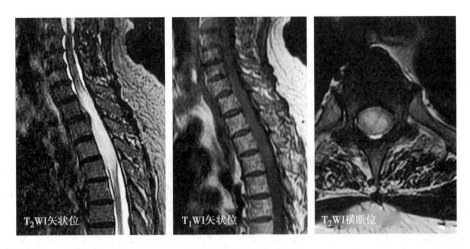

图 3-5-54　星形细胞瘤

MRI 表现为 T_1WI 等或略低于脊髓信号,T_2WI 呈高信号,可见囊变、坏死,增强肿瘤实质部分明显强化(图 3-5-55)。

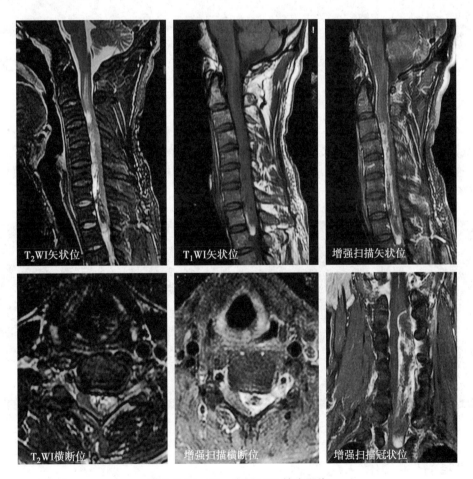

图 3-5-55　同一病例 MRI 检查图像

C_2~T_1 椎体后方椎管内混杂信号影,横断位呈哑铃状,可见 T_2WI 低信号与 T_1WI 高信号区,提示出血,实性部分增强扫描明显强化——神经鞘瘤伴出血囊变。

（2）脊膜瘤：多数为良性，脊膜瘤边缘光滑、分界清楚，位于髓外硬膜下，脊髓背外侧多见，呈广基底与硬脊膜相连，包膜完整，呈圆形或卵圆形，易发生钙化。好发于胸段。症状主要为脊髓压迫症状，以疼痛起病，继而出现感觉运动障碍。

MRI 表现为 T_1WI 为等或略低信号，T_2WI 呈等或略高信号，多呈宽基底附着在脊髓背侧硬脊膜上也可位于前方或侧方，很少超过两个椎体节段，增强后均匀强化，可见脊膜尾征（图 3-5-56）。

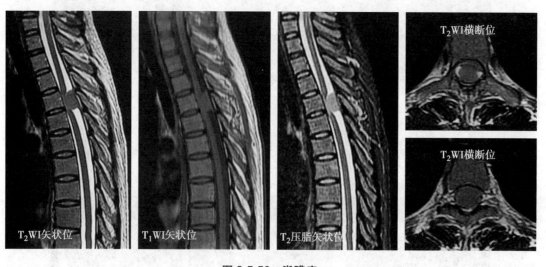

图 3-5-56　脊膜瘤

3. 髓外硬膜外肿瘤　髓外硬膜外肿瘤是指肿瘤位于椎管内硬膜外，通常以转移瘤或淋巴瘤多见。硬膜外亦可见良性肿瘤，如血管瘤等。临床上有背痛和相应神经功能障碍。

转移瘤是髓外硬膜外常见肿瘤。MRI 表现为椎体及椎板膨胀性骨质破坏，硬膜囊受压变形（图 3-5-57）。

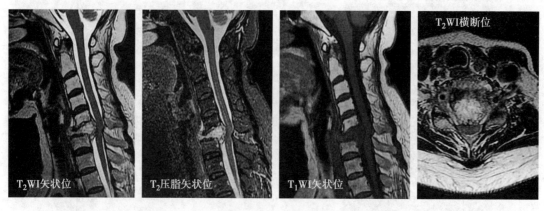

图 3-5-57　转移瘤

三、康复治疗的影像关注要点

（一）康复治疗影像的选择策略

1. X 线片检查　采用 X 线片检查对患者颈椎进行分析，其主要检查方法为摄取颈椎正位、侧位、开口位、左右斜位、过伸过屈位片,对其椎体、椎管、椎间孔、椎间隙、韧带、椎弓、横突、棘突等情况进行观察,评估其是否发生病变,并进行相应的记录。该方法能够发现的骨性变化主要包括颈椎生理曲度改变、骨质增生、椎间隙变窄、椎体滑脱、钩椎关节改变、椎旁韧带钙化等。其具有操作简单、经济性高的特点,易被患者所接受。但是 X 线片检查对于软组织的分辨率较低,会影响诊断的准确性。

2. MRI　MRI 检查可以有效地观察到患者的颈椎间盘变性、膨出、突出等情况,同时可以准确地判断患者的椎管狭窄程度,脊髓水肿、变性和坏死程度,黄韧带肥厚等,进而极大地提高临床诊断的准确率。另外,通过动态颈椎 MRI 检查不仅能反映退变结构对颈椎动力学的影响,而且能清楚显示颈椎各结构的退变及其对脊髓、神经根的动态压迫,是常规 MRI 的重要补充。

3. CT 扫描　CT 检查可以直接观察患者的椎间盘膨出、突出以及神经根受压等情况,对颈椎骨折、钩突增生、骨性椎管狭窄、椎体后缘骨赘以及小关节突增生的检出率高于 X 线片。CT 应用于颈椎疾病的诊断中,可实施横断扫描,提高检查的分辨率,CT 三维成像能够使检查结果更加量化和准确。为颈椎疾病患者实施 CT 检查,可更好地对患者神经根受压以及椎管狭窄程度进行评估,以确定颈椎疾病患者椎间盘突出以及脊髓受压的程度。

4. 超声检查　高频超声具有无辐射、无创以及可重复诊断的优点,可较为准确地呈现肌肉骨骼的病变,已被广泛地应用在临床各类疾病患者的检查诊断过程中。例如寰椎弧形后弓正中部有"山丘样"的后结节,第七颈椎棘突长而宽大、体表能触及,超声均能清晰显示上述解剖学特点,这些特征可成为识别颈椎节段的重要依据,并能据此快速、有效地识别和检查颈椎及其毗邻组织结构。对于颈部肌肉骨骼损伤的患者而言,高频超声具有准确、安全、经济的优势。

X 线片检查在颈椎疾病临床诊断过程中具有较高的诊断价值,但结合 CT 检查或者 MRI 检查可以有效地提高临床诊断的准确率,有助于患者的康复治疗。MRI 可多模态成像,其软组织分辨率较高,能够直接对患者的脊髓受压情况进行显示,可作为存在严重神经症状颈椎病患者的首选检查方法。对于不能进行 MRI 检查的患者,可行 CT 脊髓造影检查以评估椎管和硬脊膜囊及椎间孔的通畅性。脊髓造影的缺点是需要采用侵入性方式行对比剂鞘内注射。MRI 检查对椎体后缘骨赘、钩突增生、小关节突增生、骨性椎管狭窄、椎间隙狭窄的检出率均高于 X 线平片,其对椎间隙狭窄、椎管狭窄的检出率也高于 CT 检查的检出率。

对于颈部肌肉骨骼的闭合性损伤,高频超声具有较高的诊断应用价值。利用高频超声对损伤后肌肉检查可发现肌肉增粗,且正常的结构模糊不清,表现为边界不清的较低回声区;也能够检测出 X 线隐匿性骨折,尤其是软骨骨折更具明显优势,可表现出软骨回声的连续中断和断面缘整齐,以及骨折错位或周围软组织具有肿胀和血肿等声像情况;对于神经损伤的诊断也具有较大价值,其可显示神经线样强回声的中断,在中断区表现为低或无回声,断端则可发现肿胀增厚以及回缩梭形低回声,因此更易诊断。

(二)重要数据测量及康复诊疗指导意义

1. 颈椎曲度相关测量

(1) Borden 法:颈椎曲度弧弦距测量可采用 Borden 测量法,取自枢椎齿状突后上缘到 C_7 椎体后下缘作一直线为 A 线,沿颈椎各椎体后缘作一弧线为 B 线,在 A、B 线间最宽处的垂直横交线为 C 线,即为颈椎生理曲度深度(弧弦距),表示颈椎曲度的弓深(弧弦距),正常生理曲度弓顶位于第 4、5 椎体对应位置,正常生理曲度向前凸为正值,颈椎曲度变直消失称为零值,生理曲度反向后凸为负值。弧弦距正常范围为 12mm±5mm,>17mm 为曲度变大,<7mm 为曲度变小(图 3-5-58)。

（2）CCL 法:从 C_2 椎体下缘中点至 C_3 椎体质心(矢状位上椎体四角连线的交点)作一直线（A 线）,再从 C_6 与 C_7 椎体质心作一连线（B 线）,A 线与 B 线相交处的锐角夹角即为 CCL 角,当 A 线位于 B 线的背侧时,CCL 角为负值(图 3-5-59)。

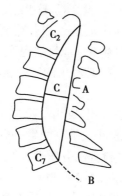

图 3-5-58　Borden 测量法

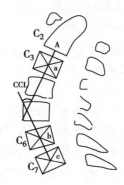

图 3-5-59　CCL 测量法

（3）Cobb 角法:先作 C_2 椎体下终板的延长线（A 线）、C_7 椎体下终板的延长线（B 线）,再作 A 线的垂线（C 线）、B 线的垂线（D 线）,C 线与 D 线的锐角夹角即为 Cobb 角。Cobb 角正常值,≤55 岁者,男性 22.74°±4.23°,女性 21.39°±5.28°;≥56 岁者,男性 20.16°±3.51°,女性 20.16°±4.13°（图 3-5-60）。

（4）Jackson 应力曲线法:先作 C_2 椎体后缘的平行线（A 线）,再作 C_7 椎体后缘的平行线（B 线）,A 线与 B 线相交处的锐角夹角即为颈椎曲度,正常值为 22.34°±5.35°。

（5）Harrison 法:作 C_2 及 C_7 椎体后缘的平行线,其相交所成的锐角为颈椎角（CSA）。相邻 2 节椎体后缘平行线相交形成的锐角为相对旋转角（relative rotation angle,RRA）,所有 RRA 之和为绝对旋转角（absolute rotation angle,ARA）(图 3-5-61)。

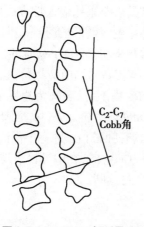

图 3-5-60　Cobb 角测量法

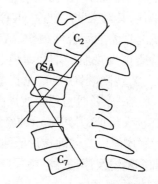

图 3-5-61　Harrison 测量法

康复诊疗指导意义:Borden 法相对简单,可重复性好,但是不适用于颈椎畸形患者,实用性较差。CCL 法、Cobb 角法、Jackson 应力曲线法及 Harrison 法不适用于椎体骨质增生严重的老年患者,测量结果误差较大。为了减小误差,可采用 Borden 法联合 CCL 法、Cobb 角法、

Jackson 应力曲线法及 Harrison 法中的 1 种或 2 种方法进行测量。

颈椎曲度异常包括颈椎过度前凸、颈椎曲度减小或消失、后凸,以及复杂的颈椎曲度,这些是脊柱退行性改变的早期表现。正常的颈椎曲度对于维持平衡和运动功能至关重要,异常曲度会影响颈椎结构,导致生物力学功能紊乱、骨质增生、颈肌损伤等,最终导致颈椎疾病。因此,在治疗的同时恢复颈椎正常曲度非常重要,在康复治疗中可采用纠正颈椎曲度的手法或训练方案,且注意日常姿势矫正。

由于许多颈椎曲度异常的患者常伴有颈椎椎间盘突出,因此在治疗前应考虑到颈椎间盘的情况,早期观察椎间盘突出的严重程度,可以更好地指导临床诊治,防止症状加重。颈椎曲度异常常因长期坐姿、站姿、睡姿、工作姿势不当等引起,导致所属肌肉牵拉初始长度的记忆性改变,由于牵拉力大小和方向的变化,引起椎体应力变化,亦可造成其弓顶移位,颈椎前凸可逐渐变小、变直、反弓,减弱了颈椎生理曲度对减少头部震动、缓冲重力等对头颅和脊髓的保护作用,最终导致颈椎力学失衡。同时颈椎生理曲度改变可以诱发颈椎退行性变的发生。

2. 寰枢关节脱位的测量　寰齿前间隙、寰齿后间隙、寰枢椎垂直脱位指数、齿突侧方间隙为诊断寰枢关节脱位高有效性指标,根据测量结果对寰枢关节脱位分型,采取合理的方法进行治疗具有重要意义。测量方法如下:

(1)寰齿前间隙(anterior atlanto-dental interval,AADI):选择通过齿状突中心轴的矢状面,测量寰椎前结节后缘中点与齿状突体前缘的距离,测量精度为 0.1mm,如图 3-5-62A 所示。

(2)寰齿后间隙(posterior atlanto-dental interval,PADI):选择通过齿状突中心轴的矢状面,测量寰椎后结节前缘中点与齿状突体后缘的距离,测量精度为 0.1mm,如图 3-5-62B 所示。

(3)寰枢椎垂直脱位指数(vertical atlantoaxial index,VAAI):选择通过齿状突中心轴的矢状面,作枢椎下缘的连线,第二条线平行于第一连线并置于寰椎前结节下缘,第三条线平行于第一条线并置于齿状突上缘。第一条线与第二条线距离为 X,第一条线与第二条线距离为 Y,X/Y 即为垂直脱位指数,如图 3-5-62C 所示。

(4)寰枢侧方间隙(lateral mass interval,LMI):选择通过齿状突中心轴的冠状面,测量寰椎侧块底部的中心到枢椎弓的距离,精确到 0.1mm,如图 3-5-62D 所示。

(5)寰枢椎侧方距离差:选择通过枢椎中心轴的冠状面,测量寰椎最外侧侧块与枢椎最外侧侧块的距离,精确到 0.1 mm,如图 3-5-6E 所示。

(6)寰枢关节侧方成角:选择通过齿状突中心轴的冠状面,测量寰椎侧块下缘与水平面的成角、枢椎上缘与水平面的成角、两者角度差的绝对值,精确到 0.1°,如图 3-5-62F 所示。

(7)齿突侧方间隙(lateral atlantodental interval,LADI):选择通过齿状突中心轴的矢状面,在相应的横断面上测量齿状突与两侧侧块内侧皮质之间的距离,测量精度为 0.1mm,如图 3-5-62G 所示。

(8)寰枢椎相对旋转角度(rotating angle of atlas on dentata,RAAD):中立位,寰枢前后结节中点的连线与枢椎正中矢状线的夹角,角度精确到 0.1°,如图 3-5-62H 所示。

若满足下列任意一项,高度提示寰枢关节脱位:AADI≥2.2mm、PADI≤15.4mm、VAAI≤0.65mm、LADI≥4.4mm。

康复诊疗指导意义:C_1、C_2 椎体位于颈上区深部,保护脊髓和椎动脉。寰枢椎脱位是发生在枕颈区域的一种不稳定的病理状态,会导致该区域肌肉、骨骼、神经症状逐渐加重和恶

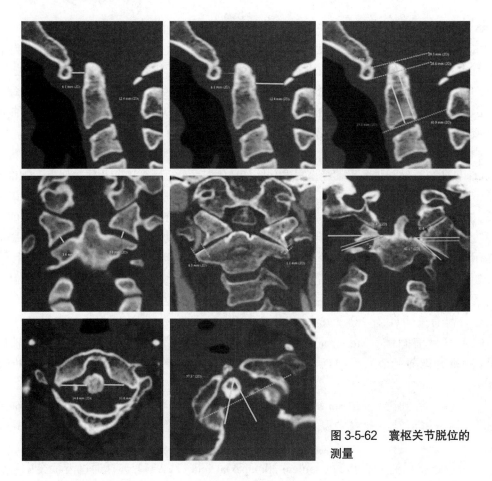

图 3-5-62 寰枢关节脱位的
测量

化,进而可能导致瘫痪、呼吸衰竭或死亡。寰枢关节脱位的手术治疗旨在恢复寰枢关节的正常解剖关系,对脊髓进行减压,重建该区域的垂直稳定性,然而它的治疗是复杂和危险的。

3. 颈椎节段性不稳定测量方法 在颈椎过伸过屈侧位 X 线片上测量 C_2~C_7 中各椎体间的后缘连线延长线与滑移椎体下缘相交一点至同一椎体后缘的距离之和≥2mm;椎体间成角 >11°,即诊断为颈椎节段性不稳定(图 3-5-63)。

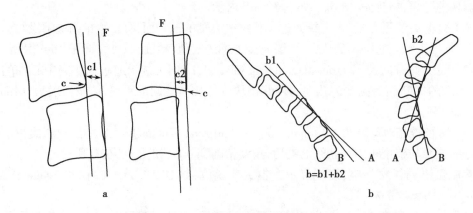

图 3-5-63 颈椎节段性不稳定测量方法
a. 椎间滑移:当 c1+c2≥2mm 视为不稳定;b. 椎间成角:当 b1 或 b2>11°则视为不稳定。

康复诊疗指导意义:颈椎失稳在康复治疗中可增加促进颈椎周围肌肉的牵伸和强化训练方案,以增加颈椎稳定性。

4. 颈椎管狭窄测量　成人正常的颈椎管径大约是颈椎上段(C_1~C_3)为 18~21mm,颈椎下段(C_4~C_7)为 17~18mm。测量方法如下:

（1）在颈椎侧位 X 线片上,C_3~C_6 任何一个椎节,椎管矢状径（b）与椎体矢状径（a）的比值如果小于或等于 0.75,即可诊断为发育性颈椎管狭窄(图 3-5-64)。

（2）MRI 检查:颈椎椎管前后径直径 >14mm,硬膜囊最窄处的横截面面积为 <100mm^2,则被认为是狭窄的,如<76mm^2,则为严重狭窄。

（3）椎管和侧隐窝的评估:在 MRI 检查矢状位成像中,颈椎椎管前后径 12~14mm 为相对狭窄。椎管前后径<12mm 为绝对狭窄。侧隐窝高度 <3mm 或侧隐窝角 <30°也是椎管狭窄的证据。

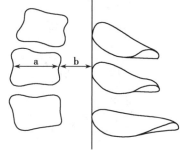

图 3-5-64　发育性颈椎管狭窄
a. 椎体矢状径;b. 椎管矢状径。

康复诊疗指导意义:MRI 检查提示神经症状分级标准如下。0 级,无明显椎管狭窄或蛛网膜下腔受压 <50%;1 级,蛛网膜下腔受压 >50%,无明显脊髓受压;2 级,脊髓受压移位,脊髓无异常信号;3 级,脊髓内信号发生异常。等级 0 代表消极的神经症状,等级 2 和 3 代表积极的神经表现,1 级颈椎椎管狭窄必须与临床症状密切联系。

神经系统临床症状:感觉异常、四肢无力、麻木、带状或者放射痛。神经阳性体征:莱尔米特征阳性、椎间孔挤压试验阳性、深部腱反射增加、肌电图显示去神经效应。存在一个或以上阳性体征,同时有一个或以上临床症状认为是阳性颈椎椎管狭窄。

MRI 检查的神经症状分级与神经系统临床症状成正相关,分级越高,神经系统临床症状越严重。

5. 颈椎间盘突出测量

（1）突出率与吸收率（日本富田庄司法）:突出率 R=(a-b)/a×100%;吸收率 A=(R 前-R 后)/R 前×100%。颈椎 MRI 矢状面上设上位椎体后缘的中点到椎管后壁长度为 a（椎管直径）,突出物最高点到椎管后壁距离为 b(图 3-5-65)。

（2）椎间盘高度:椎间盘前缘高度为 A,椎间盘后缘高度为 C,椎间盘中间高度为 B,椎间盘高度为（A+B+C）/3（mm）,如图 3-5-66 所示。

（3）椎间盘突出指数:突出间盘的前后最大径为 AB,从 AB 中点作一条与 AB 垂直的直线测量突出间盘的最大宽度为 CD,椎管的最大前后径为 EF,从 EF 中点作一条与 EF 垂直的直线测量椎管的宽度为 GH,椎间盘突出指数的计算方法（AB×CD）/（EF×GH）×1000,如图 3-5-67 所示。

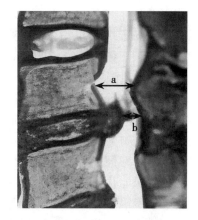

图 3-5-65　突出率测量

康复诊疗指导意义:可为疗效量化评价指标。同时可根据患者椎间盘突出的位置和在椎管内的占位大小,为保守或手术的治疗选择提供依据。一般情况下,如果存在神经症状进行性加重或椎间盘突出较大,经一段时间保守治疗无效,可考虑手术治疗。

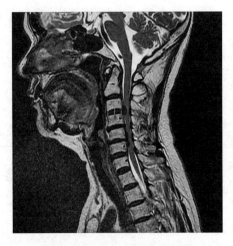

图 3-5-66　椎间盘高度测量

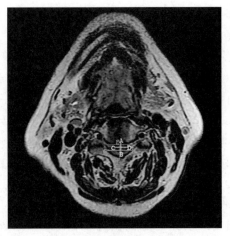

图 3-5-67　椎间盘突出指数

(三) 临床康复的影像关注点

在颈椎相关疾病临床康复中,影像学评估意义重大,结合康复评估,能帮助建立临床诊断、选择康复治疗适应证、制定康复治疗策略及判断疗效。

目前对于颈椎疾病治疗分保守治疗和手术治疗,原则上以保守治疗为主如药物对症治疗、现代及中医传统康复治疗等;手术治疗主要是对于有严重临床症状并影响正常生活的颈椎疾病病例。

1. 颈椎损伤　对于上颈椎损伤,寰枢椎脱位或者单纯附件骨折的患者可采用牵引维持 3 周后戴颈托保护 3 个月。对于齿状突骨折Ⅰ型、寰椎爆裂骨折、枢椎骨折、Hangman 骨折Ⅰ型及部分Ⅱ型的患者,可采用牵引 3 周后更换外固定 3 个月,固定期间据 X 线片,调整骨折复位。满 3 个月根据病情决定是否佩戴颈托进行保护。积极开展颈肌等长收缩及肌力增强训练、被动关节活动度(PROM)和主动关节活动度(AROM)训练,以减少长期制动对颈部肌肉、韧带及小关节的不良影响,以便尽快恢复颈部的运动功能。必要和及时的康复治疗对维持颈椎活动功能、增强颈椎稳定性、提高治疗效果有着重要作用。

对于下颈椎损伤,应严格按照骨折类型确定手术适应证。下颈椎的全部固定将使颈部屈伸活动范围丧失 60% 以上,侧屈活动范围丧失 80% 以上。颈椎单节段固定后引起相邻椎间盘退变率远低于多节段固定,因此下颈椎损伤应根据损伤类型尽量减少固定节段。颈椎损伤术后应在开展全身康复训练的同时,尽早开展颈肌等长收缩及肌力增强训练,适时开展颈椎 AROM 训练。

通过影像观察颈椎骨折术后脊柱的修复及对位情况,颈椎的前屈、后伸和旋转活动度,结合临床症状体征如痛觉异常、肌力减弱及脊柱力线异常等,尤其是相邻节段纤维环、椎体、韧带及稳定性等情况,制订康复治疗方案。

2. 颈椎退行性变　对颈椎退行性变进行治疗应遵循先非手术治疗,治疗无效而又符合手术适应证时再考虑手术这一基本原则。一般来说颈椎退行性变的治疗以综合的康复治疗为主,因其类型及表现多样化,治疗时应强调个体化。

(1) 保守治疗:颈椎退行性改变是颈椎病发病的病理基础,生物力学失衡是症状出现的主要成因。力学治疗可以有效地调整颈椎生物力学失衡及脊椎节段排列紊乱,主动运动功能训练可以强化肌力、调整生物力学,进而稳定颈椎。因此,生物力学调整与主动运动康复相结合是治疗颈椎退行性变的合适手段。

针对颈椎退行性变的保守治疗方式主要包括力学手法调整类康复治疗、运动治疗、物理因子治疗、药物治疗、中国传统康复治疗、康复辅具治疗等。

力学手法调整类康复治疗常用方法有牵引治疗、麦肯基治疗、手法治疗(关节松动技术、脊骨神经医学治疗技术、正脊扩孔减张法)、脉冲整脊技术、深层肌肉刺激等。该类康复治疗有助于解除颈部肌肉痉挛,缓解疼痛;松解软组织粘连,牵伸挛缩的关节囊和韧带;改善或恢复颈椎的正常生理曲度;使椎间孔增大,解除神经根的刺激和压迫;减轻椎间盘内压力,有利于膨出的椎间盘回缩以及外突的椎间盘回纳;调整关节突关节的细微异常改变,使关节突关节嵌顿的滑膜或关节突关节错位的复位。最终达到调整颈椎的解剖结构,使颈椎的生物力学趋于平衡的目的。

运动治疗常用方法有颈椎自我锻炼、颈椎活动度训练、颈肩肌强化训练、弹力带渐进抗阻训练、悬吊训练、呼吸训练、运动控制训练、颈深屈肌训练、肩胛胸壁关节稳定性训练等。该类康复治疗采用合适的运动方式对颈部等相关部位以至于全身进行锻炼,可增强颈肩背部肌肉肌力,使颈椎稳定,改善各椎间关节功能,增加颈椎活动范围,减少神经刺激,减轻肌肉痉挛,消除疼痛等不适,矫正颈椎排列紊乱,纠正不良姿势。长期坚持运动疗法可达到巩固疗效,减少复发的目的。

物理因子治疗常用方法有经皮神经电刺激疗法、直流电离子导入疗法、电兴奋疗法、中频电疗法、超短波疗法、高电位疗法、红外线疗法、超激光疼痛治疗、超声波疗法、磁振热疗法等。该类康复治疗主要作用是扩张血管、改善局部血液循环,解除肌肉和血管的痉挛,消除神经根、脊髓及其周围软组织的炎症、水肿,减轻粘连,调节自主神经功能,促进神经和肌肉功能恢复。

药物治疗的主要作用是在颈椎症状显著时作为辅助治疗以促进症状缓解。缓解肌肉紧张可用乙哌立松;止痛消炎可选用洛索洛芬、塞来昔布、布洛芬、双氯芬酸二乙胺等;营养神经可选用维生素 B 类;扩张血管和改善血管功能可选用地巴唑、复方血栓通、阿米三嗪萝巴新等;调节自主神经功能可选用谷维素、灵孢多糖、胞磷胆碱等;急性炎症渗出期还需用皮质激素及脱水剂。也可配合使用中成药如颈复康、颈痛灵、活络丹等。

中国传统康复治疗常用方法有针灸疗法、中药疗法、推拿正骨手法、导引术、拔罐、刮痧等。该类康复治疗主要作用是调和阴阳、疏通经络、理气活血、补益肝肾、强筋健骨等。其中推拿正骨手法具有调整内脏功能、平衡阴阳、促进气血生成、活血祛瘀、促进组织代谢、解除肌肉紧张、理筋复位的作用。

康复辅具治疗常用的有颈围、颈托。此类康复辅具主要作用在固定和保护颈椎,矫正颈椎的异常力学关系,减轻颈部疼痛,限制颈椎活动,避免造成颈椎脊髓、神经的进一步受损,有助于组织的修复和症状的缓解,配合其他治疗方法同时进行,可巩固疗效,防止复发。但应避免不合理长期使用,以免导致颈肌无力及颈椎活动度不良。

在康复治疗过程中,通过影像观察颈椎退行性变的具体情况,颈椎曲度变化(曲度加大、变直、反弓等)、颈椎间盘有无病变(膨出、突出、脱出等)、椎体位置有无异常(滑脱、关节突关节紊乱、椎管狭窄等)及椎体稳定性的情况,结合患者症状体征如脊柱生物力线、椎旁肌紧张、颈肩背部疼痛、感觉障碍等,制订针对性的康复治疗方案。经系统的保守治疗无效,尤其颈椎椎管严重狭窄的患者,可考虑手术治疗。

(2)术后康复:术后患者提倡早期功能锻炼,早期离床活动,应在术前做好颈部康复辅具以备术后使用,且具体佩戴时间及活动锻炼方式由手术方式、范围及患者病情决定。应特别强调尽早介入适当的康复功能锻炼,加强肢体训练和日常生活能力训练。

需要注意的是,术后早期训练颈椎旋转运动会增加颈椎小关节的压力,增加上下终板与植入物之间的磨损,有使植入物松动、滑脱、椎体前后缘异位骨化的可能,所以在训练过程中禁止颈椎旋转运动。

3. 颈椎病变　颈椎病变如强直性脊柱炎、肿瘤、结核等,常累及多个椎体、关节,导致椎体骨折和脱位,尤其是颈椎肿瘤和颈椎结核有早期难以发现和明确诊断的特点,故常导致多数患者失去早期保守治疗的机会,进而采取手术治疗。

(1)强直性脊柱炎:强直性脊柱炎是慢性脊柱进展性炎症,可累及周围多个关节,引发骨性或纤维性畸形及强直。强直性脊柱炎可出现腰骶部或背部疼痛、晨僵、自腰骶部向上蔓延性疼痛、胸痛、非对称性外周肢体关节炎等临床特征。其累及颈椎后多导致颈椎骨折,骨折多位于椎间隙部位,部分无明显脱位的患者 X 线和 CT 检查易漏诊,MRI 检查阳性率较高,保守治疗无效的情况下可考虑手术减压和稳定脊柱。康复运动训练可以减轻疼痛、控制炎症,维持脊柱原有活动功能、范围,降低并发症的发生,在治疗中起到协同作用。

(2)颈椎肿瘤:由于颈椎周围结构复杂,手术部位暴露困难,因此颈椎肿瘤是脊柱外科的一大难题。椎体病变部位多行病灶刮除,但易复发,故手术常做广泛切除。因此,术中可能造成脊髓、神经损伤,术后康复尽早介入对患者的功能恢复有着重要的意义。术后根据具体情况结合临床症状体征制订康复治疗方案。常用康复治疗有呼吸训练、肌力训练、转移训练、平衡训练及步态训练等。

(3)颈椎结核:颈椎结核临床较少见,主要发生在下颈椎,约占脊柱结核的 2.74%。颈椎结核发病隐匿,一般出现椎体破坏后、颈椎不稳定才得以明确诊断,故多数患者失去早期保守治疗机会。患者就诊时临床症状常以颈肩痛为主诉,大多伴有麻木表现,疼痛较剧,夜间痛明显,且有颈部僵硬和活动受限,部分患者有吞咽梗阻感,一般性对症处理效果不佳。颈椎结核术后康复可参照颈椎肿瘤术后进行康复治疗。

(胡才友　叶彬　王淑敏　江凌)

参 考 文 献

[1] 韩萍,于春水.医学影像诊断学[M].4 版.北京:人民卫生出版社,2019.

[2] 侯键,许茂盛.医学影像学[M].2 版.北京:中国中医药出版社,2016.

[3] MOSSA-BASHA M,PETERSON D J,HIPPE D S,et al. Segmented quantitative diffusion tensor imaging evaluation of acute traumatic cervical spinal cord injury [J]. British Journal of Radiology,2021,94(1118):20201000.

[4] Zhu F,Liu Y,Zeng L,et al. Evaluating the Severity and Prognosis of Acute Traumatic Cervical Spinal Cord Injury:A Novel Classification Using Diffusion Tensor Imaging and Diffusion Tensor Tractography [J]. Spine,2021,46(10):687-694.

[5] 周春香,孟悛非.寰枢关节脱位的影像诊断[J].国际医学放射学杂志,2017,40(4):441-449.

[6] MALONE T,HAZLE C,GREY M L. Imaging in Rehabilitation [M]. NEW York:McGraw-Hill Medical,2008.

[7] 刘传道,招少枫,朱红军,等.以康复科为首诊科室的下颈椎结核临床分析[J].中国康复,2019,34(6):322-323.

［8］李晓会,靳囡,晋瑞,等.颈椎病的X线平片CT及MRI诊断和临床应用效果分析［J］.河北医学,2018,
24（9）:1537-1539.

［9］赵定麟.现代脊柱外科学［M］.3版.上海:上海世界图书出版公司,2016.

［10］中华医学会物理医学与康复学分会,岳寿伟,何成奇.物理医学与康复学指南与共识［M］.北京:人民
卫生出版社,2019.

［11］朱丽娟,陈世孝,周红例,等.颈椎病的X线平片、CT及MRI诊断效果和检出率对比观察［J］.世界最
新医学信息文摘(电子版),2018,18（A4）:37-38.

［12］张春焕.颈椎病影像技术诊断及应用价值研究［J］.影像研究与医学应用,2019,3（12）:20-22.

［13］覃爱同,李双军,黄德芳,等.青壮年X线颈椎生理曲度改变对诊断颈椎不稳的价值分析［J］.影像研
究与医学应用,2020,4（20）:35-37.

［14］王璐,宋娟,吴毅文.非手术综合康复治疗颈椎管狭窄症患者的疗效观察［J］.中国现代医生,2020,58
（3）:83-86.

［15］ENNEMAN A W,SWART K M,VAN WIJNGAARDEN J P,et al. Effect of Vitamin B_{12} and Folic Acid
Supplementation on Bone Mineral Density and Quantitative Ultrasound Parameters in Older People with an
Elevated Plasma Homocysteine Level:B-PROOF,a Randomized Controlled Trial［J］. Calcif Tissue Int,
2015,96（5）:401-409.

［16］FINLAYSON R J,ETHERIDGE J P,TIYAPRASERTKUL W,et al. Randomizedcomparison between
ultrasound-and fluoroscopy-guided c7 medial branch block［J］. Reg Anesth Pain Med,2015,40（1）:52-57.

［17］HENNEMANN S,DE ABREU M R. Degenerative Lumbar Spinal Stenosis［J］. Rev Bras Ortop（Sao Paulo）,
2020,56（1）:9-17.

［18］段少银,蔡国祥,林清池,等.CT三维重组诊断寰枢关节不全脱位的实验及临床研究［J］.中华放射学
杂志,2005（12）:1299-1302.

［19］曹隽,张学军.儿童早发性脊柱侧弯的系统治疗［J］.临床小儿外科杂志,2021,20（1）:1-5.

［20］刘尊瀚,黄伟,吴向东.探讨运用螺旋CT制定寰枢关节脱位的影像学诊断标准［J］.重庆医科大学学
报,2017,42（12）:1653-1657.

［21］贾鲲,李海天,吕忠礼.运动疗法配合推拿手法治疗特发性脊柱侧弯［J］.吉林中医药,2020,40（08）:
1093-1095.

［22］XU J J,YIN Q S,XIA H,et al. New clinical classification system for atlantoaxial dislocation［J］. Orthopedics,
2013,36（1）:95-100.

第六节　胸　　椎

一、正常影像表现

（一）正常胸椎X线平片表现

1. X线正位片

（1）胸椎呈直线排列、无侧弯。

（2）椎体:呈长方形,从上向下依次增大,主要由松质骨构成,纵行骨小梁比横行骨小梁
明显,周围为一层致密的骨皮质,密度均匀,轮廓光滑,其上下缘的致密线状影为终板,彼此
平行。

（3）横突和椎弓板：椎体两侧有向外延伸的横突影，在横突内侧可见椭圆形环状致密影，为椎弓根的投影，称椎弓环。

（4）关节突、椎弓板和棘突：在椎弓根的上下方为上下关节突的投影，椎弓板由椎弓根向后内方延续，于中线联合成棘突，投影于椎体中央的偏下方，呈尖向上的类三角形线状致密影，大小与形状可有不同。

（5）软组织影：骨骼肌肉系统中的肌肉、肌腱、韧带、关节软骨、血管和神经等之间的密度差别不大，缺乏天然对比，在X线上无法显示各自的形态和结构，观察受到很大限制。在一帧对比度良好的X线平片上，仅可通过较低密度的皮下、肌肉和关节囊内外脂肪的衬托，观察某些肌肉、肌腱和韧带的轮廓。在正位胸椎片上还可见一些软组织影，如胸椎旁线，是胸腔内侧后部胸膜反折的投影，呈一条与胸椎平行的中等密度线样影，以左侧较常见，也较右侧宽。

2. X线侧位片

（1）椎体：也呈长方形，其上下缘与前后缘成直角，椎弓根紧居其后方。

（2）椎管：表现为椎体后方的纵行的半透亮区。

（3）椎弓板和棘突：椎弓板位于椎弓根与棘突之间，棘突斜向后下方，在上胸段与肋骨重叠不易观察。

（4）关节突：上下关节突分别起于椎弓根与椎弓板连接处之上、下方，下关节突在下个脊椎上关节突的后方，以保持脊椎的稳定，不向前滑动，同一脊椎上下关节突之间为椎弓峡部，脊椎小关节间隙为匀称的半透明影，胸椎小关节侧位片显示清楚。

（5）椎间盘：椎间盘的纤维软骨板、髓核及周围的纤维环均系软组织密度，故呈宽度匀称的横行半透明影，称之为椎间隙，为椎间盘的投影，胸椎间隙较窄，自下胸椎起，椎间隙有向下逐渐增宽的趋势。

（6）椎间孔：椎间孔居相邻椎弓根、椎体、关节突及腰椎间盘之间，呈半透明影，在胸椎侧位片显示清楚，呈类圆形。

正常胸椎正侧位X线片如图3-6-1所示。

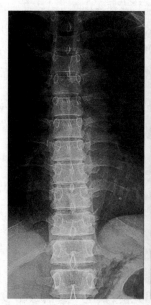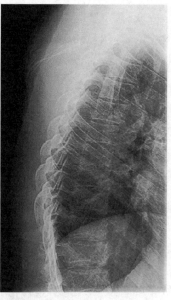

图3-6-1 正常胸椎正、侧位片

（二）正常 CT 表现

CT 是断面成像,避免了各种解剖结构的重叠,能清楚显示各种骨结构,而且密度分辨率高,可以显示 X 线难以发现的淡薄骨化和钙化影以及区分不同性质的软组织。另外,可以通过对比剂增强 CT 检查进一步了解病变的血供情况,区别正常和病变组织,为诊断提供更多的信息。在胸椎 CT 横断面图像上表现如下:

1. 椎体　在以骨窗显示的 CT 图像上,可以很好地观察骨皮质和骨小梁,骨皮质表现为致密的线状或带状影,骨松质表现为细密的网状影。在经过椎体中部的层面上,椎体显示为由薄层骨皮质包绕的海绵状松质骨结构,呈后缘向前凹的圆形,在经过椎体上部和下部的层面上,椎体断面呈后缘前凹的肾形。在椎体中部层面上有时可见松质骨中的 "Y" 形低密度线条影,为椎体中央静脉管。

2. 椎管　由椎体、椎弓根和椎弓板共同构成椎管骨环,为骨性椎管横截面,硬膜囊居椎管中央,呈较低密度影,与周围结构有较好的对比,黄韧带为软组织密度,附着在椎弓板和关节突的内侧,正常厚 2~4mm,侧隐窝呈漏斗状,其前方是椎体后外面,后方为上关节突,侧方为椎弓根内壁,其前后径不小于 3mm,隐窝内有即将穿出椎间孔的神经根。

3. 椎间盘　由髓核、纤维环和软骨板组成,其密度低于椎体,CT 值为 50~110HU,表现为均匀的软组织密度影,但由于层厚和扫描位置的原因,常见椎体终板影混入其中。胸椎间盘高度较颈椎和腰椎低,但纤维环较厚。

4. 软组织　CT 不仅能够显示软组织结构的横断面解剖,而且可分辨密度差别较小的脂肪、肌肉和血管等组织和器官。在 CT 图像上,躯干的最外层是线样中等密度的皮肤,其深部为厚薄不一的低密度皮下脂肪层,其内侧和骨的四周是中等密度的肌肉。由于肌肉之间有脂肪性低密度的间隔存在,因此各肌肉的解剖位置和相互关系,不难将他们辨认。血管和神经多走行于肌间,在周围脂肪组织的衬托下呈中等密度的小类圆形或索条形影,增强扫描血管呈高密度影显示更加清楚,且易于与并行的神经区别。肌腱和韧带亦可为其周围的脂肪所衬托而得以显示,呈中等密度。

正常胸椎及椎间盘 CT 如图 3-6-2、图 3-6-3 所示。

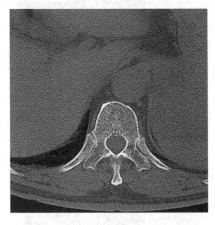

图 3-6-2　正常胸椎 CT 横轴位

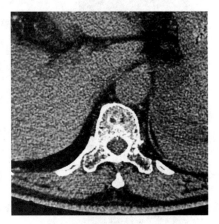

图 3-6-3　胸椎间盘 CT 横断面

（三）正常胸椎磁共振（MRI）表现

骨肌系统的各种组织有不同的弛豫参数和质子密度,MRI 图像具有良好的天然对比,能很好地显示骨、关节和软组织的解剖形态,加之其各种方向的切面图像,能够显示X线片甚至CT不能显示或显示不佳的一些组织和结构,如关节软骨、关节囊内外韧带、椎间盘和骨髓等。MRI能很好地分辨各种不同的软组织,对软组织的病变敏感,能显示X线和CT不能显示或显示不佳的一些病理变化,如软组织水肿、骨髓病变、肌腱和韧带的变性等。对比剂增强MRI检查、磁共振血管造影和灌注成像、弥散加权成像等可以提供组织血管分布、强化程度、供血情况、水分子扩散受限程度等各方面的信息,从而提供更多的诊断信息。在常规 T_1WI 和 T_2WI 上表现如下。

1. 脊椎各骨性结构的皮质、前及后纵韧带和黄韧带 由于自由质子含量很少,因此在任何序列上均呈低信号。

2. 骨髓 分红骨髓和黄骨髓,红骨髓所含脂肪比例较黄骨髓高,其 T_1 较短,正常情况下,在 T_1WI 上,黄骨髓表现为与皮下脂肪相似的高信号,红骨髓信号介于皮下脂肪和肌肉之间,在 T_2WI 上,红、黄骨髓信号相似,其信号呈高于肌肉而低于水的中等或略高信号,新生儿大部分骨髓为红骨髓,成年后转化为黄骨髓。

3. 椎间盘 由透明软骨终板、髓核和纤维环构成。在 T_1WI 上信号较低且不能区分纤维环和髓核,在 T_2WI 上纤维环为低信号、髓核为高信号,随着年龄的增长,髓核 T_2WI 信号降低。

4. 脊髓 在 T_1WI 上呈中等信号,信号高于脑脊液,在 T_2WI 上则低于脑脊液信号。

5. 神经根 在分辨力高的MRI T_2WI 上可见神经根穿行于高信号的脑脊液中。

正常胸椎MRI如图3-6-4~图3-6-8所示。

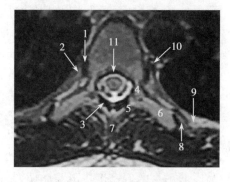

图3-6-4 胸椎 T_2WI 轴位图
1.肋椎关节;2.肋骨头;3.黄韧带;4.椎弓根;5.椎弓板;6.横突;7.棘突;8.肋横突关节;9.肋结节;10.半奇静脉;11.后纵韧带。

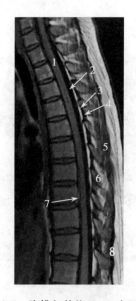

图3-6-5 胸椎矢状位 T_1WI 序列成像
1.胸髓;2.蛛网膜下腔;3.硬膜外脂肪;4.黄韧带;5.多裂肌;6.棘突;7.硬膜外静脉;8.棘上韧带。

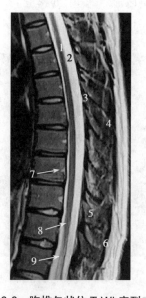

图3-6-6 胸椎矢状位 T_2WI 序列成像
1.胸髓;2.蛛网膜下腔;3.黄韧带;4.多裂肌;5.棘突;6.棘上韧带;7.椎体静脉;8.脊髓圆锥;9.马尾。

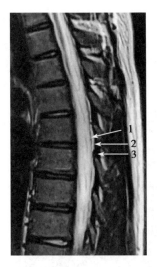

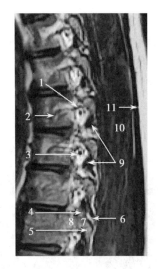

图 3-6-7　胸椎旁矢状位 T_2WI 序列成像
1. 硬膜囊后壁；2. 硬膜外脂肪；3. 黄韧带。

图 3-6-8　胸椎旁矢状位 T_2WI 序列成像
1. 椎间孔静脉；2. 胸椎旁肋间动静脉；3. 神经；4. 上关节突；5. 下关节突；6. 关节面；7. 椎弓峡部；8. 椎弓根；9. 黄韧带；10. 竖脊肌群；11. 斜方肌。

二、康复常见异常影像表现

(一) 胸椎损伤

1. X 线及 CT 表现

（1）压缩或楔形骨折：以胸椎、腰椎最常见。表现为椎体前侧上部终板塌陷，皮质断裂，而后柱正常，致使椎体成楔形，压缩大于 50% 的骨折需行 CT 检查排除爆裂骨折。压缩性骨折 X 线片如图 3-6-9、图 3-6-10 所示。

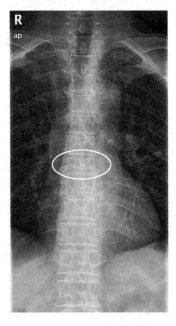

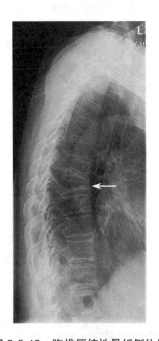

图 3-6-9　胸椎压缩性骨折正位片

图 3-6-10　胸椎压缩性骨折侧位片

（2）爆裂骨折：表现为上、下部终板粉碎骨折，并有骨碎片突入椎管，同时也可有椎板骨折，椎弓间距加大，它能清晰地显示椎体后上部分碎裂和后侧骨片突入椎管，显示后柱骨折也比平片优越，矢状面重建有助于显示椎管狭窄情况。爆裂骨折 CT 表现如图 3-6-11、图 3-6-12 所示。

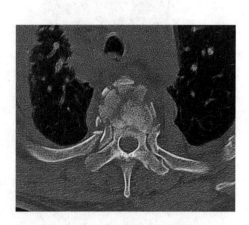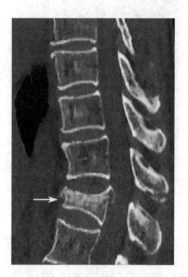

图 3-6-11　爆裂骨折 CT 横断面　　　　图 3-6-12　爆裂骨折 CT 矢状位

（3）安全带骨折：也称 Chance 骨折，表现为骨折线横行经过棘突、椎板、椎弓与椎体，后部张开或仅有棘上、棘间与黄韧带断裂，关节突分离，椎间盘后部破裂。

（4）骨折脱位：约有 75% 可引起神经受损。平片主要显示椎体脱位、关节突绞锁，常伴骨折。

2. MRI 表现　外伤所致椎体压缩性骨折以胸腰结合部最为多见。常发生于 1 个或 2 个椎骨的前上方或侧方，损伤的椎体呈楔形改变。在急性期损伤椎体由于水肿而呈长 T_1 长 T_2 信号，此时骨折线信号在 T_1WI 高于皮质骨而低于松质骨。中后期骨折椎体一般表现为中等 T_1 短 T_2 信号，骨折线信号强度明显降低。压缩性骨折 MRI 表现如图 3-6-13、图 3-6-14 所示。

（二）胸椎退行性病变

多为生理性老化过程，一般不引起明显症状。遗传性、自身免疫性、急性创伤或慢性劳损等原因，也可以导致脊柱发生退行性变。退行性变包括椎体、椎间盘、椎间关节和韧带的退行性变。

1. 胸椎曲度及椎间隙改变

（1）X 线表现：胸椎生理曲度变直、侧弯，椎间隙变窄，椎间盘内"真空征"，髓核钙化，椎体终板骨质增生硬化，边缘部呈唇样骨赘形成，严重者可见骨桥形成。椎间关节间隙变窄，关节面硬化，关节突变尖，脊柱不稳，如椎体前移、后移、异常旋转等。

随着胸椎侧弯的出现，可出现胸椎间隙左右或前后不等宽现象（梯形变），凸侧椎间隙增宽，凹侧变窄，与患病之椎间盘不完全一致。

在侧位片上，根据临床经验，一般单个椎间隙前宽后窄有定位价值。当某一椎间隙高度小于上一椎间隙即可确定为变窄。当椎间盘退变时常可见椎间隙狭窄，椎体骨质硬化增厚，功能位摄片显示椎间隙活动度减小。胸椎退变 X 线表现如图 3-6-15、图 3-6-16 所示。

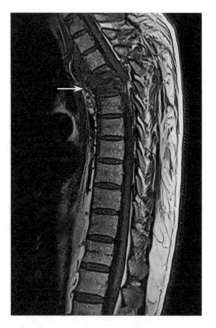

图 3-6-13　胸椎压缩性骨折 MRI T$_1$WI

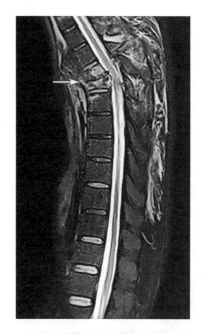

图 3-6-14　胸椎压缩性骨折 MRI T$_2$ 压脂

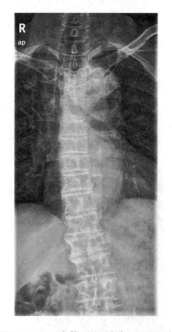

图 3-6-15　胸椎退行性变正侧位片

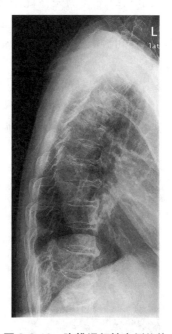

图 3-6-16　胸椎退行性变侧位片

（2）CT 表现:椎间盘向四周均匀膨出于椎体边缘,其后缘正中仍然保持前凸的形态。硬膜囊前缘及椎间孔内脂肪可见受压,脊髓可有或无受压、变形及移位。膨出的椎间盘外周可见钙化,有时可显示椎间盘"真空征"和髓核钙化。骨结构改变可见椎体边缘唇样增生和硬化征象。黄韧带肥厚、钙化表现为椎板内侧高密度影,硬膜囊侧后缘受压移位。后纵韧带肥厚、钙化或骨化可累及一个或多个节段,表现为椎管前壁椎体后缘的圆形或椭圆形高密度影,边界清楚。

（3）MRI 表现：椎间盘变性表现为椎间隙变窄，T_2WI 上椎间盘呈中或低信号。椎间盘积气、钙化在 T_1WI 和 T_2WI 上均显示为低或无信号。椎体边缘骨质增生或骨赘形成表现为三角形外凸的长 T_1 短 T_2 低信号。

2. 胸椎错位　是由于胸部遭受到突然的外力作用或异常的姿势，使胸椎小关节受到外力冲击，出现瞬间的关节突轻微滑移和关节间隙的增宽，使包围在关节突周围的滑膜嵌顿于关节突间，阻碍了关节突回到正常的解剖位置，进而导致胸椎小关节错位，从而引起胸部剧烈疼痛，严重者可导致瘫痪。X 线可以很好地显示椎小关节间隙不等宽或长期慢性反复损伤导致的骨质异常改变。X 线表现如下：

（1）间隙狭窄：如上端或下端的间隙消失，而一端的间隙尚能显示称之为狭窄。

（2）间隙小时，关节面相抵：如透亮影完全消失称之为关节间隙消失，即两关节面相抵。

（3）关节面错位、相嵌，如关节面超越另一关节幅度或关节突末端增生物嵌在非关节的骨质上称相嵌。

（4）关节末端骨质增生。

3. 椎间盘膨出

（1）CT 表现

1）轻度膨出时，表现为椎间盘后缘正常肾形凹陷消失，圆隆饱满。

2）重度膨出时，纤维环仍完整，椎间盘膨出部分大于椎间盘边缘的 25% 或者膨出的两边与髓核的夹角大于 90°，典型的椎间盘膨出为椎间盘边缘明显向四周均匀一致增宽，超出上下椎体边缘，但椎间盘仍然对称，没有局部突出，外形保持椭圆形可伴真空变性。

（2）MRI 表现

1）轻度膨出时表现为椎间盘后缘正常肾形凹陷消失，圆隆饱满。

2）重度时同上膨出的间盘边缘明显向四周均匀一致增宽，超出上下椎体边缘，但椎间盘仍然对称，没有局部突出，外形保持椭圆形。胸椎间盘膨出如图 3-6-17、图 3-6-18 所示。

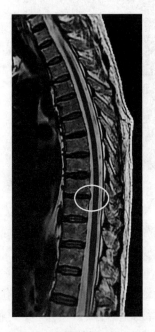 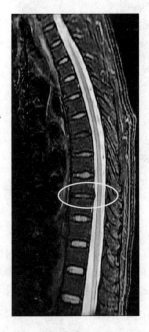

图 3-6-17　胸椎膨出 MRI T_1WI 像　　图 3-6-18　胸椎膨出 MRI T_2WI 压脂像

4. 椎间盘突出　可见于脊柱任何部位,以活动度较大的部位为著,其中腰椎间盘多于颈椎间盘,胸椎间盘突出少见。以椎间盘疝出物突出的方向分为四型,即中央型、旁中央型、外侧型和硬膜内型。硬膜内型突出罕见。此外,髓核还可经相邻上下椎体软骨板的薄弱区突入椎体松质骨内,形成压迹,称为许莫氏结节。突出的节段常见于 T_{11}、T_{12},75% 胸椎间盘突出症发生于 T_8~T_{12} 之间。椎间盘突出程度与椎管狭窄程度并不成正比,椎管狭窄程度受疝出物大小、韧带厚度、关节肥大和椎间盘疝出等因素的影响。

（1）X 线表现:无特异性。

（2）CT 表现

1）直接征象:①椎间盘向椎管内后缘局限性突出,密度与椎间盘一致,形态不一。②突出的椎间盘内可见钙化,多与椎间盘相连,上下层面不连续。③髓核游离碎片多位于硬膜外,密度高于硬膜囊。

椎间盘结构如图 3-6-19 所示,椎间盘突出如图 3-6-20 所示。

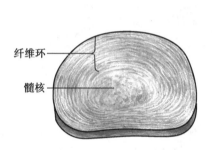

图 3-6-19　椎间盘结构示意图

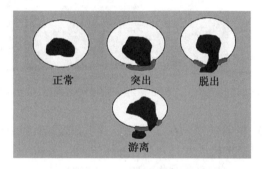

图 3-6-20　椎间盘突出示意图

2）间接征象:①硬膜囊外脂肪间隙变窄、移位甚至消失。②硬膜囊前缘或侧方及神经根受压移位。③许莫氏结节:表现为椎体上/下缘的边界清楚的隐窝状压迹,多出现在上下缘中后 1/3 交界区,一般上下对称,其中心的低密度影为突出的髓核和软骨板,外周为反应性骨硬化带。

（3）MRI 表现

1）直接征象:①髓核突出:突出于低信号的纤维环之外,呈扁平、圆形、类圆形或不规则形。信号根据髓核变性程度而异,一般呈等 T_1 中长 T_2 信号,变性明显者呈短 T_2 信号。髓核突出与未突出部分可见窄颈相连。②髓核游离:髓核突出于低信号的纤维环之外,突出部分与髓核本体不相连。游离部分可位于椎间盘水平,亦可移位至椎间盘上或下方的椎体后方。③许莫氏结节:表现为椎体上下缘终板局限性缺损,缺损部位呈终板下椎体内的低密度影,边缘硬化,低密度影内可见钙化或骨化。其内容物通过椎体终板缺损区与相应水平椎间盘相连,密度或信号与椎间盘一致(图 3-6-21)。

2）间接征象:①硬膜囊、脊髓或神经根受压,表现为局限性弧形压迹,与突出的髓核相对应,局部外膜囊脂肪间隙

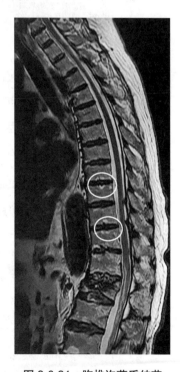

图 3-6-21　胸椎许莫氏结节

变窄或消失。②受压节段脊髓内等或长 T_1 长 T_2 异常信号，为脊髓水肿或缺血改变。③硬膜外静脉丛受压迂曲，表现为突出层面椎间盘后缘与硬膜囊之间出现短条状或弧形高信号影。

　　胸椎间盘脱出（上方细箭头）、突出（下方粗箭头）MRI 表现如图 3-6-22 所示。

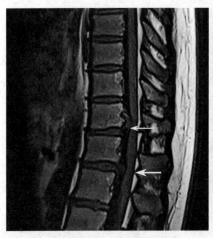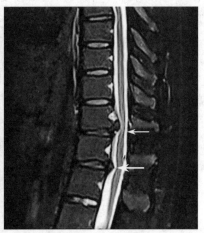

图 3-6-22　胸椎间盘脱出、突出 MRI 矢状 T_1 及 T_2 压脂像

　　5. 椎管狭窄　在 X 线侧位片上以及 CT 横断位片可测量腰椎管前后径以判断狭窄。侧位片测量椎管矢状径对骨性椎管狭窄有诊断意义。胸椎椎管狭窄发病率少于颈椎和腰椎，其中下段受累多见。胸椎附件病变较少见，胸椎黄韧带肥厚、骨化多见。硬膜外脂肪沉积，少见，可见于内源性或外源性激素增多、肥胖等，在硬膜外形成肿块样压迫改变。

　　MRI 表现：磁共振成像没有辐射，对软组织分辨率高。MRI 可直接进行椎体径线测量，多角度、多平面成像可清楚显示椎管狭窄的位置和程度，相应脊髓的受压、移位情况，椎管内占位性病变或邻近结构的病变侵入椎管内等，对于椎管狭窄的病因能清楚显示。

　　取矢状位 T_2WI 成像，分别选取椎间盘层面和椎体的中央层面，在矢状位椎管中央层面的椎管（硬膜囊）前-后缘画垂直线，测量数值。

　　（1）中央管：硬膜囊前后径，<10mm 诊断椎管狭窄。

　　（2）侧隐窝高度：指上关节突最前缘和椎体后缘之间的最短距离，<3mm 诊断椎管狭窄。

　　（3）椎间孔狭窄：直径 <3mm 提示椎间孔狭窄。

　　脊髓内 T_2 高信号：可鉴别恢复性改变和不可恢复性损伤。散在和边界模糊的长 T_2 略高信号可能是可复性水肿，T_2 信号较高和边界清楚病灶多是胶质增生或囊性坏死。脊髓内长 T_1 低信号提示不可恢复性坏死和脊髓软化。

　　6. 胸椎结核　多继发于肺结核。依据骨质最先破坏的部位，可分为椎体结核、附件结核。椎体结核又分为中心型、边缘型和韧带下型，约 90% 椎体结核发生在椎体，单纯附件结核少见。

　　（1）X 线表现：与类型有关。

　　1）中心型：多见于胸椎，椎体内骨质破坏。

　　2）边缘型：腰椎结核多见，椎体前缘、上或下缘局部骨质首先破坏，进而向椎体和椎间盘侵袭，椎间隙变窄为其特点。

3）韧带下型：主要见于胸椎，病变在前纵韧带下扩展，椎体前缘骨质破坏，椎间盘完整。

4）附件型：少见，以脊椎附件骨质破坏为主，累及关节时常跨越关节。以上均可产生椎旁冷脓肿，死骨少见。

（2）CT 表现：由于其密度分辨率高，较 X 线更有优势。

1）能更清楚显示骨质破坏。

2）更易发现死骨和病理性骨折碎片。

3）更清楚显示脓肿或骨碎片的位置、大小及其与周围血管、软组织关系。

胸椎结核 CT 表现如图 3-6-23、图 3-6-24 所示。

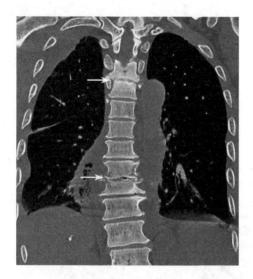

图 3-6-23　胸椎结核 CT 冠状位

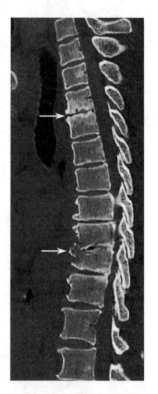

图 3-6-24　胸椎结核 CT 矢状位

（3）MRI 表现：显示脊柱结核病灶和累及范围最敏感的方法，可发现 X 线、CT 不能发现的早期病灶，尤其对于软组织改变及向椎管内侵犯情况。破坏的椎体及椎间盘在 T_1WI 呈较低信号，T_2WI 多呈混杂信号，不均匀强化。脓肿的肉芽组织 T_1WI 呈低信号，T_2WI 多为混杂高信号，增强可均匀、不均匀或环状强化，脓肿壁薄且均匀强化。胸椎结核 MRI 表现如图 3-6-25~图 3-6-28 所示。

7. **椎管内肿瘤**　分为髓内、髓外硬膜内及硬膜外肿瘤三类。其中髓内肿瘤占 10%~15%，主要是星形细胞瘤和室管膜瘤；髓外硬膜内占 60%~

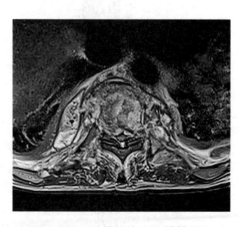

图 3-6-25　胸椎结核 MRI 横轴位 T_1

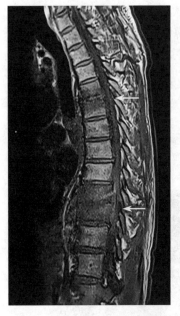 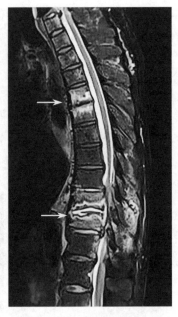 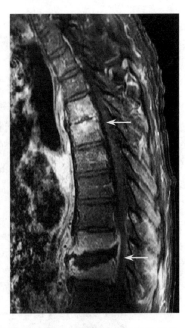

图 3-6-26 椎结核 MRI 矢状位 T₁   图 3-6-27 胸椎结核 MRI 矢状   图 3-6-28 胸椎结核 MRI 矢状位
位 T₂ 压脂   T₁ 增强

75%,以神经鞘瘤、神经纤维瘤及脊膜瘤为主;硬膜外肿瘤占 15%~25%,主要为转移瘤。不同部位肿瘤定位如图 3-6-29 所示。

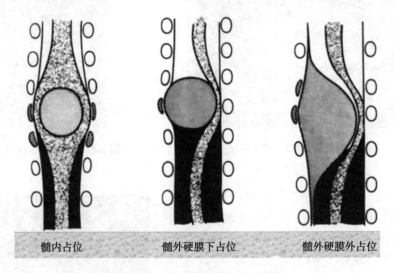

髓内占位   髓外硬膜下占位   髓外硬膜外占位

图 3-6-29 椎管内肿瘤定位示意图

（1）脊髓内肿瘤:脊髓内常见肿瘤有室管膜瘤、星形细胞瘤、血管母细胞瘤、脂肪瘤、畸胎瘤、皮样囊肿、表皮样囊肿等,主要为室管膜瘤和星形细胞瘤。其共同征象为:脊髓上下呈梭形膨胀增粗,脊髓本身无明显移位,肿瘤相应层面蛛网膜下腔对称性狭窄。

1）室管膜瘤:室管膜瘤是最常见的髓内肿瘤,占髓内肿瘤的 60%,起源于中央管的室管膜细胞或终丝等部位的室管膜残留物,表现为背部疼痛,可发生于脊髓各段,好发于腰骶

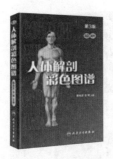
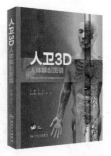
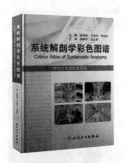
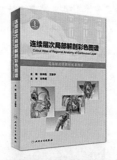
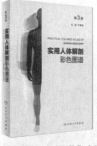
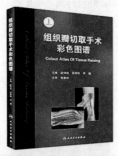
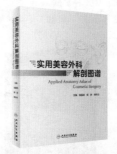
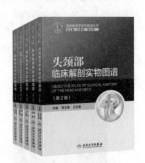

临床诊断的"金标准"

——国内病理学知名专家带你一起探寻疾病的"真相"

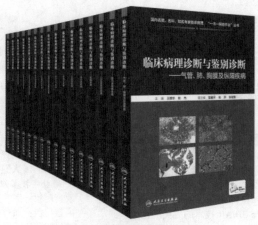

《临床病理诊断与鉴别诊断丛书》

——国内名院、名科、知名专家对临床病理诊断中能见到的几千种疾病
进行了全面、系统的总结，将给病理医师"震撼感"

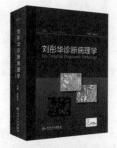

《刘彤华诊断病理学》
（第4版/配增值）

——病理科医师的案头书，二十年
打磨的经典品牌，修订后的第4版在
前一版的基础上吐陈纳新、纸数融合

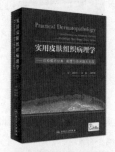

《实用皮肤组织病理学》
（第2版/配增值）

——5000余幅图片，近2000个二
维码，973种皮肤病有"图"（临
床图片）有"真相"（病理图片）

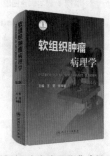

《软组织肿瘤病理学》（第2版）

——经过10年精心打磨，以4000
余幅精美图片为基础，系统阐述各
种软组织肿瘤的病理学改变

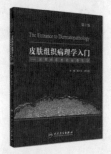

《皮肤组织病理学入门》（第2版）

——皮肤科医生的必备知识，皮肤
病理学入门之选

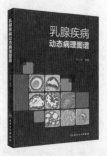

《乳腺疾病动态病理图谱》

——通过近千幅高清图片，系统展
现乳腺疾病病理的动态变化

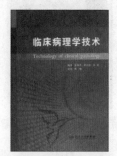

《临床病理学技术》

——以临床常用病理技术为单元，
系统介绍临床病理学的相关技术

第三轮全国高等学校医学研究生"国家级"规划教材

购书请扫二维码

创新的学科体系，全新的编写思路

授之以渔，而不是授之以鱼	回顾历史，揭示其启示意义
述评结合，而不是述而不评	剖析现状，展现当前的困惑
启示创新，而不是展示创新	展望未来，预测其发展方向

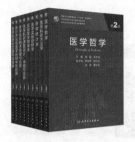

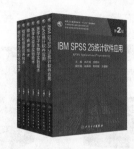

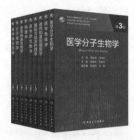

《科研公共学科》　　　　《实验技术与统计软件系列》　　　　《基础前沿与进展系列》

在研究生科研能力（科研的思维、科研的方法）的培养过程中起到探照灯、导航系统的作用，为学生的创新提供探索、挖掘的工具与技能，特别应注重学生进一步获取知识、挖掘知识、追索文献、提出问题、分析问题、解决问题能力的培养

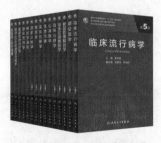

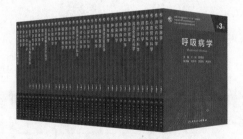

《临床基础与辅助学科系列》　　　　　　　　　《临床专业学科系列》

在临床型研究生临床技能、临床创新思维培养过程中发挥手电筒、导航系统的作用，注重学生基于临床实践提出问题、分析问题、解决问题能力的培养

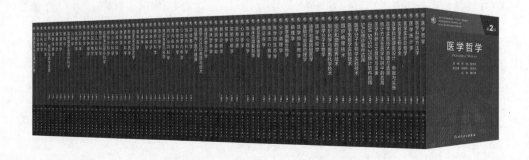

临床医生洞察人体疾病的"第三只眼"

——数百位"观千剑而识器"的影像专家帮你练就识破人体病理变化的火眼金睛

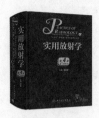
《实用放射学》
第 4 版

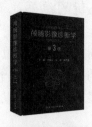
《颅脑影像诊断学》
第 3 版

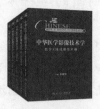
《中华医学影像
技术学》

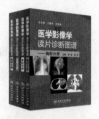
《医学影像学读片诊断
图谱丛书》

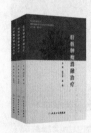
《中国医师协会肿瘤消
融治疗丛书》

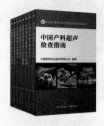
《中国医师协会超声医
师分会指南丛书》

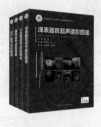
《中国医师协会超声造
影图鉴丛书》

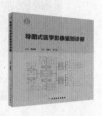
《导图式医学影像
鉴别诊断》

放射好书荟萃

超声好书荟萃

新书速递

书号	书名	定价	作者
34088	影像诊断思维（配增值）	139.00	居胜红，彭新桂
32207	实用肝胆疾病影像学	520.00	李宏军，陆普选
34439	医学影像解剖学（第 2 版 / 配增值）	89.00	胡春洪，王冬青
33451	同仁鼻咽喉影像学	138.00	鲜军舫，李书玲
32769	主动脉疾病影像诊断与随访	120.00	范占明
32771	腕和手运动损伤影像诊断（配增值）	128.00	白荣杰，殷玉明，袁慧书
33899	妇产经静脉超声造影图解（配增值）	229.00	罗红，杨帆
34787	介入超声用药速查手册	159.00	于杰，梁萍
33900	超声引导肌骨疾病及疼痛介入治疗（配增值）	129.00	卢漫
33055	实用产前超声诊断学（配增值）	208.00	吴青青
33079	胰腺疾病超声诊断与病例解析	198.00	陈志奎，林礼务，薛恩生

"临床手绘手术图谱"丛书

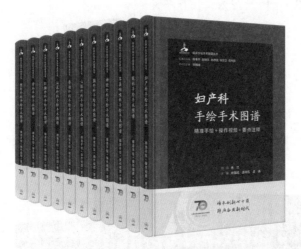

以手绘图为基础，文、图和手术视频相辅相成展现了医学与美学、基础与临床、纸质出版与数字出版的完美结合

书号	书名	作者
33651	泌尿外科手绘手术图谱——精准手绘＋操作视频＋要点注释（配增值）	徐国成，李振华，韩秋生
34375	心脏外科手绘手术图谱——精准手绘＋操作视频＋要点注释（配增值）	徐国成，张　永，韩秋生
33865	胸外科手绘手术图谱——精准手绘＋操作视频＋要点注释（配增值）	徐国成，杨雪鹰，齐亚力
34535	普通外科手绘手术图谱——精准手绘＋操作视频＋要点注释（配增值）	徐国成，罗英伟，韩秋生
33460	整形外科手绘手术图谱——精准手绘＋操作视频＋要点注释（配增值）	郭　澍，韩秋生，徐国成
33430	耳鼻咽喉科手绘手术图谱——精准手绘＋操作视频＋要点注释（配增值）	韩秋生，曹志伟，徐国成
33450	肛肠外科手绘手术图谱——精准手绘＋操作视频＋要点注释（配增值）	徐国成，李春雨
33382	神经外科手绘手术图谱——精准手绘＋操作视频＋要点注释（配增值）	徐国成，梁国标，韩秋生
33429	眼科手绘手术图谱——精准手绘＋操作视频＋要点注释（配增值）	韩秋生，张瑞君，徐国成
34374	骨科手绘手术图谱——精准手绘＋操作视频＋要点注释（配增值）	路磊，徐国成，韩秋生
33446	妇产科手绘手术图谱——精准手绘＋操作视频＋要点注释（配增值）	徐国成，孟祥凯，孟涛

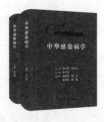

《中华感染病学》

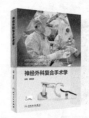

《神经外科复合手术学》

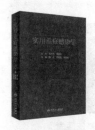

《实用重症感染学》

"治疗－康复－长期护理" 服务链的核心

——全面落实《"健康中国 2030" 规划纲要》所提出的 "早诊断、早治疗、早康复"

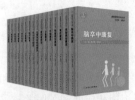

《康复医学系列丛书》

——康复医学的大型系列参考书，突出内容的实用性，强调基础理论的系统与简洁、诊疗实践方面的可操作性

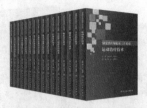

《康复治疗师临床工作指南》

——以临床工作为核心，对操作要点、临床常见问题、治疗注意事项进行重点讲述

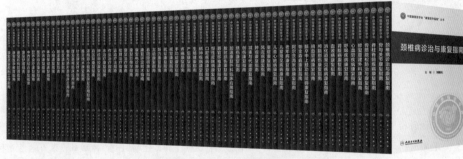

《中国康复医学会"康复医学指南"丛书》

——康复医学领域权威、系统的工作指南

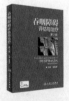

《吞咽障碍评估与治疗》
（第 2 版 / 配增值）

——八年酝酿、鸿篇巨制，包含大量吞咽障碍相关新知识、新技术、新理论

《康复科医生手册》

——全国县级医院系列实用手册之一，服务于基层康复医务工作者

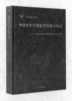

《物理医学与康复学指南与共识》

——中华医学会物理医学与康复学分会推出的首部指南，提供规范系统的康复临床思路以及科学的临床决策指导

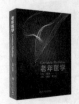

《老年医学》

——体现了老年医学"老年综合征和老年综合评估"的核心内涵，始终注重突出老年医学特色，内容系统权威

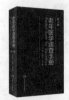

《老年医学速查手册》
（第 2 版）

——实用口袋书，可方便快捷地获取老年医学的知识和技能

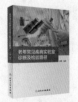

《老年常见疾病实验室诊断及检验路径》

——对老年人群的医学检验进行了严谨的筛查、分析及综合诊断

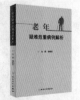

《老年疑难危重病例解析》

——精选老年疑难、复杂、危重病例，为读者提供临床诊治思辨过程以及有益的借鉴

"视触叩听"飞翔的翅膀

——国家行业管理部门和权威专家为你制定的临床检验诊断解决方案

购书请扫二维码

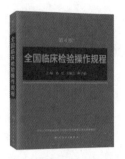

《全国临床检验操作规程》（第 4 版）
——原国家卫计委医政司向全国各级医院推荐的临床检验方法

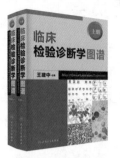

《临床检验诊断学图谱》
——一部国内外罕见的全面、系统、完美、精致的检验诊断学图谱

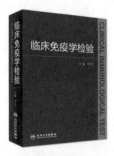

《临床免疫学检验》
——以国内检验专业的著名专家为主要编写成员，兼具权威性和实用性

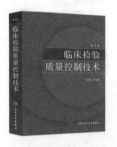

《临床检验质量控制技术》（第 3 版）
——让临床检验质量控制有章可循，有据可依

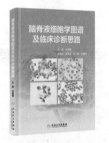

《脑脊液细胞学图谱及临床诊断思路》
——近千张高清细胞学图片，50 余例真实临床案例，系统阐述脑脊液细胞学

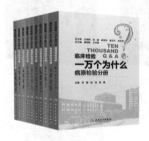

《临床检验一万个为什么丛书》
——囊括了几乎所有临床检验的经典问题

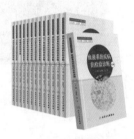

《常见疾病检验诊断丛书》
——临床医师与检验科医师沟通的桥梁

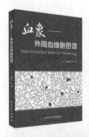
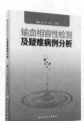
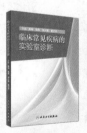
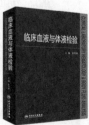
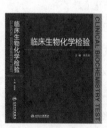

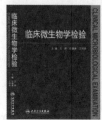
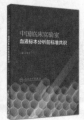
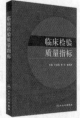
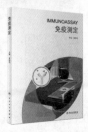
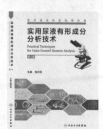

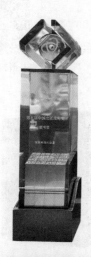

中华影像医学丛书·中华临床影像库

第五届中国出版政府奖获奖图书

编写委员会

顾　　问　刘玉清　戴建平　郭启勇　冯晓源　徐　克

主 任 委 员　金征宇

副主任委员（按姓氏笔画排序）

　　　　　王振常　卢光明　刘士远　龚启勇

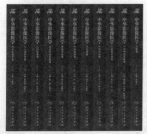

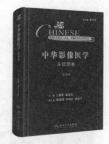

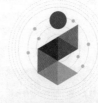

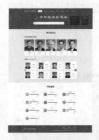

中华临床影像库

分卷	主编
头颈部卷	王振常　鲜军舫
乳腺卷	周纯武
中枢神经系统卷	龚启勇　卢光明　程敬亮
心血管系统卷	金征宇　吕　滨
呼吸系统卷	刘士远　郭佑民
消化道卷	梁长虹　胡道予
肝胆胰脾卷	宋　彬　严福华
骨肌系统卷	徐文坚　袁慧书
泌尿生殖系统卷	陈　敏　王霄英
儿科卷	李　欣　邵剑波
介入放射学卷	郑传胜　程英升
分子影像学卷	王培军

子库	主编
头颈部疾病影像库	王振常　鲜军舫
乳腺疾病影像库	周纯武
中枢神经系统疾病影像库	龚启勇　卢光明　程敬亮
心血管系统疾病影像库	金征宇　吕　滨
呼吸系统疾病影像库	刘士远　郭佑民
消化道疾病影像库	梁长虹　胡道予
肝胆胰脾疾病影像库	宋　彬　严福华
骨肌系统疾病影像库	徐文坚　袁慧书
泌尿生殖系统疾病影像库	陈　敏　王霄英
儿科疾病影像库	李　欣　邵剑波

了解更多图书
请关注我们的公众号

关注公众号
开启影像库 7 天免费体验

段、脊髓圆锥和终丝。肿瘤生长缓慢，症状轻，发现时多较大。多见于 30~70 岁，男性略多于女性。

X 线表现：诊断意义不大，有时可见椎管扩大、椎弓根间距增宽，偶尔可见肿瘤钙化。

CT 表现：平扫可见脊髓密度均匀减低，脊髓不规则增粗，蛛网膜下腔狭窄，肿瘤边缘模糊，与正常脊髓分界不清，囊变常见，表现为更低密度区。增强扫描囊变部分无强化，肿瘤实质部分轻度强化或不强化，有时可在近中央管的部分见到异常强化影。钙化少见。当肿瘤扩张、压迫邻近骨质时，可见椎管扩大。

MRI：在 T_1WI 上，肿瘤呈均匀性低信号，与脑脊液信号类似，当肿瘤囊变时信号不均匀，在 T_2WI 上，肿瘤信号增高，与水肿分辨不清。注射 Gd-DTPA 增强扫描，肿瘤呈均匀强化，水肿及囊变区不强化。

2）星形细胞瘤：约占髓内肿瘤的 40%，恶性程度较颅内低，发病部位以胸、腰段多见，占75%，脊髓远端及终丝约占 25%，病变一般较局限，但可浸润性生长，尤其在儿童多累及多个节段甚至脊髓全长。脊髓明显增粗，表面可见粗大迂曲的血管，肿瘤与脊髓无明显分界，上下两端呈梭形，38% 可囊变，有时合并脊髓空洞。多见于儿童，男女无差异。颈髓段病变症状出现早，疼痛较明显。

X 线表现：诊断意义不大。

CT 表现：平扫肿瘤多呈略低或等密度，边界不清。增强扫描多强化不明显且不均匀，囊变常见。

MRI 表现：在 T_1WI 上，肿瘤信号低于脊髓，与脑脊液信号类似；在 T_2WI 上，肿瘤信号明显增高，由于水肿的缘故，在 T_2WI 上显示病变范围较 T_1WI 大。由于范围较广和出血、坏死及囊变，信号不均匀。注射 Gd-DTPA 增强扫描，肿瘤实质部分明显强化，周围水肿及囊变区不强化。

胸髓室管膜瘤 MRI 表现如图 3-6-30~图 3-6-32 所示。

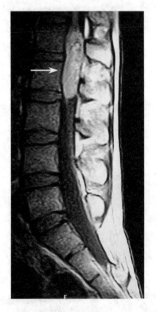 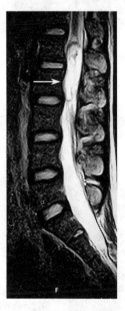 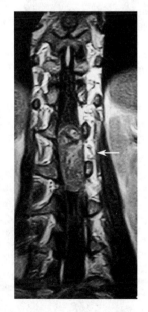

图 3-6-30 室管膜瘤 MRI 矢状位 T_1 像　图 3-6-31 胸椎室管膜瘤 MRI 矢状位 T_2 像　图 3-6-32 冠状位增强 T_1 像

（2）髓外硬膜内肿瘤：常见肿瘤有神经源性肿瘤（如神经鞘瘤、神经纤维瘤等）、脊膜瘤、转移瘤、畸胎瘤等，神经鞘瘤最多见。神经源性肿瘤可发生于椎管内任何节段，以颈段和上胸段最多见。其共同征象为：肿瘤与脊髓分界清楚，脊髓受压变细并向健侧移位，对侧蛛网膜下腔变窄甚至消失。

神经鞘瘤起源于神经鞘膜的施万细胞。以颈、胸段略多，呈孤立结节状，有完整包膜，与脊神经根相连，与脊髓多无明显粘连，脊髓受压明显。囊变常见，钙化极少见，延及硬膜内外时呈典型的哑铃状。

1）CT 表现：呈圆形实质性肿块，密度较脊髓略高，脊髓受压移位，增强扫描呈中等均一或不均匀强化，肿瘤易向椎间孔方向生长，致椎间孔扩大，可呈哑铃状外观。

2）MRI 表现：T_1WI 上等或低信号，T_2WI 上呈高信号，常位于脊髓背侧，脊髓受压移位，肿瘤同侧蛛网膜下腔扩大，增强扫描明显均匀或不均匀强化，肿瘤与脊髓分界清楚。胸髓神经鞘瘤 MRI 表现如图 3-6-33~图 3-6-38 所示（同一患者）。

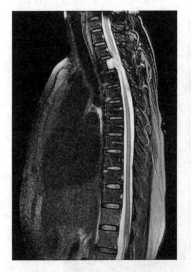

图 3-6-33　胸髓神经鞘瘤矢状位压脂 T_2WI

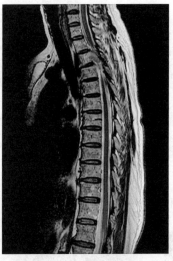

图 3-6-34　胸髓神经鞘瘤矢状位 T_2WI

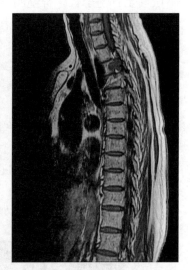

图 3-6-35　胸髓神经鞘瘤矢状位 T_1WI

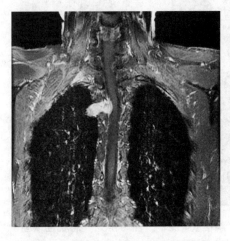

图 3-6-36　胸髓神经鞘瘤矢状位压脂 T_2WI

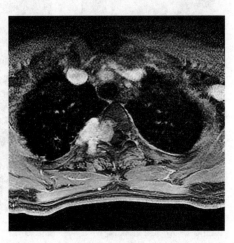

图 3-6-37　胸髓神经鞘瘤矢状位压脂 T_2WI

（3）硬膜外肿瘤：常见肿瘤有转移瘤、淋巴瘤、海绵状血管瘤、神经源性肿瘤等。其共同特征：由于硬膜囊张力相对较大，肿瘤常呈类似梭形，病灶上下方蛛网膜下腔受压变窄呈刀尖状。

8. 胸椎转移瘤　硬膜外转移瘤与椎体转移瘤常常同时存在，以胸椎多见，腰椎次之，颈骶椎少见。临床以老年人多见，局部疼痛为早期表现，继而出现脊髓受压症状。以溶骨型为主，成骨型、混合型次之。受累椎体多呈跳跃式分布。

（1）X线、CT表现：溶骨型脊柱转移瘤表现为多发（少数为单发）、大小不一，骨密度降低，椎体可塌陷但椎间隙保持正常，椎弓根常见受累出现骨质破坏。成骨型脊柱转移瘤最多来源于前列腺癌，表现为斑片状、结节状骨密度增高，骨轮廓多无改变，椎体不被压缩，形态基本正常。混合型则兼有前两者的特点，即溶骨和成骨同时存在。肺癌胸椎多发转移瘤CT表现如图3-6-39、图3-6-40所示。

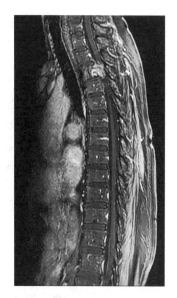

图 3-6-38　胸髓神经鞘瘤矢状位压脂 T_2WI、T_2WI 及 T_1WI

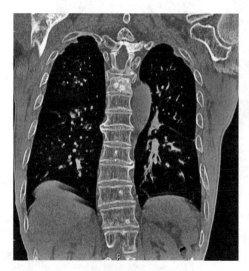

图 3-6-39　肺癌胸椎转移瘤CT冠状位

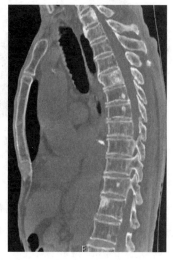

图 3-6-40　肺癌胸椎转移瘤CT矢状位

（2）MRI表现：对骨髓转移瘤及周围水肿非常敏感，能够显示X线、CT不易发现的病变。肿瘤在 T_1WI 上呈低信号，T_2WI 呈高或略高信号，其内信号不均，应用脂肪抑制技术可使病灶轮廓显示更清楚，增强扫描病灶呈中等或显著不均匀强化。胸椎多发转移瘤MRI表现如图3-6-41~图3-6-44所示。

胸椎压缩性骨折与转移瘤的区别：MRI弥散加权成像上，压缩性骨折ADC值升高、弥散信号减低，而转移瘤的ADC值降低、弥散信号升高。

9. 胸椎骨髓瘤　为起源于骨髓网织细胞的恶性肿瘤，由于其高分化的瘤细胞类似浆细胞，又称浆细胞瘤。分单发或多发之分，多发者多见。老幼均可发病，40岁以上多见，男女

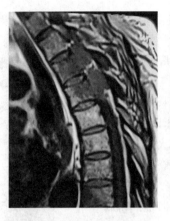 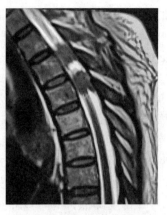

图 3-6-41　胸椎多发转移瘤　　图 3-6-42　胸椎多发转移瘤
MRI 矢状位 T$_1$ 像　　　　　MRI 矢状位 T$_2$ 像

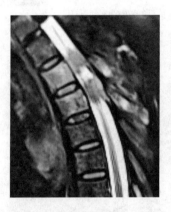 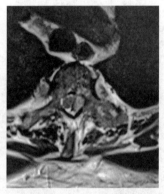

图 3-6-43　胸椎多发转移瘤　　图 3-6-44　胸椎多发转移瘤
MRI 矢状位 T$_2$ 压脂　　　　MRI 横轴位 T$_1$ 像

病例约 2∶1。好发于富含红骨髓的部位。实验室本周蛋白尿约占 50%，骨髓涂片可找到骨髓瘤细胞。诊断主要依据骨髓穿刺。

（1）X 和 CT 表现：广泛性骨质疏松，以脊柱和肋骨为著。多发性骨质破坏：典型者骨质呈穿凿状、鼠咬状改变，边缘清楚或模糊，无硬化边和骨膜反应。软组织肿块，位于破坏区周围，椎旁软组织肿块很少跨越椎间盘水平至邻近椎旁，肋骨破坏后可形成胸膜下结节或皮下软组织肿块。病理性骨折，椎体后缘骨质中断或破坏，为肿瘤侵犯硬膜外的可靠征象。CT 表现较 X 线更加明显。胸椎多发骨髓瘤 CT 表现如图 3-6-45~图 3-6-47 所示。

（2）MRI 表现：骨质破坏或骨髓浸润区形

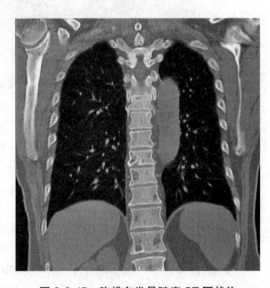

图 3-6-45　胸椎多发骨髓瘤 CT 冠状位

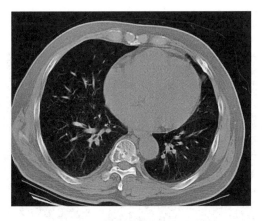 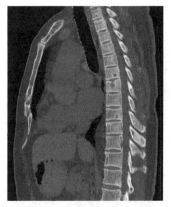

图 3-6-46 胸椎多发骨髓瘤 CT 横轴位　　图 3-6-47 胸椎多发骨髓瘤 CT 矢状位

态多样,可呈多发散在点状或颗粒状,T_1WI 呈低信号,在骨髓脂肪高信号的衬托下,呈特征性的"椒盐状"改变。在 T_2WI 上呈高信号,脂肪抑制 T_2WI 或 STIR 序列上,由于脂肪信号被抑制,病灶的高信号更加明显,如图 3-6-48 所示。

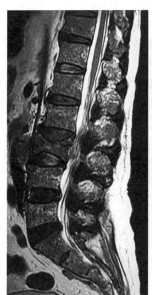 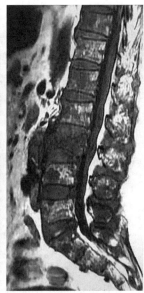 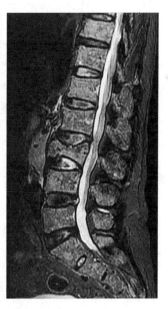

图 3-6-48 胸腰椎多发骨髓瘤 MRI T_2、T_1 及压脂 T_2 像

10. 椎体血管瘤　是椎体最常见的肿瘤,成人多见,女性多于男性,以胸椎多见。

(1)X 线表现:垂直的平行排列的骨条纹状阴影,可累及附件。

(2)CT 表现:骨质密度不均匀减低,典型表现为"栅栏状""蜂窝状"改变,横断面呈"网眼状",也可表现为不规则骨质破坏区内有少量高密度骨小梁。

(3)MRI 表现:血管瘤在 T_1WI、T_2WI 上均呈高信号,在高信号内部有低信号,为骨小梁结构,T_1WI 高信号代表病灶内的脂肪成分,T_2WI 的高信号则为血管成分,病灶多为圆形,边界清晰且延迟强化。

胸椎血管瘤CT表现如图3-6-49所示,MRI表现如图3-6-50、图3-6-51所示。

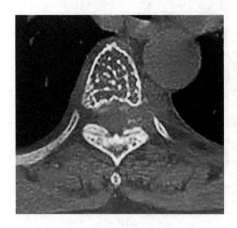 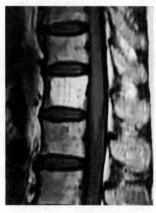 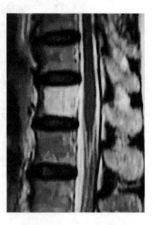

图3-6-49　胸椎血管瘤CT横轴位　　图3-6-50　胸椎血管瘤MRI矢状位T₁像　　图3-6-51　胸椎血管瘤MRI矢状位T₂像

11. 脊柱侧凸　脊柱侧凸,俗称脊柱侧凸,是指脊柱的一个或数个节段向侧方弯曲或伴有椎体旋转的脊柱畸形。此疾病好发于青春期,随年龄增加症状逐渐加剧,严重者会影响呼吸、心脏功能,甚至出现脊髓压迫及瘫痪现象。

（1）X线表现:脊柱侧凸诊断首选,通过脊柱X线片检查,可以整体观察及测量侧凸的各种因素,如弯度、部位、性质、旋转、代偿性、柔韧性等,是脊柱侧凸诊断必不可少的检查项目。

（2）CT表现:对脊柱、脊髓、神经根病变的诊断具有优势。它能清晰显示椎体及其周围骨性结构,同时显示X线检查中显示不清的部位。另外脊柱CT三维重建能直观显示脊柱畸形部位。

（3）MRI表现:MRI检查对软组织结构分辨力强,不仅能观察病变部位、范围,而且能更好地观察脊柱侧凸引起的周围组织病变,对水肿、压迫、血肿、脊髓畸形等症状的判断有重要意义。

三、康复治疗的影像关注要点

（一）康复治疗影像的选择策略

X线片检查是评估具有创伤病史、怀疑可能患有椎体压缩性骨折的胸部疼痛患者的首选影像学检查。同时X线片检查可反映胸椎的力线特征,为康复治疗提供参考。

胸椎疼痛患者可行MRI,因为它不涉及射线辐射危害,并且软组织成像效果好,对于骨髓的异常也比较敏感。可鉴别诊断各种疾病如肿瘤、结核等,同时可观察椎间盘、神经、椎管内的情况。如患者可疑其他疾病、存在神经症状或椎间盘病变、椎管病变等,建议行MRI检查。

CT扫描可以显示骨骼细节,CT矢状位和冠状位重建可用于揭示骨结构病变,如骨折、脊柱侧凸和椎管狭窄,缺点是显示硬膜外软组织病变(如椎间盘疾病)时效果没有MRI好,且不如MRI无辐射损伤。

对于不能进行MRI检查的患者,可行CT脊髓造影检查以评估椎管和硬脊膜囊及椎间孔的通畅性。脊髓造影的缺点是需要采用侵入性方式行对比剂鞘内注射。

对于胸部椎旁肌退变的研究,MRI、CT 及超声均可定量测量肌肉横截面积。MRI 对于肌肉的轮廓显像更清晰,MRI 可靠性高,一致性好,优于 CT。肌骨超声可评价不同部位的肌肉萎缩情况,是一种便捷、可靠及重复性强的检查方法,但超声与 CT、MRI 测量的结果存在差异,可能原因为超声无法区分肌间脂肪组织。

(二)重要数据测量及康复诊疗指导意义

1. 胸椎曲度相关测量　X 线片矢状面测量 T_3 椎体上缘与 T_{12} 下缘的夹角,正常参考值 $36°±10°$。

1)曲度变直:T_3 椎体上缘与 T_{12} 下缘的夹角小于 26°时,即胸椎曲度变直或平背。

2)曲度过大:T_3 椎体上缘与 T_{12} 下缘的夹角大于 46°时,即胸椎曲度过大或驼背。

康复诊疗指导意义:若胸椎曲度变直,则在康复治疗中可增加促进胸椎后凸姿势或训练方案。若胸椎曲度过大,则在康复治疗中可增加促进胸椎伸展手法或训练方案,且注意日常姿势矫正。

2. 脊柱侧凸相关测量

(1)Cobb 角测量:第一步,确定侧弯的上、下端椎。上、下端椎是指侧弯中向脊柱侧凸凹侧倾斜度最大的椎体。脊柱侧凸凸侧的椎间隙较宽,而在凹侧椎间隙开始变宽的第一个椎体被认为不属于该弯曲的一部分,因此其相邻的一个椎体被认为是该弯曲的端椎。第二步,在上端椎的椎体上缘划一横线,同样在下端椎的椎体下缘划一横线。对此两横线各做一垂线。两横线的垂线交角就是 Cobb 角(注:对于较大的侧弯,上述两横线的直接交角亦等同于 Cobb 角)。

(2)胸椎旋转(nash and moe 分级)将椎弓根一共分 2 等份,凸侧再划分为 3 等份,凸侧椎弓根落在从外向中间不同的区域就分为 I~IV 级。

康复诊疗指导意义:脊柱侧凸的诊断一般需要脊柱存在 Cobb 角大于 10°或旋转角度(ATR)>4°。若 Cobb 角 <25°,应严密观察,如每年进展 >5°并且 Cobb 角 >25°,应行支具治疗;若 25°≤Cobb 角≤40°,应行支具治疗,如每年进展 >5°并且 Cobb 角 >40°,应行手术治疗;40°<Cobb 角≤50°,进展概率较大,如果患者发育未成熟,应建议手术。对于发育成熟的患者,如果侧弯发展并 >50°且随访发现侧弯有明显进展的患者,也应手术治疗;若 Cobb 角 >50°,则手术治疗。

保守治疗方法可选择运动疗法如脊柱侧凸矫正体操矫正脊柱的侧弯和旋转。

3. 胸椎间盘突出测量　胸椎间盘突出症在临床上较为少见,仅占所有椎间盘突出症的 0.25%~0.75%。随着对本病认识的不断深入及影像学诊断技术的不断发展,尤其是 MRI 检查应用日益广泛,本病的诊断率有上升的趋势。其临床表现较 为复杂且缺乏特异性,容易发生误诊或漏诊。胸椎间盘突出症所致临床症状及体征的产生机制可为血管因素、机械因素或两者兼而有之。胸段脊髓(特别是 T_4~T_9 节段)血供薄弱,代偿功能差,尤其是腹侧受压后易发生损伤产生症状。

康复诊疗指导意义:可为疗效量化评价指标。同时可根据患者椎间盘突出的位置和在椎管内的占位大小以及脊髓受压情况等,为保守或手术的治疗选择提供依据。一旦胸椎间盘突出症发病,脊髓压迫症状多呈进行性发展,致残率较高。严重时多需外科手术治疗。

(三)临床康复的影像关注点

在胸椎相关疾病临床康复中,影像学评估意义重大,结合康复评估,能帮助建立临床诊断、选择康复治疗适应证、制订康复治疗策略及判断疗效。

1. 胸椎间盘突出症

（1）保守治疗：通过影像判断腰椎间盘病变的类型（膨出、突出、脱出）和位置（椎管内或椎管外）及椎体稳定性情况。结合患者是否出现椎旁肌紧张、局限性背痛、霍纳综合征、瘫痪、胸背部疼痛等症状，是否出现感觉障碍，如一侧或双侧下肢麻木、乏力，大小便功能障碍等，是否并发下肢瘫痪和二便障碍等，结合患者的脊柱和下肢力线、肌肉力量减弱情况、肌肉紧张程度、胸椎和邻近关节活动度等，制订针对性的康复治疗方案。经系统的保守治疗无效后，建议选择手术。

（2）术后康复：通过影像观察胸椎间盘突出术后脊柱的活动度、生理弯曲和位置情况，结合临床症状体征的不同，肌肉紧张度变化和力量减弱情况、邻近关节及下肢力线异常等，制订系统康复治疗方案。

2. 胸椎管狭窄症

（1）非手术治疗：绝大多数临床研究显示保守治疗对胸椎管狭窄症无效，手术是唯一有效治疗胸椎管狭窄症的手段。但胸椎管减压术的技术难度较高、脊髓损伤的风险较大，术后可能发生脊髓损害症状加重，甚至完全性截瘫。因此，对于单纯表现为胸壁或腹壁疼痛（肋间神经刺激症状）或胸脊髓损害症状较轻者（目前尚无量化标准），建议短期试行保守治疗，但保守治疗期间必须保持密切随访。

具体保守治疗措施包括：①药物治疗，如非甾体抗炎药、营养神经药等；②物理治疗。

（2）胸椎管狭窄症的手术治疗：胸脊髓损害症状明显者一旦确诊应手术治疗。胸脊髓损害症状较轻者可暂不手术，予以密切随访，如果发现症状呈渐进性加重趋势，应立即手术治疗。

建议依据患者的 CT 和 MRI 显示的脊髓受压情况（包括脊髓受压节段、脊髓受压程度、MRI T_1WI 和 T_2WI 髓内信号改变等）结合临床症状和体征综合分析后确定减压节段。对于硬膜囊受压变形而脊髓尚未受压的节段可暂不手术，定期随访。

3. 胸椎骨折术后　应通过影像观察胸椎骨折术后的脊柱的修复、位置及对位情况，胸椎活动度情况，尤其是前屈、后伸和旋转的活动度，结合临床症状体征，表现痛觉异常、肌肉力量减弱及脊柱和下肢力线异常等，尤其是相邻节段纤维环、椎体、韧带及稳定性等情况，制订康复治疗方案。

（谢　瑛　李洪伦）

参 考 文 献

［1］GLASSMAN S D, BERVEN S, BRIDWELL K, et al. Correlation of radiographic parameters and clinical symptoms in adult scoliosis [J]. Spine, 2005, 30（6）:682-688.

［2］中华医学会骨科学分会脊柱外科学组. 胸椎管狭窄症诊疗指南[J]. 中华骨科杂志, 2015, 35（1）:1-5.

［3］王哲, 朱超, 罗卓荆. 胸椎管狭窄症的手术策略[J]. 中华骨科杂志, 2015, 35（1）:76-82.

［4］韩萍, 于春水. 医学影像诊断学[M]. 4 版. 北京:人民卫生出版社, 2019.

［5］白人驹, 徐克. 医学影像学[M]. 7 版. 北京:人民卫生出版社, 2013.

［6］邱贵兴. 骨科学高级教程[M]. 北京:人民军医出版社, 2013.

［7］Azar F M, Beaty J H, Canale S T. 坎贝尔骨科手术学(第 1 卷 关节外科)[M]. 14 版. 北京:北京大学医学出版社, 2019.

第七节　腰　　椎

一、正常影像表现

（一）正常X线平片表现

1. 正位片腰椎呈直线排列、无侧弯（图 3-7-1）。

2. 侧位片呈腰椎凸向前、骶椎凸向后的生理性弯曲（图 3-7-2）。

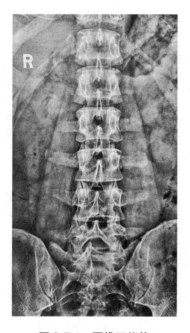
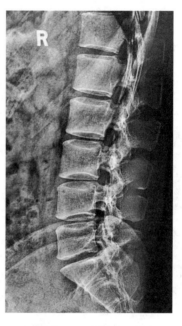

图 3-7-1　腰椎正位片　　　　　图 3-7-2　腰椎侧位片

3. 椎体呈长方形，上下径短于横径和前后径，边缘密度较高，呈线样，有时可见移行椎、椎体融合等先天发育异常。

4. 椎体之间透亮之间隙包括软骨板、纤维环及髓核等软组织。

5. 椎弓根呈椭圆形，轮廓清晰，骨皮质厚而均匀，位于椎体中线两旁，退行性疾病时椎弓根及小关节骨质增生、变大。

（二）正常CT表现

1. 椎间盘后缘不超过椎体骨性终板的后缘，且中部略有凹陷，呈肾形。

2. 椎间盘脱出表现为局部突出于椎体后缘的弧形软组织影，通常与椎间盘相连，且密度多一致，并可见硬脊膜外游离髓核。

3. 髓核在椎间盘平面上方或下方，其密度低于椎骨但高于硬脊膜及椎旁软组织，突出的椎间盘可钙化。正常腰椎间盘 CT 如图 3-7-3~图 3-7-7 所示。

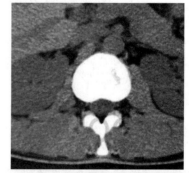

图 3-7-3　正常腰椎间盘 CT（L$_{1/2}$）

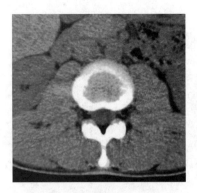 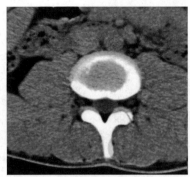

图 3-7-4　正常腰椎间盘 CT（L$_{2/3}$）　　图 3-7-5　正常腰椎间盘 CT（L$_{3/4}$）

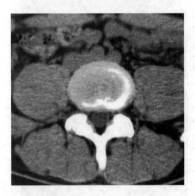 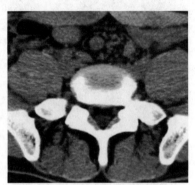

图 3-7-6　正常腰椎间盘 CT（L$_{4/5}$）　　图 3-7-7　正常腰椎间盘 CT（L$_5$/S$_1$）

（三）正常 MRI 表现

1. 椎体序列正常，呈前凸曲度，椎体呈肾形，横径大于前后径，前缘凸，侧缘平，后缘凹，椎体信号正常。

2. 椎间盘形态正常，硬膜囊未受压，椎间盘信号正常。

3. 终丝马尾形态及信号正常。

4. 黄韧带无明显增厚，信号正常。

5. 椎弓、椎板、棘突、横突和上下关节突形态正常。

6. 矢状面图像上，前纵韧带及后纵韧带形态正常和信号正常。

7. SE 序列横轴及矢状方位 T$_1$ 加权像，神经根形态正常和信号正常。

8. SE 序列 T$_1$ 加权像，椎间盘中心部比周围部分信号强度略低，外周部分纤维环与前后纵韧带汇合处的信号更低。

9. SE 序列 T$_2$ 加权像纤维环和后纵韧带的信号相近。髓核呈高信号。

正常腰椎 MRI 如图 3-7-8 所示。

（四）腰椎肌骨超声表现

可进行多裂肌、腹横肌等肌肉的横截面积、厚度、硬度等评价。

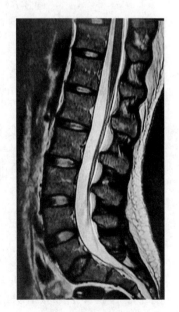

图 3-7-8　腰椎 MRI

二、康复常见异常影像表现

（一）腰椎损伤

1. X 线表现

（1）压缩或楔形骨折：以胸椎、腰椎最常见。表现为椎体前侧上部终板塌陷，皮质断裂，而后柱正常，致使椎体成楔形，压缩大于 50% 的骨折需行 CT 检查排除爆裂骨折（图 3-7-9）。

（2）爆裂骨折：表现为上、下部终板粉碎骨折，并有骨碎片突入椎管，同时也可有椎板骨折，椎弓间距加大，它能清晰地显示椎体后上部分碎裂和后侧骨片突入椎管，显示后柱骨折也比平片优越，矢状面重建有助于显示椎管狭窄情况（图 3-7-10）。

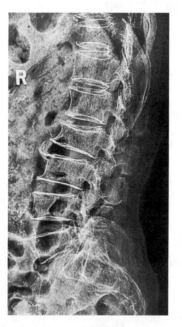
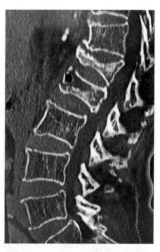

图 3-7-9　腰椎压缩性骨折　　图 3-7-10　腰椎爆裂骨折

（3）安全带骨折：也称 Chance 骨折，表现为骨折线横行经过棘突、椎板、椎弓与椎体，后部张开；或仅有棘上、棘间与黄韧带断裂，关节突分离，椎间盘后部破裂（图 3-7-11）。

（4）骨折脱位：约有 75% 可引起神经受损。平片主要显示椎体脱位、关节突绞锁，常伴骨折。

2. MRI 表现　外伤所致椎体压缩性骨折以胸腰段最为多见。常发生于 1 个或 2 个椎骨的前上方或侧方，损伤的椎体呈楔形改变。在急性期损伤椎体由于水肿而呈长 T_1 长 T_2 信号，此时骨折线信号在 T_1WI 高于皮质骨而低于松质骨。中后期骨折椎体一般表现为中等 T_1 短 T_2 信号，骨折线信号强度明显降低（图 3-7-12）。

（二）腰椎退行性病变

1. 腰椎曲度及椎间隙改变

X 线表现：腰椎生理曲度消失、僵直或反弓状，正位常可见到腰椎侧弯，使腰和臀部向一侧凸出，由于突出的髓核与神经根的位置关系不同，侧凸的方向也随之发生变化。尤以腰 5 椎间盘突出时最为常见（图 3-7-13）。

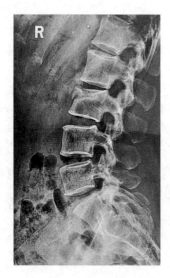

图 3-7-11　腰椎安全带骨折

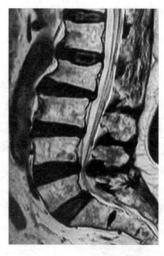

图 3-7-12　腰椎压缩性骨折

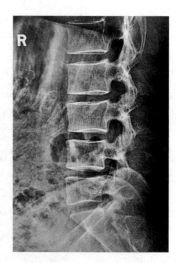

图 3-7-13　腰椎间盘突出

随着腰椎侧弯的出现,必然出现腰椎间隙左右或前后不等宽现象(梯形变),凸侧椎间隙增宽,凹侧椎间隙变窄,可与病变的椎间盘不完全一致(图 3-7-14)。

在侧位片上,根据临床经验,一般单个椎间隙前窄后宽有定位价值。正常椎间隙在第 9 胸椎至第 5 腰椎逐渐增宽,在此范围内,当某一椎间隙高度小于上一椎间隙即可确定变窄。腰骶椎间隙高度差别较大,并常较腰椎窄。当椎间盘退变时常可见椎间隙狭窄,椎体骨质硬化增厚,功能位摄片显示椎间隙活动度减小。

腰椎间盘突出症引起生物力学改变而致骨质增生,表现为单椎体后下角后翘,后缘骨赘形成或后缘磨角征,这种单椎体骨质改变具有较大诊断价值椎间隙变窄于椎间盘突出后 4~6 周即可出现,而骨质增生硬化及骨赘形成则常在 1 年以后才能出现(图 3-7-15)。

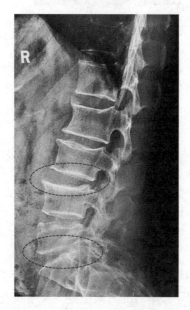

图 3-7-14　腰椎间隙左右或前后不等宽

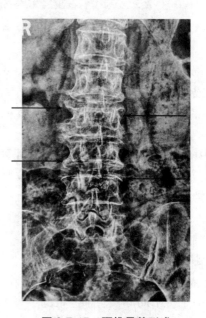

图 3-7-15　腰椎骨赘形成

2. 椎体终板病变　髓核可穿过终板突入椎体内,形成 Schmorl 结节,表现为椎体上缘或下缘弧形凹陷,呈半圆形或新月形骨质缺损。

（1）X 线表现:Schmorl 结节侧位 X 线片可见椎体后缘三角形翘起阴影。

（2）MRI 表现:Schmorl 结节是指髓核经上、下骨板的裂隙突入椎体松质骨内(图 3-7-16)。MRI 显示裂隙突入椎体松质骨内,椎体上下面显示一圆形或半圆形凹陷区,边缘有硬化。

3. 多裂肌萎缩

（1）MRI 表现:腰椎 MRI 上分别测量退变性滑脱节段的总多裂肌横截面积（total multifidus muscle cross sectional area,TCSA）与无脂肪浸润多裂肌横截面积（fat-free multifidus muscle cross sectional area,FCSA）,并计算 FCSA/TCSA 比值,

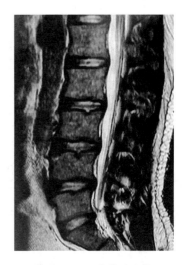

图 3-7-16　许莫氏结节

用来评估多裂肌萎缩程度,该数值越大表明多裂肌萎缩越轻;采用同样的方法测量退变性滑脱节段的上一非滑脱节段的 TCSA 与 FCSA,并计算 FCSA/TCSA 比值。

（2）超声表现:测量方法高频超声应用,超声探头频率 7.5~14Hz,高频探头测量腰段多裂肌厚度和横截面积。患者可以采取松弛体位、燕飞体位、收缩体位。

4. 小关节突病变　X 线表现如下:

（1）间隙狭窄:如上端或下端的间隙消失,而一端的间隙尚能显示称之为狭窄。

（2）间隙消失,关节面相抵:如透亮影完全消失称之为关节间隙消失,即两关节面相抵。

（3）关节面错位,相嵌,如关节面超越另一关节幅度或关节突末端增生物嵌在非关节的骨质上称相嵌(图 3-7-17)。

（4）关节末端增生。

5. 椎间盘膨出

（1）CT 表现

1）轻度膨出时表现为椎间盘后缘正常肾形凹陷消失,圆隆饱满(图 3-7-18)。

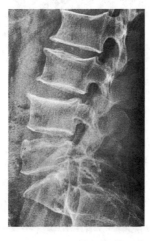
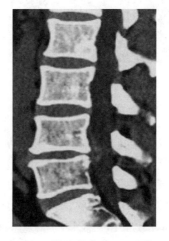

图 3-7-17　腰椎小关节突变　图 3-7-18　椎间盘膨出 CT 矢状面图

2）重度膨出时弥漫膨出的椎间盘边缘明显向四周均匀一致增宽，超出上下椎体边缘，但椎间盘仍然对称，没有局部突出，外形保持椭圆形可伴真空变性。严重时可造成硬膜囊受压狭窄，马尾神经受压（图 3-7-19）。

（2）MRI 表现

1）轻度膨出时表现为椎间盘后缘正常肾形凹陷消失，圆隆饱满（图 3-7-20、图 3-7-21）。

2）重度膨出时弥漫膨出的椎间盘边缘明显向四周均匀一致增宽，超出上下椎体边缘，但椎间盘仍然对称，没有局部突出，外形保持椭圆形。严重时可造成硬膜囊受压狭窄（图 3-7-22、图 3-7-23）。

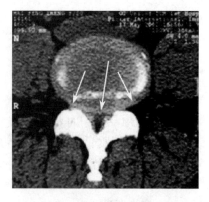

图 3-7-19　椎间盘膨出 CT 冠状面图

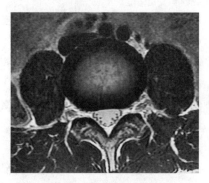

图 3-7-20　椎间盘轻度膨出

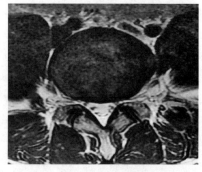

图 3-7-21　椎间盘轻度膨出

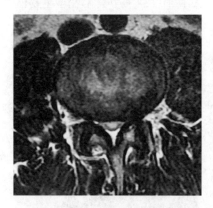

图 3-7-22　椎间盘重度膨出

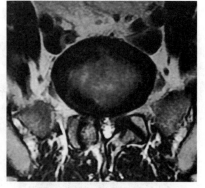

图 3-7-23　椎间盘重度膨出

6. 椎间盘突出

（1）CT 表现：以椎间盘疝出物突出的方向分为四型，即中央型、外侧型、远外侧型和侧前型，前两种为椎管内型，后两种为椎管外型。中央型椎间盘疝出物位于椎管中部主要对硬膜外脂肪间隙和硬膜囊形成压迫；外侧型椎间盘疝出物位于椎管内一侧，未超过椎间孔内口，主要对硬膜外脂肪间隙、硬膜囊和神经根形成压迫。远外侧型椎间盘疝出物位于椎管以外，主要引起椎间孔狭窄和一侧神经根受压；侧前型椎间盘疝出物本身不引起压迫症状，但由于椎间盘的外 1/3 有神经分布，亦是腰痛的原因之一，所以应引起足够的重视。椎间盘突出程度与椎管狭窄程度并不成正比,椎管狭窄程度受疝出物大小、硬膜囊大小、韧带厚度、关节肥大和椎间盘膨出等因素的影响(图 3-7-24、图 3-7-25)。

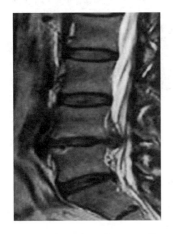

图 3-7-24　椎间盘突出 CT 矢状面图

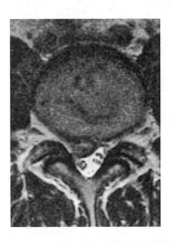

图 3-7-25　椎间盘突出 CT 冠状面图

（2）MRI 表现

1）腰椎间盘突出分型:以椎间盘疝出物的方向分为四型,前两种为椎管内型,后两种为椎管外型(图 3-7-26)。

2）中央型椎间盘疝出物位于椎管中部,主要对硬膜外脂肪间隙和硬膜囊形成压迫(图 3-7-27)。

3）外侧型椎间盘疝出物位于椎管内一侧,未超过椎间孔内口,主要对硬膜外脂肪间隙、硬膜囊和神经根形成压迫(图 3-7-28)。

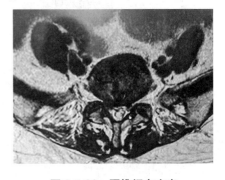

图 3-7-26　腰椎间盘突出

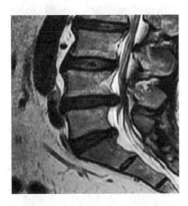

图 3-7-27　中央型椎间盘疝出物

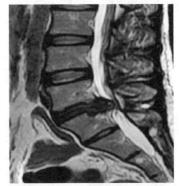

图 3-7-28　外侧型椎间盘疝出物

7. 腰椎间盘脱出　MRI 表现为髓核穿破后纵韧带,形同菜花状,但其根部仍然在椎间隙内(图 3-7-29)。

腰椎间盘脱出-髓核游离发生时,椎间盘破裂,椎间盘碎块脱入椎管内或者完全游离(图 3-7-30)。

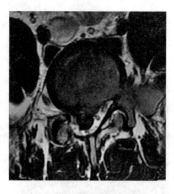
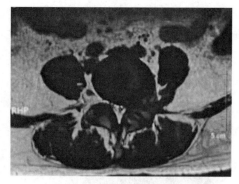

图 3-7-29　椎间盘脱出　　　　图 3-7-30　腰椎间盘脱出-髓核游离

8. 腰椎滑脱　由于腰椎间盘、椎间小关节及邻近韧带一系列的退行性改变,导致脊柱不稳,两个相邻椎体可有前后滑移,引起退行性腰椎滑脱或椎间关节半脱位,最后可导致退行性骨关节病变。有时可见腰骶角增大(>145°)。

(1) X 线表现

1) 正位片:不易显示峡部病变。椎板外侧端呈断肩样改变;椎板外侧上下缘显示边缘硬化的新月状凹陷;椎弓根区密度不均,结构紊乱或有破碎;或见椎体旋转。

2) 侧位片:椎弓根后下方细长或见透明裂隙,关节突间常见硬化征象;上位病变椎体出现滑移;椎间隙狭窄,椎间隙前后比例异常;可对滑脱程度进行具体测量。如图 3-7-31 所示,椎弓崩裂伴脊柱滑脱(侧位),第四腰椎椎弓崩裂,伴第四腰椎椎体向前滑脱,箭头示棘突后缘曲线异常。

Garland 测量法(图 3-7-32),第五腰椎前下角在垂线之后为正常;第五腰椎前下角与垂线相接为脊椎滑脱;第五腰椎前下角超出垂线前方为脊柱滑脱。正确了解 Garland 测量法测量腰椎滑脱的参数,对于预测腰椎滑脱的分类和进展及制订手术方案具有重要意义。

Meyerding 测量法(图 3-7-33)测量腰椎滑脱的参数,对于预测腰椎滑脱的分类和进展及制定手术方案具有重要意义。

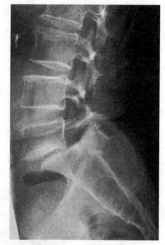

图 3-7-31　椎弓侧位图

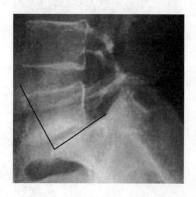
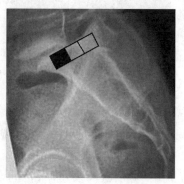

图 3-7-32　Garland 测量法　　　图 3-7-33　Meyerding 测量法

3）斜位片：可清晰显示峡部病变。在椎弓崩裂时，峡部可出现一带状裂隙，称为苏格兰狗颈断裂征或长颈犬征。其前下方常位于骶骨上关节突顶点上数毫米，偶尔可位于顶点的稍前方（图 3-7-34、图 3-7-35）。

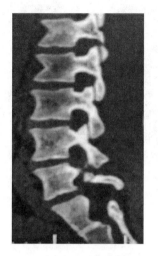 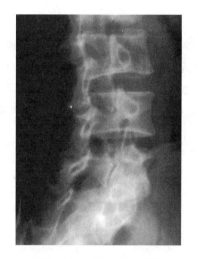

图 3-7-34　第五腰椎峡部带状裂隙　　　　图 3-7-35　椎弓崩裂斜位

4）功能位：（主要显示下腰椎不稳）相邻 2 个椎体，其中一个椎体向前或向后水平位移超过另一椎体边缘 >3mm，或上位椎体下缘与下位椎体上缘所构成的角度，角度位移 >10°，过屈位椎体间位移≥8%（L_4/L_5）或≥6%（L_5/S_1），过伸位椎体间位移≥9%（图 3-7-36）。

（2）MRI 表现：可观察腰椎神经根受压情况及各椎间盘退变程度，有助于确定减压和融合范围。

椎弓峡部裂面粗糙的低信号带如图 3-7-37 所示。

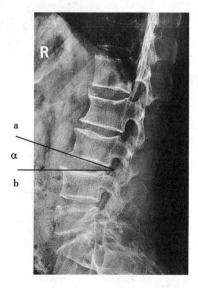 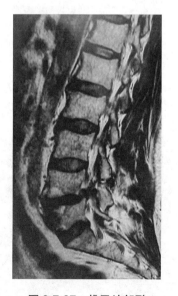

图 3-7-36　下腰椎不稳　　　　　　　图 3-7-37　椎弓峡部裂

双关节征、双边征和椎间盘夹心征如图 3-7-38 所示。

腰椎滑脱如图 3-7-39 所示。

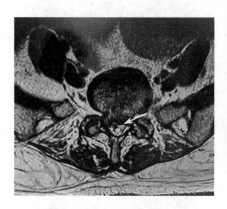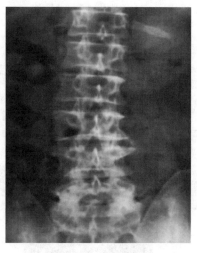

图 3-7-38 椎间盘夹心征　　　　　　　图 3-7-39 腰椎滑脱

9. 椎管狭窄　MRI 没有辐射,对软组织分辨率高,具有真实可靠的诊断,是检查椎管狭窄的最重要的唯一的手段。MRI 横切面所显示的异常征象与 CT 扫描所见相同,可直接进行椎体径线测量,矢状面、冠状面图像直接纵向显示椎管。

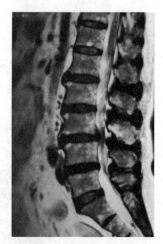

黄韧带肥厚时在 T_1 和 T_2 加权像上呈低信号程度或信号强度不均的带状影像,T_2 像有时呈不相等信号强度。压迫硬膜外脂肪变形,硬膜囊内脊髓或马尾神经移位。小关节突增生肥大,矢状缘上椎间孔变小、狭窄,横切像上两侧椎间孔隐窝不对称,受压侧变小压迫神经根,斜面成像可以弥补矢状面及横切面不足,避免由于扫描线在下与椎管不垂直,小关节和椎管倾斜而出现假性小关节肥大及椎管狭窄。由于 T_2 加权像上脑脊液的高信号,矢状位像能清楚显示蛛网膜下腔大小,直接观察到椎间盘纤维环膨出,椎体后缘骨赘,后纵韧带增厚所致椎管狭窄。

常见的椎管狭窄四种征象如图 3-7-40~图 3-7-43 所示。

图 3-7-40 马尾神经冗余

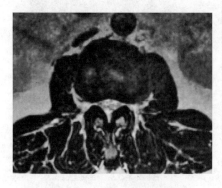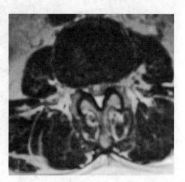

图 3-7-41 马尾神经沉降征　　　　图 3-7-42 前方脑脊液空间闭塞

10. 椎体转移瘤　临床表现为疼痛加剧,夜间加重,患者体质衰弱,可查到原发肿瘤。MRI 可见多个椎体溶骨性破坏,但椎间盘完整(图 3-7-44)。

11. 腰椎结核　早期局限性腰椎结核可刺激邻近的神经根,造成腰痛及下肢放射痛。腰椎结核有结核病的全身反应,腰痛较剧,MRI 上可见椎体或椎弓根的破坏,并可见椎旁脓肿。对 X 线片不能显示的椎体早期局限性结核病灶有独特作用(图 3-7-45)。

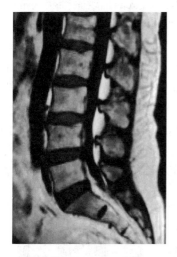
图 3-7-43　硬膜外脂肪增多

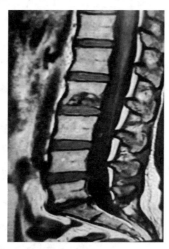
图 3-7-44　椎体转移瘤

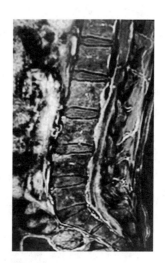
图 3-7-45　腰椎结核

三、康复治疗的影像关注要点

(一)康复治疗影像的选择策略

X 线片检查是评估具有创伤病史、怀疑可能患有椎体压缩性骨折的腰痛患者的首选影像学检查。过屈和过伸位 X 线片可用来评估腰椎稳定性。同时 X 片检查可反映腰椎的力线特征,为康复治疗提供参考。

腰痛患者可行 MRI,因为它不涉及射线辐射危害,并且软组织成像效果好,对于骨髓的异常也比较敏感。可鉴别诊断各种疾病如肿瘤、结核等,同时可观察椎间盘、神经、椎管内的情况。如患者可疑其他疾病、存在神经症状或椎间盘病变、椎管病变等,建议 MRI 检查。

CT 扫描可以显示骨骼细节,CT 矢状位和冠状位重建可用于揭示骨结构病变,如椎体峡部裂、假关节形成、骨折和椎管狭窄,缺点是显示硬膜外软组织病变(如椎间盘疾病)时效果没有 MRI 好,且不如 MRI 无辐射。对于不能进行 MRI 检查的患者,可行 CT 脊髓造影检查以评估椎管和硬脊膜囊及椎间孔的通畅性。脊髓造影的缺点是需要采用侵入性方式对比剂鞘内注射。

(二)重要数据测量及康复诊疗指导意义

1. 腰椎曲度相关测量

(1)腰椎曲度:X 片矢状面测量 L_1 椎体上缘与 L_5 下缘的夹角 α,正常参考值 $44°\pm12°$。

康复诊疗指导意义:各种腰椎疾病常伴有的腰椎病变的改变,腰椎生理曲度变直。腰椎疾病的患者在经过 X 线腰椎的检查,经常会发现患者的腰椎生理曲度会有不同程度的改变(图 3-7-46)。

（2）曲度变直：L_1 椎体上缘与 L_5 下缘的夹角小于 $44°±12°$ 时，即腰椎曲度变直（图 3-7-47）。

曲度反张：正常椎间隙为前宽后窄，若腰椎间隙变为前窄后宽、腰椎曲度变直，甚至反向，即为腰椎反张。

康复诊疗指导意义：腰椎的生理曲度能使脊柱富有弹性，缓冲和分散运动给躯干带来的震动冲击。当腰椎的生理曲度变直后，患者的躯干极易受到震动的冲击而损伤。除此之外，由于腰椎的生理曲度变直，还会导致腰椎关节之间的结构的改变，从而出现腰椎疾病常见的临床表现。腰椎曲度变直，在康复治疗中可增加促进腰椎曲度伸展的手法或训练方案，且注意日常姿势矫正。

（3）腰椎重心线及骶骨倾斜角：自 L_3 椎体重心向下作垂线，正常腰骶持重线通过骶椎；骶骨倾斜角：S_1 上终板的平行线与水平线所形成的锐角度数。若腰骶持重线前移或骶骨倾斜角增加，提示腰骶部不稳。

康复诊疗指导意义：若 L_3 椎体重心向下作垂线在骶椎前部，提示 L_3 椎体迁移，提示腰骶部不稳（图 3-7-48）；康复治疗中着重增加腰椎稳定性训练，如 SET 悬吊训练、平板支撑、死虫子训练、猫式运动等。同时开展增加纠正骨盆前倾的治疗和训练。例如在训练中加强腹肌和臀肌促进骨盆后倾训练。

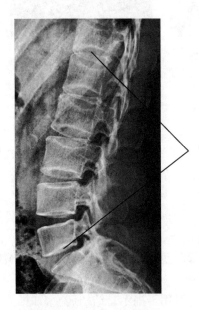 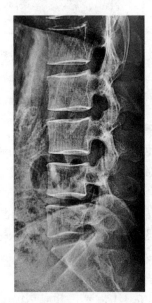 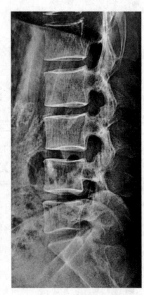

图 3-7-46　L_1 与 L_5 夹角　　　图 3-7-47　L_1 与 L_5 夹角　　图 3-7-48　骶骨倾斜角

2. 腰椎滑脱测量　侧位 X 线片上，将 S_1 椎体上缘均分为 4 等份，正常时 L_5 与 S_1 椎体缘构成连续的弧线，在滑脱时则 L_4 向前移位，移位距离在 1/4 以下为Ⅰ度滑脱，1/4~1/2 为Ⅱ度滑脱，以此类推。

康复诊疗指导意义：腰椎滑脱指的是上位椎体与下位椎体部分或全部滑移，相对位置不在一个线上（图 3-7-49）；原因可能有先天性发育不良、创伤、劳损等原因，根据腰椎滑脱程度康复治疗的方法不一样。如果是一度的轻微滑脱，保守治疗为主，增加椎体稳定性训练，如桥式运动等，可以佩戴腰围，尽量的减少反复弯腰和劳累，重体力劳动，如果是Ⅱ度以上滑脱，腰疼或者伴随下肢神经疼痛需要考虑手术治疗。

3. 腰椎间盘突出测量

（1）突出率与吸收率（日本富田庄司法）：突出率 R=（a−b）/a×100%；吸收率 A=（R 前−R 后）/R 前 ×100%，腰椎 MRI 矢状面上设上位椎体后缘的中点到椎管后壁长度为 a（椎管直径），突出物最高点到椎管后壁距离为 b（图 3-7-50）。

康复诊疗指导意义：研究表明，我国有 50% 以上的腰椎间盘突出症患者会发生突出物重吸收，这为腰椎间盘突出症的非手术治疗提供了较为可靠的依据。因此，对于腰椎间盘突出症，临床上在选择手术治疗前，应充分测量腰椎间盘突出率和吸收率（图 3-7-50）。评估腰椎间盘的重吸收情况，为选择保守康复治疗和手术治疗提供参考。

（2）腰椎间盘高度：椎间盘前缘高度为 A，椎间盘后缘高度为 C，椎间盘中间高度为 B，椎间盘高度为（A+B+C）/3（mm），如图 3-7-51 所示。

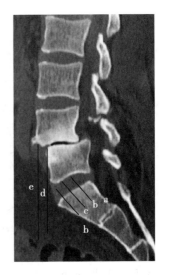

图 3-7-49 d 与 e 的距离为滑脱度

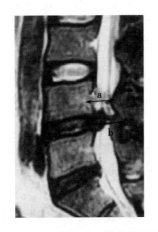

图 3-7-50 突出率与吸收率测量

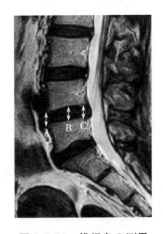

图 3-7-51 椎间盘 2 测量

康复诊疗指导意义：椎间盘的总厚度为全脊柱总长的 1/5~1/4。腰部的椎间盘最厚，约为 9mm。椎间盘病变基本因素是椎间盘退变，由于年龄、体力活动、职业等因素，椎间盘水分含量减少，厚度降低，但某些诱发因素可致使椎间隙压力增高，引起髓核突出。

（3）腰椎间盘突出指数：突出间盘的前后最大径为 AB，从 AB 中点作一条与 AB 垂直的直线测量突出间盘的最大宽度为 CD，椎管的最大前后径为 EF，从 EF 中点作一条与 EF 垂直的直线测量椎管的宽度。椎间盘突出指数 =（AB×CD）/（EF×GH）×1 000，见图 3-7-52。

康复诊疗指导意义：可为疗效量化评价指标。同时可根据患者椎间盘突出的位置和在椎管内的占位大小，为保守治疗或手术治疗的选择提供依据。一般情况下，如果存在进行性的神经症状或马尾神经损伤或突出较

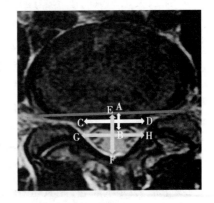

图 3-7-52 椎间盘突出指数

大,经一段时间保守治疗无效果,可考虑手术治疗。

4. 腰椎管狭窄测量　腰段椎管前后径在 12~15mm 之间为相对狭窄,小于 10mm 为绝对狭窄(图 3-7-53)。

康复诊疗指导意义:腰椎管狭窄是导致腰痛或腰腿痛的常见病之一,是由于椎管狭窄导致脊髓及脊神经根压迫而出现的一系列慢性进行性神经功能障碍综合征,可引起马尾神经或神经根受压。腰椎管狭窄的主要症状是腰腿痛,大多数经过规范治疗后可以治愈。严重的椎管狭窄症经保守治疗无效,可行手术治疗。

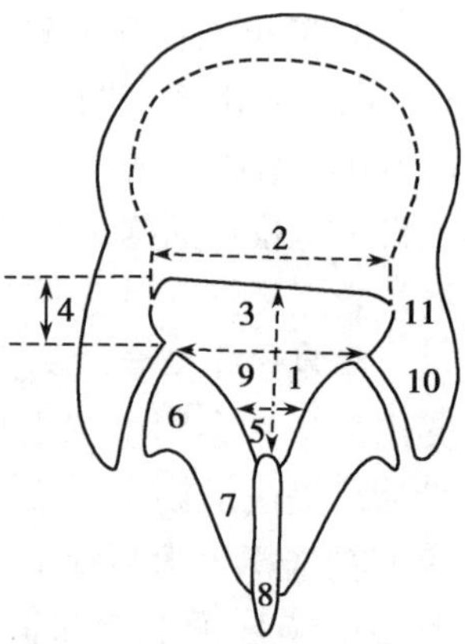

图 3-7-53　椎管狭窄测量

(三) 临床康复的影像关注点

在腰椎相关疾病临床康复中,影像学评估意义重大,结合康复评估,能帮助建立临床诊断、选择康复治疗适应证、制订康复治疗策略及判断疗效。

1. 腰椎间盘突出症

(1) 保守治疗:通过影像判断腰椎间盘病变的类型(膨出、突出、脱出)和位置(椎管内或椎管外)及椎体稳定性情况,结合临床症状体征酸痛、麻痛、胀痛、窜痛,疼痛的程度不同,表现痛觉异常、肌肉力量减弱及下肢力线异常等,制订康复治疗方案。经系统的保守治疗无效后,建议选择手术治疗。

(2) 术后康复:通过影像观察腰椎间盘突出术后脊柱的活动度、生理弯曲和位置情况,结合临床症状体征,疼痛、沉重感、乏力的程度不同,表现痛觉异常、肌肉力量减弱及下肢力线异常等,制订康复治疗方案。

目前腰椎间盘突出手术主要有三大类:

第一类是微创手术,主要是间孔镜下的椎间盘摘除、松解减压术,这类手术一般行局部麻醉,手术时间短,对骨骼和周围的软组织损伤较小,术后恢复较快,术后康复注意复查 CT 或 MRI,腰椎减压术后关注是否出现腰椎滑脱,椎间盘切除术后注意观察腰椎间盘突出是否再发。

第二类是固定非融合手术,如椎板间的固定非融合,增加椎板间和小关节之间的稳定功能,保留运动范围。这种手术切口小,住院时间较短,恢复相对快。术后康复注意复查 CT 或 MRI,观察椎体间和小关节之间的稳定情况。

第三类是开放的手术,有两个步骤,第一部分松解减压,解除神经压迫,第二部分固定融合,需用钉子做椎体间或者是后外侧的植骨融合。这种手术创伤比较大,术后早期康复需戴辅助支具。术后 3 个月关注站立位的侧弯和屈伸位 X 线片,与出院时 X 线片对比,检查融合是否成功,第 6 和第 12 个月各复查一次,直到术后 12 个月才能确定融合是否牢固,断层 X 线片有助于判断是否存在假关节。脊柱融合术后应关注侧弯位或过伸过屈位 X 线片显示融骨部位是否有局部移动,当有内固定时相比 X 线而言,薄层 CT 扫描在评估融合术时更有价值。

2. 腰椎骨折术后　通过影像观察腰椎骨折术后的脊柱的修复、位置及对位情况,腰椎活动度情况,尤其是前屈和后伸活动度,结合临床症状体征,表现痛觉异常、肌肉力量减弱及下肢力线异常等,尤其是相邻节段纤维环、椎体、韧带及稳定性等情况,制订康复治疗方案。

　　腰椎部位的手术可清理椎管创面瘢痕,进一步减少神经根滑动的范围,临床上可出现该神经根支配的肌肉及组织活动度减少,引发腰部酸痛不适、肢体麻木等症状。进行核心肌肉稳定训练可有规律地反复牵拉腰椎侧隐窝出来的神经根,控制神经根在腰椎管内进行微量滑移,既可以相应扩大神经根在椎管内滑动的空间,也可促进神经根周围的血液循环。而腰部术后腰椎稳定性重建对躯干功能恢复具有重要意义。

　　腰椎术后椎体稳定性通过 X 线评价,腰椎过伸过屈位 X 线片显示如相邻椎体滑移大于 3mm 和/或 L_3 椎体重心向下作垂线在骶椎前部,提示 L_3 椎体迁移,提示腰骶部不稳(图 3-7-48)。对患者腰椎进行 MRI 平扫,获取影像图像后运用 PACS 软件计算,测出手术节段多裂肌的横截面积(多次测量取平均值,避免大误差)。对患者训练前及训练后 1 年后的数据进行统计,多裂肌面积变化程度下列公式进行计算:

$$改变率 =(训练后面积-训练前面积)/训练前面积 \times 100\%$$

　　大量研究表明腰椎术后综合征患者进行核心肌群稳定训练促进康复具有积极意义,能够明显缓解临床症状。坚持核心肌群训练,可以明显改善肌肉萎缩。追踪数据显示,下腰痛患者的多裂肌肌电信号可通过持续 3 个月规范主动康复训练恢复到正常人水平。有外国学者经过研究证实慢性腰痛患者进行为期 3 个月的规范训练,腰部周围肌肉面积明显增加。另一项研究发现腰椎术后患者至少应该经过规范训练 6 个月后才有可能取得较好功能康复,她尤其注重 6 个月的训练时间,要想维持腰椎术后脊柱远期的稳定性,则 6 个月以后还需继续坚持规范的腰背部核心肌群训练。

　　核心肌群稳定训练的方法多种多样,各种训练方法的动作、难易程度、患者坚持锻炼的耐心和接受度等均不同。有学者提倡把双下肢放在瑞士球上进行核心肌群的稳定桥式收缩活动,认为它比将双下肢放于平面上进行稳定桥式运动肌肉具有更强的活动性,既可有效增加腰椎在动态上的稳定性,又可有效地避免训练过程中加重症状。另一项研究证实腹直肌力量训练可通过核心肌群桥式运动过程中实现。经研究证实平板支撑训练在加强核心力量方面的作用最强。然而库华义通过对 SET、五点支撑、H 点支撑、飞燕式四种方式的比较发现 SET 难度最小,而且 SET 训练显著地提高了神经对肌肉的控制,缓解深层腹部肌肉疼痛,改善腰背椎体活动功能,同时具有增强人体的平衡功能及躯干稳定的作用。

(董继革　王绍武　姜立新)

参 考 文 献

[1] TAYLOR R S,DESAI M J,RIGOARD P,et al. Predictors of Pain Relief Following Spinal Cord Stimulation in Chronic Back and Leg Pain and Failed Back Surgery Syndrome:A Systematic Review and Mcta-Regression Analysis [J]. Pain Practice,2014,14(6):489-505.

[2] DUGGAL N,MENDIONDO L,PARES H R,et al. Anterior lumbar interbody fusion for treatment of failed back surgery syndrome:an outcome analysis [J]. Neurosurgery,2004,54(3):636-643.

[3] MACEDO L G,MAHER C G,LATIMNER J,et al. Motor control exercise for persistent,nonspecific low back pain:a systematic review [J]. Physiotherapy,2009,89(1):9-25

[4] 耿笑微,孙垂国. 腰椎固定融合术后患者居家康复运动与术后症状改善的相关性研究[J]. 中国康复医学杂志,2014,29(1):42-46.

[5] 库华义,李奇,于靖,等. 腰痛患者进行核心肌群稳定性训练的疗效研究[J]. 中国康复医学杂志,2012,

27（5）:472-474.

［6］刘绮,马超,伍少玲,等. Oswestry 功能障碍指数评定慢性腰痛患者的效度分析［J］. 中国康复医学杂志,
　　2010,25（3）:228-231.

［7］AKUTHOTA V,NADLER S F. Core Strengthening［J］. Arch Phys Med Rehabil,2004,85:S86-S92.

［8］ANNEMANS L,VAN BUYTEN J P,SMITH T,et al. Cost effectiveness of a novel 10 kHz high-frequency spinal
　　cord stimulation system in patients with failed back surgery syndrome（FBSS）［J］. Journal of long-tem effects
　　of medical implants,2014,24（2/3）:173-183.

［9］刘善云,陈东烨,连志强,等. 核心力量练习对男性老年人下肢肌力、平衡能力与跌倒风险的干预效果
　　［J］. 中国运动医学杂志,2015,34（12）:1139-1142.

［10］陈璟,王纯. 核心稳定性训练可改善背肌肌耐力及等速肌力峰值［J］. 中国组织工程研究,2018,22（36）:
　　5797-5802.

［11］李光磊,路世勇,魏勇,等. 退变性腰椎不稳的外科治疗［J］. 中国矫形外科杂志,2007,15（21）:1607-
　　1609.

［12］刘学勇,王欢,王海义. 前后入路腰椎间盘摘除术远期疗效对比分析［J］. 中华骨科杂志,1997,15（5）:
　　311-314.

［13］HIDES J A,JULL G A,RICHARDSON C A. Long term effects of specific stabilizing exercises for first episode
　　low back pain［J］. Spine,2001,26,（11）:E243-E248.

［14］CUGLIARI G,BOCCIA G. Core muscle activation in suspension training exercises［J］. J Hum Kinet,2017,
　　56:61-71.

［15］林丽勤,吴美婷,纪清治,等. 核心稳定训练对预防老年骨质疏松症患者跌倒的影响［J］. 中国骨质疏松
　　杂志,2018,24（7）:893-895.

［16］SHIMADA H,FURUNA T,OBUCHI S,et al. Timed Up&Go Test is a useful assessment tool for community
　　health in elderly people［J］. Journal of Japanese Physical Therapy Association,2006,33（3）:105-111.

［17］FRANK C,KOBESOVA A,KOLAR P. Dynamic neuromuscular sta-bilization and sports rehabilitation［J］.
　　Int J Sports Phys Ther,2013,8（1）:62-73.

［18］HODGES P W,RICHARDSON C A. Inefficient muscular stabiliza-tion of the lumbar spine associated with low
　　back pain. A motor control evaluation of transversus abdominis［J］. Spine,1996,21（22）:2640-2650.

［19］张丽,瓮长水,王秋华,等. 老年人跌倒的评估与干预策略研究进展［J］,中国康复理论与实践,2010,16
　　（1）:11-13.

［20］张乐,藏磊. 核心肌力训练联合呼吸训练治疗非特异性腰痛的前瞻性研究［J］. 颈腰痛杂志,2019,40
　　（3）:380-382.

［21］杨政. 渐进式核心肌力训练对老年人平衡功能的效果［J］. 中国康复理论与实践,2019,25（7）:836-
　　839.

［22］黄茹,陈景洲,徐艳文,等. 核心肌群肌力训练对腰椎压缩性骨折引起的疼痛影响分析［J］. 中国疼痛医
　　学杂志,2016,22（12）:947-948.

第八节　骶　尾　椎

一、正常影像表现

（一）正常 X 线平片表现

1. 正位片骶尾椎呈直线排列、无侧弯（图 3-8-1）。

2. 侧位片骶尾骨呈凸向后方的生理性弯曲（图 3-8-2）。

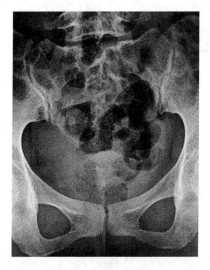 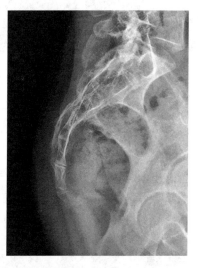

图 3-8-1　骶尾椎正位片　　　　图 3-8-2　骶尾椎侧位片

3. 骶骨共有 5 节骶椎,成年后融合成倒三角结构,远端与尾椎连接,近端与第 5 腰椎形成腰骶关节。有时可见骶椎腰化或腰椎骶化等先天发育变异。

4. 骶骨外侧为耳状面,与髂骨构成骶髂关节,关节面光滑。

5. 尾骨有 4 节或 5 节尾椎,成年后退化融合,上端与骶椎构成骶尾关节,下端游离。

（二）正常骶尾椎 CT 表现

1. 骶尾骨呈凸向后方的生理性弯曲。

2. 骶骨有上、下、前、后及两侧六个面,上宽下窄呈倒三角形,构成骨盆的后上壁,下端与尾骨相连。

3. 骶骨盆面中线两侧有两排骶前孔,每侧有 4 个骶神经前支穿出。骶骨背面粗糙不平,正中有 1~4 节骶椎的棘突隆起形成骶正中嵴,其两侧有骶椎关节突连成的骶中间嵴,每条骶中间嵴外侧各有 4 个骶后孔,骶神经后支由此经过。

4. 骶骨体的后部有一扁平的骶管,与骶前、后孔相通,下部开口于骶管裂孔。

正常骶尾椎 CT 三维如图 3-8-3 所示。

（三）正常 MRI 表现

1. 椎体序列正常,呈后凸曲度,椎体倒三角形。

2. 椎体骨皮质呈长 T_1 短 T_2 低信号,内部呈等 T_1 等 T_2 信号,部分椎体内可见类圆形短 T_1 长 T_2 高信号静脉血管影,中心呈点状长 T_1 短 T_2 低信号。

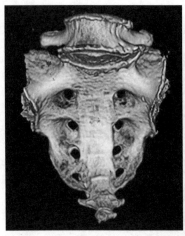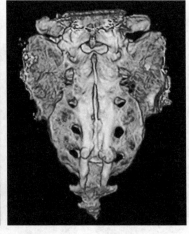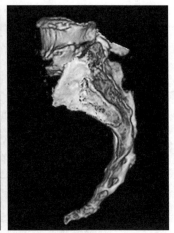

图 3-8-3　正常骶尾椎 CT

3. 椎管内蛛网膜下腔呈长 T_1 长 T_2 信号,其内终丝马尾形态及信号正常。

4. 椎弓、椎板、棘突形态正常,走行连续。

5. 横轴位可见神经根形态及信号正常。

6. 椎体背侧皮下脂肪呈长 T_2 短 T_1 高信号,内信号较均匀。

7. 椎间隙较窄,呈长 T_1 短 T_2 低信号,SE 序列 T_2 加权像中心呈略高信号。

正常腰椎 MRI 如图 3-8-4 所示。

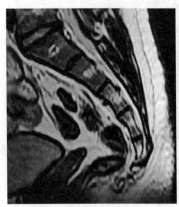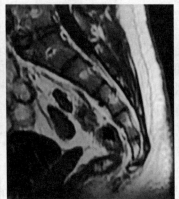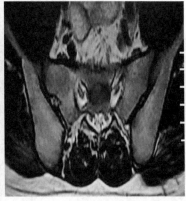

图 3-8-4　骶尾椎 MRI

二、康复常见异常影像表现

(一) 骶尾椎损伤

目前对于骶尾椎损伤的检查主要依据 X 线片,尤其是侧位片诊断意义更为重要。但骶尾骨先天变异较大,许多放射科医师对其认识及重视程度不足,容易出现误诊,而引起不必要的医患矛盾,所以必要时加做 CT 或 MRI 检查可以做出更准确诊断。

1. 骶骨骨折

(1) 横形骨折:横形骨折常由骶椎直接着地引起,多发生在下位骶骨,如 S_3、S_4、S_5 骶骨切迹或以远的部位,可仅为一条横形裂缝,也可贯穿整个骶骨。因为横行骨折远折端嵌插致骨质重叠,前后位X线片上很难发现,侧位片上可能会发现骨折线(图3-8-5)。在CT平扫或三维重建图像上可清晰显示骨折线走行,断端错位情况及程度,累及具体范围。MRI图上可显示长T_1长T_2信号骨折线,并发现骨髓水肿及周围软组织渗出性改变,表现为T_2WI呈略高信号,T_1WI呈略低信号。

(2)斜形骨折:斜形骨折常由前方挤压伤所致,骨折线可从第一骶椎上缘下行,可通过各骶孔。Denis骶骨骨折分区划分了三种骨折类型,Ⅰ区为骶骨翼外缘至神经孔;Ⅱ区为骶神经孔区;Ⅲ区包括骶骨中线及椎管内侧到骶神经孔。根据骨折线累及的不同区域划分为不同骨折类型,可同时累及多个区域。X线可

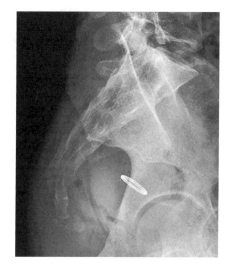

图3-8-5 骶椎骨折

显示低密度骨折线。CT可明确骨折线走行,是否累及骶神经孔或骶髂关节面。MRI图上可显示长T_1长T_2信号骨折线,并发现骨髓水肿及周围软组织渗出性改变,表现为T_2WI呈略高信号,T_1WI呈略低信号。

(3)粉碎性骨折:粉碎性骨折多见于高处坠落伤。骨质碎裂呈三块以上,可见多条骨折线,并常见游离骨片。X线可发现多处骨质断裂,提示粉碎性骨折,需进一步CT检查明确损伤程度,骨盆其他部位是否伴发骨折,发现游离骨片位置,是否嵌入骶神经孔或椎管内压迫神经(图3-8-6)。MRI可以更直观地发现盆壁软组织损伤,如髂肌血肿,盆壁软组织渗出。

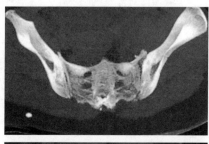
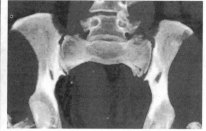
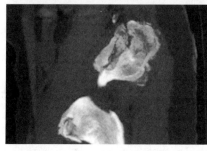

图3-8-6 骶尾椎粉碎性骨折

2. 尾骨骨折合并脱位 摔倒时尾骨着地或被外物撞击所致。尾椎以横形及斜形骨折多见,正位X线可见骨折线,远端可见错位,侧位片可见骨皮质连续性中断,或见骨皮质皱褶、嵌插等表现。尾椎脱位以向前脱位常见,表现为尾椎前移,骶尾椎边缘的自然弧度消失,关节间隙增宽或错位。CT及MRI可进一步观察骨质周围情况(图3-8-7)。

（二）骶尾椎先天发育异常

1. 隐性脊柱裂　两侧椎弓未融合而产生裂隙,缺损较小,缺口有软骨或纤维组织覆盖,无椎管内容物膨出,以下位腰椎和上位骶椎最常见;可同时伴有棘突缺如或畸形,例如杵状棘突畸形,因位于裂隙上方的棘突过度发育所致,或与发育不全的棘突融合为一体,下端为杵状改变。隐性脊柱裂多无症状,但过度发育的杵状棘突可压迫椎管及神经引起腰痛及活动障碍等症状,儿童可以引起遗尿症。

隐性脊柱裂分为以下4型:

（1）单侧型:因椎板一侧发育不良形成正中旁的纵形或斜形裂隙,另一侧与棘突融合(图 3-8-8)。临床上会时常发现,此种畸形一般不引起临床症状。

（2）浮棘型:椎体两侧椎板均发育不全,中间形成一条较宽的缝隙,棘突呈游离漂浮状态,所以称之为浮棘。两侧椎板的缝隙之间有纤维膜样组织覆盖。此种类型临床上常伴有局部症状,严重者需要手术治疗。

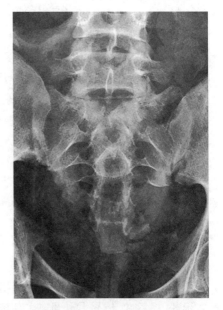

图 3-8-7　尾椎骨折合并脱位

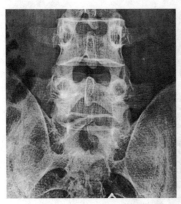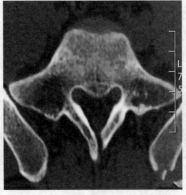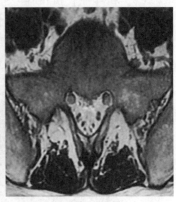

图 3-8-8　隐性脊柱裂（S_1 椎体）

（3）吻棘型:即一个椎体(多为 S_1 椎体)双侧椎板发育不良,并棘突缺如,而上一椎体的棘突较长,当腰部后伸时,上一椎体棘突延伸至下一椎体后方裂隙中,类似接吻状,故在临床上称吻棘。可出现局部压迫神经根症状,严重者,应行手术治疗截断较长的棘突。

（4）完全脊柱裂型:指双侧椎板发育不全并伴有棘突缺如者,形成一长形裂隙。此型在临床上常可发现,其中 90% 的病例并无症状。

1）X 线表现:椎板不连续,可见纵形或斜形透亮影,根据不同分型棘突可呈不同形态。

2）CT 表现:椎板局部缺损不连续,棘突形态不规则或缺如;椎管内囊肿呈类圆形低密度影;脊髓圆锥下移超过 L_2 椎体水平诊断为脊髓低位。

3）MRI 表现:除了明确椎板不连续外,还可发现上方脊髓空洞症呈条状长 T_1 长 T_2 信号,边界清楚;骶椎管内囊肿呈类圆形长 T_1 长 T_2 信号;脊髓低位栓系表现为脊髓圆锥低于 L_2 椎体水平,并明确栓系原因。

2. 显性脊柱裂 显性脊柱裂分型如下。

（1）脊膜膨出：无神经病学缺陷，神经管已闭合，脊髓正常，周围组织闭合不全，脊膜呈囊状膨出，形成囊肿样改变，内含脑脊液。

（2）脊髓脊膜膨出：最常见，神经管已闭合，椎弓不连续，囊状膨出中既含脊膜也有脊髓及神经根成分，通常伴有运动及感觉丧失。

（3）脊髓中央管膨出：很少见，与脊膜膨出类似，合并脊髓中央管扩张。

（4）脊髓膨出：少见，神经成分开放性外露，无脊膜或皮肤组织覆盖。

1）X线表现：骶椎闭合不全，侧位可见皮肤覆盖的膨出大肿块。

2）CT表现：骶椎闭合不全，扩大的蛛网膜下腔，止于脊髓囊状膨出，末端形成较大囊状改变。

3）MRI表现：骶椎闭合不全，蛛网膜下腔扩张，内可见低位栓系脊髓经背侧脊膜膨出，形成末端囊肿。

3. 脊髓栓系综合征 脊髓栓系综合征（tethered cord syndrome，TCS）为脊髓、脊椎等结构的先天性发育异常，为脊髓圆锥位置下移并被栓系在椎管内，常伴发其他畸形，而产生的一系列神经功能障碍的综合征。临床主要表现为下肢感觉、运动功能障碍、大小便失禁等神经损害的症状。TCS分型如下：

（1）脊髓低位：在胚胎发育第9周时，脊柱与脊髓的长度基本相近，随后的胚胎发育过程，脊柱的生长发育速度比脊髓快，所以脊髓位置逐渐上升，如果因某种原因使脊髓上升受限，12岁以后脊髓圆锥如果低于 L_2 椎体水平，或6岁以前脊髓圆锥低于 L_3 椎体水平可诊断为脊髓低位。近乎所有病例均合并脊柱裂，合并椎管内脂肪瘤也很常见。

（2）终丝增粗和脂肪变性：终丝直径超过2mm称为终丝增粗，正常情况下，在 T_2 加权轴位终丝与马尾神经不能区分，在高信号脑脊液内表现为低信号圆点，终丝增粗时表现为硬膜囊后方出现直径大于2mm的圆形低信号。终丝增粗常同时有脂肪变性，在 T_1 及 T_2 加权成像上表现为增粗的终丝呈高信号改变。

（3）脊髓纵裂：脊髓纵裂是脊髓或马尾神经节段性矢状分开，是一种较常见的脊髓先天发育异常，由于椎体、脊髓等没有在中线正常融合所致。脊髓纵裂常与其他神经管闭合不良疾病并存，如脊髓低位、脊髓脊膜膨出和脂肪脊髓脊膜膨出等。常见于5岁以前，女性多见。脊髓纵裂可以分为2型：Ⅰ型为分开的两半脊髓位于同一硬膜囊内，各自有其独自的蛛网膜下腔。Ⅱ型为同时有两个硬膜囊，分开的脊髓分别位于各自的硬膜囊内，此型脊髓纵裂之间常有骨性间隔存在。若纵裂间为脑脊液或纤维组织时CT诊断则需仔细观察。MRI因软组织分辨力高能很好地显示脊髓本身，对本病的诊断明显优于CT，冠状位或轴位显示最佳，分开的两个脊髓通常在形态和大小上基本对称，但也可不对称，轴位显示为圆形或椭圆形。分开的脊髓通常在终丝前再融为一体，MRI对骨性间隔的识别不如CT。脊髓纵裂可合并脊髓空洞，也可与脊髓低位、椎管内脂肪瘤、椎管内皮样囊肿等同时存在。

（4）脊髓脊膜膨出及脂肪脊髓脊膜膨出：脊髓脊膜膨出是指脊髓、脊神经、马尾与硬膜囊同时通过椎体缺损部位突出椎管外，是开放型椎管闭合不全最常见的类型。脊髓脊膜膨出以腰骶部最为常见。向后膨出最多见，也可向侧方或前方囊状膨出，囊壁由蛛网膜、硬脊膜及皮肤组成，囊内含有大量脑脊液成分，继发蛛网膜下腔明显扩大。CT可明确显示椎体缺损的情况，并在椎管后方见膨出的块影，呈圆形或椭圆形低密度影，椎管内注入对比剂后，病灶内可发现仍为低密度的脊髓组织。MRI对脊髓脊膜膨出的诊断优于CT，矢状位可整体观察脊髓脊膜膨出的形态,脊髓和脊膜局限性向后膨出,形成团块状异常信号,局部蛛网膜下腔扩大,可合并脊髓低位和栓系。脊膜膨出唯一区别于脊髓脊膜膨出的是局部蛛网膜下腔不扩大。如果膨出的脊髓脊膜内含有脂肪组织或脂肪瘤,则被称为脂肪脊髓脊膜膨出。CT平扫时膨出物中可见脂肪密度存在,MRI则可以见到明显高信号的脂肪组织。

1)X线表现:可能正常,但多数会发现骶椎椎板或棘突发育不完全,骨性间隔的脊髓纵裂引起的脊髓栓系,可见椎管内条状骨性高密度影,伴发脊膜膨出,侧位片可见骶椎背侧膨出的包块影。

2)CT表现:脊髓被拉伸下移,形态变细,脊髓圆锥低于L_2椎体水平,终丝增粗,部分可伴发脂肪瘤,椎体常有脊柱裂改变,可明确脊髓栓系的病因及其伴发疾病。

3)MRI表现:增粗终丝,直径常大于2mm,伴圆形或类圆形短T_1长T_2高信号脂肪瘤,脊髓圆锥低位,有时很难区分脊髓圆锥和增粗的终丝,硬膜囊受增粗终丝牵拉增宽,蛛网膜下腔扩张,脊髓脊膜膨出于椎管外(图3-8-9)。

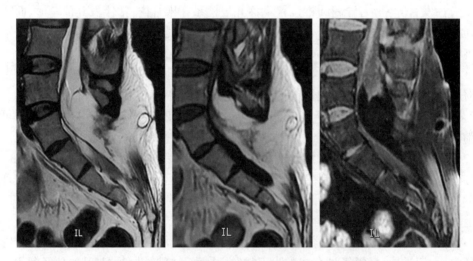

图3-8-9 脊髓栓系综合征(脂肪脊髓脊膜膨出伴脂肪瘤)

(三)骶尾椎骨质疏松

骨质疏松症是以骨量减少、骨强度降低,导致骨脆性增加、易发骨折为特征的全身性骨病。骨质疏松症分为原发性和继发性两大类。原发性骨质疏松症包括女性绝经后骨质疏松症(Ⅰ型)、老年性骨质疏松症(Ⅱ型)和特发性骨质疏松症(包括青少年型)。继发性骨质疏松症指由任何影响骨质代谢的疾病或药物及其他病因导致的骨质疏松。

1. X线表现 X线平片是最常用的检查方法。骨质疏松在X线平片上表现为骨小梁稀少,骨密度减低,骨皮质变薄,中央管扩大,骨小梁间隙增宽,横形骨小梁消失,骨松质内出现大小不一透光区,骨结构模糊,但这些表现对早期的骨丢失不敏感,需进一步行骨密度测量检查。对于骨质疏松性骨折,尤其是椎体骨折的诊断,X线平片可以显示椎体变形和透亮骨折线影。轻微骨折是X线平片不易显示的类型,建议采用X线平片结合CT或MRI检查,避免误诊漏诊。

2. CT表现 CT也是诊断骨质疏松常用的影像学检查方法。CT原始图像为断面解剖,解决了X线平片的组织重叠投影问题,还可以进行冠状位和矢状位多平面重建,能够直观显示骨密度减低,骨皮质变薄以及更细微骨折。而且在鉴别骨质疏松与骨肿瘤等其他骨病变方面很有优势。

3. MRI 表现　MRI 检查无辐射,组织分辨力高,较 X 线平片和 CT 检查更灵敏地显示骨质早期改变。骨皮质变薄,骨质信号不均匀减低,可见长 T_2 短 T_1 高信号脂肪沉积。并可用于显示骨髓水肿,呈片状 T_2WI 略高信号,T_1WI 呈略低信号,边缘模糊,水肿区域可见骨皮质塌陷,椎体变扁,甚至关节面下的微骨折改变。所以 MRI 在显示细微骨折方面有独特优势,而且用于与骨肿瘤和感染性病变的鉴别能力也更强。MRI 脂肪抑制序列可以精准测量骨髓的脂肪含量,可以用于骨质疏松的间接评价和研究(图 3-8-10)。

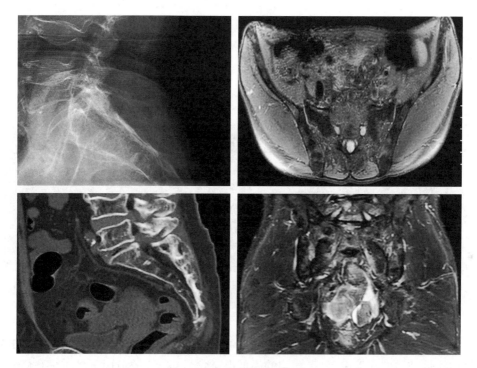

图 3-8-10　骶尾椎骨质疏松

(四)强直性脊柱炎

强直性脊柱炎(ankylosing spondylitis,AS)的发病起始部位通常在骶髂关节,向上进展会延及脊椎,所以起初患者会表现为臀部两侧疼痛,因此影像表现主要是为骶髂关节炎,最先开始于骶髂关节下 1/3 具有滑膜的位置。AS 骶髂关节分级如下:

0 级:骶髂关节面光整,边界清晰,无狭窄、增宽、破坏等。

1 级:为骶髂关节早期,骶髂关节骨质疏松,关节间隙略增宽,骶髂关节可见轻微的骨质侵蚀和关节面模糊。

2 级:骶髂关节主要以关节面破坏为主,如关节面边缘模糊不光滑,可出现比较明显的骨质侵蚀,骨质可见囊性改变,并伴轻度的骨密度减低和增高。

3 级:骶髂关节主要以骨质破坏并硬化为主,关节间隙变窄,关节边缘模糊伴有明显的骨密度增高,并且可有明显的囊性改变。

4 级:骶髂关节主要以硬化改变为主,关节间隙基本消失,骨密度明显增加,关节呈硬化改变。

1. X线表现　AS早期骶髂关节面模糊,继而出现关节面凹凸不平,呈锯齿状改变,关节面下骨质硬化骨质密度增高,内可见低密度小囊变,髂骨面为著。关节间隙早期可见假性增宽,中期关节软骨破坏,关节间隙宽窄不一,晚期关节间隙消失,破坏区骨质边缘增生硬化,可见骨赘形成(图3-8-11)。

2. CT表现　AS早期骶髂关节间隙尚正常,仅关节面模糊毛糙,随后出现关节间隙不规则变宽,骨性关节面呈锯齿状改变,可有局部骨质疏松改变,关节面下骨质密度不均匀增高,内可见微小的低密度囊性灶。晚期骨质呈弥漫性硬化改变,出现骶髂关节骨性强直(图3-8-12)。

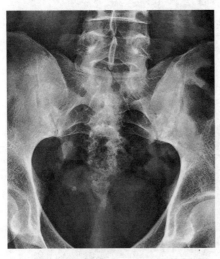 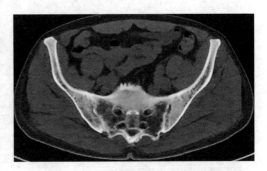

图3-8-11　强直性脊柱炎(累及骶髂关节)　　图3-8-12　强直性脊柱炎(累及骶髂关节)

3. MRI表现　MRI是早期发现AS骶髂关节面骨质改变最敏感的检查方法。T_1WI上等信号的软骨结构变薄消失,呈不均匀的高低混杂信号,T_2WI关节面下骨质呈高信号,出现骨髓水肿,表现为T_2WI略高信号,T_1WI呈略低信号,边缘模糊。在骶髂关节之间会出现积液,呈长T_1长T_2信号,边界清楚。DWI序列对骨髓水肿更敏感,特别在早期更有意义。增强扫描可以显示滑膜小血管的强化。

(五)骶尾椎肿瘤

1. 骶尾椎转移瘤　骨转移瘤(skeletal metastases)是最常见的恶性骨肿瘤,好发年龄为40~70岁,以多发为主,常累及红骨髓丰富的区域,如脊柱、骨盆及长管状骨近端。患者主要以骨痛、功能障碍、病理性骨折、肿物、截瘫等就诊。化验检查血清钙、磷在溶骨性骨转移时轻度增高;成骨性骨转移时,碱性磷酸酶常明显增高。骨转移瘤常规分为溶骨型、成骨型和混合型3种。

(1)X线表现

1)溶骨型:最多,呈虫蚀样、穿凿样或融冰样骨质破坏,界限不清,周围无硬化,一般无骨膜反应,骨质破坏可突破骨皮质形成软组织肿块。

2)成骨型:呈斑点状、斑片状密度增高影,骨小梁紊乱、增厚、粗糙。

3)混合型:兼有成骨和溶骨两种表现。

（2）CT 表现

1）溶骨型：椎体内不规则低密度骨质破坏，边界不清，周围无硬化，周围可形成软组织密度肿块。

2）成骨型：椎体内见块状、斑片状密度增高影，骨体积膨大。

3）混合型：兼有成骨和溶骨两种表现，椎体转移瘤可呈连续性或跳跃性分布，常累及椎弓根并形成椎旁软组织肿块，椎管变窄，椎体破坏伴塌陷，但椎间隙可保持正常。

（3）MRI 表现：骨髓内多发性病变，呈连续性或跳跃性分布为其特点。

1）溶骨型：转移病灶 T_2WI 呈中等或稍高信号，T_1WI 呈低信号，可见"靶征"或"晕征"改变，突破骨皮质后常累及周围软组织，增强后骨内及邻近软组织内病灶呈中等或明显强化。

2）成骨型：转移瘤在 T_1WI 和 T_2WI 上均呈低信号，增强后呈轻度强化或不强化。

3）混合型：转移的骨质破坏 T_1WI 呈低信号，T_2WI 呈稍高和稍低混杂信号，增强后呈轻度或中等强化（图 3-8-13）。

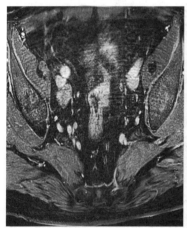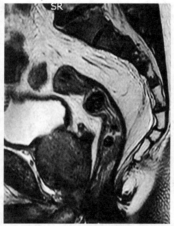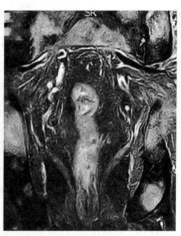

图 3-8-13　骶尾椎转移瘤

2. 骶尾椎脊索瘤　脊索瘤（chordoma）见于任何年龄，多见于 30~60 岁，发生在骶尾椎者年龄偏大，且男性多见。临床症状不一，发生在骶尾部者因直肠、膀胱及相应神经受累出现大小便异常、腰部疼痛及下肢感觉异常等症状。脊索瘤起源于胚胎期残存的脊索组织，属于低度恶性肿瘤，生长较缓慢，但因具有侵袭性，不易彻底切除，复发率较高，预后较差。

按肿瘤进展程度分四期：Ⅰ期，肿瘤局限于原发部位，无邻近结构侵犯。Ⅱ期，肿瘤向原发部位周围间隙或组织结构侵犯，脊柱肿瘤则累及椎弓根。Ⅲ期，脊柱肿瘤累及整节脊椎。Ⅳ期，脊柱肿瘤累及椎旁软组织或向椎管内侵犯，复发或伴有转移。

（1）X 线表现：肿瘤以溶骨性破坏为主，内可见钙化，肿块位于骶尾椎中央或偏一侧，骨质体积增大。

（2）CT 表现：以骶尾骨为中心的软组织密度肿块，呈分叶状，边界清楚，可见膨胀性骨质破坏，可有侵袭性骨破坏，内见斑片状钙化灶，增强后不均匀强化，可以清晰显示脊索瘤骨破坏和软组织肿块与马尾神经、大血管及周围组织的关系。

（3）MRI 表现：骶尾椎见类圆形或分叶状软组织肿块，多在中线区域生长，亦可偏离中线结构,边界较清晰,边缘不规则。T₁WI 呈等或稍低信号,T₂WI 呈中等或明显高信号,信号多不均匀,与内部出血、坏死、囊变、钙化及骨碎片有关;受累骨质呈膨胀性溶骨性破坏,瘤内伴有粗细不等的低信号影,"蜂房状"改变为其特征表现。增强扫描呈缓慢渐进性持续性不均匀强化,特征性表现为条索样、颗粒样强化(图 3-8-14)。

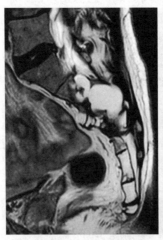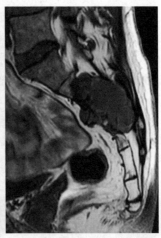

图 3-8-14　骶椎脊索瘤

3. 骶尾椎浆细胞瘤　浆细胞瘤是骨髓中浆细胞异常增生引起的恶性肿瘤,有单发性和多发性之分,后者多见,且好发于中老年男性,脊椎多见。骨质表现为溶骨性破坏,临床主要症状为疼痛,血清中出现单克隆免疫球蛋白,正常的多克隆免疫球蛋白合成受到抑制,尿内出现本周蛋白,最终出现贫血和肾功能损伤。

(1)X 线表现:椎体骨质破坏,形态不规则,骨质密度不均匀减低,边缘可见硬化边。

(2)CT 表现:骨质呈溶骨性破坏,轻度膨胀性改变,局部骨皮质可有中断,呈单房或多房状改变,房内可见软组织密度肿块影,部分病灶边缘可见硬化边,增强后软组织密度肿块呈明显强化。

(3)MRI 表现:骨质不规则破坏,见软组织信号肿块影,内信号不均,T₂WI 呈略高信号,T₁WI 呈略低信号,病灶内可见残存骨质呈条状低信号。肿块内可见细小或粗大低信号分隔改变,可伴骨质增生硬化,增强后呈均匀或不均匀明显强化(图 3-8-15)。

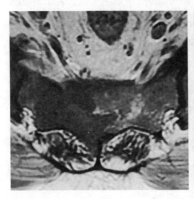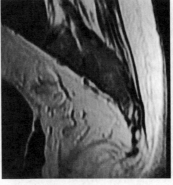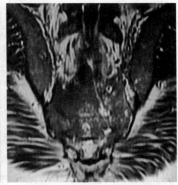

图 3-8-15　骶椎浆细胞瘤

4. **骶尾椎神经鞘瘤**　神经鞘瘤是由周围神经的 Schwann 鞘所形成的良性肿瘤,属于椎管内髓外硬膜内肿瘤,好发于脊神经后根,约 17% 的肿瘤沿神经根生长引起椎间孔扩张,跨椎管内外而呈哑铃状,有完整包膜,肿瘤内可发生囊变或出血。好发于 20~50 岁,病程进展缓慢,通常无自觉症状,较大时可有压痛,累及神经组织时可发生感觉障碍,引起相应部位的疼痛与麻木,运动障碍少见。

（1）X 线表现:直接征象可发现肿瘤少见钙化高密度阴影。间接征象为因肿瘤压迫椎管及邻近骨质引起骨结构变化,如椎间孔扩张、椎弓破坏等。

（2）CT 表现:椎管内见类圆形实性肿块,肿瘤密度较脊髓略高,脊髓受压移位,肿瘤沿椎间孔生长呈哑铃状改变,椎体骨质部分吸收。增强呈明显强化,出现囊变或出血可强化不均（图 3-8-16）。

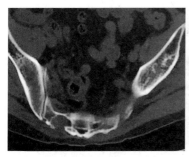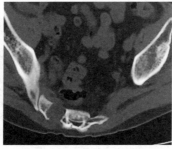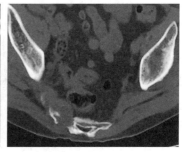

图 3-8-16　骶椎神经鞘瘤（右侧骶孔扩大）

（3）MRI 表现:椎管内见圆形、类圆形或哑铃形肿块,T_2WI 呈略高信号,T_1WI 呈略低信号,发生囊变可见长 T_1 长 T_2 信号,发生出血可见随血液成分变化而改变的混杂信号,边缘光整,境界清楚,多位于椎管后外侧,可引起椎间孔扩张,增强呈明显强化。

三、康复治疗的影像关注要点

（一）康复治疗影像的选择策略

CT 与传统的 X 射线平片相比,CT 可以较清晰显示骶髂关节和骶尾椎的形状、大小以及是否畸形等,并且可以发现更多的小病变,可以准确显示病变区域,可有助于早期的诊断。同时 X 线片检查可反映骶尾椎的力线特征,为康复治疗提供参考。

MRI 对骶髂关节面侵蚀、关节面下骨质囊变、关节软骨囊肿的诊断符合率高于 X 线平片与 CT。在早期骶髂关节病变及骶髂关节病变类型的鉴别诊断中,MRI 效果更佳。MRI 可对不同分级、不同类型骶髂关节病变进行灵敏鉴别。X 线平片无法立体显示骶髂关节结构,CT 软组织分辨率不足,X 线平片和 CT 对骶髂关节面炎症及慢性结构破坏无法显示等导致其鉴别诊断效果欠佳。

（二）重要数据测量及康复诊疗指导意义

1. **腰骶角（Lumbosacral angle）**　S_1 上缘连线与平线的交角。正常值为 $41.1°±7.7°$。

康复诊疗指导意义:增大提示有滑脱进展风险。成人若 >45° 则可称为水平骶椎,腰骶角增大时腰椎前凸加深和骨盆前倾,导致骶髂关节劳损,腰脊柱力平衡失调,并继发腰、胸、颈段劳损,称为"水平骶椎综合征"。

2. **滑脱角**　S_1 后缘垂线与 L_5 下终板平行线之间的夹角。正常 <10°。

康复诊疗指导意义:>10°提示滑脱进展风险。

3. 骨盆运动

（1）骨盆前平面（anterior pelvic plane,APP）:在骨盆侧位片上确定,是髂前上棘与耻骨联合之间的平面。骨盆前平面倾斜（anterior pelvic plane tilt,APPt）是在 APP 和垂直参考线之间测量的角度（图 3-8-17）。

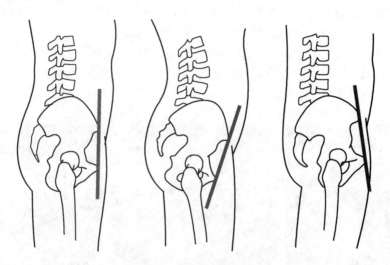

图 3-8-17　骨盆前平面

从左到右依次为中立位、前骨盆倾斜、后骨盆倾斜。

康复诊疗指导意义:定性评估 APP 相对于冠状面(功能性)的中立位、前骨盆倾斜、后骨盆倾斜。

（2）骶骨倾角（sacral slope angle,SS）:S_1 后方骶骨后缘平行线与地面垂线之间的夹角,正常值 <30°。参考意义:如果角度大于 30°,提示滑脱进展的风险。

康复诊疗指导意义:①正常脊柱活动度(定义为 SS 从站立到坐姿的变化 >10°);②脊椎僵硬(定义为 SS 从立位到坐姿的变化 <10°)。

（3）骨盆倾斜角（pelvic tilt angle,PT）:骶骨上缘中点与股骨头中心连线和铅垂线的夹角（图 3-8-18）。

（4）骨盆入射角（pelvic incidence angle,PI）:是一种形态参数,在整个脊柱运动过程中保持不变;它不会因退行性疾病而发生变化,并且在整个成年期保持不变。测量骨盆入射角的角度是先从股骨头的中心到 S_1 终板中心画出一条线,再画出另一条垂直于 S_1 上终板的直线,两线相交的角度即为骨盆入射角（图 3-8-18）。

康复诊疗指导意义:骶骨倾斜度、PI 和 SS 都是测量矢状位上骨盆运动的可靠方法,它们之间的数学关系为:PI=PT+SS。

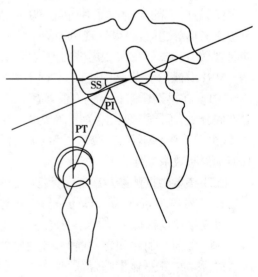

图 3-8-18　PT、PI、SS 示意图

4. 平背畸形

（1）腰椎前凸（LL）：也称为腰椎前凸角度，是在 L_1 和 S_1 的上终板上画两条垂线的夹角。

（2）骨盆入射角-腰椎前凸失匹配（pelvic incidence-lumbar lordosis mismatch，PI-LL mismatch）：定义为 PI 减去 LL。

康复诊疗指导意义：①正常脊柱（当 PI-LL<10°，则定义为不存在脊柱畸形）；②平背畸形（PI-LL>10°，则定义为脊柱存在畸形）。

（三）临床康复关注点

1. 退变性骶髂关节炎　特点为隐匿发作，持续钝痛，多发生于活动以后，休息可以缓解。随着病情进展，关节活动可因疼痛而受限，甚至休息时也可发生疼痛。

（1）运动康复治疗：通过运动来纠正肌肉的不平衡和提高肌肉的耐力，以巩固其他疗法治疗的效果，同时恢复肌肉的柔韧性。运动疗法包括牵张锻炼和力量训练，特别是核心肌群力量稳定性训练。训练方法不当会引起更多肌肉疼痛、紧张和痉挛。因此，运动康复需在专业人士指导下进行，循序渐进。

（2）物理治疗：包括局部冷疗或热疗、激光、微波、红外、超声波和冲击波治疗等，能安全有效地缓解疼痛，改善功能障碍。

（3）手法治疗：包括整脊手法、正骨手法和推拿手法等。纠正错位的骶髂关节，恢复正常的脊柱承重力线；可消除肌肉紧张，改善病变周围组织血液供应，加快损伤的肌肉组织修复；松解粘连的神经根，促进炎症吸收和水肿消退；提高机体痛阈，从而减轻患者疼痛，恢复患者功能。

（4）关节腔内及其周围韧带注射：建议采用影像引导下连续 2 次及以上的注射治疗。考虑到治疗费用等实际情况，可将诊断性和治疗性注射同时进行，后者往往采用局部麻醉药联合糖皮质激素（如地塞米松棕榈酸酯等）、玻璃酸钠、臭氧等。局部麻醉药联合糖皮质激素是骶髂关节注射最常用药物，臭氧注射时建议浓度不超过 30μg/ml，每次总量不超过 30ml，每周 1~2 次，2~4 周为一个疗程。

2. 强直性脊柱炎骶髂关节炎　多见于男性青年，X 线检查表现为骶髂关节密度增高，椎体轮廓模糊，呈竹节样改变，小关节间隙模糊。HLA-B27 多阳性。

康复早期需加强宣教，增强患者对疾病康复的信心，康复目标主要是保持脊柱等近中轴各大关节的正常活动，预防或延缓畸形的发生。康复治疗需增强腰背肌、肩带肌等肌肉的力量，尽量发挥肌肉及关节的代偿功能，改善受累关节的活动范围，缓解病情；防止或减轻肢体因废用而导致的肌肉萎缩，维持骨密度和强度，防止骨质疏松。

3. 骶尾骨骨折　骶尾骨骨折以 S_4、S_5 椎骨骨折最常见，约占骶尾骨骨折患者总数的 84%、75%，尾骨骨折次之。跌伤方式以臀坐式为主。

（1）非手术治疗：包括卧床休息、抗炎镇痛药物、局部按摩推拿、温热疗法、局部封闭等。急性期过后可用下列方法：

1）按摩推拿：通过肛门指诊推扳错位的骶尾关节或尾椎关节，对畸形或半脱位者有良好效果。肛门食指在骶尾前自轻而重，左右按摩骶尾关节或尾椎关节，有利于消除肿胀和炎症。

2）温热疗法：用湿热毛巾敷骶尾部，或温水坐浴，每日 3~4 次，每次 20~30min，有利于促进血运，消肿止痛。红外线、短波等也可应用。

3）尾骨周围封闭：对严重的慢性尾骨痛病例可进行局部封闭治疗。术时患者跪位，左手食指置肛门内作指引,右手进行注射,务必使针尖贴紧尾骨周围,注射于疼痛敏感处,切勿刺入直肠。

（2）手术治疗:小针刀松解及尾骨切除术。手术禁忌证:一般情况差不能耐受手术、骨盆有严重的骨质疏松等。手术适应证:骶骨骨折移位影响直肠和肛管区、骶骨骨折移位合并下部骶神经根病变、需要进行中央管减压者。

1）诊断为尾骨粘连或痉挛性疼痛者,可经皮行小针刀松解尾骨尖及两侧,注意勿过深,必要时以左手食指导引。

2）尾骨切除术:长期正规保守治疗不能缓解疼痛并影响工作生活者,或已诊为骶尾关节强直而妨碍坐位者,可行手术。但对有腰部或腿部放射痛者,应慎重检查考虑。

（王立恒　张　同）

参 考 文 献

[1] YANG H,JIANG L,LI J,et al. Quantitative DCE-MRI:an efficient diagnostic technique for evaluating early micro-environment permeability changes in ankylosing spondylitis［J］. BMC Musculoskelet Disord,2020,21（1）:774.

[2] MOON A S,ATESOK K,NIEMEIER T E,et al. Traumatic Lumbosacral Dislocation:Current Concepts in Diagnosis and Management. Adv Orthop,2018,2018:6578097.

[3] THURTLE D,HSU R C,CHETAN M,et al. Incorporating multiparametric MRI staging and the new histological Grade Group system improves risk-stratified detection of bone metastasis in prostate cancer［J］. Br J Cancer,2016,115（11）:1285-1288.

第九节　骨　　盆

一、正常影像表现

（一）正常骨盆 X 线表现

骨盆由左、右两侧的髋骨和后面的骶骨、尾骨构成。髋骨由髂骨、耻骨、坐骨的体部结合而成。骨盆前后位片上,骶骨中心线应通过耻骨联合。骶髂关节左右对称,因关节面倾斜,关节间隙下部较上部清晰,呈模糊的双线影:关节间隙的前部构成外侧线,后部构成内侧线。骨盆后部两侧为髂骨翼,两侧髂骨嵴连线正好通过 $L_{4/5}$ 椎间隙,与骶骨上缘切线平行。两侧髂耻线、骶骨岬前缘和耻骨联合上缘围成的类圆形环为大、小骨盆的分界线,上部为大骨盆,下部为小骨盆(真骨盆)。髂耻线中部向内突出的三角形影是坐骨棘。两侧耻骨、坐骨下缘经过耻骨联合下缘的连线叫耻骨弓,耻骨弓的夹角叫耻骨角(耻骨下角),男性为锐角,女性为钝角。闭孔由坐骨和耻骨围成,其外下侧为坐骨结节。

正常骨盆 X 线如图 3-9-1、图 3-9-2 所示。重要数据测量及意义如下:

（1）髂嵴与骶骨上缘切线:正常时两线平行,不平行时,除外了体位不正后提示有骨盆松弛、不稳定等可能。

（2）骶骨中心线:正常时通过耻骨联合,若发生偏斜,除外体位因素后提示有骨盆不稳、

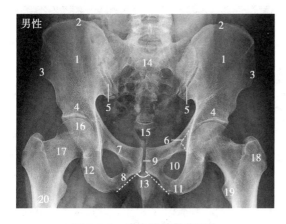

图 3-9-1 成人男性骨盆正位
1. 髂骨翼;2. 髂嵴;3. 髂前上棘;4. 髂骨体;5. 骶髂关节;6. 坐骨棘;7. 耻骨上支;8. 耻骨下支;9. 耻骨联合;10. 闭孔;11. 坐骨支;12. 坐骨结节;13. 耻骨下角;14. 骶骨;15. 尾骨;16. 股骨头;17. 股骨颈;18. 大转子;19. 小转子;20. 股骨干

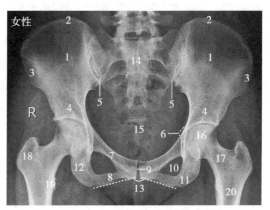

图 3-9-2 成人女性骨盆正位
1. 髂骨翼;2. 髂嵴;3. 髂前上棘;4. 髂骨体;5. 骶髂关节;6. 坐骨棘;7. 耻骨上支;8. 耻骨下支;9. 耻骨联合;10. 闭孔;11. 坐骨支;12. 坐骨结节;13. 耻骨下角;14. 骶骨;15. 尾骨;16. 股骨头;17. 股骨颈;18. 大转子;19. 小转子;20. 股骨干

发育异常等可能。

（3）耻骨联合间隙宽度:正常为 4~6mm,间隙变窄说明耻骨联合有增生、融合等改变,增宽则表明有破坏、分离骨折可能。

（4）骶髂关节间隙宽度:正常为 3~4mm,间隙变窄说明骶髂关节有增生、融合等改变,增宽则表明有破坏、分离骨折可能。

（5）一侧耻骨联合抬高:最大不超过2mm;超过 2mm 说明骨盆环不稳。

（6）耻骨下角:男性为锐角,女性为钝角;角度变化说明存在发育异常或有骨折。

正常女性骨盆 X 线测量如图 3-9-3 所示。

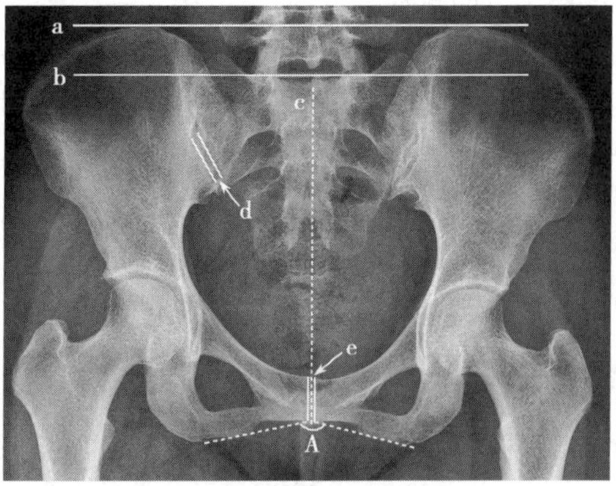

（二）正常骨盆 CT 表现

骨盆后部居中为骶尾骨,两侧为髂骨

图 3-9-3 女性骨盆正位测量图
a. 髂棘切线;b. 骶骨上缘切线;c. 骶骨正中线;d. 骶髂关节间隙;e. 耻骨联合间隙;A. 耻骨下角

翼,上部由耳状面与两侧的髂骨构成骶髂关节。耻骨体向前内延续为耻骨上支和下支,两侧耻骨上下支移行至骨盆前正中线以耻骨间盘连接形成耻骨联合。骶髂关节与耻骨联合一起将骶尾骨、髂骨、坐骨和耻骨联结成骨盆环。

骨盆 CT 能够清晰地显示骨盆诸骨及关节的骨质、关节面、关节腔、关节间隙和软组织的情况,对于骶髂关节病变、骨盆细微骨折具有极高的诊断价值。多层螺旋 CT 和三维重建的主要适应证是评估骨盆的复杂创伤、描述治疗后康复程度、对位对线情况及内固定状况。

正常骨盆 CT 如图 3-9-4~图 3-9-6 所示。

重要数据测量及意义:正常骶髂关节间隙宽 3~4mm。正常耻骨联合间距不超过 1cm,构成耻骨联合关节的两侧耻骨支应处于同一水平。

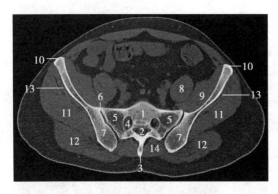

图 3-9-4　骨盆 CT 横断面

1. 骶骨；2. 骶管；3. 骶正中嵴；4. 骶孔；5. 骶骨翼；
6. 骶髂关节；7. 髂骨；8. 腰大肌；9. 髂肌；10. 髂前上棘；11. 臀中肌；12. 臀大肌；13. 臀小肌；14. 竖脊肌。

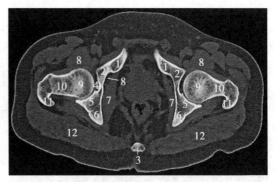

图 3-9-5　骨盆 CT 横断面

1. 耻骨上支；2. 耻骨体；3. 尾骨；4. 髋臼窝；5. 月状面；
6. 坐骨体；7. 闭孔内肌；8. 髂腰肌；9. 股骨头；10. 股骨颈；11. 大转子；12. 臀大肌。

（三）正常骨盆 MRI 表现

骨盆 MRI 对于骨盆肌肉和韧带损伤具有高的敏感性和准确性。骨盆松质骨因富含骨髓在 T_1WI 及 T_2WI 上均呈高信号，骨皮质则呈明显低信号，肌肉组织为中等信号或低信号，通过沿着筋膜的高信号脂肪分离开。T_2WI 序列对于肌肉和肌腱损伤的诊断非常必要。

盆底由封闭骨盆出口的多层肌肉和筋膜组成。一般将盆底由前到后分为前盆腔、中盆腔、后盆腔三部分。前盆腔包含膀胱和尿道，中盆腔包括男性前列腺与精囊和女性子宫与阴道，后盆腔内主要结构为直肠。盆

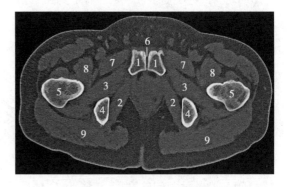

图 3-9-6　骨盆 CT 横断面

1. 耻骨上支；2. 闭孔内肌；3. 闭孔外肌；4. 坐骨结节；
5. 股骨颈及大转子；6. 耻骨联合；7. 耻骨肌；8. 髂腰肌；9. 臀大肌。

底结构损伤在前盆腔可表现为膀胱膨出、尿路过度活动；在中盆腔可表现为子宫、阴道脱垂；在后盆腔的表现包括直肠前膨出、直肠黏膜脱垂及直肠套叠等。

在盆底 MRI 图像上，需评估的结构包括尿道的韧带、阴道（女性）、肛提肌以及肛门括约肌。尿道的韧带包括尿道周韧带、尿道旁韧带、耻骨尿道韧带，共同维持尿道在盆底的稳定。肛提肌主要由耻骨直肠肌、耻骨尾骨肌和髂尾肌三部分组成。髂尾肌内侧附于肛门外括约肌，两侧纤维束的后部在中央融合形成提肌板附着于尾骨前方。正常女性的阴道在轴位上呈"H"形或蝴蝶形，且耻骨直肠肌紧密附着于阴道双侧壁。肛提肌在 T_2WI 上呈厚度一致的均匀低信号，髂尾肌和耻骨尾骨肌在冠状位上最容易观察，耻骨直肠肌在横断位上呈现为典型的环绕直肠的 U 形吊带。肛门括约肌可在轴位和冠状位上进行观察，肛门内括约肌在 T_1WI 和 T_2WI 上呈均匀的中等信号，而肛门外括约肌与之相比 T_2WI 信号一般稍低。

正常骨盆 MRI 如图 3-9-7~图 3-9-10 所示。

重要数据测量及意义：基于 MRI 评估盆底结构最常用的参考线是耻尾线（PCL）和耻骨中线（MPL），其中 PCL 是临床评估中被采用最多的参考线。PCL 是耻骨联合下缘至末节尾骨关节的连线，MPL 为经过耻骨联合纵轴的延伸线。PCL 大致体现了盆底水平，可作为盆腔

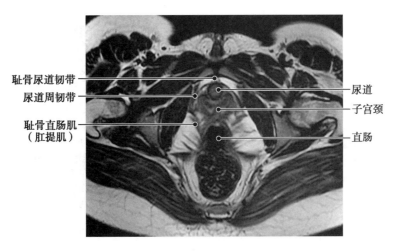

图 3-9-7 正常盆底 MRI(轴位)
尿道周围筋膜和肌肉

耻骨尿道韧带
尿道周韧带
耻骨直肠肌
（肛提肌）

尿道
子宫颈
直肠

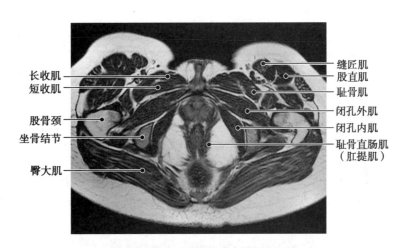

图 3-9-8 正常盆底 MRI(轴位)
闭孔层面

长收肌
短收肌
股骨颈
坐骨结节
臀大肌

缝匠肌
股直肌
耻骨肌
闭孔外肌
闭孔内肌
耻骨直肠肌
（肛提肌）

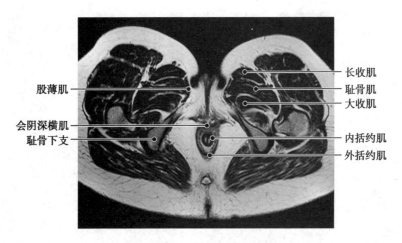

图 3-9-9 正常盆底 MRI(轴位)
肛门括约肌层面

股薄肌
会阴深横肌
耻骨下支

长收肌
耻骨肌
大收肌
内括约肌
外括约肌

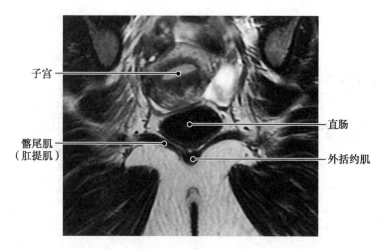

图 3-9-10　正常盆底 MRI（冠状位）
髂尾肌层面

器官脱垂的参考线。评估前、中、后盆腔内脏器是否脱垂需要在静息相、最大用力相分别测量参考点，即膀胱颈部、宫颈前部最低点（子宫切除的患者选阴道顶部最高点）、肛门直肠交界处前部到 PCL 的垂直距离。对于膀胱膨出、子宫脱垂，参考点在 PCL 线以下≤3cm 为轻度，>3cm 但≤6cm 为中度，>6cm 为重度。在正常女性盆腔矢状位 MRI 图像上，即使在最大用力相时，各脏器相对 PCL 的位移都非常小，且肛提肌提肌板与 PCL 基本平行，尿道中轴线大致垂直于 PCL。测量参考点到 MPL 的垂直距离可将盆腔脏器的脱垂分为 0~4 级，参考点在 MPL 以上 >3cm 为 0 级、>1cm 但≤3cm 为 1 级、不超过 MPL 上下 1cm 为 2 级，MPL 以下 >1cm 为 3 级，完全脱垂为 4 级。对盆底的进一步评估需要描绘 H 线和 M 线。H 线是耻骨联合下缘到肛门直肠交界处的连线，代表的是肛提肌裂孔的前后径。M 线是肛门直肠交界处到 PCL 的垂线，反映了肛提肌裂孔的垂直深度。正常情况下 H 线和 M 线分别不超过 5cm 和 2cm，盆底松弛时增大，提示肛提肌裂孔扩大和盆底下降。

盆底组织评估常用参考线如图 3-9-11 所示。

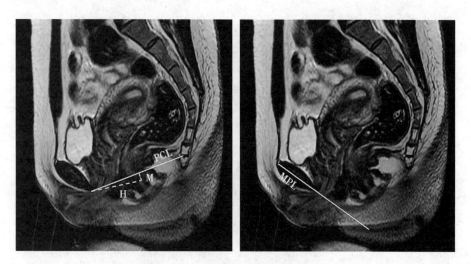

图 3-9-11　盆底组织评估常用参考线

（四）正常骨盆超声表现

1. 骨盆超声适应证和禁忌证

（1）盆底超声检查适应证包括但不限于以下情况：

1）尿失禁。

2）反复发作的尿路感染。

3）顽固性排尿困难。

4）出现排尿功能障碍的症状。

5）出现盆腔器官脱垂的症状。

6）排（大）便障碍。

7）大便失禁。

8）盆底术后阴道溢液或出血。

9）盆底术后盆腔或阴道疼痛。

10）性交困难。

11）阴道囊肿或实性肿块。

12）检查合成植入物（吊带、网片或填充物）。

13）评估产后肛提肌。

14）分娩所致会阴损伤。

15）分娩所致肛门括约肌损伤，以及会阴囊肿或实性肿块。

（2）禁忌证：除了患者不同意进行超声检查或存在违反感染控制原则的情况，包括存在开放性伤口或外阴阴道明显疼痛及不适等，其他情况都不属于禁忌证。

2. 检查前准备

（1）检查前患者需排空膀胱及直肠。

（2）取仰卧位（截石位）扫查，必要时可取患者站立位检查。

（3）探头表面涂抹无菌耦合剂，外罩无菌专用探头套探外层表面需再次涂抹较多无菌耦合剂。

3. 检查方法及操作步骤

（1）二维超声扫查：将探头紧贴患者外阴处，显示盆底的标准正中矢状切面，主要包括前方的耻骨联合、尿道、膀胱颈；中间的阴道、宫颈；后方的直肠壶腹部、肛管、直肠、直肠肛管连接部及肛管周围的肛门括约肌（图 3-9-12）。

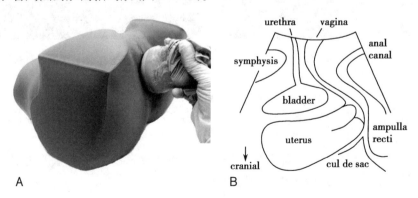

图 3-9-12 截石位

urethra：尿道；vagina：尿道；anal canal：肛管；symphysis：耻骨联合；bladder：膀胱；uterus：子宫；ampulla recti：直肠壶腹；cul de sac：子宫直肠陷凹；cranial：头侧。

静息状态下(图 3-9-13),观察各脏器的位置,随后嘱患者做最大瓦尔萨尔瓦动作(Valsalva maneuver)(即患者屏气用力向下加腹压动作),观察盆腔脏器运动,此时盆腔脏器向背尾侧移动(图 3-9-14)。

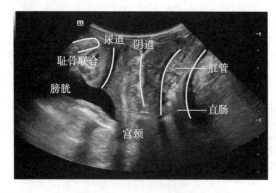

图 3-9-13　二维静息状态

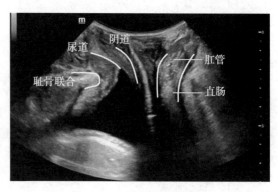

图 3-9-14　二维瓦尔萨尔瓦动作状态

(2)二维超声观察及测量指标

1)静息状态

膀胱残余尿量:获得正中矢状切面图像,包括前方的耻骨联合后下缘和尿道以及后方的肛管(图 3-9-15)。具体方法:将膀胱互相垂直的两个最大径线即上下径和前后径的测量值(单位:cm)相乘,再乘以系数 5.6,所得数值即残余尿量毫升数。

尿道倾斜角:指近段尿道与人体纵轴线所形成的夹角,正常值小于 30°(图 3-9-16)。

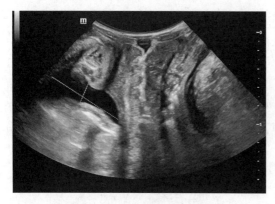

图 3-9-15　膀胱残余尿量

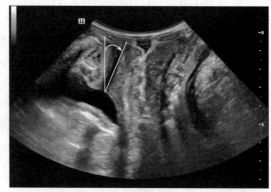

图 3-9-16　尿道倾斜角

膀胱尿道后角:指膀胱后壁(三角区)与近端尿道之间的夹角(图 3-9-17)。

膀胱颈位置:以过耻骨联合后下缘的水平线为参考线,测量膀胱颈距离耻骨联合后下缘之间的距离(图 3-9-18)。

膀胱、子宫、直肠位置:以过耻骨联合后下缘的水平线为参考线,测量膀胱颈、子宫颈、直肠壶腹部最低点与该参考线之间的距离(图 3-9-19)。

2)瓦尔萨尔瓦动作时

膀胱颈下降距离:以过耻骨联合后下缘的水平线为参考线,分别测量静息状态下(图 3-9-20)和瓦尔萨尔瓦动作(图 3-9-21)膀胱颈与参考线之间的垂直距离,两者差值即膀胱颈下降距

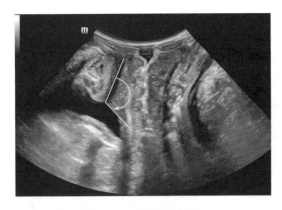

图 3-9-17 膀胱尿道后角

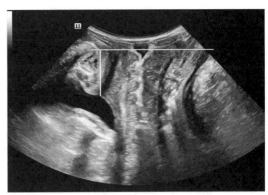

图 3-9-18 膀胱颈位置

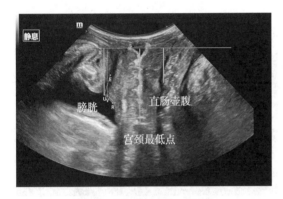

膀胱　直肠壶腹

宫颈最低点

图 3-9-19 膀胱、子宫、直肠位置

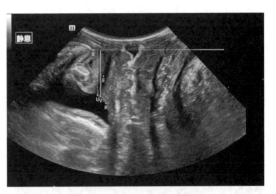

图 3-9-20 静息状态膀胱颈距离

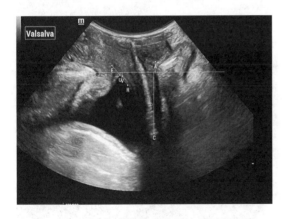

图 3-9-21 瓦尔萨尔瓦动作状态膀胱颈距离

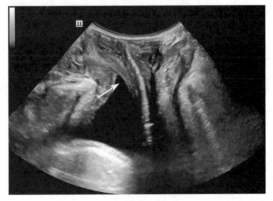

图 3-9-22 尿道内口漏斗

离。若膀胱颈下移至参考线以下，则以负值表示；在参考线以上，则以正值表示。

尿道内口有无漏斗形成：指瓦尔萨尔瓦动作后尿道内口有无开放，呈漏斗样改变（图 3-9-22）。

尿道旋转角：指静息状态下（图 3-9-23）和最大瓦尔萨尔瓦动作时尿道倾斜角的差值（图 3-9-24）。尿道旋转的角度常被用来评估膀胱颈的活动度。

膀胱尿道后角：与静息状态下的测量方式相同，注意观察有无开放，即角度是否大于140°。膀胱尿道后角（EUR）可用来评估膀胱颈的活动度（图 3-9-25）。

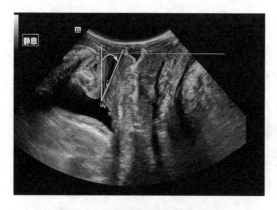

图 3-9-23 静息状态尿道倾斜角

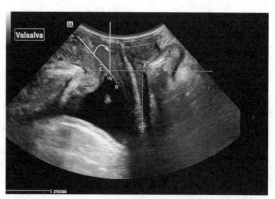

图 3-9-24 瓦尔萨尔瓦动作状态尿道倾斜角

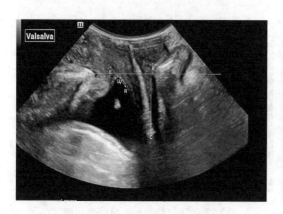

图 3-9-25 膀胱尿道后角（瓦尔萨尔瓦动作）

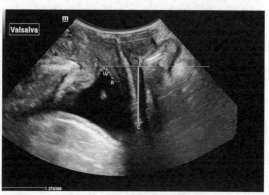

图 3-9-26 膀胱、子宫、直肠位置（瓦尔萨尔瓦动作）

　　膀胱、子宫、直肠下降位置：与静息状态下测量方法相同。以过耻骨联合后下缘的水平线为参考线，测量最大瓦尔萨尔瓦动作时各脏器最低点与参考线之间的垂直距离（图 3-9-26）。

　　直肠膨出的高度：在正中矢状切面，最大瓦尔萨尔瓦动作时，沿肛门内括约肌与肛管呈平行向头侧引一条延长线，测量囊袋最顶端与其之间的垂直距离即直肠膨出的高度（图 3-9-27）。

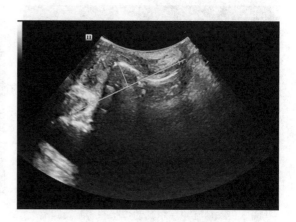

图 3-9-27 直肠碰膨出高度

二、康复常见异常影像表现

（一）骨盆骨折

　　1. X 线表现　骨盆骨折是一种严重外伤，骨盆骨折的发生率仅次于脊柱和四肢骨折，其往往伴发盆腔脏器、神经、血管损伤。随着医疗水平的提升，不稳定的骨盆骨折死亡率从 7.8% 下降到 2.4%。骨盆骨折的分型对临床治疗方法的选择和预后的评估具有重要意义。目前骨盆骨折主要有两种分型：Tile 分型和 Young-Burgess 分型。

（1）Tile 分型：根据垂直面的稳定性、后方结构的完整性以及外力作用方向将骨盆骨折分为 A、B、C 三型，按顺序病情严重程度逐渐增加。每种类型又分为 3 个亚型。

1）A 型：没有累及骨盆环的撕脱骨折，属稳定型骨折。该类骨折中骨盆后部和顶部的骨和韧带仍保持完整。

A1：骨盆边缘骨折，不累及骨盆环，撕脱伤。

A2：骨盆环有骨折或有轻度移位。

A3：不累及骨盆环，骶骨或尾骨骨折无移位。

2）B 型：旋转不稳、垂直稳定的骨盆环损伤，损伤的骨盆后侧张力带和骨盆底仍保持完整无损伤，髋骨可发生旋转不稳定。

B1：外旋损伤，翻书样损伤。

B2：骨盆侧方挤压损伤或髋骨内旋损伤，内旋不稳定，侧方挤压伤，关书样损伤。

B3：双侧 B 型损伤。

3）C 型：旋转和垂直不稳定的的骨盆环损伤。后侧骶髂部稳定结构完全损伤，骶棘和骶结节韧带完全撕裂，前侧产生耻骨联合分离，或一侧耻骨上下支骨折或双侧耻骨上下支骨折，骨盆产生旋转和垂直方向不稳定，一侧骨盆可向上移位。

C1：单侧伤。

C2：骨盆双侧不稳定，多为侧方挤压性损伤，受力侧髂骨后部骨折及耻骨支骨折，骶髂关节脱位，一侧旋转不稳，一侧旋转和垂直不稳。

C3：双侧伤，临床上骨盆环破裂合并髋臼骨折也称为 C3 型骨折。

（2）Young-Burgess 分型：根据损伤机制将骨盆骨折分为 4 种类型，包括侧方挤压型（LC型）、前后挤压型（APC 型）、纵向剪切型（VS 型）及复合应力型（CM 型）。每种分型常见损伤机制有所不同。APC 型常见于行人与机动车相撞，LC 型常发生于非机动车与机动车相撞，VS 型常见于高处坠落所致。

1）侧方挤压型（LC 型）：

LC1 型：同侧骶骨扭转，冠状位耻骨支骨折；作用力偏后，表现为骶骨骨折、一侧坐骨和耻骨支水平骨折和伤侧骶骨压缩性骨折（图 3-9-28）。

LC2 型：LC1 型+同侧髂骨翼骨折或后部骶髂关节分离；作用力偏前，表现为一侧耻骨支水平骨折、骶骨前缘压缩性骨折、髂骨翼骨折及一侧骶髂关节脱位和髂骨翼新月样骨折。

LC3 型：LC2 型+对侧半骨盆外旋转±矢状位耻骨支骨折。一侧Ⅰ或Ⅱ型损伤加对侧外旋损伤（对侧开书形损伤）。

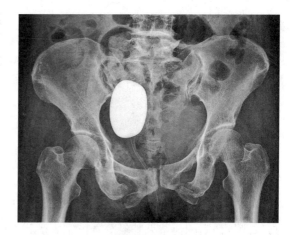

图 3-9-28　骨盆骨折侧方挤压型（LC1 型）

2）前后挤压型（APC 型）

APC1 型：耻骨分离 <2.5cm，于耻骨联合处或矢状位耻骨支骨折。一侧或两侧耻骨支骨折或耻骨联合分离，移位不超过 2.5cm，和/或骶髂关节轻度分离，前后韧带拉长但结构完整。

APC2 型：耻骨分离 >2.5cm，骶髂关节前部分离；呈典型的"开书样"骨折。一侧或两侧耻骨支骨折或耻骨联合分离,移位超过 2.5cm,和/或骶髂关节分离,其前部韧带断裂、后部韧带完整。

APC3 型:耻骨分离 >2.5cm,骶髂关节前后部均分离。半侧骨盆完全性分离,但无纵向移位,前后方韧带同时断裂骶髂关节完全性分离,并有纵向不稳。

3)纵向剪切型(VS 型)由于轴向暴力作用于骨盆产生骨盆环前韧带和骨复合物破裂。骶髂关节分离并纵向移位,偶有骨折线通过髂骨翼和/或骶骨。

4)复合应力型(CM 型):前和/或后部纵和/或横形骨折,可见各类骨折的组合形式(LC-VS 型和 LC-APC 型等)。

2. CT 表现　骨盆构成骨连续性中断。CT 能够较好地显示骶骨骨折、髋臼前后部骨折及髋臼底骨折(图 3-9-29、图 3-9-30)。三维重建、多平面重建技术、三维立体等后处理技术能够立体直观地显示骨盆骨折的全部细节、骨盆环的分离程度,能够更准确地诊断骨盆骨折类型,是指导治疗方案的关键。同时,能够发现盆腔积血、膀胱和尿道损伤等并发症。

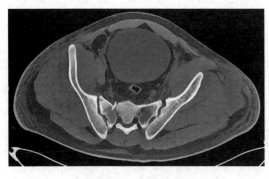 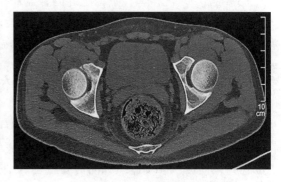

图 3-9-29　骨盆骨折　　　　　　　　　　　图 3-9-30　髋臼骨折

3. MRI 表现　骨盆骨皮质、骨小梁断裂 MRI 主要表现为 T_1WI 稍低信号,T_2WI 低信号,脂肪抑脂序列以混杂信号影存在。MRI 具有多参数、任意方位成像、对软组织分辨率高等特点,且对骨髓、韧带、关节腔积液等的识别具有显著优势,能够较准确显示 X 线、CT 检查都难以发现的骨挫伤及隐匿性骨折。骨挫伤 MRI 表现:T_1WI FSE 病灶呈低信号,边界不清;T_2WI STIR 病灶范围扩大,信号不均匀增高或略增高,呈不规则的斑片状、片状或类似地图样改变,部分病例其内见线状、条状、树枝状或放射状低信号影。隐匿性骨折 MRI 表现:T_1WI FSE 及 T_2WI STIR 呈不规则细线状、条状低信号影,T_2WI STIR 低信号影周围有不规则的斑片状、蔓状局限性或弥漫性高信号区;出血在 T_1WI 表现为低信号影间夹杂斑点状高信号,T_2WI 呈高信号。

(二)骨盆肿瘤

骨盆肿瘤约占全身原发骨肿瘤的 4% 左右。骨盆良性肿瘤多见,多见于 40 岁以下人群,好发于髋臼周围。常见肿瘤有骨巨细胞瘤、骨软骨瘤、单纯性骨囊肿、动脉瘤样骨囊肿、骨纤维结构不良、尤因肉瘤、骨肉瘤、骨转移瘤。

1. 骨巨细胞瘤　骨巨细胞瘤(giant cell tumor of bone)是一种局部侵袭性肿瘤,大部分为良性,部分生长活跃,也有少数一开始就是恶性。肿瘤主要由单核基质细胞或多核巨细胞构成,单核细胞决定肿瘤、性质,根据单核细胞和多核巨细胞的组织学特点,可分为三级。Ⅰ级为良性,Ⅱ级为侵袭性,Ⅲ级为恶性。若肿瘤的恶性度高,则多核巨细胞数量少,体积小,细胞核数少,单核细胞核大,有间变现象,排列紊乱。良性者与之相反。但组织学的分级不完全代表其生物学特性,有的镜下分化成熟的肿瘤,在临床上却表现为恶性。

(1)X线表现:肿瘤好发于干骺愈合后的骨端,有的肿瘤膨胀可很明显甚至将关节对侧的另一骨端包绕起来,这是该瘤的特征之一。肿瘤常直达骨性关节面下,以致骨性关节面就是肿瘤的部分骨性包壳,此亦为骨巨细胞瘤特征之一。肿瘤有横向膨胀倾向,其最大径线常与骨干垂直。骨破坏区与正常骨的交界清楚但并不锐利,无硬化边(图3-9-31)。

(2)CT表现:可以清楚显示骨性包壳,甚至平片上显示不清的在CT上也可以清楚显示,骨壳内面凹凸不平,肿瘤内密度不均匀,可见低密度坏死区,有时可见液-液平面。肿瘤与松质骨的交界多清楚,但无骨质增生硬化(图3-9-32)。

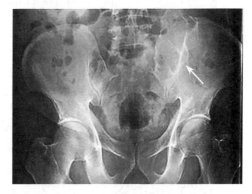

图 3-9-31　骨盆骨巨细胞瘤

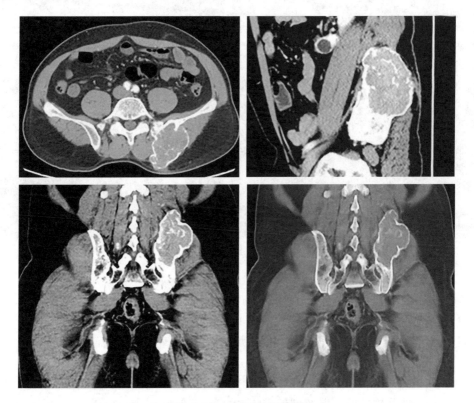

图 3-9-32　骨盆骨巨细胞瘤

(3)MRI表现:MRI的优势在于显示肿瘤的软组织情况,与周围神经、血管的关系,关节软骨下骨质的穿破,关节腔受累,骨髓的侵犯和有无复发等。多数肿瘤在MRI图像上边界清楚,周围无低信号环。瘤体的MRI信号是非特异的,在T_1WI呈均匀的低或中等信号,高信号区提示亚急性、慢性出血。在T_2WI信号不均匀,呈混杂信号。增强扫描可有不同程度的强化(图3-9-33)。

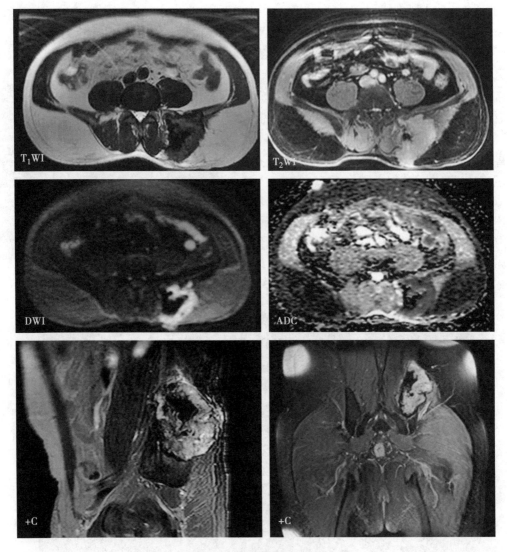

图 3-9-33 骨盆骨巨细胞瘤

2. 骨软骨瘤 骨软骨瘤（osteochondroma）好发于儿童和青少年，男性多见，以长管状骨干骺端邻近骨骺部位最为好发。患者可无症状，也可表现为缓慢生长的无痛性肿块，肿瘤较大时可压迫周围的神经、血管引起疼痛和活动障碍等。病理上骨软骨瘤由骨性基底的瘤体、透明软骨构成的帽盖及纤维组织构成的包膜三部分组成。

（1）X 线表现：骨软骨瘤好发于儿童和青少年，男性多见，以长管状骨干骺端邻近骨骺部位最为好发，骨盆较少见。患者可无症状，也可表现为缓慢生长的无痛性肿块，肿瘤较大时可压迫周围的神经、血管引起疼痛和活动障碍等。病理上骨软骨瘤由骨性基底的瘤体、透明软骨构成的帽盖和纤维组织构成的包膜三部分组成。

多发性骨软骨瘤的 X 线表现与单发者相似，但骨骼畸形明显，尤其是长管状骨的塑形障碍，可造成干骺端增粗、骨干变短和关节畸形等。

（2）CT 表现：大多数显示为边界清楚的骨性肿块，中心密度较低，与母骨骨质相连续，软骨帽呈软骨样低密度，边缘多光滑，其内可见点状和环形钙化。1% 的骨软骨瘤可发生恶变,恶变的主要表现为:①肿瘤生长加快,临床疼痛症状明显;②菜花状骨性突起的软骨帽钙化边缘部分模糊,钙化密度变淡或中断;③邻近溶骨性骨质破坏,或伴软组织肿块;④瘤体内新出现透亮区;⑤远处转移。

(3)MRI 表现:MRI 可以清晰显示软骨帽的形态、厚度及其信号特征。软骨帽 T_1WI 呈等低信号,T_2WI 呈高信号;软骨帽周围可见 T_1WI、T_2WI 均呈低信号的包膜包绕;不同成熟度的骨组织和钙化在 T_1WI、T_2WI 均呈低信号,骨松质部分与正常骨松质信号相同。增强扫描无明显强化。

3. 单纯性骨囊肿

(1)X 线表现:单纯性骨囊肿(simple bone cyst,SBC)又称孤立性骨囊肿,是一种具有自限性的良性骨病变。好发于 10~20 岁青少年,多因外伤骨折后就诊。主要发生于长管骨干骺端松质骨或骨干髓腔内,罕见跨越骺板侵及骨骺。病灶呈圆形或卵圆形,长轴与母骨长轴一致,多位于骨的中心。单囊或多囊状,密度较低,边缘光滑,可有菲薄的硬化边和囊壁骨嵴伸入囊腔。相邻骨皮质轻度膨胀变薄,膨胀程度一般不超过干骺端宽度。病理骨折后可有骨折碎片进入囊腔,出现碎片陷落征。

(2)CT 表现:CT 上囊肿多表现为圆形或卵圆形低密度影,边界清楚,无硬化,局部的骨皮质不规则变薄表现为囊性膨胀。少数囊内因骨性间隔,而呈多房性改变。囊内 CT 值多和水密度相近,急性出血期时可呈高密度,增强扫描时病灶不强化。

(3)MRI 表现:T_1WI 为中低信号,T_2WI 为均匀性高信号。当囊内出血时 T_1WI 及 T_2WI 均呈高信号。Gd-DTPA 静脉注射后扫描骨壳内侧病灶边缘部可呈线样强化。

4. 动脉瘤样骨囊肿 动脉瘤样骨囊肿(aneurysmal bone cyst,ABC)是一种病因尚不明确的少见的骨肿瘤样病变,可分为原发性和继发性病变,其中继发性病变中主要有骨巨细胞瘤、软骨母细胞瘤、软骨肉瘤等。发病年龄多为 10~30 岁,其中近 80% 发生在 20 岁以下。发病部位以长骨干骺端、骨盆、脊柱多见;临床多以局部肿胀、疼痛就诊,多有外伤史。病理上多位于骨松质、髓腔中央,少数位于皮质及骨膜;充满深红色、棕红色不凝固血液;单房或多房,有纤维骨性间隔。发病机制主要分为四期:溶骨期、膨胀期、稳定期、愈合期。溶骨期:静脉受阻,骨内压增高,邻骨吸收。膨胀期:囊内压更高,骨缺损更大,穿破骨皮质并掀起骨膜。稳定期:囊内压稳定,血腔被纤维分隔,相互沟通。愈合期:囊内钙骨化,囊壁增厚,形成致密骨块。

(1)X 线表现:偏心生长,长径与骨干平行。很少累及关节面,膨胀一般较明显,呈"吹出气球样",膨胀明显可见骨膜反应,囊间隔可有钙化,边缘光整伴硬化。骨盆病灶多为类圆形或不规则多房膨胀性破坏,部分可见粗细不均弓条状骨骼,在中等密度病灶中夹杂小的低密度影。局部骨壳可断缺,形成周围软组织肿块。

(2)CT 表现:好发部位常见于长管骨,还可见于脊柱、手、骨盆;位于干骺端,长骨偏心性多见,短骨倾向于中心性。多房、肥皂泡样。地图样骨质破坏:骨皮质膨胀、菲薄,但完整;无骨膜反应,少部分可突破骨包壳形成软组织肿块。骨内骨小梁间隔多呈水平状、粗细不等。可并病理性骨折。CT 能够显示骶骨直径约 2cm 病灶。

(3)MRI 表现:MRI 主要表现为膨胀性骨破坏,T_1WI、T_2WI 可见病灶周边完整或不完整的低信号环及纤维骨性间隔,囊液呈长 T_1 长 T_2 信号,病灶内有液-液平面(T_1 上低下高,T_2 上高下低),较具特征性。增强扫描病灶囊壁和分隔呈明显强化,其中囊性部分未见强化,呈"蜂窝状"改变。部分病灶可累及骶髂关节,同时伴有周围软组织水肿。

5. 骨纤维结构不良 骨纤维结构不良（osteofibrous dysplasia，OFD）又称为骨纤维异常增生症。病因主要与鸟苷酸结合蛋白活性刺激肽（GNAS）基因非遗传性突变有关。多数病变为单发性，无症状，可临床观察。本病发病以青少年为主，无性别差异。主要是发生在骨的形成和生长中，正常的骨和骨髓组织被纤维组织或不成熟编织骨所代替。可涉及单个或多个骨骼，分为单发性和多发性。好发部位为长骨、肋骨、颅面骨、骨盆等。临床表现主要有疼痛、畸形和病理性骨折。并可合并其他疾病，如多发性 OFD 同时伴有皮肤色素斑、内分泌异常等。可用双膦酸盐类药物减轻疼痛，手术可纠正患者畸形、去除病灶、预防病理性骨折。

（1）X 线表现：中心性或偏心性骨质密度减低区，局部膨胀，边缘常清晰、硬化，骨内膜扇贝状侵蚀，局部骨皮质变薄或增厚。皮质外层完整。

（2）CT 表现：病灶内因含纤维组织、骨样组织、新生骨小梁及骨小梁成熟度不同，比例不同，CT 表现为囊型和硬化型。囊型主要见于四肢骨，表现为囊状低密度区，皮质变薄，骨干可有膨胀，内有磨玻璃样钙化。病变发展可形成多囊状，囊内有粗大的骨小梁，囊周围硬化。硬化型多见于颅面骨和颅底骨，也可见于四肢骨。特点是非一致性密度增高，在硬化区内有散在的颗粒状低密度区。

（3）MRI 表现：MRI 表现比较复杂，根据病灶内所含组织的比例不同，表现也不同，多数表现为 T_1WI 和 T_2WI 呈不均匀的低信号，T_2WI 压脂像上呈中等信号，病灶内有出血或积液时信号明显增高，MRI 非常敏感，可早期诊断，并能清楚地确定肿瘤的范围，但对骨皮质的显示不清楚。增强扫描，病灶可出现各式各样的强化表现。

6. 尤因肉瘤 尤因肉瘤（Ewing sarcoma）好发于 15 岁左右青少年人群，男性略多于女性。长管状骨多发，骨盆的病变以髂骨居多，病程较短，早期以间歇性疼痛为主，后期为持续性疼痛，常有不规则发热、贫血、白细胞增高及血沉增快等类似全身感染表现。尤因肉瘤属于骨小细胞恶性肿瘤中的一种，对放射线极为敏感，易复发、转移，以血行转移常见，预后差。

（1）X 线表现

1）骨质改变：骨盆以溶骨型及混合型骨质破坏为主，硬化型少见，早期呈筛孔样或小斑点状，晚期为"虫蚀样"，骨皮质呈花边样缺损。

2）骨膜反应：以呈不规则层状、放射状为主，还可表现为特征性的葱皮样骨膜反应、针状或"竖发样"及骨膜三角，骨膜三角的形态仍呈多层状，是本病的一个特点。

3）软组织肿块：伴有大的软组织肿块是该病的重要特点。

（2）CT 表现

1）骨质改变：骨盆以溶骨型及混合型骨质破坏为主，边界不清。髓腔为软组织密度影代替，其内残留云雾状、斑点状骨小梁结构，少数可呈多囊状骨质密度减低。骨皮质略膨胀变薄，部分中断缺失，多数为不完整的假包膜，均未见骨壳形成。

2）骨膜反应：以呈不规则层状、放射状为主，还可表现为特征性的葱皮样骨膜反应、针状或"竖发样"及骨膜三角，骨膜三角的形态仍呈多层状，是本病的一个特点。

3）软组织肿块：表现为巨大软组织肿块，与骨质破坏范围不呈比例，其密度通常不均匀，坏死或出血并不常见，且坏死常为小灶性，是本病软组织肿块的特点之一。增强扫描软组织肿块不均匀强化，可累及邻近关节面、血管，表现为关节面骨质毛糙，邻近血管受推移或受累、分界不清、管腔变细小。

（3）MRI 表现:骨干病变纵向范围明显大于横向范围是本病特征之一,提示病变沿髓腔浸润生长。T_1WI 为低到中等信号,T_2WI 为不均匀高信号,增强后肿瘤呈不均匀强化。肿块多呈浸润性生长,当有假包膜存在时,边界可以较清晰。

7. 骨肉瘤　骨肉瘤（osteosarcoma）起源于原始成骨性结缔组织,骨肉瘤是我国最常见的原发恶性骨肿瘤,约占恶性骨肿瘤的 44.6%。男性多于女性,50 岁以上好发于扁骨,扁骨及不规则骨中以髂骨多见;临床表现疼痛、肿胀、活动受限、局部发热,实验室检查血清碱性磷酸酶升高。

（1）X 线表现

1）骨质破坏:表现为斑片状或大片状、虫蚀状、筛孔及发丝状透明区。

2）肿瘤骨:表现为象牙质样、云絮状或斑片状、针状新骨形成。

3）骨膜增生:指受到病变刺激产生的骨膜新生骨,在病变持续存在的时候,骨膜新生骨可以继续被病变破坏,破坏区残余两端的骨膜增生的形态在 X 线上呈三角形或袖口状,称为 Codman 三角。

4）软组织肿块:边界常模糊,其内可有瘤骨、瘤软骨钙化及出血、坏死、囊变等。大软组织肿块内可出现出血、坏死或囊变,呈局限膨突,无瘤骨,但周围有瘤骨包绕（图 3-9-34）。

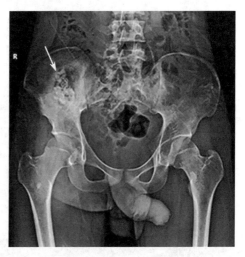

图 3-9-34　骨肉瘤 X 线

（2）CT 表现:CT 表现与 X 线表现相同,CT 可评价肿瘤在髓内和软组织的侵犯范围,对显示骨皮质的破坏优于平片,增强扫描:瘤组织不均匀强化,中心部位可显示无强化的坏死液化区（图 3-9-35）。

（3）MRI 表现:MRI 显示肿瘤在骨内、外的侵犯优于 CT,可进行某些组织成分定性,可评价肿瘤在髓内和软组织侵犯范围。骨肉瘤典型的表现 T_1WI 呈不均匀低信号,T_2WI 呈不均匀高信号,形态不规则,边界模糊。Gd-DTPA 增强:早期边缘强化,逐渐向中心进展;软组织肿块强化程度高于髓腔内肿瘤。增强 MRI 可用于判断肿瘤向关节内的侵犯和关节内有无渗液（图 3-9-35）。

8. 骨转移瘤　骨转移瘤是最常见的恶性骨肿瘤,由原发于骨外的肿瘤通过血液、淋巴系统及局部蔓延等途径播散至骨骼系统的继发性恶性骨肿瘤,如甲状腺癌、鼻咽癌、肺癌、肝癌、乳腺癌、前列腺癌等,好发年龄为 40~70 岁,以多发为主,常累及红骨髓丰富的区域,如脊柱、骨盆及长管状骨近端。

（1）X 线及 CT 表现:骨转移瘤以 X 线片所见常规分为溶骨型、成骨型和混合型 3 种。

1）溶骨型:最多,呈虫蚀样、穿凿样或融冰样骨质破坏,界限不清,周围无硬化,一般无骨膜反应,骨质破坏可突破骨皮质形成软组织肿块。

2）成骨型:呈斑点状、斑片状密度增高影,甚至为象牙质样,骨小梁紊乱,增厚,粗糙,受累骨体积可增大。

3）混合型:兼有成骨和溶骨两种形态。转移瘤的一些特殊表现:肾上腺恶性肿瘤转移常侵犯骨皮质,致骨干轻度膨胀,并可见平行状、葱皮样或放射状骨膜反应;结肠癌转移的骨

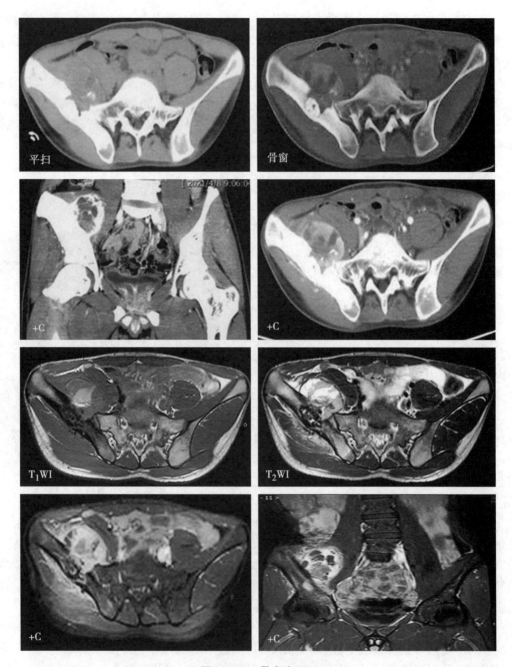

图 3-9-35 骨肉瘤 MRI

质破坏区内可伴有骨化或钙化,类似软骨肉瘤的表现;鼻咽癌骨转移多为成骨型,多发生在骨内,而不累及骨皮质。椎体转移瘤可呈连续性或跳跃性分布,常累及椎弓根并形成椎旁软组织肿,椎体破坏伴塌陷,但椎间隙可保持正常(图 3-9-36)。

(2)MRI 表现:骨髓内多发性病变呈跳跃性分布为其特点。

1)溶骨型转移病灶于 T_1WI 呈低信号,在 T_2WI 呈中等或稍高信号,呈"靶征"或"晕征",突破骨皮质后常累及周围软组织;增强后骨内及邻近软组织内病灶均呈中等或较明显强化。

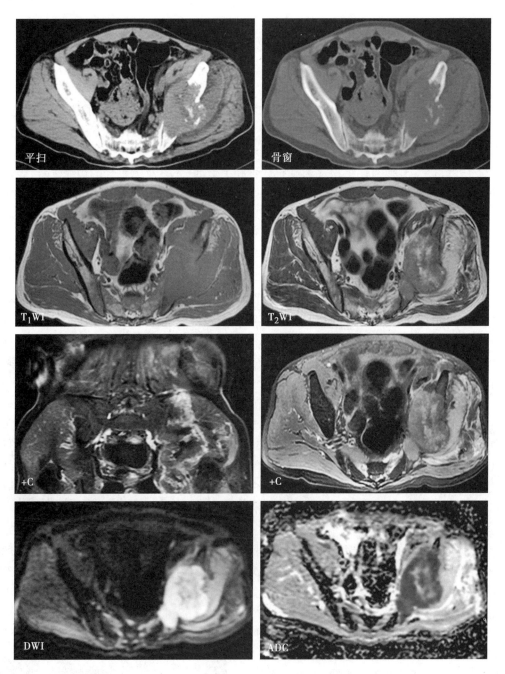

图 3-9-36 骨盆转移瘤

2）成骨型转移瘤在 T_1WI 和 T_2WI 上均呈低信号；增强后呈轻度强化或不强化。

3）混合型转移的骨质破坏 T_1WI 呈低信号，T_2WI 呈稍高和低信号混杂信号，增强后呈轻度或中等强化（图 3-9-36）。

（三）髋臼结核

关节结核 95% 继发于肺结核，多见于少年和儿童，好发于承重大、活动较多的大关节，常单发，最多见于膝关节及髋关节。起病隐匿，病程缓慢，有局部疼痛、肿胀，关节活动受限。

1. X线表现

（1）骨型关节结核：在骨骺与干骺端结核的基础上，又出现关节肿胀、关节骨质破坏、关节间隙不对称狭窄等征象。

（2）滑膜型关节结核

1）早期：仅表现为关节囊和关节周围软组织肿胀，密度增高，关节间隙正常或稍增宽，邻近骨骼骨质疏松。这些变化多由滑膜肿胀、增厚，形成肉芽组织和关节积液所致，可持续几月至1年以上。X线表现不具有特异性，诊断较难。

2）病变进展：滑膜肉芽组织逐渐侵犯软骨和关节面，先累及承重轻的边缘部分，表现为关节边缘虫蚀状骨质破坏，且上下关节边缘常对称受累。由于病变先侵犯滑膜，关节渗出液中又常缺少蛋白溶解酶，故关节软骨破坏出现较晚。因此，虽然已有明显的关节面骨质破坏，而关节间隙变窄较晚才出现，此与化脓性关节炎不同。待关节软骨破坏较多时，则关节间隙变窄，此时可发生半脱位。邻近骨骼骨质疏松明显，肌肉也萎缩变细。关节周围软组织常因干酪样坏死物液化、聚集形成冷性脓肿。有时可穿破皮肤，形成窦道。

3）病变愈合：则骨质破坏停止发展，关节面骨质边缘变得锐利，骨质疏松也逐渐消失。严重病例，可出现纤维性关节强直。

2. CT表现 可显示关节囊增厚、关节周围软组织肿胀及关节腔内积液。骨性关节面毛糙、虫蚀样骨质缺损能早于X线平片显示。关节周围的冷性脓肿表现为略低密度影，增强扫描出现边缘强化。

3. MRI表现 MRI能较细致地显示关节滑膜、软骨和软骨下骨的改变，对关节结核的诊断和鉴别诊断有很大帮助。关节滑膜肿胀、增厚，T_1WI呈低信号，T_2WI为略高信号；关节腔内的肉芽组织在T_1WI为均匀低信号，T_2WI为等高混杂信号；关节腔内积液，T_1WI呈低信号，T_2WI为高信号；关节软骨破坏时，可见软骨高信号带不连续，呈碎片状或大部分破坏消失；软骨下骨质破坏T_1WI呈低信号，T_2WI为高信号；关节周围冷性脓肿在T_1WI为低信号，T_2WI为高信号。MRI增强扫描，充血肥厚的滑膜、肉芽组织及脓肿边缘呈明显强化。

（四）耻骨联合分离

耻骨联合间隙的正常宽度为4~6mm。耻骨联合间隙的宽度可随年龄的变化而变化：3岁时，间隙的宽度约为10mm；20岁时，间隙的宽度约为6mm；50岁时，间隙的宽度约为3mm。女性的耻骨联合有一定的可动性，在妊娠或分娩过程中，耻骨联合可出现轻度的分离，但一般不超过10mm。

1. X线表现 耻骨联合分离时，骨盆正位片可显示耻骨联合间距离增宽和左右耻骨联合上下错位，耻骨联合间隙宽度>10mm或左右错合差度≥5mm即可诊断（图3-9-37）。

2. CT表现 CT检查可进一步直观判断耻骨联合分离情况，以及是否合并骨折，在X线无法明确时采用该检查（图3-9-38、图3-9-39）。

3. MRI表现 当耻骨联合间隙宽度>10mm，即可诊断为耻骨联合分离。MRI能够更好地显示耻骨联合结构的急性损伤，通常表现为耻骨联合关节面下出现T_2WI局限高信号。当耻骨联合纤维软骨撕脱时，可见耻骨联合纤

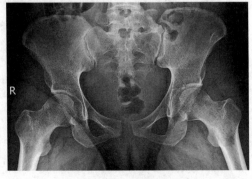

图3-9-37 耻骨联合分离

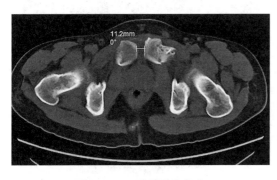

图 3-9-38　耻骨联合分离

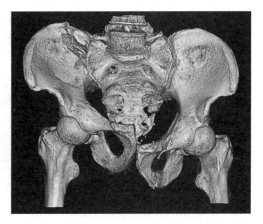

图 3-9-39　耻骨联合分离（左右错合）

维软骨与耻骨皮质撕脱，同时多伴有高信号积液。

（五）骶髂关节炎

1. 骶髂关节退行性变

（1）X 线表现：骶髂关节面骨质硬化，无侵蚀或僵硬，累及双侧关节，常为不对称性；骶髂关节边缘骨赘形成，关节间隙变窄（图 3-9-40）。

（2）CT 表现：骶髂关节边缘骨赘，以前缘更容易显示（图 3-9-41）。

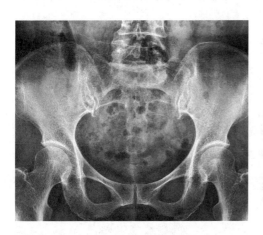

图 3-9-40　骶髂关节退行性变

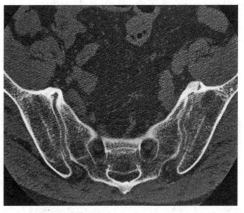

图 3-9-41　骶髂关节退行性变

（3）MRI 表现：骶髂关节边缘骨赘形成，关节间隙变窄。骨髓水肿和软骨下囊变在 T_2WI 上表现为高信号，无骨质侵蚀或缺损。

2. 致密性髂骨炎

（1）X 线表现：骶髂关节面中下 2/3 的髂骨侧骨质异常致密呈均匀一致的骨质致密带，骨小梁纹理完全消失，边缘清晰但无骨质破坏，不侵犯骶骨侧，骶髂关节间隙整齐清晰。硬化区可呈三角形、新月形或梨形，尖端指向头侧。典型为双侧和对称性，单侧病变较少见（图 3-9-42）。

（2）CT 表现：CT 能更好显示在 X 线下发现的病变，表现为沿着骶髂关节的髂骨关节面的软骨下骨的骨质硬化区，无关节间隙变窄、囊变或骨赘形成（图 3-9-43）。

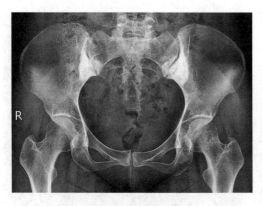

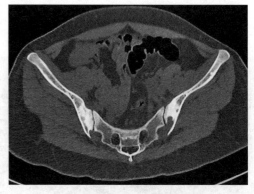

<table>
</table>

图 3-9-42　致密性髂骨炎　　　　　　　　　　图 3-9-43　致密性髂骨炎

（3）MRI 表现:在所有序列中,硬化区域显示为低信号,病变分布和 X 线显示的轮廓一致。

3. 强直性脊柱炎

（1）X 线表现:骶髂关节炎是强直性脊柱炎特征性改变,表现为三联征:骨质侵蚀、骨质硬化以及骨桥形成。骶髂关节炎早期在 X 线平片上表现不明显。X 线平片上的骨质侵蚀主要表现为骶髂关节面不规则齿状轮廓。当骨质侵蚀显著时,会形成串珠样改变,并伴有关节间隙假性增宽和不同程度的骨质硬化。骶髂关节炎晚期表现为完全性关节强直。骨桥形成标志着关节强直的开始,关节强直发生时,关节轮廓模糊,关节间隙消失。当关节强直病程较长时,骨质硬化消失,正常的关节间隙被正常结构骨取代。

X 线骶髂关节炎分级标准:

0 级:正常。

1 级:可疑变化。

2 级:轻度异常,可见局限性侵蚀、硬化,关节间隙无变化。

3 级:明显异常,为中度或进展性骶髂关节炎,伴有以下 1 项及以上改变:侵蚀、硬化、关节间隙增宽或狭窄,或部分强直(图 3-9-44)。

4 级:严重异常,完全性关节强直(图 3-9-45)。

（2）CT 表现:CT 检查更能显示强直性骶髂关节炎影像学特征,作出正确的诊断及分级。

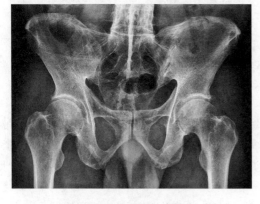

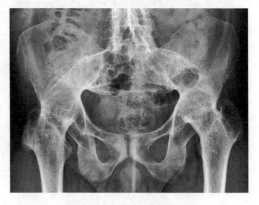

图 3-9-44　强直性脊柱炎　　　　　　　图 3-9-45　强直性脊柱炎
X 线骶髂关节炎分级 3 级。　　　　　　　X 线骶髂关节炎分级 4 级。

CT骶髂关节炎分级标准：

1期：关节面皮质白线中断，或白线增宽、模糊、密度减低，关节面下骨质呈小囊状改变，病变多局限于髂骨侧，关节间隙正常。

2期：关节面呈"毛刷状"或"缺刻"改变，骨质增生增厚更加明显，关节间隙无明显改变。

3期：关节面明显骨质破坏，呈"锯齿状"骨质缺损，关节间隙不规则狭窄（图3-9-46）。

4期：关节间隙消失，两侧关节面融合，关节间隙留有一条高密度硬化痕迹（图3-9-47）。

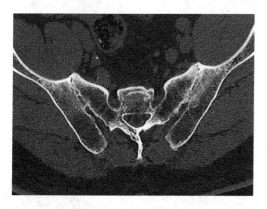

图3-9-46 强直性脊柱炎
CT骶髂关节炎分级3级。

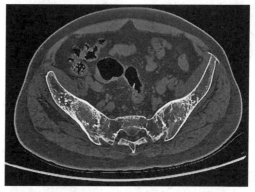

图3-9-47 强直性脊柱炎
CT骶髂关节炎分级4级。

（3）MRI表现：MRI可以在X线平片征象出现前以及结构破坏前检查出早期骶髂关节炎。典型的骶髂关节炎会出现骨炎（骨髓水肿）、骨质侵蚀、骨质硬化、脂肪积聚、滑囊炎、滑膜炎、关节内强化以及发生在后关节间隙的附着点炎。

骨炎在MRI上表现为关节周围及软骨下骨髓水肿，即T_2WI脂肪饱和、STIR高信号。在对比增强检查中，活动期骨炎区可见强化，最常见于关节的髂骨面，这是诊断活动期炎症的有力证据，并且可以评价骨髓水肿的程度。

骨质侵蚀是强直性脊柱炎最为特异的MRI特征（图3-9-48）。在T_2WI平扫上骨质侵蚀表现为关节轮廓的低信号缺损。当炎症处于活动期，骨质侵蚀在STIR序列图上表现为高信号，增强后可见强化。骨质缺损可以融合呈串珠状，可见关节的假性增宽。

（六）盆腔器官脱垂

1. 超声表现

（1）前盆腔器官脱垂超声表现

1）膀胱脱垂Green分级：Green根据膀胱颈的活动度、膀胱后角（近段尿道和膀胱三角外壁之间的夹角）及尿道旋转角度三个指标对膀胱膨出进行分型，共分为三种类型。

Green I型：瓦尔萨尔瓦动作后，膀胱颈位于耻骨联合水平线以下，膀胱后角开放大于140°，尿道旋转角<45°（图3-9-49、图3-9-50）。

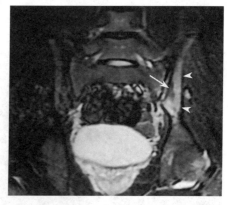

图3-9-48 强直性脊柱炎
骶髂关节骨髓水肿及骨质侵蚀。
箭头：骨髓水肿；长箭头：骨质侵蚀。

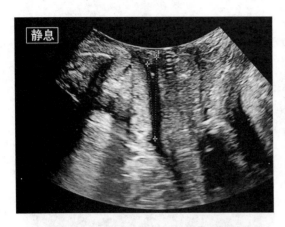

图 3-9-49 膀胱脱垂 Green Ⅰ型（静息）

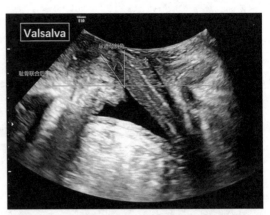

图 3-9-50 膀胱脱垂 Green Ⅰ型（瓦尔萨尔瓦动作后）

Green Ⅱ型：瓦尔萨尔瓦动作后，膀胱颈位于耻骨联合水平线以下，膀胱后角开放大于140°，尿道旋转角为≥45°（图 3-9-51、图 3-9-52）。

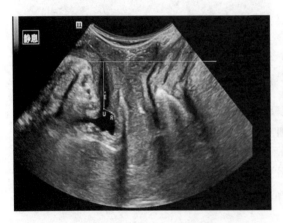

图 3-9-51 膀胱脱垂 Green Ⅱ型（静息）

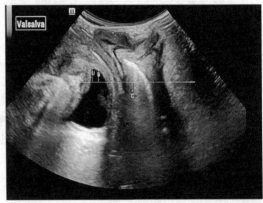

图 3-9-52 膀胱脱垂 Green Ⅱ型（瓦尔萨尔瓦动作后）

Green Ⅲ型：瓦尔萨尔瓦动作后，膀胱颈位于耻骨联合水平线以下，膀胱后角完整小于140°，尿道旋转角≥45°（图 3-9-53、图 3-9-54）。

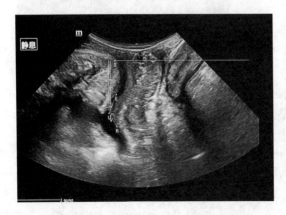

图 3-9-53 膀胱脱垂 Green Ⅲ型（静息）

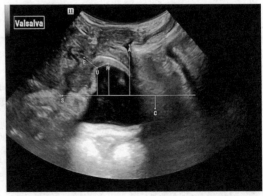

图 3-9-54 膀胱脱垂 Green Ⅲ型（瓦尔萨尔瓦动作后）

2）膀胱膨出超声分级

膀胱位置：测量最大 Valsalva 状态下膀胱最低点与参考线（耻骨联合下缘水平线）之间的垂直距离。正常膀胱位于参考线上。

轻度膨出：膀胱最低点位于参考线下方 10mm 以内。

明显膨出：膀胱最低点位于参考线下方≥10mm。

（2）中盆腔（子宫）脱垂超声分级

方法一：测量最大 Valsalva 状态下子宫颈最低点与参考线（耻骨联合下缘水平线）之间的垂直距离。

子宫脱垂：最低点位于参考线以上 15mm。

轻度脱垂：最低点位于参考线上方 0~15mm。

明显脱垂：最低点位于参考线及下方。

方法二：结合临床妇检结果，沿阴道气体线的走行测量子宫颈最低点距阴道外口的距离。

轻度脱垂：2~40mm。

明显脱垂：≤20mm。

（3）盆腔脱垂超声表现：超声上，后盆腔功能障碍主要包括直肠前壁膨出、会阴过度运动、肠疝、直肠后壁膨出、直肠内肠套叠和直肠脱垂。

1）直肠前壁膨出：参考线为沿腹侧肛门内括约肌向头端引一条与肛管平行的延长线，测量膨出物顶端与其之间的垂直距离。

最大瓦尔萨尔瓦状态下膨出距离≥6mm 时诊断。轻度 6~15mm；明显 >15mm。

2）会阴过度运动：直肠壶腹部最低点距耻骨联合水平线的距离，线下大于 15mm，且与肛管夹角 >90°。

3）肠疝：腹膜、小肠、乙状结肠或网膜通过先天或后天形成的薄弱点、缺损或孔隙进入直肠壶腹部与阴道之间。超声主要表现为最大瓦尔萨尔瓦状态下膨出物位于直肠壶腹部与阴道间，主要是包含液体的腹膜、小肠、乙状结肠或网膜（图 3-9-55）。

4）直肠后壁膨出：薄弱及缺损的区域紧邻肛门直肠连接处，向后或向背侧膨出。

5）直肠肠套叠和直肠脱垂：直肠壁和小肠进入近端肛管，在瓦尔萨尔瓦动作时使近端肛管开放并产生一个箭头形状的扩张。

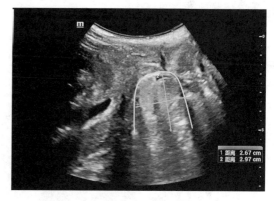

图 3-9-55 直肠膨出

2. MRI 表现 盆底动态 MRI 目前已成为盆腔器官脱垂患者的主要影像学检查方法之一。盆底动态 MRI 需要在静息和最大用力状态下分别进行盆底 MRI 扫描，扫描范围包含耻骨联合、膀胱颈、宫颈、直肠和尾骨等结构。

（1）膀胱脱垂及膨出：膀胱脱垂表现为膀胱后壁弧形下降并向后移动，引起阴道前壁变形甚至脱出阴道外口。膀胱脱垂的影像学诊断标准包括：①膀胱下缘位于耻骨联合之下；②膀胱下缘位于 PCL 之下；③膀胱下缘位于 PCL 以下 1cm 以上。动态 MRI 盆底用力成像时，可显示膀胱底的位置向后下移动进入阴道前壁，膀胱的一部分位于膀胱尿道接合部的上方，使患者排尿时难以完全排净。直肠排空后,膀胱膨出的程度可能会更加突出。膨出的膀胱的轮廓可呈圆形,冠状位膀胱下移呈被拉长的改变。膀胱膨出严重者 H 线可超过 5cm(图 3-9-56)。

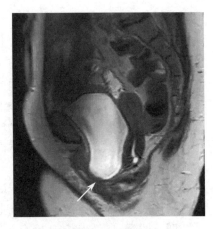

图 3-9-56　膀胱膨出

(2)子宫、宫颈和阴道脱垂:阴道穹隆或宫颈位于 H 线以下,即可诊断为阴道穹隆或子宫脱垂。子宫、宫颈及阴道脱垂患者常伴有其他器官的脱垂,如尿道和小肠、直肠脱垂。动态 MRI 上,正常状态下矢状位 MRI 影像学检查显示阴道上 2/3 为向后盆腔倾斜的水平轴向。阴道穹隆或子宫脱垂患者上 2/3 阴道轴向发生改变,阴道长轴与纵轴线交角消失,阴道成垂直状。盆腔检查行瓦尔萨尔瓦动作时,膀胱膨出突入阴道前壁,而阴道后壁由于直肠膨出而出现形状改变(图 3-9-57)。

(3)直肠脱垂及膨出:①直肠脱垂分为内脱垂和外脱垂,肠壁全层脱入到直肠或肛管内为内脱垂或套叠,直肠肠管(包括直肠黏膜和直肠肌层组织)低于肛管水平则为外脱垂。MRI 影像上,直肠位于 H 线以下诊断为直肠脱垂。②直肠膨出通常指直肠的前膨出,又称直肠前突。在动态 MRI 矢状面上自肛管的前壁画一条延长线,直肠膨出部分的最远点到此线的距离如超过 2cm,则为直肠前膨出。直肠前膨出分 3 度:轻度,最大盆腔用力直肠前壁向前呈囊袋状突出,其深度超过正常直肠前壁边界以远的垂直距离 2.0cm;中度,最大盆腔用力直肠前壁向前呈囊袋状突出,其深度超过正常直肠前壁边界以远的垂直距离 2.0~4.0cm;重度,最大盆腔用力直肠前壁向前呈囊袋状突出,其深度超过正常直肠前壁边界以远的垂直距离 >4.0cm。③直肠后膨出为直肠的后壁向后膨出,是直肠壁通过缺损的肛提肌板疝出,又称会阴疝。通常冠状面和横断面 MRI 可见直肠侧壁缺陷,而矢状位 MRI 可见直肠后壁缺陷。由于直肠膨出也见于少数正常人群,因此诊断一定要结合患者的症状和病史等临床资料(图 3-9-58)。

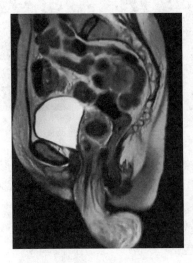

图 3-9-57　子宫脱垂

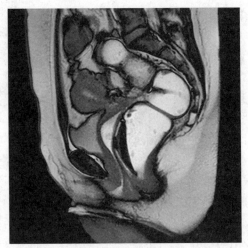

图 3-9-58　阴道及直肠脱垂

（4）肠疝：多位于阴道后壁直肠阴道隔上方，偶尔出现在阴道前侧壁的直肠阴道隔上方。诊断肠疝的影像学标准包括：①小肠或乙状结肠位于直肠阴道隔；②突出肠管低于 PCL 水平；③直肠阴道隔间隙增宽；④异常的直肠子宫陷凹加深。在动态 MRI 上，小肠或乙状结肠下降到 PCL 以下，诊断为小肠或乙状结肠疝出。在矢状面 MRI 检查中，小肠袢突入阴道直肠间隙内超过 2cm，提示阴道直肠筋膜撕裂。横断面可以看到小肠和乙状结肠位于阴道直肠间隙内及该间隙增宽（图 3-9-59）。

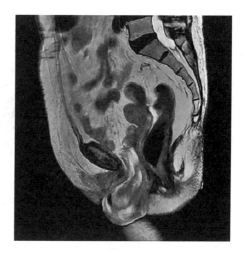

图 3-9-59 小肠疝

（七）压力性尿失禁

1. 超声表现　压力性尿失禁可有以下的超声表现：膀胱膨出，膀胱颈的移动度增加，尿道旋转角增加，尿道内口开放呈漏斗状，尿道括约肌松弛导致尿道扩张等。

Green Ⅱ型膀胱膨出患者常有压力性尿失禁但肛提肌完整。Green Ⅲ型膀胱膨出患者常有压力性尿失禁并伴不同程度的排尿困难及肛提肌损伤。

膀胱颈移动度：膀胱颈的下降与压力性尿失禁的相关度最高。随着尿失禁程度的加重，膀胱颈下降距离明显增加。膀胱颈下降距离达 20mm 及 25mm 等截断值曾被用于界定膀胱颈是否运动过度，但是目前认为 30mm 意义更大。

2. MRI 表现：压力性尿失禁属盆底功能障碍，多见于中老年女性。动态 MRI 能充分反映尿道活动度，能提供动态、静态的客观数据，对压力性尿失禁的诊断及病情评估具有重要参考价值，其观察范围为尿道支持结构、膀胱尿道后角、尿道倾斜角等尿道活动性指标。

尿道支持结构包括尿道括约肌、尿道周围韧带和肛提肌等盆底结构。MRI 可以直接显示尿道支持结构和肛提肌变化情况。压力性尿失禁患者通常表现为尿道周围韧带和肛提肌松弛、退变或断裂。

膀胱尿道后角增大是压力性尿失禁患者的 MRI 表现之一。膀胱尿道后角（PVA）是指矢状位上，尿道纵轴与膀胱底部之间的角度（图 3-9-60）。压力性尿失禁患者的腹壁松弛后，膀胱颈低于正常位置，当患者出现腹压增高时，其膀胱颈的位置也发生变化；如患者膀胱颈下移明显，膀胱尿道后角消失，当患者出现腹压增高时，膀胱颈会明显下移，因此检测膀胱尿道后角的变化情况来判断是判断膀胱生理解剖、尿道下垂、尿道支持组织等是否存在异常。

尿道倾斜角（AUA）是盆底动态 MRI 评价尿道活动性的主要指标，是指正中矢状位上，人体长轴与尿道纵轴的角度，其变化值也反映了尿道支持结构等变化情况（图 3-9-61）。尿道倾斜角的增加存在压力性尿失禁可能，且倾斜度越大，患者尿道活动性越大。

膀胱漏斗征阳性提示患者存在压力性尿失禁可能。尿道内口主要为尿道平滑肌，没有外括约肌覆盖，其近端为环形平滑肌与膀胱颈平滑肌相连，颈部肥厚，形成较强的收缩力，在尿道内口关闭中具有重要意义。正常情况下，储尿期的膀胱是闭合状态，但压力性尿失禁患者储尿期的膀胱颈为开放状态，呈漏斗状，系尿道括约肌闭合系统功能障碍导致近端尿道松弛，形成膀胱漏斗样改变（图 3-9-62）。

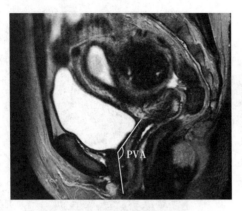

图 3-9-60　膀胱尿道后角（PVA）

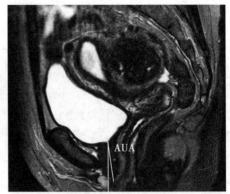

图 3-9-61　尿道倾斜角（AUA）

（八）膀胱过度活动症

单纯膀胱过度活动症在 MRI 检查中通常无阳性发现。其他病变继发或伴发膀胱过度活动症时，MRI 检查可发现以下膀胱器质性病变或神经源性疾病：

（1）膀胱出口梗阻。

（2）神经源性排尿功能障碍：脑卒中、脊髓损伤等。

（3）压力性尿失禁。

（4）其他：前列腺病变、泌尿系肿瘤、膀胱结石、膀胱及前列腺手术后膀胱痉挛等。

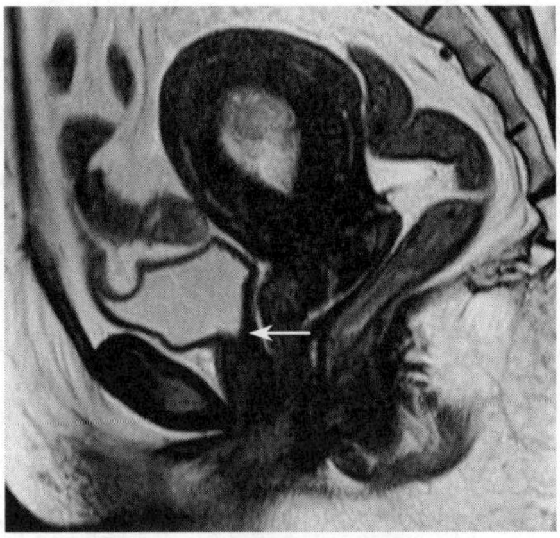

图 3-9-62　膀胱漏斗征阳性

三、康复治疗的影像关注要点

（一）骨盆及髋臼骨折

1. 骨盆髋臼骨折的急救主要是对休克及各种危及生命的合并症进行处理。骨盆髋臼骨折常合并多发伤的占 33.0%~72.7%，休克的发生率高达 30%~60%。严重骨盆髋臼骨折的死亡率为 25%~39%，都是由直接或间接骨折出血引起。因此骨盆骨折的早期处理一定要遵循创伤生命支持的基本原则，首先抢救生命，稳定生命体征后再对骨盆骨折进行相应的检查及处理。

2. 骨盆髋臼骨折的治疗　根据骨折分类选择治疗方式（AO 分类）：A 型骨盆骨折属于稳定性骨折，一般予以保守治疗，卧床休息 4~6 周，早期下地行走锻炼；B 型骨折为前环损伤，仅需行前方固定；C 型骨折为后环或前后联合损伤，需要行骨盆前后联合固定。髋臼骨折移位超过 3mm 需行切开复位内固定术。手术时机：最好在伤后 7 天以内进行，最晚不超过 14 天，否则复位难度将大大增加，畸形愈合及不愈合的发生率也明显增高。

3. 手术前后行 X 光及 CT 平扫加三维重建作为骨盆髋臼骨折重要的影像学评估技术，可以在术前充分了解骨折分型以指导手术，并可在术后了解内（或外）固定情况，指导术后康复及功能锻炼；术前行 MRI 检查是骨折合并盆腔脏器损伤评估的有效方法之一，因其金属特殊成像方式对术后相关治疗指导作用意义不大。

4. 康复治疗及功能锻炼

（1）术后应尽早开始肺部通气和换气的功能训练、患肢不负重的功能锻炼、腹部肌群、腰背肌群、盆底肌群的康复治疗。

（2）负重锻炼：健侧肢体 3d 后开始负重锻炼；B 型骨折术后 6 周开始部分负重，C 型骨折术后 8~10 周开始部分负重，完全负重一般在术后 12 周以后。双侧骨盆不稳定损伤患者术后 12 周损伤较轻的一侧开始部分负重。

（二）骨盆肿瘤

1. 骨盆肿瘤的治疗原则为早期诊断、早期治疗，特别是恶性肿瘤应遵循综合治疗的原则，以手术治疗为主，辅以手术前后化疗、放疗及免疫治疗。骨盆肿瘤的外科分区：髂骨区、髋臼区及耻骨坐骨区，分区对于骨盆肿瘤的治疗有指导意义。

2. 骨盆肿瘤的影像学表现　骨盆解剖部位复杂，与周围很多重要的组织器官相毗邻，并且该处肿瘤往往比较大，浸润广泛。因此，手术前完善的影像学检查对骨盆肿瘤性质的判断、手术方案的确定及术后相应康复治疗均有重要的指导意义。

3. 骨盆肿瘤的治疗　根据肿瘤的性质及分区，恶性肿瘤术前适当放疗、化疗，手术可根据分区行单纯肿瘤切除术、半盆切除术、半盆切除置换术或全髋关节置换术等。

4. 骨盆肿瘤术后的康复治疗

（1）术前评定：髋关节功能的局部检查脊柱与关节形态、关节活动范围神经肌肉运动情况。肌力评定：测试肌肉或肌群、对抗重力或外在阻力完成运动的能力；神经系统功能：注意肢体有无神经功能障碍。综合功能评定：常用 Harris 髋关节评分表。

（2）康复治疗的目的和原则：目的是保持合理的关节活动度，增强肌力，重建关节的稳定性，提高日常生活活动能力。基本原则是早期开始、循序渐进、全面训练、个别对待。因手术后训练时间、力度选择与手术式等密切相关，因此术后的肌力训练方法和开始时间尚未统一，缺乏能证明何种程序或方法更有效、更安全的可靠的临床研究，但应坚持渐进和不引起疼痛的原则。

全髋关节置换术或半盆置换术后康复要点：①防止深静脉血栓形成，早期踝泵运动、腹式呼吸、气压循环治疗、足底静脉泵。②防止关节脱位，卧位，伸直术侧下肢，髋外展 15°~30°，穿丁字鞋防髋关节外旋。③肌力训练，重点训练的是臀中肌、臀小肌、股四头肌和腘绳肌等，以等长肌力训练为主；拔除引流管后经 X 片示假体位置无变化，可开始髋、膝关节屈曲由被动活动（CPM 机）向主动辅助活动，到完全主动活动过渡；加强上肢伸展肌力训练。④站立负重和步行训练，骨水泥固定者拔出引流管后即可负重步行训练，生物固定者亦可在拔出引流管后开始逐步负重步行训练。

（三）盆腔器官脱垂

盆腔器官脱垂（pelvic organ prolapse，POP）是由于盆底肌肉和筋膜组织异常造成的盆腔器官下降而引发的器官位置异常及功能障碍，主要症状为阴道口肿物脱出，可伴有排尿、排便和性功能障碍，不同程度地影响患者的生命质量，是中老年妇女常见的盆底功能障碍性疾病，其患病率随着年龄的增长而上升。人群研究表明，2%~48% 的妇女有到达处女膜程度的膨出（POP-Q Ⅱ期），2%~4% 的妇女有脱出处女膜外 >1cm 的膨出（POP-Q Ⅲ期或更高）。盆腔器官脱垂按部位可分为子宫或宫颈脱垂、阴道穹隆脱垂、阴道前壁膨出、阴道后壁膨出，其中子宫脱垂合并阴道前壁膨出最为常见，多部位脱垂常同时存在。高龄、肥胖、绝经后状态、多次阴道分娩、慢性腹压增加为其高危因素。

有研究发现初产妇阴道分娩时仅有 0.5%~2.5% 发生肛门括约肌断裂,但通过腔内超声检查发现 1/3 产妇临床上有很难发现的肛门括约肌隐形损伤,所以超声检查在盆底疾病的早期诊断中起到很关键的作用。

1. 康复治疗影像的选择策略

(1) 三维超声可以帮助我们更好地判断各腔室之间的空间位置关系,准确判断膨出器官的来源,为盆底成像提供更全面的研究方法。随着超声影像学技术的进步,3D 经阴道超声(endovaginal ultrasound,EVUS)和 3D/4D 经会阴超声(transperineal ultrasound,TPUS)技术日趋完善,以及超声与尿动力学检查结合技术的应用,超声已经能够识别正常耻骨尾骨肌与耻骨直肠肌复合体和经产妇肛提肌的异常变化,并且时间分辨率更好,可以进行动态实时显像,观察盆底的动态改变。利用容积对比成像(volume contrast imaging,VCI)技术能够获得与 MRI 分辨率相似的立体图像。超声检查价格低廉,几乎没有使用禁忌证,更适合在妊娠期使用。近期研究显示,肛提肌撕裂及肛提肌裂孔面积(levatorhiatus area,LHA)增大均与盆腔脏器脱垂相关。实时三维超声及四维超声,可通过对肛提肌收缩和瓦尔萨尔瓦动作的动态观察,更好地了解肛提肌的功能、肛提肌腱弓或筋膜损伤的程度。尤其对于无法正确完成盆底收缩动作的患者,四维超声对盆腔脏器脱垂的评估较 MRI 更具优势。

此外,三维超声还可应用于盆底人工合成植入材料的评估和随访,包括吊带和网片。三维超声可以更立体地观察网片的位置、长度,是否皱缩、折叠,固定点有无移位、脱落等。

(2) MRI 与造影、超声等技术相比具备很多优势:MRI 可以多参数、多平面成像,具有很高的软组织对比度,而没有电离辐射;MRI 既可以静态高分辨成像,又可以动态快速采集图像,也就是说,既可以直接观察盆底支持组织结构,获得盆底的肌肉、筋膜和器官的解剖结构方面的信息,又可以无创、动态地在一次检查中评价所有的盆腔脏器功能情况。MRI 对确定盆底疾病的病理生理情况可提供直接而有用的信息。

目前对有症状的盆底器官脱垂,应用 MRI 描绘解剖异常、确定损伤性质,包括盆腔肌肉连续性破坏及相关的支持系统疾病。MRI 还可以进行三维成像,应用计算机后处理软件,对成像数据进行重建,显示肛提肌群及其与疾病相关解剖结构的关系。MRI 还可以评估骨性骨盆的情况。随着影像学技术的发展,有学者将盆腔动态 3T 磁共振成像(dynamic pelvic 3Tesla magnetic resonance imaging,dp3T MRI)用于孕期和产后肛门括约肌、肛提肌、阴道顶端和前后壁组织和骨性盆腔评估。

2. 重要测量数据及康复诊疗指导意义

(1) 超声数据:常用的参考线为正中矢状切面经过耻骨联合内下缘的水平线。最大瓦尔萨尔瓦动作下膀胱最低点低于参考线,可诊断为膀胱膨出。子宫最低点正常值在参考线上 15mm,最大瓦尔萨尔瓦动作下超过参考线上 15mm 为子宫脱垂。直肠膨出的参考线为沿腹侧肛门内括约肌向头端引一条与肛管平行的延长线,测量膨出物顶端与其之间的垂直距离。最大瓦尔萨尔瓦动作下超过 6mm 则诊断为直肠膨出。

(2) MRI 数据:分析动态 MRI 影像最常用的参照线有两种:一是耻尾线(pubo-coccygeal line,PCL),是耻骨联合下缘到最末尾骨间关节的连线;另一个是平行于耻骨联合长轴的耻骨中线(midpubic line,MPL)。正常者无论静息或用力排便时,盆腔脏器包括膀胱底、阴道穹隆、小肠及乙状结肠均应位于 PCL 以上。而 MPL 相当于处女膜水平,与临床体格检查时的解剖标志一致。两种参照线均可用于评价盆腔脏器脱垂。

(3) 康复诊疗指导意义:可作为诊断及治疗疗效的量化评价指标,为保守治疗或手术治疗的选择提供依据。一般情况下,经一段时间保守治疗无效,可考虑手术治疗。

(四)临床康复的影像关注点

盆腔器官脱垂的治疗主要包括非手术治疗、康复治疗、手术治疗等措施。

1. 非手术治疗　应该是所有盆腔器官脱垂患者的首选治疗方法,主要目标为缓解症状,尽量避免或延缓手术治疗。主要包括盆底肌训练(PFMT)和使用子宫托。

2. 康复治疗　可采用运动康复和肌筋膜手法治疗。通过全面精准评估,制订适合的个体化治疗方案,才能达到最佳治疗效果。盆底肌是核心肌群的一部分,进行针对性核心肌群协调性与力量性训练,可以改善盆腔脏器脱垂,配合肌筋膜手法治疗,可达到更理想效果。应用中医针灸拔罐等也可促进盆底肌力量以及相关支配神经的恢复,缓解局部症状。治疗前后通过三维超声或者 MRI 进行对比,评估治疗效果。

3. 手术治疗　对于非手术治疗失败,或者效果不理想的盆腔器官脱垂患者,可考虑手术治疗。手术治疗的方法主要包括针对中盆腔缺陷的重建手术(如阴道骶骨固定术、骶韧带固定术、宫骶韧带悬吊术、经阴道植入网片的手术)及针对前盆腔、后盆腔的重建术。术后需要定期进行盆底三维超声观察治疗效果,必要时行 MRI 进行评价。

(胡才友　叶彬　刘翠红)

参 考 文 献

[1] PANNU H K,KAUFMAN H S,CUNDIFF G W,et al. Dynamic MR imaging of pelvic organ prolapse:spectrum of abnormalities [J]. Radiographics,2000,20(6):1567-1582.

[2] BOYADZHYAN L,RAMAN S S,RAZ S. Role of static and dynamic MR imaging in surgical pelvic floor dysfunction [J]. Radiographics,2008,28(4):949-967.

[3] CHEN H T,WANG Y C,HSIEH C C,et al. Trends and predictors of mortality in unstable pelvic ring fracture: A 10-year experience with a multidisciplinary institutional protocol [J]. World Journal of Emergency Surgery,2019,14(1):61.

[4] 金韬,刘巍峰,邓志平,等.骨盆良性肿瘤 201 例流行病学分析[J].中国骨与关节杂志,2014,3(2):105-109.

[5] 曾飘娥,江元慧,周延,等.初产妇耻骨联合及盆底支持结构急性损伤的 MRI 表现[J].实用放射学杂志,2020,36(2):239-242.

[6] FAUCONNIER A,ZARESKI E,ABICHEDID J,et al. Dynamic magnetic resonance imaging for grading pelvic organ prolapse according to the International Continence Society classification:which line should be used? [J]. Neurourol Urodyn,2008,27(3):191-197.

[7] 周艳梅,罗穗豫,郝凯. 女性压力性尿失禁患者 MRI 表现特征[J].中国 CT 和 MRI 杂志,2019,17(2):94-97.

[8] 朱兰,郎景和. 女性盆底学[M].3 版. 北京:人民卫生出版社,2021:28-57.

[9] 中华医学会妇产科学分会妇科盆底学组. 盆腔器官脱垂的中国诊治指南(2020 版)[J]. 中华妇产科杂志,2020,55(5):300-306.

[10] HAGEN S,THAKAR R. Conservative management of pelvic organ prolapse in women [J]. Obstet Gynaecol Reprod Med,2012,22(5):118-122.

[11] 吕小娟,唐佳松,张琳,等. 盆底磁刺激治疗产后盆腔器官脱垂的疗效观察[J].中国妇幼保健,2019,12,34(23):5534-5536.

[12] 中华医学会妇产科学分会妇科盆底学组. 盆腔器官脱垂的中国诊治指南(草案)[J].中华妇产科杂志,2014,49(9):647-651.

第十节 髋 关 节

一、正常影像表现

(一)正常X线平片表现

1. 正位片股骨头大部分位于髋臼内,表面光滑,为致密的细弧线,股骨头位于照片正中,股骨颈无投影变形(图3-10-1)。

2. 侧位片股骨头、颈部呈侧位影像显示,股骨颈纵轴与股骨长轴成一夹角即股骨颈前倾角(图3-10-2)。

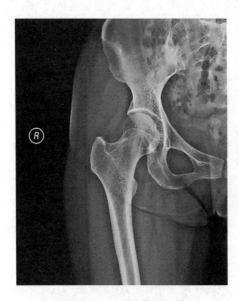

图3-10-1 髋关节正位片

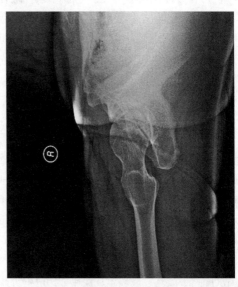

图3-10-2 髋关节侧位片

3. 耻骨、坐骨、髂骨三骨融合于髋臼,融合前以"Y"形软骨相连,表现为横行带状透亮影,随年龄增大逐渐变窄,15~17岁消失。

4. 股骨头与髋臼之间透亮间隙包括关节软骨、关节间纤维软骨及关节腔。

5. 在X线上所显示的关节面为骨皮质,薄而致密、边缘光滑,退行性疾病时关节面骨质硬化,可有骨赘形成。

(二)正常CT表现

1. 髋关节由股骨头和髋臼构成,股骨头圆钝,骨质结构完整,骨小梁清晰排列有序,股骨头中心见一局限性骨质凹陷,为股骨头凹,是股骨头韧带附着处。

2. 髋关节间隙清晰,双侧关节间隙对称,无狭窄或增宽。

3. 髋关节周围软组织结构清晰,未见异常密度影。

正常髋关节CT如图3-10-3、图3-10-4所示。

(三)正常MRI表现

1. 股骨头和髋臼形态正常,骨皮质连续,骨小梁排列有序,骨质信号正常。

2. 股骨头及髋臼表面覆盖有关节软骨,为透明软骨,髋臼边缘附有髋臼唇,由纤维软骨

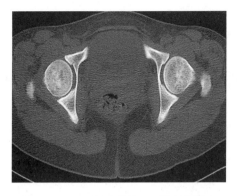

图 3-10-3　正常髋关节 CT 横断面骨窗

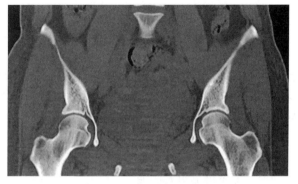

图 3-10-4　正常髋关节 CT 冠状面骨窗

构成,附着于髋臼前缘、外侧缘及后缘,下缘与髋臼横韧带融合,SE 序列 T_1WI、T_2WI 均表现为低信号。

3. 髋关节间隙清晰,双侧关节间隙对称,关节囊内可见少量液体信号影,SE 序列 T_1WI 表现为低信号,SE 序列 T_2WI 表现为高信号。关节囊内液体可起到缓冲并润滑关节囊的作用。

4. 髋关节囊厚且坚韧,上方附着于髋臼边缘,下方附着于转子间线,后面附着于股骨颈中外 1/3 交界处。髋关节周围肌肉包绕在关节囊及关节韧带上,在髋关节上方,股直肌附着于关节囊内侧部,臀小肌覆盖于关节囊的外侧部。在髋关节下方,耻骨肌外侧部与关节囊相贴,稍后方髋臼闭孔外肌附着于关节囊后面。在髋关节后方,关节囊下半部分被闭孔外肌腱覆盖,将关节囊与股方肌隔开。关节周围软组织结构清晰,肌肉信号如常呈 T_1 等 T_2 信号。

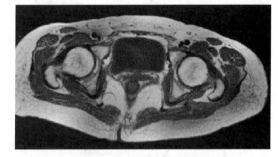

图 3-10-5　正常髋关节 MRI 横断面 T_1WI

正常髋关节 MRI 如图 3-10-5~图 3-10-7 所示。

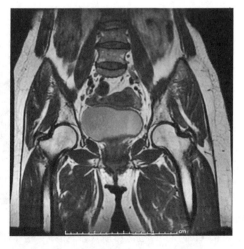

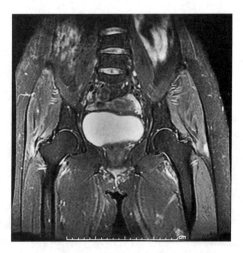

图 3-10-6　正常髋关节 MRI 冠状面 T_2WI　　图 3-10-7　正常髋关节 MRI 冠状面 FS-T_2WI

（四）正常超声表现

1. 髋关节前区　患者取仰卧位,髋关节和膝关节伸直。以骨性结构为标志,分以下几个水平扫查。

（1）股骨头和股骨颈水平切面:探头斜切与股骨颈长轴平行,以股骨头为标志,该斜纵切面可观察股骨头和股骨颈,并在此处探查关节积液。在股骨头与髋臼之间,可显示髋臼唇,为三角形的高回声(图3-10-8)。

探头稍向下移,角度不变,覆盖在股骨表面的是髂腰肌及其肌腱,后者末端附着于股骨小转子(图3-10-9)。在髂腰肌腱与关节囊之间,为滑囊所在,在正常情况下超声无法显示,在病理情况下可见滑囊积液。

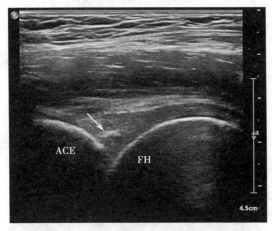

图3-10-8　髋关节前区,股骨头与髋臼唇声像图

ACE:髋臼;FH:股骨头;箭头:髋臼唇。

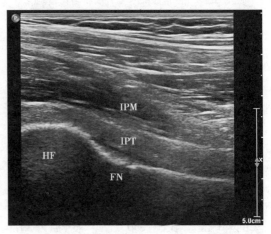

图3-10-9　髋关节前区,髂腰肌腱声像图

IPM:髂腰肌;IPT:髂腰肌腱;HF:股骨头;FN:股骨颈。

（2）髂前上棘水平切面:探头置于髂前上棘表面做横切,可显示附着于该处的缝匠肌和阔筋膜张肌的肌腱起点。前者位于髂前上棘内缘,后者位于外缘。在上述短轴切面上探头旋转90°,分别显示上述两个肌腱的长轴,并向下追踪显示肌腹。缝匠肌经大腿前面转向内侧走行,覆盖股直肌和股内侧肌(图3-10-10);阔筋膜张肌沿大腿外侧行,其深方可显示股外侧肌(图3-10-11)。

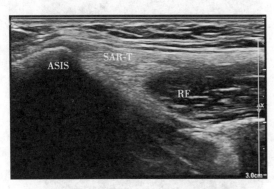

图3-10-10　缝匠肌腱长轴、股直肌声像图

ASIS:髂前上棘;SAR-T:缝匠肌腱;RF:股直肌。

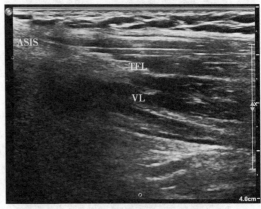

图3-10-11　阔筋膜张肌长轴及股外侧肌声像图

（3）髂前下棘水平切面:探头在髂前下棘位置,分别做横切和纵切,显示股直肌腱的短轴和长轴。髂前下棘附着点是股直肌腱损伤的好发部位之一(另一好发部位是肌腱止点即髌骨上缘)(图 3-10-12)。

（4）血管神经束水平切面:探头置于髂腰肌内侧,平股骨头水平,做横切,使用彩色多普勒血流显像功能显示股总动脉和静脉,在动脉稍外侧可探及股神经,横切面为筛网状结构,神经深方为髂肌,然后可旋转探头 90°,观察神经的长轴。上述动脉、静脉和神经构成血管神经束,再往内侧可显示耻骨肌(图 3-10-13)。

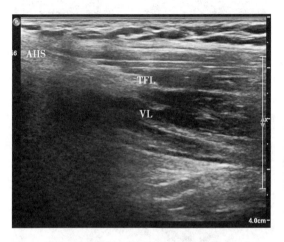

图 3-10-12　股直肌近段声像图
AIIS:髂前下棘。

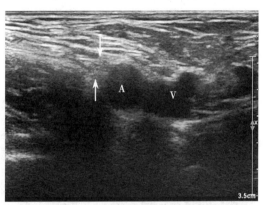

图 3-10-13　股部血管神经束声像图
A:股总动脉;V:股总静脉;箭头:股神经。

2. 髋关节外侧　侧卧位,受检侧髋部向上,轻度后倾。在该区主要观察臀肌及其肌腱。探头置于股骨大转子位置,可显示止于此处的臀中肌及臀小肌的肌腱,前者位于后者的表面,两个肌腱均止于大转子。横切时,以大转子作为识别标志:臀小肌腱在前内侧,位置最深,臀中肌腱在后外侧,最后外侧是臀大肌肌腹。在上述肌腱表面是阔筋膜张肌(图 3-10-14)。

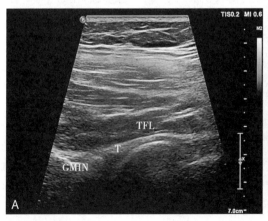

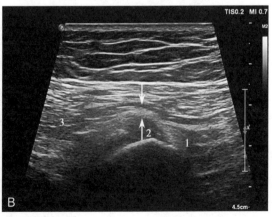

图 3-10-14　髋外侧区声像图
A. 长轴;B. 短轴。
GMIN:臀小肌;T:臀小肌腱;TFL:阔筋膜;1:臀小肌腱;2:臀中肌腱;3:臀大肌;箭头:阔筋膜。

3. 髋关节内侧　髋关节外展、外旋,屈膝。探头置于股骨小转子位置,纵切时可显示髂腰肌腱的止点(图3-10-15)。该位置是临床检查肌腱末端病的部位。

髋内侧区横切时可显示外侧的长收肌和内侧的股薄肌,二者深面为短收肌和更深面的大收肌。纵切时可由浅至深显示长收肌、短收肌和大收肌及内侧的股薄肌,向上追踪,上述肌肉的肌腱均起自耻骨(图3-10-16)。

（1）髋后区:俯卧位,足悬于检查床外。以坐骨结节为标志,观察臀大肌、腘绳肌腱、坐骨神经等。重点是附着于坐骨结节处的肌腱起点。

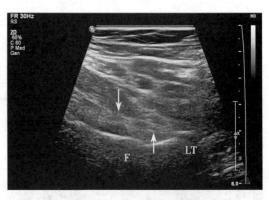

图3-10-15　髂腰肌声像图
LT:小转子;F:股骨;箭头:髂腰肌。

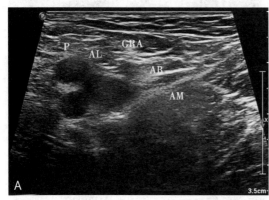

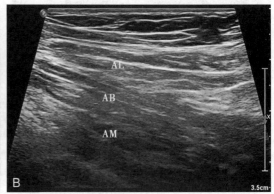

图3-10-16　髋内侧肌群声像图
A.短轴;B.长轴切面。
AL:长收肌;AB:短收肌;AM:大收肌;GRA:股薄肌;P:髂骨。

探头置于臀部纵切和横切,先显示的是浅表的臀大肌肌腹,探头从臀大肌位置下移,在髋后区观察腘绳肌(包括半膜肌、半腱肌及股二头肌长头),在股二头肌深方可见坐骨神经,是人体最粗大的神经。纵切并追踪上述肌肉的肌腱起点,即坐骨结节,这是临床上腘绳肌腱撕裂伤和慢性退行性肌腱病的好发部位,是检查重点(图3-10-17)。

（2）婴幼儿髋关节:婴儿侧卧位、待检测髋关节处于生理状态(轻微屈曲15°~20°)。探头置于髋关节外侧股骨大转子处,与身体长轴保持平行。声像图特征及显示的解剖结构为:髋关节下方的强回声为股骨颈骺板,髋关节中央为股骨头,表现为内部散在点状高回声的卵圆形低回声区,股骨头外侧由偏高回声的滑膜皱襞、关节囊、盂唇和低回声的软骨性髋臼依次包绕,并在股骨头上方逐渐延伸为强回声的骨性髋臼缘。

标准图像可清晰地显示髋臼窝内髂骨下缘,平直的髂骨及盂唇,测量以平直的髂骨声影为基线,髋臼窝内髂骨下缘与骨性髋臼窝的切线为骨顶线,关节盂唇中心点与骨缘转折点的连线为软骨顶线。基线与骨顶线相交成α角,代表骨性髋臼发育的程度。基线与软骨顶线相交成β角,代表软骨性髋臼发育的程度。α角用来衡量骨性髋臼覆盖股骨头的程度,α角小表明骨性髋臼浅。β角代表软骨性髋臼覆盖股骨头的程度(图3-10-18)。

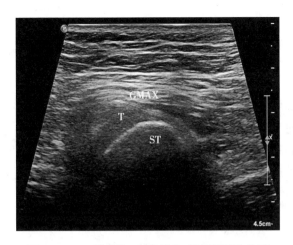

图 3-10-17　臀大肌、坐骨结节、腘绳肌腱声像图
GMAX:臀大肌;ST:坐骨结节;T:腘绳肌腱。

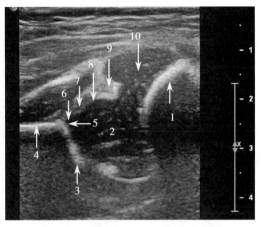

图 3-10-18　正常婴幼儿髋关节声像图
1. 股骨颈骺板;2. 股骨头;3. 髋臼窝内髂骨下缘;
4. 平直的髂骨;5. 骨缘转折点;6. 软骨性髋臼;7. 盂
唇;8. 关节囊;9. 滑膜皱襞;10. 大转子。

二、康复常见异常影像表现

（一）髋臼骨折

累及髋关节的骨盆骨折主要为髋臼骨折,髋臼由马蹄窝样关节面围绕一个髋臼窝构成,由两个柱(倒"Y"形)支撑,前柱为髂骨-耻骨柱,后柱为髂骨-坐骨柱。髋臼骨折依照 Judet-letournel 分型分为简单骨折(累及髋臼一个柱或壁)与复杂骨折(至少由两处简单骨折组成)。骨盆正位(或髋关节正位)、髂骨斜位、闭孔斜位摄片为髋臼骨折分型的必备检查。骨盆(或髋关节)前后位片除了能够显示髋臼的骨折外,对骨盆环的完整性及骶髂关节是否有损伤可作出评估;闭孔斜位片显示前柱(髂骨翼前半、髋臼前半及耻骨)和后壁边缘,可以评估髂耻线的完整性有无破坏以及它与骨盆边缘的关系;髂骨斜位片显示后柱(坐骨、髋臼后半及坐骨大切迹)及前壁边缘,可以评估髋臼的后柱、前壁和坐骨大小切迹有无破坏。

1. X 线表现

（1）简单骨折:包括 5 型。

1）后壁骨折:仅涉及髋臼后缘及一部分髋臼的关节面,关节软骨可有压缩。较大的后壁骨折可以包括整个髋臼后壁,甚至涉及坐骨大小切迹或坐骨结节。正位片可显示臼后唇线中断移位,闭孔斜位片显示股骨头后脱位、后壁骨折块的形态和位置,且可显示正常的前柱。髂骨斜位片显示后柱、前壁和髂骨翼有无骨折。

2）后柱骨折:骨折线始于坐骨大切迹,经过髋臼延至坐骨支与耻骨下支交界处,有时也可以完全位于坐骨内。正位片可显示股骨头内移的中心性脱位,髂坐线在坐骨大切迹和坐骨结节处断离,并脱离泪点线内移,后唇线断离;闭孔斜位片示闭孔环和后唇线断离,前柱正常;髂骨斜位片后柱在坐骨大切迹处骨折。

3）前壁骨折:系局限于髋臼前缘的骨折。正位片见臼前唇线和髂耻线在髋臼部位均断离,髂前上棘和闭孔环无骨折,部分病例可见股骨头脱位;闭孔斜位片示骨折片前移位,而髋臼的后缘不变;髂骨斜位片髂骨的后缘完整。

4）前柱骨折:指骨折线起于髂嵴或髂前上棘经方形区前方达耻骨支的骨折。正位片髂耻线断离并髂前上棘或髂棘及耻骨支骨折,髂耻线合并股骨头和泪点线内移,部分病例可见臼顶线断离;闭孔斜位片前柱线在髂嵴或髂前上棘和耻骨支断离前移,髂骨斜位片后柱正常。

5)横形骨折:髂骨在髋臼部被横断而分离为上方髂骨和下方坐耻骨。正位片、闭孔斜位片、髂骨斜位片均显示髂耻线、髂坐线、臼前唇在髋臼同一平面被离断,远侧坐耻骨整段常伴随股骨头内移,髂骨翼和闭孔环均无骨折(图3-10-19~图3-10-23)。

(2)复杂骨折:包括5型。

1)T形骨折:横形骨折合并远折端的纵行骨折,后者经方形区向远侧累及闭孔环。正位、

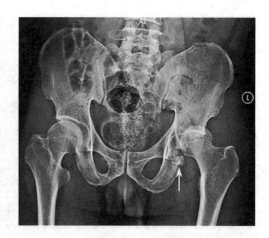

图3-10-19 左侧髋臼后壁骨折伴左髋关节脱位骨盆正位、髂骨斜位、闭孔斜位

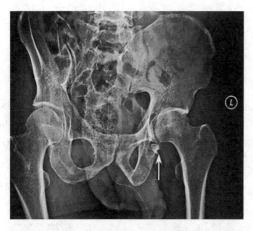

图3-10-20 右侧髋臼后柱骨折骨盆正位、髂骨斜位、闭孔斜位

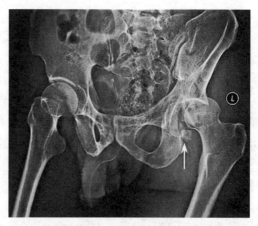

图3-10-21 左侧髋臼前壁骨折伴耻坐骨骨折骨盆正位、髂骨斜位、闭孔斜位

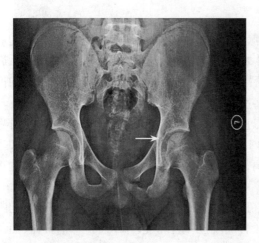

图3-10-22 左侧髋臼前柱骨折骨盆正位、髂骨斜位、闭孔斜位

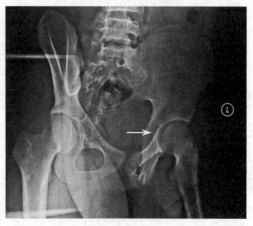

图3-10-23 右侧髋臼横行骨折骨盆正位、髂骨斜位、闭孔斜位

髂骨斜位和闭孔斜位片除存在横形骨折特征外,尚表现闭孔环骨折,而方形区骨折因股骨头遮挡常不能直接显示。

2)后柱伴后壁骨折:正位片髂坐线和后唇线在坐骨大切迹断离、内移,并有坐骨结节骨折;闭孔斜位片后壁骨折块移位,部分病例有股骨头后脱位;髂骨斜位片后柱骨折伴移位。

3)横形伴后壁骨折:正位、闭孔斜位及髂骨斜位片除具有横形骨折特征外,尚表现后壁骨折。

4)双柱骨折:指前、后柱均存在骨折。正位片除表现髂耻线、髂前上棘和闭孔环断离的前柱骨折特征外,尚表现坐骨大切迹处的髂坐线和闭孔环断离的后柱骨折特征,股骨头常随骨折块内移,并有负重区受累的臼顶线断离。闭孔斜位可见股骨头的外上方有一个向外翘起的骨刺,该骨刺征为诊断双柱骨折的特征性表现。

5)前柱伴后半横形骨折:指前柱骨折合并髋臼后方的横形骨折。这类骨折实际上是双柱骨折中自后柱骨折线离开坐骨大切迹下移的一种表现。其中,后壁骨折、横行骨折、后壁+横行骨折、双柱骨折最常见,占髋关节骨折的 80%。

2. CT 表现 表现为骨小梁和/或骨皮质不连续,见线样低密度影,断端可分离、错位,部分断端可见骨碎块。CT 检查可发现常规 X 线不能显示的骨折,显示关节内骨碎块、关节面压缩、骨折移位情况,三维重建技术可还原髋臼情况,对骨折分型、移位情况清晰显示(图 3-10-24~图 3-10-27)。

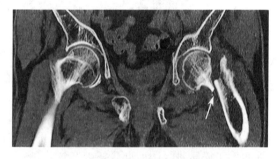

图 3-10-24 左侧髋臼前壁骨折,左侧股骨颈骨折

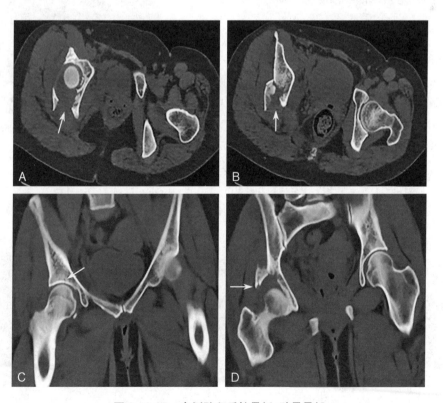

图 3-10-25 右侧髋臼后柱骨折,髂骨骨折

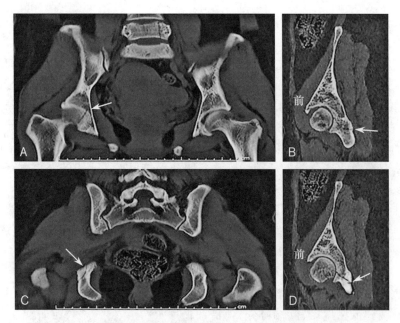

图 3-10-26　右侧髋臼前柱和后柱骨折

3. MRI 表现　在急性期损伤处骨质由于水肿而呈长 T_1 长 T_2 信号,此时骨折线信号在 T_1WI 高于皮质骨而低于松质骨。中后期骨折处骨质一般表现为中等 T_1 短 T_2 信号,骨折线信号强度明显降低(图 3-10-28)。

(二)股骨颈骨折

股骨颈骨折有许多分型。按照骨折部位可分为①头下型:骨折面完全在股骨头下,整个股骨颈皆在远段。②经颈型:骨折线经过股骨颈。③基底型:骨折位于股骨颈基底部。各型股骨颈骨折如图 3-10-29~图 3-10-31 所示。

按照骨折线与股骨干纵轴垂线的交角(Linton角)大小分内收型和外展型。按骨折移位程度分为

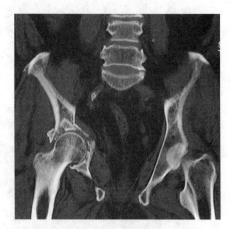

图 3-10-27　右侧髋臼粉碎性骨折

4 期骨折:1 期为不完全骨折,即压缩性骨折,通常称之为嵌插骨折;2 期为完全骨折无移位(图 3-10-32);3 期为完全骨折部分移位(图 3-10-33);4 期为完全骨折完全移位(图 3-10-34)。

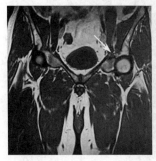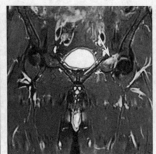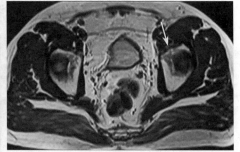

图 3-10-28　左髋髋臼前壁骨折(箭头所示)

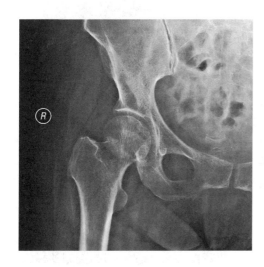

图 3-10-29　股骨颈骨折头下型

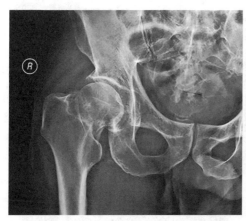 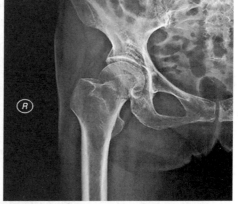

图 3-10-30　股骨颈骨折经颈型（嵌插及部分嵌插）

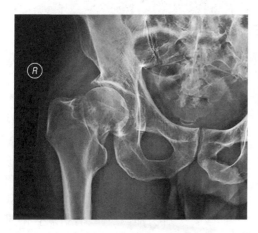 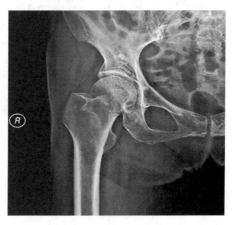

图 3-10-31　股骨颈骨折基底型　　　　　图 3-10-32　股骨颈完全骨折无移位

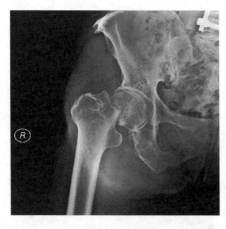
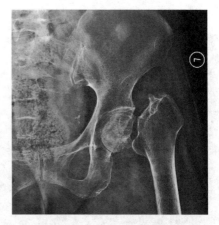

图 3-10-33　股骨颈完全骨折部分移位　　　图 3-10-34　股骨颈完全骨折完全移位

1. X线表现　X线平片对股骨颈骨折的诊断有决定性意义,可明确骨折类型及移位程度。

（1）内收型骨折:此型骨折最多见,其骨折线较垂直,与水平线形成的角度即 Linton 角大,骨折端受剪式应力作用容易向外上方错位并股骨头的多方向旋转。骨折 90% 发生于头颈部。骨折线从股骨颈的前下缘开始斜向股骨头的后下缘,股骨头骨折通常带一个大骨折片,因此骨折极不稳定,容易发生错位(图 3-10-35）。

（2）外展型骨折:表现为无错位的成角压缩性骨折,骨折线较平,与水平线形成的角度 Linton 角小,断端无明显错位,相互嵌压较为稳定(图 3-10-36）。X 线片所见股骨颈外展嵌入,股骨颈内皮质分离,外上缘皮质嵌压,则骨折最稳定;若股骨颈内收嵌入,前缘皮质分离,后上缘皮质嵌压,股骨头后倾,则最不稳定,且极易发生错位。

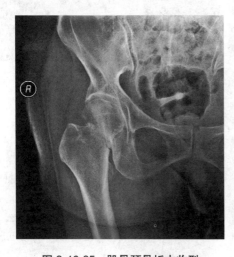
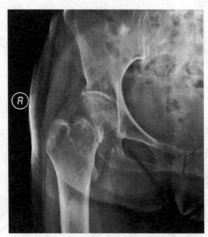

图 3-10-35　股骨颈骨折内收型　　　　　图 3-10-36　股骨颈骨折外展型

2. CT 表现

（1）头下型:骨折线完全位于股骨头下,整个股骨颈均在骨折远端,股骨头可在髋臼和关节囊内自由转动(图 3-10-37）。老年患者最多见,股骨头血供损伤严重,骨折愈合困难,股骨头发生缺血坏死发生率高,预后差。

（2）头颈型:骨折面的一部分在股骨头下,另一部分则经过股骨颈,此型较少见(图 3-10-38）。

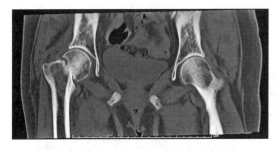

图 3-10-37 右侧股骨颈骨折(头下型)

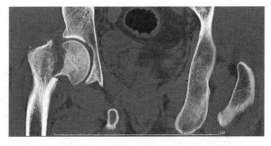

图 3-10-38 右侧股骨颈骨折(头颈型)

（3）基底型:骨折线位于股骨颈基底(图 3-10-39)。骨折端血运良好,复位后易保持稳定,骨折容易愈合,预后良好。

3. MRI 表现

在急性期损伤处骨质由于水肿而呈长 T_1 长 T_2 信号,骨折线信号在 T_1WI 高于皮质骨而低于松质骨。中后期骨折处表现为中等 T_1 短 T_2 信号,骨折线信号强度明显降低(图 3-10-40)。

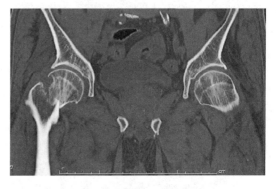

图 3-10-39 右侧股骨颈骨折(基底型)

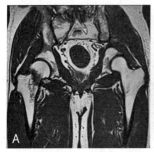
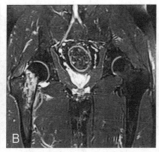
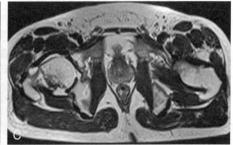

图 3-10-40 右侧股骨颈骨折(头颈型)

（三）股骨粗隆间骨折

股骨粗隆间骨折是指股骨颈基底至小粗隆水平之间的骨折,常见于老年人,主要由于老年性骨质疏松。股骨粗隆间骨折约占全身骨折的 3%~4%,占髋部骨折的 35.7%,由于粗隆部血运丰富,骨折后极少不愈合,但易发生髋内翻。

按 Evaes 分类法把粗隆间骨折分为顺粗隆间线骨折和逆粗隆间线骨折,再根据其稳定性分为稳定型和不稳定型骨折。

1. X 线表现

（1）顺粗隆间线型

1）骨折线通过股骨颈基底或绕粗隆间线行进,不发生大小粗隆骨折,骨折线表现为单纯的裂缝,或骨折端外侧皮质裂开、内侧皮质嵌入,远侧骨折端稳定托住近侧骨折端(图 3-10-41)。此型一般无错位,或仅有轻度髋内翻或骨折向前成角。

2）骨折沿粗隆间线通过大小粗隆骨折,但无大小粗隆的分离,骨折上段头颈部外展外旋,股骨干呈内收,以致发生明显的髋内翻和骨折向外、向前成角畸形(图 3-10-42)。

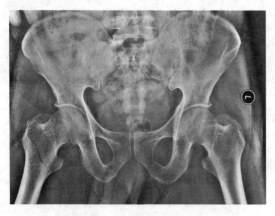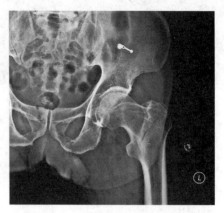

图 3-10-41 骨折线绕粗隆间线行进,不发生大小 粗隆骨折

图 3-10-42 骨折线通过大小粗隆

3）骨折线通过股骨颈基底部或粗隆间线,大粗隆横断骨折,小粗隆纵行骨折,大小粗隆骨折块向上移位分离,有明显股骨干外旋和髋内翻(图 3-10-43)。

4）粗隆间骨折合并粗隆下骨折:粗隆间骨折同时股骨小粗隆及其远端 5cm 内出现骨折。此种情况下牵引后内侧皮质骨不能复位,骨折不稳定。

(2)逆粗隆间线型:骨折线方向与上述相反,从小粗隆的外下方到大粗隆下,由于骨折近端外展外旋、向外错位,远折端内收、向内向上移位,骨折多数不稳定(图 3-10-44)。

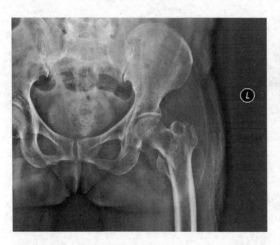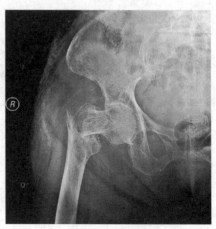

图 3-10-43 骨折线通过粗隆间线,大粗隆横断骨 折,小粗隆纵行骨折

图 3-10-44 逆粗隆间线型

2. CT 表现　股骨粗隆间骨皮质连续性中断,可见线样低密度影,可清楚显示游离骨片数及移位成角情况;部分骨折可累及大粗隆和/或小粗隆(图 3-10-45~图 3-10-47)。

3. MRI 表现　急性期损伤处骨质呈长 T_1 长 T_2 信号,为骨髓水肿表现,骨折线信号在 T_1WI 高于皮质骨而低于松质骨。中后期骨折处骨质表现为中等 T_1 短 T_2 信号,骨折线信号强度明显降低(图 3-10-48)。

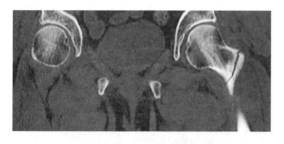

图 3-10-45 左侧粗隆间骨折

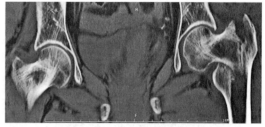

图 3-10-46 左侧粗隆间骨折,累及大粗隆

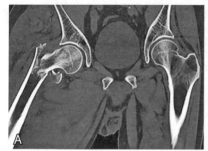
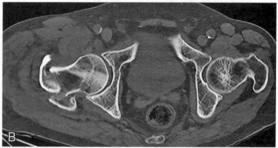

图 3-10-47 右侧粗隆间骨折,累及大粗隆和小粗隆

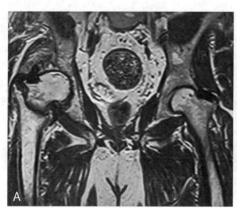
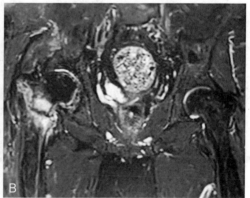

图 3-10-48 右侧粗隆间骨折

（四）股骨头缺血性坏死

1. X 线表现　依据 2019 年国际骨循环研究协会（ARCO）股骨头坏死分期标准：Ⅰ期 X 线片正常；Ⅱ期出现骨硬化,局灶性骨质疏松或股骨头囊性改变等细微表现；Ⅲ期显示软骨下或坏死区骨折、塌陷,该期进一步分为两个亚型,即ⅢA 期（早期,股骨头塌陷≤2mm）,ⅢB 期（晚期,股骨头塌陷 >2mm）；Ⅳ期表现为骨关节炎,关节间隙变窄,髋臼改变和/或关节破坏。各期股骨头缺血性坏死如图 3-10-49~图 3-10-52 所示。

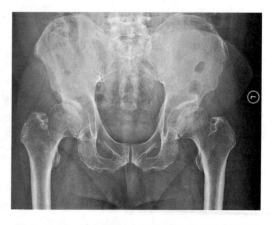

图 3-10-49 右侧股骨头坏死Ⅱ期,股骨头骨硬化

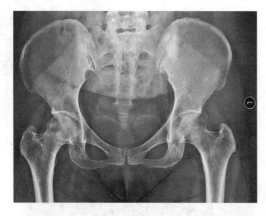
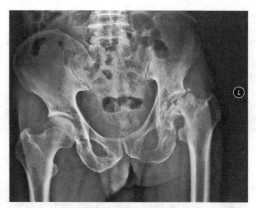

图 3-10-50　右侧股骨头坏死Ⅲ期,坏死区骨折、塌陷

图 3-10-51　左侧股骨头坏死Ⅳ期,关节间隙变窄,髋臼破坏

2. CT 表现

（1）Ⅰ期:骨质无明显异常,但可表现为滑膜增厚,关节囊肿胀,关节腔积液,关节间隙略增宽(图 3-10-52)。

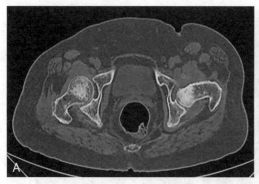
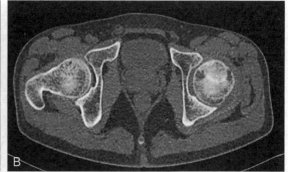

图 3-10-52　右侧股骨头坏死Ⅰ期 CT

（2）Ⅱ期:股骨头形态正常无塌陷,股骨头"星芒状"骨纹增粗、扭曲、浓密,表现为簇状、条带状及斑片状高密度影,边缘模糊,周围可伴有高密度硬化边(图 3-10-53)。

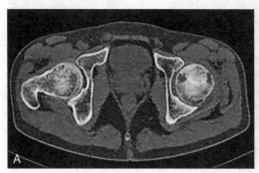
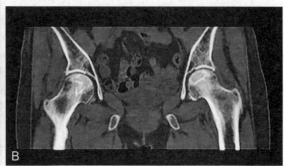

图 3-10-53　两侧股骨头坏死Ⅱ期 CT

（3）Ⅲ期：股骨头变平，发生轻微塌陷，可见"台阶征""双边征"；股骨头前上部关节面下见窄细状透亮带，呈"新月征"；高密度硬化周围及边缘可出现类圆形或条带状低密度影，部分可伴随气体（图3-10-54）。

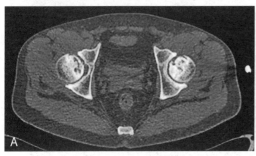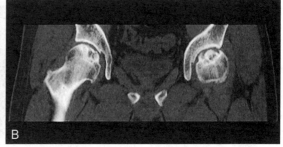

图3-10-54　两侧股骨头坏死Ⅲ期CT

（4）Ⅳ期：股骨头塌陷变形、碎裂，股骨头内不同程度囊变，周围伴有不规则硬化边，并可见碎骨片及关节游离体。继发退行性骨关节病，可出现关节内游离体、股骨头及髋臼边缘增生、关节面增生硬化，部分可伴随关节腔积液、关节间隙变窄、关节半脱位等（图3-10-55）。

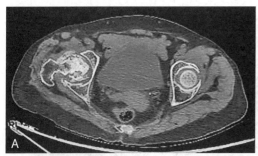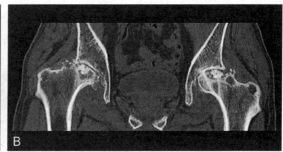

图3-10-55　两侧股骨头坏死Ⅳ期CT

3. MRI表现

（1）Ⅰ期：股骨头完整，关节软骨连续，关节间隙正常或相对增宽。股骨头前上部负重区T_1WI呈线样低信号，T_2WI信号局限性升高，呈"双线征"，为股骨头坏死特异性表现（图3-10-56）。

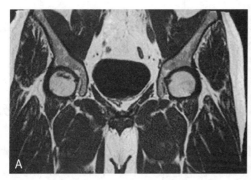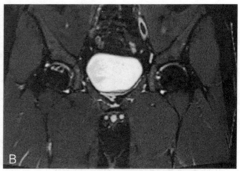

图3-10-56　右侧股骨头坏死Ⅰ期MRI

（2）Ⅱ期：髋关节间隙正常，股骨头光整不变形。T_1WI 股骨头前上部负重区有硬化缘可见稍低、不均匀信号新月形坏死区，T_2WI 表现为新月形高信号（图 3-10-57）。

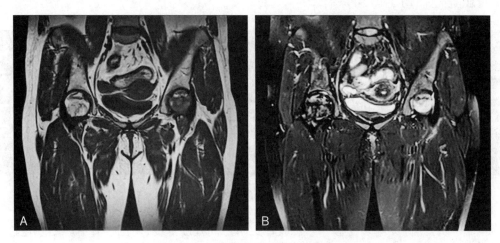

图 3-10-57 两侧股骨头坏死Ⅱ期 MRI

（3）Ⅲ期：股骨头变形、毛糙，软骨下皮质骨折、轻微塌陷，呈阶梯样改变，并可见新月体形成，髋关节软骨及关节间隙正常。伴随关节积液，积液进入软骨下骨折线表现为 T_1WI 低信号、T_2WI 高信号，坏死骨出现软骨下骨折、塌陷，并与关节软骨分离，并可伴随骨髓水肿（图 3-10-58）。

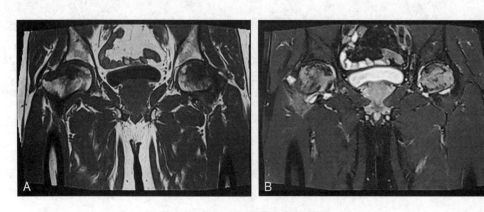

图 3-10-58 左侧股骨头坏死Ⅲ期 MRI

（4）Ⅳ期：关节软骨完全破坏，关节间隙变窄，股骨头坏死、囊变、骨折表现为显著塌陷、变形，髋臼出现硬化、囊变、边缘骨赘形成，伴随继发性骨关节炎表现（图 3-10-59）。

（五）髂腰肌损伤

1. 髂腰肌损伤

（1）CT 表现：急性损伤表现为肌肉肿胀，周围脂肪间隙模糊，可见斑片状渗出，部分可见积液；肌肉撕裂表现为肌肉连续性中断（图 3-10-60、图 3-10-61）。

（2）MRI 表现：急性肌肉损伤典型的 MRI 表现为肌肉水肿、肌腱断裂、部分或全部肌肉撕裂。T_2WI 可见高信号水肿，肌肉间质水肿表现为高信号液体沿肌肉纤维束延伸，呈典型羽毛状外观。肌肉拉伤损伤肌腱时导致明显的肌肉及肌腱回缩，断端充填片状 T_2WI 高信

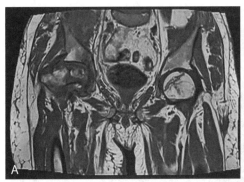
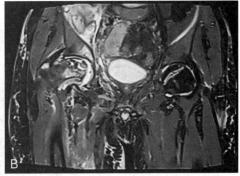

图 3-10-59　右侧股骨头坏死Ⅳ期 MRI

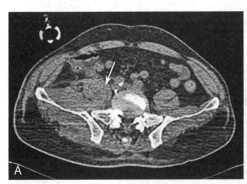
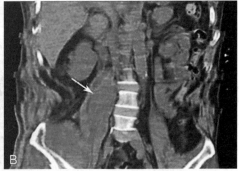

图 3-10-60　右侧髂腰肌损伤

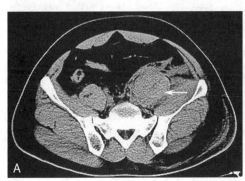
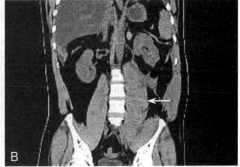

图 3-10-61　左侧髂腰肌损伤

号;肌腱撕裂表现为肌腱连续性中断,撕裂处呈不均匀长 T_1 长 T_2 信号,肌腱断端挛缩、增粗,信号不均匀,软组织广泛肿胀。

2. 髂腰肌血肿

(1) CT 表现:肌肉肿胀,其内可见点片状高密度影或高低混杂密度影,相邻肌肉脂肪间隙变窄或消失,邻近骨质一般无异常表现;急性期血肿呈高密度,亚急性期血肿呈稍高密度,慢性期血肿呈低密度(图 3-10-62~图 3-10-64)。

(2) MRI 表现:肌肉明显肿胀,其内可见混杂信号,相邻肌肉脂肪间隙变窄或消失。急性期 T_1WI 呈等或稍低信号,T_2WI 呈等或低信号,T_2 压脂呈高信号;亚急性期 T_1WI 以高信号

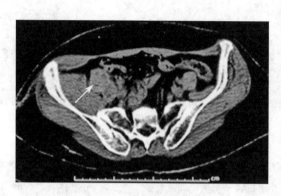
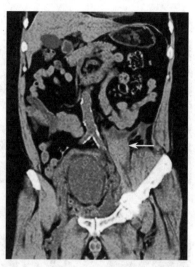

图 3-10-62　右侧髂肌损伤伴血肿　　　　图 3-10-63　左侧髂肌损伤伴血肿

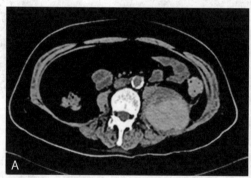
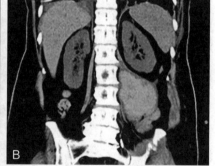

图 3-10-64　左侧腰大肌损伤伴血肿

为主,血肿较大时,高信号影内可见片状低信号,T_2 压脂呈高信号,内可见片状低信号;慢性期血肿 T_1WI 以低信号为主,边缘可见稍高信号环,T_2 压脂呈高信号,边缘可见环形低信号。

3. 髂腰肌滑囊炎　髂腰肌滑囊为髋部最大的滑囊,位于髂腰肌肌腱与髋关节前部之间,有减少关节活动时肌腱与关节之间摩擦的作用。约 15% 的髂腰肌滑囊与髋关节相通,可为先天性或后天获得性。髂腰肌滑囊炎的病因包括类风湿关节炎、骨性关节炎、痛风和假痛风、色素沉着绒毛结节性滑膜炎、创伤和感染等。正常情况下超声不能显示其滑囊。当滑囊出现病变而扩张时,超声才能显示。除滑囊本身病变外,髂腰肌滑囊也可以由于髋关节病变而出现积液。由于部分髂腰肌滑囊与髋关节腔相通,因此,当髋关节腔内出现积液时,积液可流入滑囊内。如髋关节腔积液量较大,积液流入滑囊后可显著减轻关节腔内的压力。髋关节腔内的积液、滑膜增生结节、游离体均可流入滑囊内。由于滑囊与股动、静脉和股神经关系密切,当滑囊显著扩张时,有时会压迫股静脉和股神经,从而出现相应的临床表现。

（1）临床表现:患者股三角区肿胀、疼痛和压痛,并可因股神经受压出现股前侧及大腿内侧放射痛。患侧大腿常处于屈曲位,如将其伸直、外展或内旋,即可引起疼痛。增大的滑囊压迫股静脉而引起下肢水肿。增大的滑囊还可扩展至腹膜后压迫膀胱和肠管。急性期,髋部多呈屈曲、外旋畸形。慢性期,髋部可伸直,活动时髋部有疼痛或弹响。

（2）超声表现：超声于髋关节囊前方可见髂腰肌滑囊增大，内呈无回声或低回声，可伴有分隔，囊内可见增生的滑膜呈结节状偏高回声。在长期类风湿患者，扩张的髂腰肌滑囊有时可显示为类实性的低回声包块，且体积较大，易被误诊为软组织肿瘤。滑囊有时可向盆腔内扩展，位于髂骨与髂腰肌之间（图 3-10-65）。

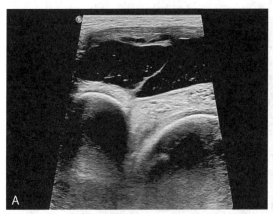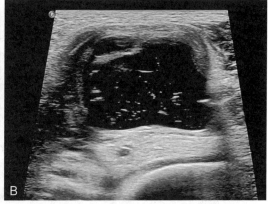

图 3-10-65　髂腰肌滑囊炎并积液长轴（A）及短轴（B）示囊腔内透声欠佳，可见分隔

（3）检查注意事项：应注意观察髂腰肌滑囊是否与髋关节腔相通，如能显示滑囊与关节腔相通的部位，则可证实滑囊增大为关节腔病变所致。

（六）股骨大转子疾病

1. 大转子疼痛综合征　大转子疼痛综合征为大转子周围肌腱、滑囊、筋膜病变所致的临床综合征，其病理特征多数都是由于滑囊、筋膜等与周围组织反复摩擦导致的局部组织增厚，甚至出现纤维化，引发局部炎症而出现疼痛症状。臀中肌肌腱病时，可伴发肌腱的撕裂与钙化，而此部位的臀小肌肌腱病较为少见。

（1）临床表现：慢性持续性外侧疼痛，患侧卧位、长时间站立、由坐位站起时、上楼梯、跑步等可加重疼痛。约 50% 的患者疼痛可放射至大腿外侧，偶尔至膝下。检查时，大转子外侧和后部可有压痛。

（2）X 线及 CT 表现：对股骨大粗隆滑囊炎不具有特异性，部分仅表现为局部肿胀。

（3）MRI 表现：股骨大粗隆滑囊炎可仅表现为股骨大粗隆滑囊增厚，当伴滑囊积液时表现为股骨大粗隆外侧上下走行、边界清楚的条带状、梭形或卵圆形液体信号影，以脂肪抑制 T_2WI 序列对病变的显示效果最佳，呈高信号（图 3-10-66）。若滑囊内含有较多蛋白及出血则 T_1WI 呈高信号；若囊内出血、滑膜增生及囊内出现分隔则 T_2WI 信号不均。可伴邻近肌肉肌腱损伤的表现。非感染性股骨大粗隆滑囊炎一般没有相邻肌肉间隙脂肪信号的消失。

（4）超声表现：病变可累及臀中肌肌腱的前部和后部、臀小肌肌腱，肌腱可单独受累，也可同时受累，其中以臀中肌肌腱的前部最易受累。臀中肌肌腱病或臀小肌肌腱病显示为肌腱增厚，回声减低，内部纤维结构显示不清；有时肌腱内可见钙化灶、骨赘或撕裂。钙化显示为肌腱内强回声灶，后方可伴声影或无明显声影；骨赘显示为从大转子表面突入肌腱内的强回声突起；撕裂显示为肌腱内边界清晰的无回声裂隙。大转子滑囊炎时，滑囊内可见积液（图 3-10-67）。

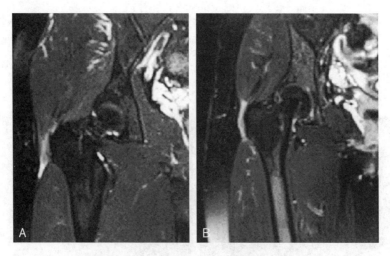

图 3-10-66 右侧股骨大粗隆滑囊炎（T$_2$WI）

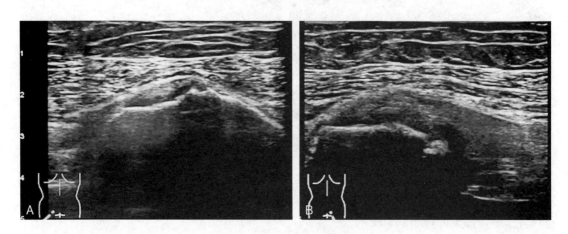

图 3-10-67 臀中肌肌腱病

A. 左侧正常臀中肌腱附着处；B. 右侧臀中肌肌腱病，臀中肌腱股骨大转子附着处增厚，回声减低。

2. Morel-Lavallée 损伤 Morel-Lavallée 损伤为发生在皮下组织深层与深筋膜之间的由闭合性套状撕脱伤所致的血肿。皮下组织从深筋膜处撕脱导致血管和淋巴管断裂，局部腔隙形成，内充填以血液、淋巴液、液化的脂肪组织、坏死组织碎屑。该病变多发生于股骨大转子附近、下腰部和臀部，也可见于膝部或其他部位。该病变既往也被称为软组织创伤后囊肿、假性囊肿、Morel-Lavallée 积液等。

（1）临床表现：患者常有局部损伤病史，表现为局部肿胀、疼痛，查体可见肿胀处有波动感，局部皮肤感觉减退。

（2）超声表现：于病变处皮下组织与深筋膜之间可见边界清楚的积液，急性期积液呈无回声，探头加压可见积液被挤压而移位；慢性期积液可呈低回声，周边囊壁增厚，积液内可见被分隔的脂肪小叶，呈高回声（图 3-10-68）。

（七）梨状肌损伤综合征

梨状肌损伤综合征的病因包括梨状肌与坐骨神经解剖变异、肿瘤与肿瘤样病变、感染与非感染性炎症、外伤、妊娠与分娩等。

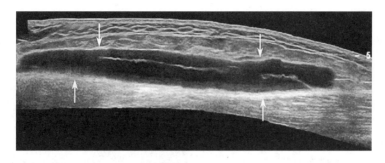

图 3-10-68　髋关节外侧 Morel-Lavallée 损伤并血肿形成

1. 根据坐骨神经总干及其分支经梨状肌出骨盆的不同情况可分为 6 个类型：Ⅰ型，坐骨神经总干沿梨状肌下缘出骨盆；Ⅱ型，坐骨神经在骨盆内分为两支，胫神经走行于梨状肌下缘，腓总神经穿出梨状肌；Ⅲ型，胫神经出梨状肌下缘，腓总神经出梨状肌上缘；Ⅳ型，坐骨神经总干穿出梨状肌；Ⅴ型，胫神经穿出梨状肌，腓总神经走行于梨状肌上缘；Ⅵ型，坐骨神经总干出梨状肌上缘。Ⅰ型最常见，为正常型，其余均属于变异型。

MRI 表现为患侧梨状肌较对侧增粗，呈炎性改变，坐骨神经增粗受压。急性损伤期梨状肌充血肿胀，T$_2$WI-SPAIR 呈高信号，周边肌间积液，附着点骨质水肿挫伤或附着点部分骨质撕脱分离；慢性修复期代之以脂肪、纤维索条及骨化影等混杂信号。梨状肌萎缩表现为梨状肌体积缩小，肌纤维明显变薄纤细，信号混杂、不均匀，周边组织脂肪化（图 3-10-69、图 3-10-70）。梨状肌的病变可使坐骨神经受压，T$_2$WI 呈高信号。斜矢状位能较好地显示梨状肌与坐骨神经的关系。

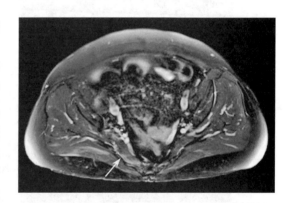

图 3-10-69　右侧梨状肌损伤综合征（T$_2$WI-SPAIR）

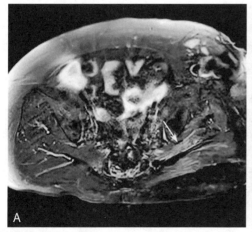

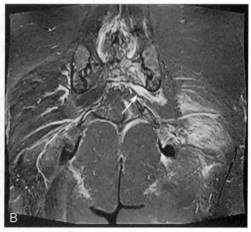

图 3-10-70　左侧梨状肌损伤综合征（T$_2$WI-SPAIR）

2. 肿瘤导致的梨状肌损伤综合征症状主要源于骨盆与坐骨大孔区域骨与软组织肿瘤压迫、侵犯坐骨神经。MRI 显示恶性肿瘤多形态不规则、边界不清，侵犯邻近组织；良性肿瘤多边界清楚，压迫邻近组织（图 3-10-71、图 3-10-72）。

3. 感染最常见为骶髂关节、髋关节化脓性炎症或结核累及同侧梨状肌，腰椎结核形成冷脓肿向下亦可累及梨状肌与坐骨神经。此外，免疫系统疾病可致梨状肌炎性病变，以强直性脊柱炎最常见，骶髂关节炎表现为关节边缘毛糙、关节间隙狭窄、关节面下骨质水肿，亦可见邻近梨状肌肿胀、坐骨神经及臀上、臀下神经增粗、T_2WI 呈高信号表现。

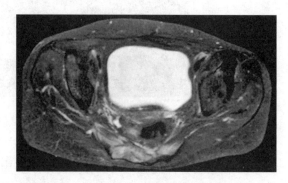

图 3-10-71　宫颈癌治疗后双侧梨状肌受累（T_2WI-SPAIR）

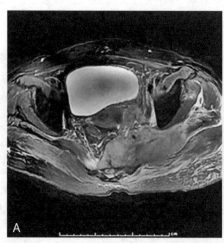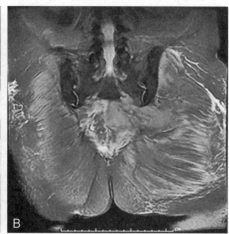

图 3-10-72　多发骨髓瘤侵犯左侧梨状肌（T_2WI-SPAIR）

4. 急性外伤如骨盆骨折可致梨状肌及坐骨神经损伤，局部形成血肿亦可刺激坐骨神经。

5. 妊娠与分娩所致梨状肌损伤综合征多为单侧发病。

（八）股内收肌损伤

位于大腿内侧的内收肌群，由长收肌、短收肌、大收肌和股薄肌组成，起于耻骨上、下支和耻骨结节。除股薄肌止于胫骨上端的内侧以外，其他均止于股骨嵴。股内收肌的主要功能是内收大腿，其次是使大腿外旋。髋部内收肌损伤为常见运动损伤，多由过度劳损或急性创伤所致。损伤多为髋部过度外展、腹壁肌肉过伸所致，常见于足球及橄榄球运动。最易损伤的肌肉为长收肌和股薄肌。

1. **临床表现**　股内收肌损伤后大腿内侧疼痛肿胀，跛行，髋关节内收、外展时感觉剧痛，活动受限。患肢的髋、膝关节呈半屈曲状被动体位。慢性者局部无明显肿胀，但股骨内侧上 1/3 压痛明显，肌肉较硬，大腿内侧近端疼痛。髋部内收肌损伤的预后与撕裂的范围、撕裂部位有关。一般情况下，如撕裂发生在长收肌的肌肉-肌腱移行处，则损伤较轻，1~2 周可迅速恢复。当肌腱断裂伴撕脱骨折时，则常常需要 1~3 个月的愈合时间。

2. 超声表现　内收肌撕裂伤可表现为肌纤维局部中断,可见不规则积液。严重者可见耻骨撕脱骨折,耻骨骨皮质中断,可见强回声撕脱骨片。肌腱断裂者亚急性期或慢性期可见回缩肌腱增厚,可表现为边缘较钝的低回声肿块,后方可见声衰减(图 3-10-73)。

(九) 髋部弹响

髋部弹响是指髋关节在做某些运动时出现听得见或感觉到的声音或咔嗒声,是青少年常见病变。弹响时患者局部可出现疼痛,多影响工作或日常活动。髋部弹响可由多种关节内或关节外的病因所致,因此明确其病因具有重要意义。关节内弹响多与关节本身的异常有关,如关节内游离体、滑膜骨软骨瘤病、盂唇撕裂等,这些骨软骨碎片

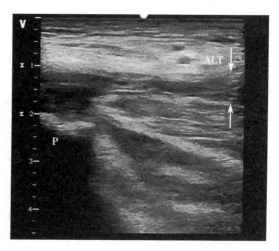

图 3-10-73　长收肌腱断裂

ALT. 长收肌腱;P. 耻骨;箭头所示为回缩的长收肌腱断端。

或纤维软骨碎片可被卡压在髋臼与股骨头之间导致弹响。X 线、CT 或 MRI 可很好地显示上述病变而协助做出诊断。超声由于不能全面显示髋关节内的病变,因而对诊断由髋关节内部病变所致的弹响价值有限。关节外弹响可分为内侧弹响和外侧弹响。髋关节内侧弹响是髂腰肌及其肌腱在髂耻隆起往复滑动引起的弹响;外侧弹响是由于髂胫束后缘或臀大肌肌腱前缘增厚,在髋关节屈曲、内收或内旋活动时,增厚的组织自大转子的突出部滑过时发出弹响。

1. 髂腰肌肌腱弹响　在解剖上,髂腰肌肌腱与髂耻隆起关系密切,当髋关节屈曲、外展、外旋时髂腰肌肌腱位于髂耻隆起外侧。在髋关节弹响患者,髋关节由屈曲、外展、外旋位恢复到伸直、内收、内旋位时,髂腰肌肌腱首先在髂耻隆起处受阻,然后克服阻力后突然向内侧移位,导致弹响出现。

超声检查由于可动态观察髂腰肌肌腱移动情况,因而对诊断髂腰肌肌腱弹响具有较大价值。检查髂腰肌肌腱弹响时,一般让患者先屈曲和外展髋关节,然后做伸直、内收、内旋动作,也可让患者自己活动以引发弹响。动态扫查时,探头横切显示髂腰肌肌腱和髂耻隆起,实时观察髂腰肌肌腱的运动状况。正常情况下髋关节活动时可见髂腰肌肌腱平滑地在髂耻隆起上滑动。如超声显示的肌腱异常移动与患者所感觉的弹响或疼痛同时发生,则可明确诊断。超声检查时还应观察局部有无其他病变,如髂腰肌肌腱有无增厚或撕裂、髂腰肌滑囊有无积液等。

2. 髂胫束弹响　髋外侧弹响的病变累及覆盖股骨大转子的软组织,多为髂胫束病变,也可为臀大肌前缘病变。髋部伸直位时,髂胫束位于股骨大转子后方。髋部屈曲位时,髂胫束滑过大转子位于其前方。弹响可发生在髂胫束滑过大转子处。

(1)临床表现:弹响时患者可伴有疼痛或无明显疼痛症状。查体时,患者可取侧卧位,患侧在上,检查者手放置于大转子上,让患者主动屈髋。如有弹响,检查者的手部会感受到髂胫束在髋部的弹响。如在大转子近侧端加压后,患者屈髋不能再引发弹响,则可明确诊断。

(2)超声检查:超声检查时,患者取侧卧位,患侧朝上。由于多数患者只有在站立位时才能引发髋部弹响,因此有时需要让患者取站立位进行检查。探头横切放置在股骨大转子

外侧。检查时注意探头要轻放,不要加压,避免妨碍髂胫束或臀大肌肌腱的滑动。阳性者可见髂胫束或臀大肌肌腱在大转子滑动受阻,继而克服阻力猛地滑至大转子前方,同时伴局部弹响(图 3-10-74)。

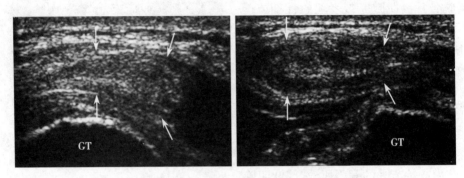

图 3-10-74　髂胫束弹响,当髋关节屈曲外展,髂胫束滑过股骨大转子
GT. 股骨大转子;箭头所指为髂胫束。

(3)检查注意事项:对于临床怀疑有髋部弹响的患者,要首先进行 X 线检查以除外髋部骨骼及髋关节腔病变,然后再进行动态超声检查。如超声检查阴性,还应进行 CT 或 MRI 等检查以进一步明确诊断。

(十)髂前上棘、髂前下棘肌腱病变

髂前上棘、髂前下棘肌腱病变主要包括股直肌于髂前下棘起点处病变及阔筋膜张肌于髂前上棘起点处病变。

1. 阔筋膜张肌起点处肌腱病　阔筋膜张肌是髋部前方外侧缘的小肌肉。它与缝匠肌在大腿前面共同围成 "V" 字形。这两块肌肉能屈曲髋关节,但旋转作用相反。单足站立时,阔筋膜张肌和缝匠肌都兴奋收缩。与阔筋膜张肌相连的大而厚实的肌腱是下肢非常重要的结构。阔筋膜张肌的紧张可在近端对股骨大转子产生摩擦。这种过度摩擦常常导致滑囊或肌腱的损伤。

(1)临床表现:大腿外侧疼痛,髋关节外侧疼痛,髂骨外侧疼痛,外展、屈髋时疼痛加重或出现功能受限,侧卧时疼痛加重。

(2)超声表现:髂前上棘后方阔筋膜张肌肌腱增厚,回声减低,内血流信号增多。

2. 股直肌钙化性腱病　股直肌位于股四头肌最前部,其近心端解剖结构较为复杂,主要分为两个头:直头起源于髂前下棘,反折头起源于髋臼上嵴和后囊。两个肌腱头组成联合腱,反折头下缘有时可形成第三头。髋关节是除了肩关节之外第二位常见的钙化性腱病的部位,但股直肌肌腱较少累及。

(1)临床表现:临床可以无症状,钙化性腱病也可表现为持续性髋关节前方疼痛、局部压痛,活动受限。

(2)超声表现:超声上表现为股直肌肌腱增厚,内部可见致密清晰的高回声钙化,粗大钙化可伴有后方声影,肌腱内可见较丰富血流信号,如图 3-10-75。

(十一)坐骨结节滑囊炎及腘绳肌肌腱病变

1. 坐骨结节滑囊炎　坐骨结节滑囊炎常见于久坐工作者和老年瘦弱的妇女,发病与长期坐位或机械性摩擦损伤有关,这些致病因素导致滑囊壁发生充血、水肿、肥厚等无菌性炎症反应。

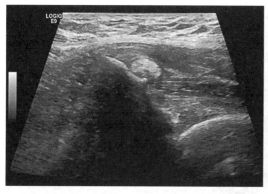
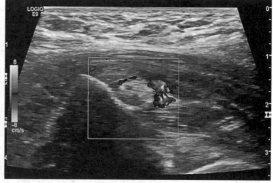

图 3-10-75　股直肌钙化性腱病,股直肌髂前下棘附着点增厚,内可见强回声钙化,血流信号增多

(1)临床表现:坐骨结节滑囊炎临床表现主要为局部疼痛、不适感及肿块。患者常不能久坐,臀肌收缩时可产生疼痛并发射至臀部。滑囊肿大明显时,可刺激邻近的坐骨神经干而出现坐骨神经痛的症状。

(2)超声表现:坐骨结节与臀大肌之间可见囊性包块,内为无回声或可见沉积物呈低回声,随体位改变而移动;慢性者囊壁可见增厚或囊内可见多发分隔(图 3-10-76)。

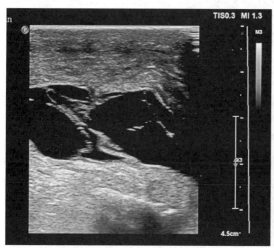
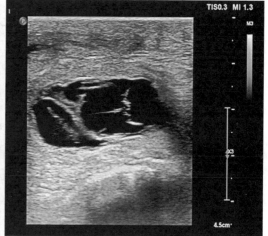

图 3-10-76　坐骨结节滑囊炎并积液

2. 腘绳肌损伤　腘绳肌由股二头肌的长头、半腱肌和半膜肌组成,当人体前屈触摸足趾时,可明显感觉到股后该肌拉伸后的紧张度。腘绳肌的上端有一个共同的起点,即坐骨结节,下端分别跨过 2 个关节(髋关节和膝关节)止于胫骨和腓骨。股二头肌短头只跨过 1 个关节,即膝关节,不属于腘绳肌。

腘绳肌损伤较为常见,且损伤后肌肉组织愈合较慢,易再次发生损伤。腘绳肌中,股二头肌长头损伤最多见,其次为半膜肌,再次为半腱肌,近段损伤较远段多见。

(1)临床表现:急性损伤者多有横踢或下劈动作致腘绳肌过伸损伤史,自述大腿后侧疼痛剧烈,局部肿胀明显,多有皮下瘀斑,经冷敷、制动等非手术治疗后症状缓解,但仍感疼痛不适。查体于大腿后侧中上 1/3 处可触及条索状硬块,压痛明显,直腿抬高受限,抗阻力屈膝试验阳性。陈旧性损伤病例,断裂肌肉产生多少不等的瘢痕,因瘢痕组织挛缩,使肌肉出现短缩现象,可影响屈髋。

（2）超声表现:急性肌肉撕裂伤可见肌纤维连续性中断,局部可见血肿。血肿吸收期可见呈低回声的肉芽组织逐渐充填血肿腔。慢性期,损伤范围大者局部可见瘢痕组织形成,呈偏高回声,内部肌纤维结构显示不清。腘绳肌腱的慢性劳损可导致肌腱病,超声显示肌腱增厚,回声减低;坐骨结节附着处表面不平滑,显示毛糙。伴有撕裂者,于肌腱内部可见无回声裂隙;有时于肌腱内可见钙化(图3-10-77)。

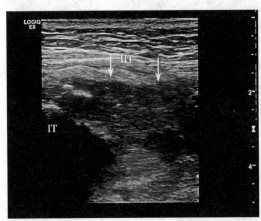
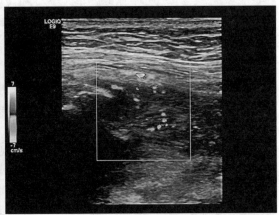

图3-10-77 腘绳肌坐骨结节附着点撕裂

(十二) 髋关节滑膜炎

髋关节内滑膜由于创伤、细菌或病毒感染、关节紊乱等导致的炎症,主要表现为髋关节疼痛、肿胀、关节功能障碍。髋关节滑膜炎期是髋关节病变的早期过程,在此时期对病症的明确诊断有助于提高临床诊治效果。

MRI表现为关节腔内线样或条带状T_1WI中等信号T_2WI高信号,T_2WI-STIR序列呈高信号(图3-10-78),增强后滑膜呈线样强化。炎性渗出形成关节积液,T_1WI呈低信号,T_2WI呈高信号。大量积液时,股骨头周围关节囊内及颈部出现连续条状T_2WI高信号,关节间隙增宽。

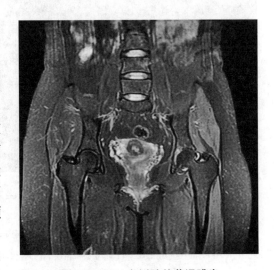

图3-10-78 左侧髋关节滑膜炎

(十三) 髋臼唇损伤

髋臼唇是位于髋臼边缘的"C"形纤维软骨结构,主要起到加深髋臼窝的作用。研究表明,股骨头的50%实际上是被髋臼唇覆盖的。髋臼唇撕裂包括髋臼唇外表面撕裂、关节软骨面撕裂及软骨髋臼唇连接处的撕裂几种不同类型。髋臼唇撕裂并不少见。关节镜检查发现可能55%的中青年顽固性髋关节疼痛源自于髋臼唇撕裂。重大创伤(例如髋关节脱位)可能是导致髋臼唇撕裂的原因。然而,大多数病例没有明确的既往创伤史。经常发现髋臼唇撕裂患者伴有结构性骨异常。骨关节炎患者通常有退行性髋臼唇撕裂。大多数有症状的髋臼唇撕裂位于前上象限。

髋臼唇损伤主要有四大类病因：解剖结构异常、功能异常、创伤和关节退变。临床上以解剖结构异常导致的髋臼唇损伤最为常见，如髋关节撞击综合征、髋臼发育不良等。

1. 临床表现　髋臼唇撕裂一般在髋关节中立位情况下不会引起症状。如果有症状，这些症状主要包括：负重、髋关节屈曲和内旋时疼痛；关节轻微不稳定，伴有疼痛的咔嗒声，一过性的绞锁；长期的髋臼唇撕裂会导致髋关节退变的提前。

2. X线片及CT平扫上髋臼唇不显影，因此，这两项检查主要用来分析髋关节骨性异常，如髋关节撞击综合征和髋臼发育不良等。

3. MRI能显示髋臼唇的结构，同时可以显示盂唇周围软骨、软骨下骨有无骨质破坏、水肿以及周围软组织异常改变等。在急性损伤尤其是有大量关节腔积液时，一方面关节积液使关节囊扩大，另一方面在T_2WI呈高信号可作为天然对比剂。怀疑髋臼唇损伤的患者宜尽早行单髋MRI检查。

MRI表现：冠状位FS-T_2WI主要观察双侧髋关节骨端、周围软组织，注意不要忽视骶髂关节异常改变。斜冠状位FS-PDWI主要观察外上盂唇，斜矢状位FS-PDWI主要观察前盂唇和后盂唇。横断位PDWI是对斜矢状位和冠状位图像的补充。

盂唇撕裂表现为低信号的盂唇内出现高信号累及关节面或关节囊面，常见于前盂唇上部及外上盂唇前部，后盂唇撕裂较少见。盂唇退变表现为盂唇内局限性稍高信号未达关节面或关节囊面。根据髋臼唇损伤的特点及相关附属结构的改变，分为单纯盂唇损伤和复合损伤。髋臼唇损伤可伴髋臼退变、腱鞘或髋臼囊肿等（图3-10-79~图3-10-81）。

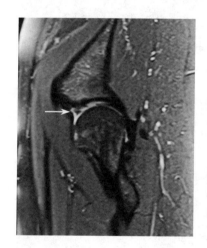
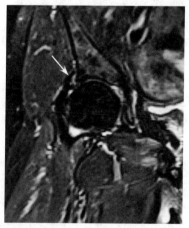
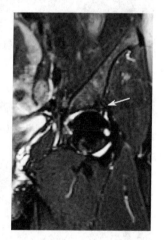

图3-10-79　右侧髋臼前盂唇损伤　　图3-10-80　右侧髋臼外上盂唇损伤　　图3-10-81　左侧髋臼外上盂唇撕裂

要注意部分髋臼前盂唇下部和后盂唇内会出现解剖学变异，分别是盂唇下隐窝和盂唇下沟，需要与盂唇撕裂鉴别。盂唇下隐窝和盂唇下沟表现为盂唇与相邻髋臼部分分离，盂唇与髋臼之间的线样裂隙形态规则，且未达盂唇关节囊面。

磁共振关节造影（magnetic resonance arthrography, MRA）是目前诊断髋臼唇损伤的金标准。按照Czerny提出的诊断标准：Ⅰ期为盂唇内高信号未达关节面或关节囊面；Ⅱ期为盂唇内高信号达关节面；Ⅲ期为盂唇与髋臼缘分离。与常规MRI检查相比，MRA具有对比好、诊断率高等优势,但 MRA 属于有创检查,需要进行髋关节穿刺,检查禁忌较常规 MRI 多,因此要求医生根据患者情况合理选择。

4. 超声表现 髋臼撕裂的超声表现为三角形的髋臼唇形态失常、髋臼唇内部和边缘低回声裂、髋臼唇部分或完全脱离髋臼边缘、髋臼周围积液、髋臼唇周围囊肿形成等(图 3-10-82)。超声仅能显示髋臼唇前部,存在磁共振及其关节造影禁忌证时可考虑超声检查。

(十四)关节游离体

游离体是关节上破裂下来的各种大小的关节软骨和骨,初期通常不规则,随时间延长会磨损成为光滑的球形或盘状。游离体可能卡在股骨头和髋臼窝之间,从而影响关节正常的关节活动度,也会使关节内的软骨磨损,引起关节交锁或弹响,引发疼痛。

1. X 线表现 髋关节间隙内小片状或类圆形骨质密度影(图 3-10-83)。

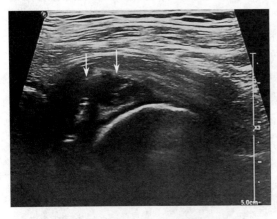

图 3-10-82 髋臼唇撕裂并周围囊肿形成

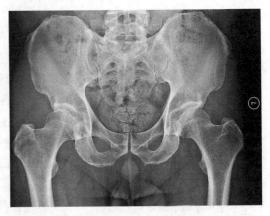

图 3-10-83 髋关节游离体,显示右侧关节间隙内小片状骨质密度影

2. CT 表现 关节内或关节旁大小不一、圆形或卵圆形钙化或骨性结节,可单发或多发,在关节腔内呈游离体状,可伴有骨质疏松及关节腔积液(图 3-10-84、图 3-10-85)。

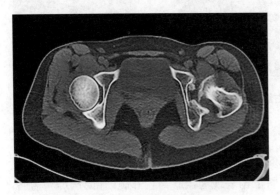

图 3-10-84 左侧髋关节内游离体

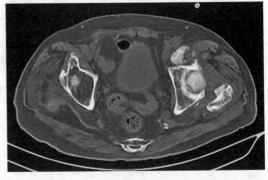

图 3-10-85 左侧髋关节旁游离体

3. MRI 表现 关节腔内圆形或类圆形长 T_1 长 T_2 结节,若伴有关节腔积液则表现为关节腔内片状长 T_2 信号,关节间隙增宽。

（十五）髋关节脱位

1. X线表现

（1）外伤性髋关节脱位：一般分为前、后及中心脱位3种类型，以后脱位最为常见，偶可见前脱位及中心脱位。脱位后股骨头位于Nelaton线（髂前上棘与坐骨结节连线）之前者为前脱位，位于该线之后者为后脱位。股骨头被挤向中线，冲破髋臼进入骨盆者为中心脱位（图3-10-86~图3-10-88）。

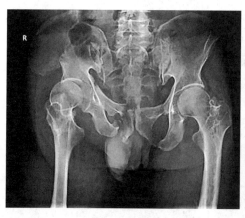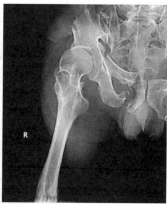

图3-10-86　外伤性右侧髋关节前脱位伴骨盆多发骨折骨盆正位、髋关节侧位

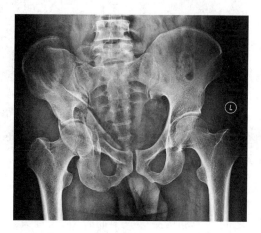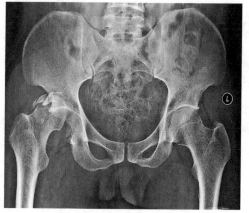

图3-10-87　外伤性右侧髋关节中心脱位伴髋臼骨折

图3-10-88　外伤性右侧髋关节后脱位伴髋臼骨折

（2）发育性髋关节发育不良：发育性髋关节发育不良是指一系列髋臼和股骨近端畸形以及头臼关系异常的疾病，分为畸形型与单纯型。前者包括髋臼及股骨头发育不良，较为少见；后者包括髋关节不稳、髋关节半脱位和髋关节脱位。

各年龄阶段临床表现：①小于3个月的新生儿及婴儿，最简单和基本的手法是屈髋外展活动。通过屈髋外展可以初步筛查出脱位并可复位（Ortolani征阳性）和怀疑脱位不可复位（外展受限、Ortolani征阴性）的患儿，并提示进一步超声检查。②大于3个月的婴儿，随脱位程度增加和继发病理改变，阳性体征包括髋关节外展受限。双下肢不等长及臀纹不对称。③已学步行走的婴幼儿，出现跛行（单侧脱位）或摇摆步态（双侧脱位），可有腰前凸增加（双侧脱位）、Trendelenburg 征（单腿直立试验）阳性等。

1）髋臼发育不良：早期常无症状，生后有很高的比例呈现髋关节不稳定，X 线常以髋臼指数增大为特征，有的随生长发育而逐渐稳定，有的采用适当的髋关节外展位而自愈，但也有少数病例持续存在着髋臼发育不良的改变，年长后出现症状，需进行手术治疗。

具体诊断指标如下：①Hilg-eneriner 线，骨盆平片上通过两侧髋臼 Y 形软骨的连线称为 Hilg-eneriner 线，简称 H 线，股骨上端距 H 线之距离为上方间隙。股骨上端鸟嘴距坐骨支外缘为内侧间隙，正常均值上方间隙为 9.5mm，内测间隙为 4.3mm。若上方间隙小于 8.5mm，内测间隙大于 5.1mm 应怀疑髋关节脱位；若上方间隙小于 7.5mm，内测间隙大于 6.1mm 可诊断为髋关节脱位。②髋臼指数（AI），从髋臼外缘向髋臼中心连线与 H 线相交形成锐角，称为髋臼指数。出生时髋臼指数约为 30°，两岁时约 20°。当小儿步行后，此角逐年减小，成人约为 10°左右。大于正常值者说明髋臼顶倾斜角增加，为髋臼发育不良。

2）髋关节半脱位：该型股骨头及髋臼发育差，股骨头向外轻度移位，未完全脱出髋臼，髋臼指数增大（图 3-10-89）。

3）髋关节脱位：是指髋关节完全脱位，为最常见的一型，股骨头完全脱出髋臼，向外上、后方移位，盂唇嵌于髋臼与股骨头之间（图 3-10-90）。

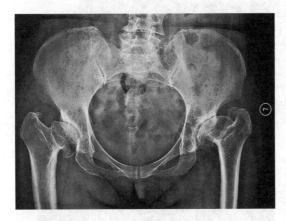

图 3-10-89　发育性双侧髋关节半脱位

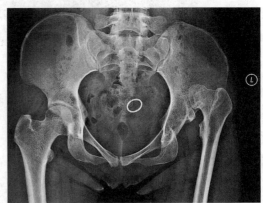

图 3-10-90　左侧发育性髋关节脱位

2. CT 表现

（1）前脱位：股骨头由髂股韧带与耻股韧带之间的薄弱区穿破关节而脱出；股骨头向内侧移位，严重的可达闭孔前方（图 3-10-91）。

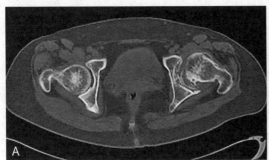

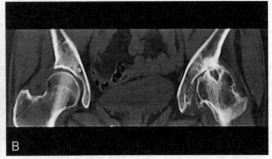

图 3-10-91　左侧髋关节前脱位伴发髋臼变化

（2）后脱位：股骨头多由髂股韧带与坐股韧带之间的薄弱区穿出脱位；股骨头向后移位至髋臼后唇后方或上方，关节间隙不存在，合并股骨头骨折时，关节窝内出现"液-脂平面征"；关节周围软组织肿胀（图 3-10-92）。

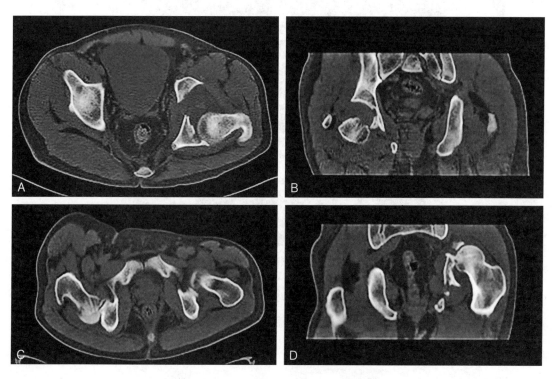

图 3-10-92　双侧髋关节后脱位伴髋臼骨折

（3）中心脱位：股骨头撞击髋臼底部，向骨盆脱出，多伴有髋臼损伤；髋臼底碎片向盆腔内不同程度内移，股骨头经臼底骨折间隙向盆腔内突入时，关节间隙可完全消失；关节周围软组织肿胀。

3. MRI 表现　表现同 CT，骨折线表现为长 T_1 长 T_2 信号，关节周围软组织肿胀、水肿可表现为片状长 T_2 信号，合并积液可表现为关节腔内长 T_2 信号（图 3-10-93）。

4. 超声表现

（1）Graf 检查法：是最早采用髋关节冠状切面进行测量的超声检查方法，如图 3-10-94 及表 3-10-1 所示。测量前需确定一个标准的冠状切面，包括三个标志点：髋臼底的髂骨支下缘（强回声突起）、盂唇（三角形高回声）、平直髂骨（线状强回声）。标准平面需见软骨-骨交界、股骨头、髂骨支下缘、骨缘转折点（骨性髋臼顶由凹变凸的点）、平直髂骨外缘、软骨性髋臼顶、盂唇、关节囊、滑膜皱襞及股骨大转子。

首先确定基线（平直的髂骨外缘）和骨顶线（髋臼底的髂骨支下缘与骨性髋臼顶的切线）；再确定软骨顶线，由骨缘转折点（骨性髋臼顶由凹变凸的点）和关节盂唇中心点相连形成。基线与骨顶线相交成 α 角，代表骨性髋臼发育的程度；基线与软骨顶线相交成 β 角，代表软骨性髋臼的形态。基线、骨顶线及软骨顶线三者很少相交于同一点，仅出现在骨性髋臼缘锐利的 Graf Ⅰ型髋关节。

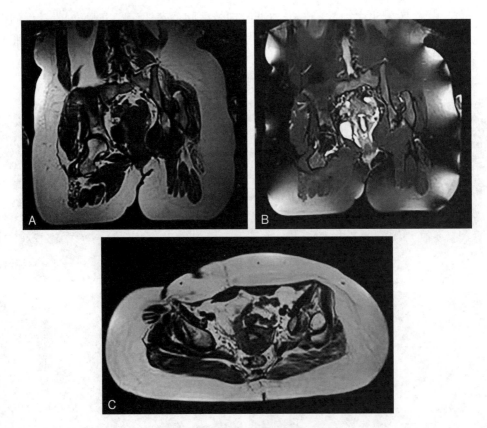

图 3-10-93 左侧髋关节后脱位

Graf 法依据髋关节标准冠状切面声像图,观察髋臼形态及股骨头与髋臼的位置关系,并测量 α 与 β 角,将髋关节分为四大类型及九个亚型。III型和IV型髋关节为半脱位或脱位的髋关节,分型的确定主要依据形态评估而非测量。

（2）Harcke 检查法（髋关节屈曲横切面加压扫查）:婴儿平卧位或侧卧位,髋关节屈曲 90°,探头平行于股骨长轴,做髋关节横切面(声束与骨盆水平面平行),切面需清晰显示股骨干长轴、股骨头、髋臼及盂唇。正常图像显示股骨头与髋臼窝无间隙紧密接触。检查时应用 Badow 和 Ortolani 试验手法活

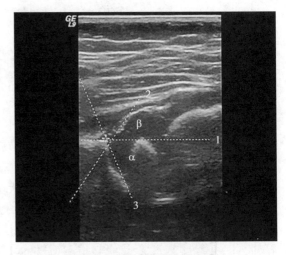

图 3-10-94 正常髋关节测值

动髋关节,超声动态显示股骨头与髋关节相对位置,判断髋关节稳定性。可将髋关节分为五种:稳定髋关节、松弛髋关节、可脱位髋关节、可复位髋关节、不可复位髋关节。该方法较依赖操作者的经验。

表 3-10-1　髋关节超声检查 Graf 分型

分型	骨性髋臼顶（α 角）	软骨臼顶（β 角）	骨性边缘	年龄	临床描述
Ⅰ型	发育良好，α 角≥60°	Ⅰa≤55°，Ⅰb>55°	锐利或稍圆钝	任意	成熟髋关节
Ⅱ型 Ⅱa（+）型	发育充分，α 角 50°~59°	覆盖股骨头	圆钝	0~12 周	生理性不成熟
Ⅱa（-）型	有缺陷，α 角 50°~59°	覆盖股骨头	圆钝	6~12 周	有发展为髋臼发育不良的风险（10%）
Ⅱb 型	有缺陷，α 角 50°~59°	覆盖股骨头	圆钝	>12 周	骨化延迟
Ⅱc 型	严重缺陷，α 角 43°~49°	仍可覆盖股骨头，β 角 <77°	圆钝或平	任意	盂唇未外翻
Ⅱd 型	严重缺陷，α 角 43°~49°	移位，β 角 >77°	圆钝或平	任意	开始出现半脱位
Ⅲ型 Ⅲa 型	发育差，α 角 <43°	软骨臼顶推向上	平	任意	臼缘软骨外翻，软骨未发生退变
Ⅲb 型	发育差，α 角 <43°	软骨臼顶推向上，伴回声增强	平	任意	臼缘软骨外翻，软骨发生退变
Ⅳ型	发育差，α 角 <43°	软骨臼顶挤向下	平	任意	完全脱位

三、康复治疗的影像关注要点

（一）康复治疗影像的选择策略

在髋部疾病和损伤的临床康复中，影像学评估非常重要，结合临床和康复评估，能帮助建立临床诊断、功能诊断、排除康复禁忌证、制订康复治疗策略及判断疗效和预后。不同的情况下需选择不同的影像方法，并且同一种疾病或损伤可以选择 2~3 种影像学检查来相互印证。

1. 来源于腰椎、骶尾椎与骨盆的髋部疼痛首先要排除，可参阅相关章节。

2. 累及髋部骨与关节组织的病变　X 线检查是评估有外伤史、怀疑可能有髋关节骨折或脱位的髋痛患者的首选影像学检查，必要时加拍侧位片。当患者有肿瘤病史要排除疼痛系骨转移导致时，也可检查 X 线明确是否有骨质破坏。对于髋关节撞击综合征又称股骨髋臼撞击综合征（femoroacetabular impingement，FAI），X 线是首选影像学检查，标准骨盆正位片可显示髋臼和股骨近端的骨性结构异常。此外，X 线检查可得到髋臼覆盖率明确髋臼和股骨头间的匹配关系，以此评估发育性髋关节发育不良（developmental dysplasia of the hip，DDH）。

CT 是评估髋部骨折或脱位的理想方法。而当肿瘤骨转移发生骨质破坏时，CT 三维重建可清晰显示骨质异常变化。通过多平面的 CT 三维重建可更好地显示 FAI 相关的骨关节形态学改变。CT 髋关节造影也可评估髋臼唇损伤和软骨缺损，但其结果与 MRI 髋关节造影可能不完全一致。由于髋臼结构重叠，普通 X 线可能较难评估，可行 CT 检查作为补充。

MRI 可很好评估关节内和关节外各种疾病和损伤。髋关节/腹股沟区疼痛可能有许多原因,MRI可鉴别诊断各种病因如肿瘤、结核、脓肿、软骨损伤、盂唇损伤、骨挫伤、关节游离体、股骨头缺血坏死、早期骨性关节炎、股骨颈应力性骨折等。核素骨扫描检查可以发现股骨颈骨小梁微骨折(骨挫伤)和股骨头早期缺血坏死。

目前,超声检查是小儿未成熟髋关节疾病诊断的首选方法。出生4~6周时,对临床检查有异常发现的婴儿和有DDH风险因素的婴儿,可使用超声技术检查以确诊。

在髋关节骨科术后的康复中,影像学评估意义重大,能帮助确定康复治疗适应证、制定合理的康复计划、随访复查、评估疗效及判断预后。其中X线是首选,CT可发现骨质细微结构变化,MRI可早期发现髋周软组织异常。髋关节置换术后的影像学评估主要方面包括术后初始影像学的评估及随访影像学评估。具体的内容有假体的位置及其变化、假体周围骨组织的重建、假体磨损和位移、发现各种并发症。术后半年以上,核素扫描仍显示假体周围有核素浓集时,要考虑松动可能,扫描阴性基本可排除松动。核素成像也可较好鉴别假体周围感染和松动。

3. 累及髋部软组织的病变 MRI不涉及射线辐射,软组织及骨髓成像效果好,如怀疑是肌肉肌腱病变、软骨损伤、盂唇损伤、滑囊病变、神经损伤等,MRI可起到很好的鉴别诊断作用。运动员中腹股沟深部疼痛可由运动型疝导致,临床较难识别,其中10%~20%的患者MRI结果阳性(随着经验积累可升高),动态超声检查也有诊断价值。疝造影术或改良的CT造影术对诊断运动型疝帮助很大。

随着超声技术的发展,其对较深的髋关节相关疾病的诊断也变得愈加适用和准确。使用超声检查髋关节时主要关注四个区:前侧(腹股沟)、外侧(大转子)、内侧(内收肌)及后侧(臀部)。而关节腔积液、关节外弹响、肌腱病变、滑囊炎、肌肉损伤等是超声检查主要的适应证。超声也可评估肢体残端寻找积液及神经瘤。另外,髋关节是异位骨化高发的关节之一,骨化形成早期,X线或CT无异常,超声检查可显示非特异性低回声区域。

(二) 重要数据测量及康复诊疗指导意义

1. 髋关节间隙相关测量 X线关节间隙变窄是髋关节骨性关节炎最具指示性和预测性的关节改变。正常髋关节间隙为3~5mm,间隙缩小≥0.5mm即有临床意义。关节间隙<2.5mm为中度髋关节炎,关节间隙<1.5mm为重度髋关节炎。关节间隙变窄速率每年<0.2mm为缓慢进展的髋关节炎,而关节间隙变窄速率每年>0.2mm为快速进展的髋关节炎。

康复诊疗指导意义:X线关节间隙是判断髋关节炎严重程度、预后及是否进行髋关节置换术/成形术(THR/THA)的重要依据。如果患者症状没有减轻(如VAS疼痛评分减轻<25%),且关节间隙进行性狭窄0.3~0.7mm,则非手术治疗和干预是无效的。

2. 髋关节撞击综合征的形态学指标及测量 股骨近端和/或髋臼的形态学异常,导致股骨和髋臼的一种异常接触状态。X线是首选方法,可显示股骨近端、髋臼盂缘的骨性解剖异常。CT能显示更细微的骨性改变。MRI可直接显示髋臼唇和关节软骨的损伤。MRI髋关节造影能准确显示伴随FAI的髋臼唇撕裂。

(1) 分型

1) 凸轮型(cam):股骨头、颈之间的凹陷不足。

2) 钳夹型(pincer):髋臼解剖异常,如髋臼后倾,尤其是上1/3的后倾;髋臼过深;髋臼前突。

3) 混合型(mixed):大部分FAI病例为混合型(图3-10-95)。

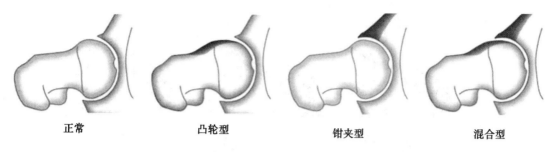

| 正常 | 凸轮型 | 钳夹型 | 混合型 |

图 3-10-95　髋关节撞击征分型

（2）X 线表现及相关测量

1）凸轮型：①股骨头、颈联合处前上缘骨性突起、凹陷不足，即呈"枪柄样"。②α 角：股骨头中心 O 点为圆心，从股骨头、颈连接处骨质与这个圆的交点（A 点）到股骨头中心点作直线 OA，此直线与股骨颈中轴线 OB 的夹角为 α 角。α 角反映股骨颈骨赘突出程度，α 角越大，越易发生前上方的股骨头颈与髋臼唇的撞击。正常 α 角为 42°±2.2°。α 角 >50°是诊断 FAI 的临界值。③股骨头偏心距减少：偏心距是水平位投照平片上平行的股骨颈切线与股骨头前缘之间的距离。正常值为 11.6mm。FAI 时偏心距 <7.2mm。

2）钳夹型：①髋臼发育不良（髋臼过深、髋臼前倾、髋臼后倾、髋臼后壁过度覆盖）。②中心边缘角（LCE 角）：在骨盆正位 X 线片上，C 点定义为股骨头中心，E 点为髋臼最外侧处。经过 C、E 两点的直线与身体中线的平行线之间的夹角即为 LCE 角（图 3-10-96）。正常范围为 25°~39°，<20°可诊断 DDH，LCE 角 >39°时提示髋臼过度覆盖。③髋臼窝位于髂坐线内侧，提示髋臼过深。④髋臼后壁位于股骨头中心的外侧，即"后壁征"，提示髋臼后壁过度覆盖。⑤髋臼前后壁边缘投影呈相交的"8"字形，即"8"字征，提示髋臼后倾。

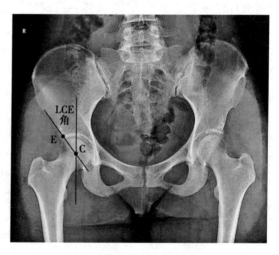

图 3-10-96　髋关节 LCE 角

康复诊疗指导意义：髋关节撞击综合征的患者首先应采取非手术治疗，包括药物、调整和限制关节活动（过屈）、康复治疗等。在康复专业人员指导下，进行髋关节柔韧性、灵活性及肌力训练，争取恢复髋关节肌力平衡状态、髋关节及核心区的神经肌肉控制协调能力。长期 FAI 患者常伴有肌腱炎和髋关节僵硬，深层组织按摩或多种措施下软组织放松疗法、增强臀部肌群等物理治疗有着良好的疗效。大多数 FAI 患者经过一段时间正规的非手术治疗，症状都可得到缓解，可避免手术的痛苦。

3. 髋关节盂唇损伤　髋关节盂唇损伤是退行性变继发或盂唇外伤的改变，常为髋关节撞击综合征的一部分，大多发生于髋臼唇的前盂唇上部或外上盂唇前部。

髋臼唇损伤 Czerny 分期法：A 型表示髋臼唇大小正常，B 型表示盂唇增厚、变形伴盂唇旁沟消失。1 期：髋臼唇内可见高信号，但未及盂唇边缘，代表盂唇内退变。2 期：髋臼唇部分断裂。3 期：髋臼唇从髋臼完全脱离，即完全撕裂（图 3-10-97）。

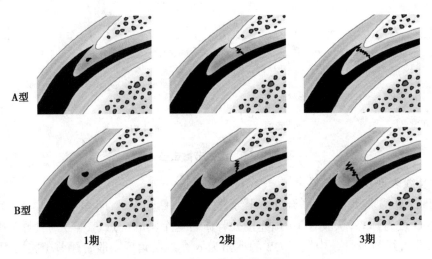

图 3-10-97　髋臼损伤分期

康复诊疗指导意义：髋臼唇损伤非手术治疗的前提是明确病因，由于病因各异，若忽视病因盲目采取非手术治疗，可能导致症状反复发作，疗效不佳。髋臼唇与膝关节半月板类似，血供较少，自愈能力有限。非手术治疗包括药物、髋周肌群非负重下肌力训练（以臀部肌群为主）、平衡及协调功能训练等。若正规的非手术治疗 3 个月效果不佳，应及时转介骨科考虑手术治疗根治。

4. 早期股骨头坏死的部位和大小的评估　MRI 诊断股骨头坏死的敏感性和特异性极高，可达 99%，是目前诊断股骨头坏死的金标准。症状性股骨头坏死持续进展的预测因子包括股骨头坏死病灶的范围、坏死病灶在股骨头上所处位置、近端股骨 MRI 骨髓水肿的程度。有研究表明联合坏死角度（Kerboul 法）>240°的患者出现股骨头塌陷概率显著高于 <240°的患者。股骨头坏死范围较广泛（超过 2/3 的股骨头负重区域骨坏死）的患者发生股骨头塌陷和股骨头塌陷进展（塌陷超过 2mm）的概率显著高于股骨头坏死区域较小者。首次就诊时不同大小病灶其发生股骨头塌陷的概率：小病灶（病灶 <30% 股骨头体积）为 5%，中等病灶（病灶为 30%~50% 股骨头体积）为 46%，大病灶（病灶 >50% 股骨头体积）为 83%。

康复诊疗指导意义：对股骨头缺血坏死的早期诊断可以为疾病治疗提供较长的时间窗，获得较好的功能预后。对小病灶，无症状股骨头缺血坏死，可尝试保护下负重（减重）、康复治疗等，随访至出现临床症状。据报道，约 33% 的无症状性股骨头坏死患者最终无须手术治疗。

5. 暂时性骨质疏松症（transient osteoporosis of the hip，TOH）　又称髋关节暂时性骨髓水肿综合征，是一种病因不明的自限性疾病，表现为不伴有外伤史的髋关节疼痛。骨髓水肿是 TOH 的主要 MRI 表现。临床表现和 MRI 影像学异常在 6~12 个月内完全好转为其诊断标准。TOH 与早期股骨头缺血坏死的鉴别要点是早期股骨头坏死没有骨髓水肿，骨髓水肿比软骨下带状坏死表现出现晚。早期股骨头坏死的特有表现是软骨下破坏和双线征。

康复诊疗指导意义：中年患者髋关节剧烈疼痛影像学提示股骨头大片骨髓水肿，而无外伤、酗酒、类固醇激素长期使用史，诊断时要考虑到 TOH，与早期股骨头缺血坏死鉴别，半年后随访临床表现、复查 MRI 是诊断该病的关键。

6. 髋关节置换术后假体的初始位置评估 主要包括假体初始位置、髋臼贴合程度、假体柄与髓腔匹配情况、骨水泥填充情况等。

（1）髋臼垂直及水平位置评估

1）垂直位置：髋臼泪滴影下缘（或股骨头中心）连线至坐骨结节连线的距离（图3-10-98）。术后患肢延长较缩短更常见，两侧相差正常 <1cm。

康复诊疗指导意义：与下肢长度有关，较高会导致下肢缩短，髋周肌肉长度异常，容易引起脱位。不等长 <1cm 可接受，不等长 >2.5cm 的会增加再脱位风险，可引起坐骨神经麻痹和跛行伴跨越步态，可适配矫形鞋垫改善步态功能障碍。

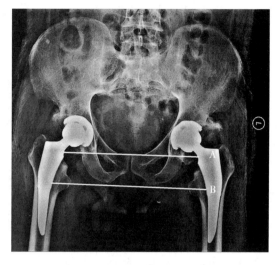

图 3-10-98 A、B 直线两端间距差即双下肢长度差

2）水平位置：股骨头中心至泪滴影边缘的距离。

康复诊疗指导意义：水平位置保持不良会造成髂腰肌肌腱位置异常，易造成脱位。

（2）髋臼外展角：骨盆正位片臼杯边缘连线与坐骨结节连线的夹角，即髋臼外展角（图 3-10-99）。评估髋臼假体的倾斜程度，正常大小为 40°±10°。

康复诊疗指导意义：外展角小稳定性好，但活动度小（尤其外展），应力大。外展角大则发生术后脱位风险增大（如大于 50°），活动度大，增加磨损。若外展角较大，则在术后康复过程中需对康复强度和时机做适当调整，必要时转介骨科医师。

（3）髋臼前倾角：通过侧位 X 线测量，臼杯边缘连线与水平面垂直线的夹角，或者通过正位片髋臼假体标志环推测（但有时可能为后倾假象）。前倾角保持 15°±10° 为宜（图 3-10-100）。

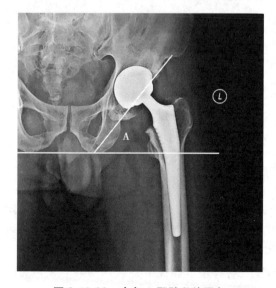

图 3-10-99 夹角 A 即髋臼外展角

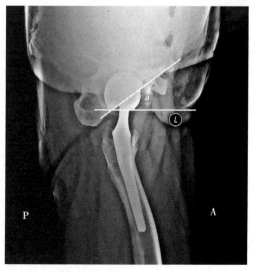

图 3-10-100 夹角 A 即髋臼前倾角

康复诊疗指导意义:后倾或过度前倾会增加术后髋关节假体脱位风险。在康复治疗中需加强患者健康教育及注意控制治疗强度及进度等。

（4）髋臼假体内移或上移的评估:可采用 Hubard 法。即:以 X 线片上两侧闭孔上缘连线与通过髋臼外上角垂线的交点为点 A,点 A 向上 1/4 骨盆高度处为 B,以 A 为中心,以 AB 为半径做弧线,与闭孔连线的交点为 C,则 AC=AB。正常时髋臼应在此等腰三角扇形内,超出此扇形为髋臼假体上移或内移。

髋臼假体内移意味着其位置过深,可能是由于原有髋臼过深、臼底骨质缺如、髋臼骨折伴股骨头中心脱位,复位后臼底陷入,或者放置髋臼假体前过多磨锉髋臼骨质。而髋臼上移多见于 DDH,因其软组织严重挛缩,无法将髋臼假体置于真臼而适度上移。

康复诊疗指导意义:髋臼假体内移、上移会导致髋关节运动中心向内上方偏移。假体上移会引起股骨颈有效长度缩短,导致髋关节周围软组织松弛,增加股骨柄与髋臼假体的撞击,增加关节脱位的风险。假体过于内移可致髋外展肌松弛无力,也会导致髋关节活动度减少、撞击增加。总之,髋臼假体内移或上移不利于假体固定、稳定及髋关节活动,术后康复时必须高度重视,谨慎对待,尤其是 DDH 人工髋关节置换术后,再脱位风险较高,必要时延后康复程序,转介骨科复诊随访。

（5）股骨假体位置的评估:正位 X 线片测量假体柄长轴与股骨长轴间角度来确定,夹角≤3°为中心固定,超出则为内翻或外翻固定（图 3-10-101）。

康复诊疗指导意义:股骨假体内翻容易造成假体无菌性松动、假体周围骨折等。在康复治疗中要控制强度,尤其是面对过度肥胖和高龄伴有严重骨质疏松患者时。

（6）股骨假体柄与髓腔的匹配情况:需评估每个区的假体-骨界面（非骨水泥型）,骨-骨水泥和假体-骨水泥界面（骨水泥型）。

检测假体宽度与髓腔宽度之比,匹配满意:正位 >80%,侧位 >70%。骨水泥:髋臼侧骨水泥一般 3~4mm 厚度;股骨侧骨水泥一般近端 4~7mm,远端 1~3mm。

康复诊疗指导意义:假体-骨或骨水泥-骨之间宽度 <2mm 的薄层半透亮带属正常,但宽度 >2mm 或新出现且进展性的 <2mm 半透亮带提示松动可能。

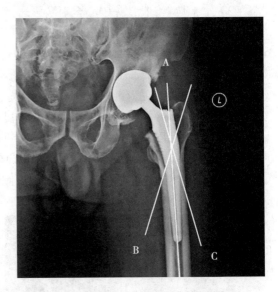

图 3-10-101　股骨假体位置评估

直线 A 提示股骨假体力线与股骨干轴线一致。B 提示假体力线相对股骨干轴线指向内侧,为外翻。C 指向股骨干轴线外侧,为内翻。

7. 髋关节置换术后随访影像学评估　强调体位一致性。内容主要有假体固定的稳定性及周围骨性改变;假体本身改变;假体周围软组织改变。需与初始 X 线片比较假体的位置改变、磨损距离和方向,以及骨、假体、骨水泥相互间的影响改变。

（1）假体稳定性:无菌性松动及假体周围骨质溶解是全髋关节置换术后翻修最常见的原因。表现类型如下:

1）稳定固定:焊点表现为桥接与骨内膜与假体表面之间的新生骨组织。

2）正常及可接受的表现：假体-骨或骨水泥之间宽度<2mm的薄层透亮带且随访无变化；骨水泥中出现小泡状透亮区；应力性遮挡；股骨干皮质增厚。

3）可能松动：假体位置无改变但出现较明显骨质溶解及假体周围透亮区；骨水泥断裂；多孔表面脱落；基座形成。

4）明确松脱：①髋臼松动：臼杯位置移动（水平或垂直）≥2mm（图3-10-102），或臼杯角度（外展角和/或前倾角）变化≥5°或臼杯周围>2mm的透亮线超过2个区。②股骨假体松动：股骨柄下沉≥5mm或股骨柄周围>2mm的透亮线范围≥50%。

（2）假体本身改变：假体脱位；假体破坏；内衬磨损等。

（3）假体周围组织变化：假体周围骨溶解；假体周围骨折；异位骨化；感染；局部组织不良反应；假性滑囊；滑囊炎；神经及肌腱损伤等。

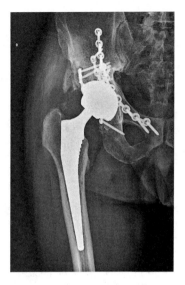

图3-10-102　臼杯向内侧移动

康复诊疗指导意义：定期影像学随访，可较好评估髋关节假体置换术后的并发症，指导康复团队制订适宜的康复方案，正确识别假体稳定、松动及康复治疗风险较高的影像学特征，进一步改善患者功能和生活质量，提高假体生存率。避免术后再脱位、大量骨丢失造成翻修困难等。

（三）临床康复的影像关注点

1. 股骨粗隆部骨折

（1）保守治疗：通过影像学判断不全性骨折或骨折移位不明显患者，以及一些年老、体弱的患者可采用非手术治疗。一般可采用股骨髁上、胫骨结节骨牵引，"丁"字鞋固定等方法。治疗期间应定期复查X线观察骨痂形成情况。骨痂形成良好者，让其尽早坐起进行床上活动，避免出现并发症和继发残疾。

（2）术后康复

1）外固定支架术：手术时间短、创伤小，但术后护理比较复杂。

2）切开复位内固定手术：术式大致分为三类：

第一类：空心加压螺钉内固定系统，抗压、抗弯、抗旋转能力强，内固定效果好，且可局部麻醉，手术创伤相对小。但需把握适应证。术后康复过程需定期复查X线并与术后初始X线进行对比，评估骨折愈合情况、固定完整度，排查感染、螺钉移动或断裂、应力性骨折等。

第二类：髓外内固定系统（DHS、DCS/解剖型钢板）。比如动力髋螺钉（DCS）内固定，其原理似悬臂梁系统，负重时应力首先加于钢板短臂，再分散至各螺钉上。解剖锁定接骨板，结合了微创稳定系统和AO的点接触接骨板的临床优势。术后康复过程需定期复查X线并与术后初始X线进行对比，评估内固定物的放置、内固定物完整度、骨折的顺列和愈合情况。骨折部位应位于钢板的中央、钢板应沿着骨折的伸面、钢板应与骨齐平、螺钉应与钢板齐平、螺钉可能穿透对侧骨皮质表面，不应该穿透关节面。因金属疲劳，骨折愈合一旦出现，内固定物可能断裂。

术后康复治疗始于评估，若发生任何影像学不利因素，均应慎重对待，必要时转介骨科医师。在内固定物取出之前，不建议进行重体力活动，以免内固定松动或断裂。

第三类:髓内固定系统。常用 Gamma 钉、股骨重建钉、股骨近端髓内钉(proximal femoral nail,PFN)及股骨近端防旋髓内钉(proximal femoral nail antirotation,PFNA)。一般髓内钉术后 2 周后可逐渐在平衡杠内行走,但对严重粉碎性骨折、骨质极度疏松及固定欠佳的患者应适当延后康复训练和下地负重时机。Gamma 钉术后 4 周后才可下地扶拐不负重行走,康复强度循序渐进。术后康复过程需定期复查 X 线并与术后初始 X 线片或前片进行对比,评估骨折愈合情况(通过骨痂)、排查感染、螺钉断裂、髓内钉的迁移等。

2. 股骨颈骨折

(1)保守治疗:通过影像判断,对无移位或嵌顿型股骨颈骨折的老年患者,可采取非手术治疗,可采取丁字鞋固定患者下肢,卧床休养,患肢持续牵引 8 周及以上,对症处理。4 周后复查 X 线,骨折处无移位可逐渐进行床上康复治疗。

(2)手术治疗:目前主要的手术有以下几类。

闭合复位内固定;切开复位内固定;带血管、肌蒂骨瓣移植联合空心钉内固定。人工髋关节置换术,又分为半髋关节置换术、全髋关节置换术、髋关节表面置换术。假体固定,包括非骨水泥和骨水泥固定。

(3)术后康复:髋部骨折的致残率和致死率较高。伤后卧床时间可能较长,为预防并发症、促进骨折愈合、避免功能障碍,应早期开始功能锻炼。康复治疗要求循序渐进、基于手术方式多种方法综合应用。

1)正确肢位摆放:预防人工关节松动、脱位。对于髋关节置换术,根据手术入路不同,体位限制有所不同。后外侧入路术后应避免髋屈曲超过 90°、过度内收及内旋。前外侧入路术后应避免外旋。在患者休息时可使用梯形枕隔开双下肢,维持术侧髋关节外展中立位。

2)防治并发症:特别是下肢深静脉血栓形成、肺炎等。

3)控制合并症:对合并高血压、冠心病、糖尿病等慢性基础疾病要积极控制。

4)手术部位的物理因子疗法:减轻肿胀、疼痛。

5)运动疗法的综合运用:

术前即可开始"术前康复",向患者解释、宣教功能训练的意义,使其认识到康复锻炼的重要性。患肢牵引时,教患者做卧位保健操,尽量活动健侧肢体、维持心肺活动水平。指导患者进行患肢股四头肌等长收缩训练。

术后第 1 天指导患者取半卧位,髋关节屈曲 <45°,进行深呼吸训练及"踝泵训练",患侧踝关节及股四头肌进行等长收缩训练,并进行髋关节即系关节主动屈伸活动(髋关节屈曲 <45°)。术后第 2 天重复第 1 天的康复内容,并进行臀大肌及髂腰肌的等长收缩训练,其间可开始关节持续被动活动仪(continuous passive motion,CPM)进行膝、髋关节的被动功能训练,从膝关节屈曲 30° 开始逐渐增加到 90°。循序渐进,在术后第 2~4 周改为主动活动为主,活动范围逐步增大,术后 4 周时接近正常活动范围。术后第 2 周,根据骨折愈合和内固定情况,鼓励患者使用助行器,患肢不负重行走,宜采用渐进式,早期不宜久站。术后第 12~24 周,患肢逐渐负重,并逐渐加强患肢肌力、肌耐力训练。待复查 X 线和 CT 显示骨折已愈合,无股骨头坏死征象,方可弃拐行走。人工髋关节置换术后的患肢负重时机和进程可适当提前。

影像学检查在髋部骨折术后康复的评估中具有重要意义。X 线仍是首选方法,CT 检查可发现骨质细微结构异常,MRI 可早期发现关节周围软组织及软骨异常情况,核素骨显像可作为上述之补充,较好鉴别假体周围感染和松动。对于头下型股骨颈骨折,因股骨头缺血坏死风险很高,髋关节影像学复查可能要持续到术后(非人工髋关术)1~2年,以排查潜在的坏死。总之,影像学可帮助康复团队评估髋部骨折术后的并发症,尽早发现,甚至提前预防严重并发症,指导康复团队制订相应的康复计划,最大程度改善患者功能。

(王陶黎　殷小平　杨　萌)

参 考 文 献

[1] BECKMANN N M,CHINAPUVVULA N R,CAI C. Association of femoral head and acetabular fractures on computerized tomography:correlation with the Judet-Letournel classification [J]. Emerg Radiol,2017,24(5):531-539.

[2] EVANS E M. The treatment of trochanteric fractures of the femur [J]. J Bone Joint Surg Br,1949,31B(2):190-203.

[3] 景超. MRI 诊断股骨头坏死的临床价值研究[J]. 影像研究与医学应用,2020,4(1):192-193.

[4] 黄俊武,叶菊花. 股骨头坏死的 CT 及 X 线表现及诊断分析价值[J]. 中国 CT 和 MRI 杂志,2017,15(2):128-130.

[5] 陈煜东,魏瑄. MRI 扫描对成人股骨头坏死的诊断应用价值分析[J]. 中国 CT 和 MRI 杂志,2018,16(3):121-123.

[6] YOON B H,MONT M A,KOO K H,et al. The 2019 Revised Version of Association Research Circulation Osseous Staging System of Osteonecrosis of the Femoral Head [J]. J Arthroplasty,2020,35(4):933-940.

[7] 周静,郑孝众,姚婉贞,等. 骨骼肌运动损伤的 MRI 研究进展[J]. 中华放射学杂志,2021,55(3):324-328.

[8] BOTSER I,SAFRAN M R. MR imaging of the hip:pathologies and morphologies of the hip joint,what the surgeon wants to know [J]. Magn Reson Imaging Clin N Am.2013,21(1):169-182.

[9] MAJ L,GOMBAR Y 3RD,MORRISON W B. MR imaging of hip infection and inflammation [J]. Magn Reson Imaging Clin N Am,2013,21(1):127-139.

[10] GOLD S L,BURGE A J,POTTER H G. MRI of hip cartilage:joint morphology,structure,and composition[J]. Clin Orthop Relat Res,2012,470(12):3321-3331.

[11] 王亚捷,周华冬,潘诗农. MRI 对发育性髋脱位软组织病变的诊断价值及新技术的应用趋势[J]. 国际医学放射学杂志,2017,40(2):174-179.

[12] 王德杭,宗敏. 关节损伤影像诊断的特点和进展[J]. 国际医学放射学杂志,2017,40(4):371-374.

[13] 徐文坚,袁慧书. 中华影像医学:骨肌系统卷[M]. 3 版. 北京:人民卫生出版社,2019.

[14] CIBULKA M T,BLOOM N J,ENSEKI K R,et al. Hip Pain and Mobility Deficits-Hip Osteoarthritis:Revision 2017 [J]. J Orthop Sports Phys Ther,2017,47(6):A1-A37.

[15] B. J. 马纳斯特. 骨肌影像诊断学:非创伤性疾病(原著第 2 版)[M]. 谢晟,徐磊,蒋涛,等译. 南京:江苏凤凰科学技术出版社,2019.

[16] 中华医学会骨科学分会创伤骨科学组,中华医学会骨科学分会外固定与肢体重建学组. 中国下肢骨折术后负重专家共识(2023)[J]. 中华创伤骨科杂志,2023,25(2):93-100.

第十一节 膝 关 节

一、正常影像表现

(一) 正常膝关节 X 线平片表现

1. 正位片膝关节骨性结构由股骨髁、胫骨髁、髌骨构成,关节间隙约 4~9mm,髌骨阴影重叠在股骨阴影上,外缘不超过股骨外缘(图 3-11-1)。

2. 侧位片股骨两髁不重叠,髌骨与股骨髁之间的间隙宽约 3mm(图 3-11-2)。

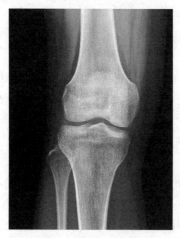
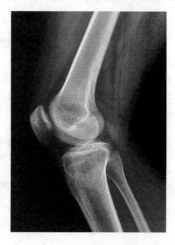

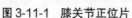

图 3-11-1 膝关节正位片　　　图 3-11-2 膝关节侧位片

3. 股骨下段形成两个隆起,内髁较大,股骨关节皮质厚度小于 0.5mm。

4. 胫骨髁间隆起位于胫骨关节面中点稍后方。

5. 腓骨小头位于外侧,低于膝关节水平。

6. 髌骨上下各有一个脂肪垫,表现为局限性透光区,髌上脂肪垫呈倒三角形,液体聚集时密度增高。

7. 构成膝关节的关节软骨在正常 X 线片上不显影,周围软组织 X 线密度较骨结构低,软组织层次清晰,易于观察。

(二) 正常膝关节 CT 表现

CT 能清晰地显示股骨、胫骨、髌骨及腓骨骨皮质和髓腔情况,膝关节退变时,骨性关节面硬化,关节周围骨质增生,肌腱附着点钙化;软组织密度较骨性结构低,CT 值约 30~60Hu,膝关节外伤时周围肌群软组织肿胀,密度减低;CT 上不能区分内外侧半月板及韧带结构。正常膝关节 CT 表现如图 3-11-3~图 3-11-6 所示。

(三) 正常 MRI 表现

1. 由于脂肪的存在,MRI 对于组成膝关节周围软组织(肌群、肌腱、关节软骨和韧带)的细微结构显示清晰,正常肌群呈长 T_1、稍长 T_2 信号;韧带呈均匀一致的长 T_1 信号;正常关节腔有少许积液,呈长 T_1、长 T_2 信号;发生外伤时,韧带或肌群组织细胞间隙液体增多,T_2 信号增高。

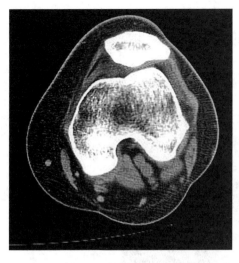

图 3-11-3　正常膝关节 CT（髌骨层面）

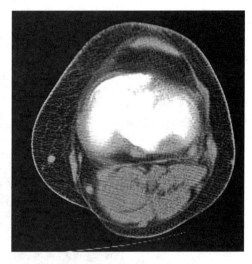

图 3-11-4　正常膝关节 CT（关节间隙层面）

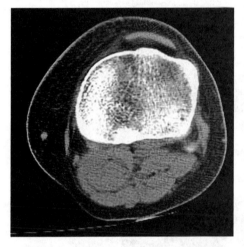

图 3-11-5　正常膝关节 CT（胫骨层面）

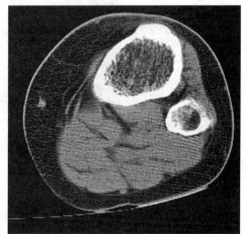

图 3-11-6　正常膝关节 CT（胫腓骨层面）

2. 半月板　为 C 形纤维软骨结构,覆盖约 60%~80% 的胫骨平台关节面,在 MRI 图像的任何序列上都呈低信号,以脂肪抑制像显示半月板最好。内侧半月板呈 "C" 形,外侧半月板呈 "O" 形。

3. 前交叉韧带（ACL）　是膝关节重要的稳定结构,可防止胫骨过度前移。ACL 起自胫骨髁间前区斜向外后上方,止于股骨外侧髁的内侧面后部。

4. 后交叉韧带（PCL）　防止胫骨向后移位。PCL 自胫骨髁间后区斜向内前上方,止于股骨内髁的外侧面。

5. 内侧副韧带（MCL）　防止膝关节外翻;MCL 起自股骨内收肌结节下方的股骨内上髁,止于胫骨内侧髁。

6. 外侧副韧带（LCL）　防止膝关节内翻;LCL 起自股骨外上髁的上方,止于腓骨头下方。

7. 膝关节周围肌群按功能主要分为屈肌群、伸肌群、内旋肌群和外旋肌群,不同肌群参与的运动不同。

（1）屈曲：股二头肌、半腱肌、半膜肌、缝匠肌、股薄肌、腘肌和腓肠肌。

（2）伸展：膝关节伸肌主要是股四头肌。

（3）内旋：参与膝关节内旋运动的肌肉是半腱肌、半膜肌、缝匠肌、股薄肌和腘肌。

（4）外旋：参与膝关节外旋的肌肉是股二头肌。

正常膝关节 MRI 如图 3-11-7~图 3-11-13 所示。

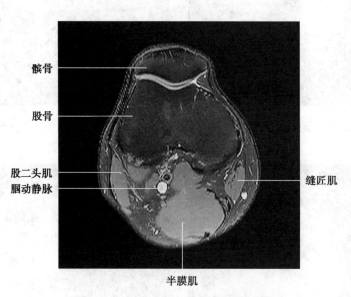

图 3-11-7　正常膝关节 MRI（髌骨层面）

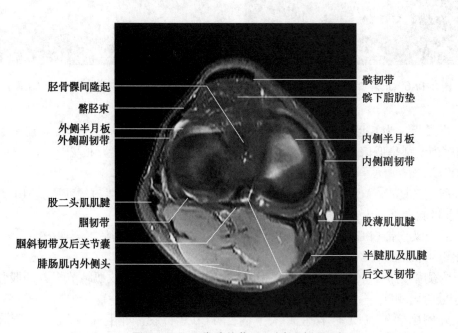

图 3-11-8　正常膝关节 MRI（半月板层面）

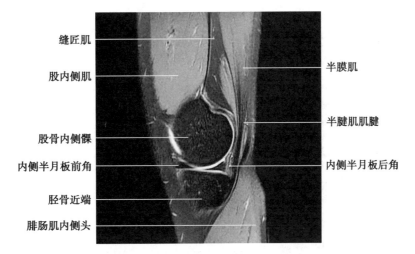

缝匠肌

股内侧肌

股骨内侧髁

内侧半月板前角

胫骨近端

腓肠肌内侧头

半膜肌

半腱肌肌腱

内侧半月板后角

图 3-11-9　正常膝关节 PDWI（内侧半月板）

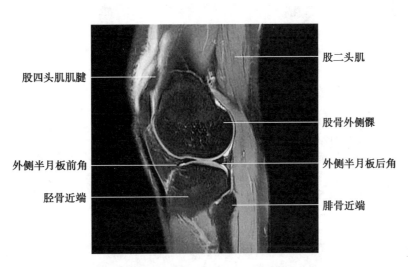

股四头肌肌腱

股二头肌

股骨外侧髁

外侧半月板前角

外侧半月板后角

胫骨近端

腓骨近端

图 3-11-10　正常膝关节 PDWI（外侧半月板）

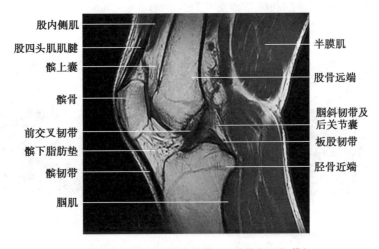

股内侧肌

股四头肌肌腱

髌上囊

髌骨

前交叉韧带

髌下脂肪垫

髌韧带

腘肌

半膜肌

股骨远端

腘斜韧带及
后关节囊

板股韧带

胫骨近端

图 3-11-11　正常膝关节 MRI（前交叉韧带）

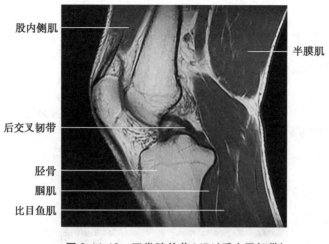

股内侧肌

半膜肌

后交叉韧带

胫骨

腘肌

比目鱼肌

图 3-11-12　正常膝关节 MRI(后交叉韧带)

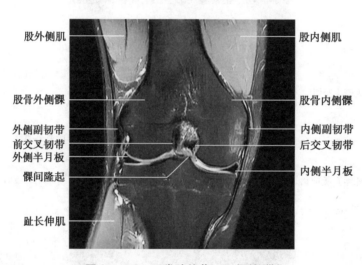

股外侧肌

股内侧肌

股骨外侧髁

股骨内侧髁

外侧副韧带

内侧副韧带

前交叉韧带

后交叉韧带

外侧半月板

髁间隆起

内侧半月板

趾长伸肌

图 3-11-13　正常膝关节 MRI(副韧带)

(四)正常超声表现

1. 膝关节前区　体位采取仰卧位或坐位,轻度屈膝 20°~30°。

(1)髌骨:骨皮质光滑、连续,呈线状强回声(图 3-11-14)。

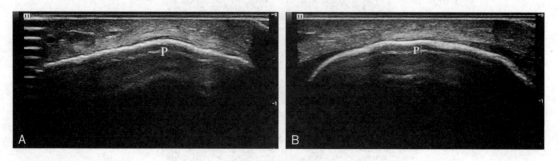

图 3-11-14　髌骨

A.纵切面;B.横切面。

P:髌骨。

（2）股四头肌腱：位于髌骨上方，长轴切面上分为3层，从浅至深依次为股直肌的肌腱、股内侧肌和股外侧肌的肌腱、股中间肌的肌腱。探头置于髌骨上端探查，检查范围从肌肉-肌腱连接处到肌腱远端附着处。肌腱附着点是慢性肌腱病的好发部位。向肢体近端扫查，可见股四头肌，其中外侧为股外侧肌，中间浅层为股直肌，中间深层为股中间肌，内侧为股内侧肌（图3-11-15）。

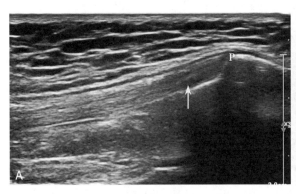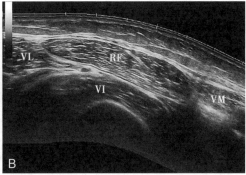

图 3-11-15　股四头肌腱及股四头肌

A.股四头肌腱纵切面；B.右侧下肢股四头肌横切面宽景成像。

P:髌骨；VL:股外侧肌；RF:股直肌；VI:股中间肌；VM:股内侧肌；箭头:股四头肌腱。

（3）髌上囊与脂肪垫：股四头肌腱1/3深面有2个脂肪垫，超声表现为高回声，其一位于股骨表面，另一个位于髌骨上缘上方，二者之间为髌上囊。正常髌上囊含有少量滑液，超声表现为线状无回声，深度不超过3mm，探头挤压可见流动（图3-11-16）。

（4）髌腱（髌韧带）：在髌骨下端与胫骨粗隆之间，横切面超声表现为扁平形，深方可见脂肪垫（图3-11-17）。

（5）髌前与髌下滑囊

1）髌前滑囊：髌骨与皮下组织之间的潜

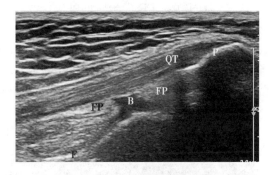

图 3-11-16　髌上囊与脂肪垫

QT:股四头肌腱；F:股骨；P:髌骨；B:髌上囊；FP:脂肪垫。

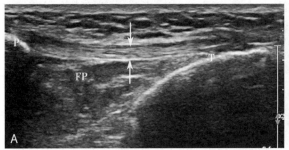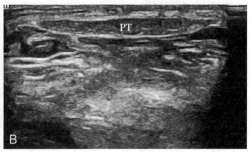

图 3-11-17　髌腱

A.为纵切面；B.为横切面。

FP:脂肪垫；P:髌骨；T:胫骨；PT:髌腱；箭头:髌腱。

在的腔隙,生理情况下不能看到,看到即为病理情况。

　　2）髌下浅囊:髌腱与皮下组织之间的潜在的腔隙,生理情况下不能看到,看到即为病理情况。

　　3）髌下深囊:髌腱深方与胫骨之间的腔隙,正常有极少量液体,不超过1~2mm(图3-11-18)。

　　(6)关节内软骨:膝关节最大屈曲位,探头置于膝前正中部横切面,可以观察到位于股骨关节面的透明软骨,超声表现为厚度均匀一致的一层低回声(图3-11-19)。

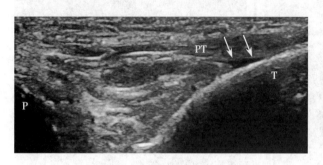 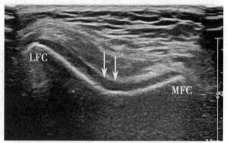

图3-11-18　髌下深囊　　　　　　　　　　　图3-11-19　关节内软骨
P:髌骨;T:胫骨;PT:髌腱;箭头:髌下深囊。　　LFC:股骨外侧髁;MFC:股骨内侧髁;箭头:
　　　　　　　　　　　　　　　　　　　　　　关节内软骨。

　　2. 膝内侧区　体位采取仰卧位,轻度屈膝和髋关节,髋关节轻度外旋,或侧卧位检查。

　　(1)髌内侧支持带:髌骨内缘与股骨远端或胫骨近端间横切可显示髌内侧支持带的长轴,为条索样高回声,内有平行的线状结构(图3-11-20)。

　　(2)内侧副韧带与内侧半月板:膝关节轻度外翻时动态观察内侧副韧带的完整性,纵切显示内侧副韧带长轴,呈"3"状,浅层为致密结缔组织,呈高回声,中间层为疏松结缔组织,呈低回声,深层与内侧半月板融合在一起,呈高回声。内侧半月板呈三角形的高回声,底部向外,尖伸向关节腔。超声只能显示半月板的一部分,不推荐作为半月板病变的检查手段(图3-11-21)。

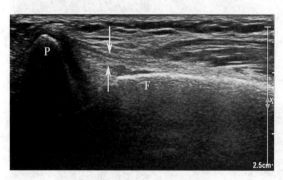 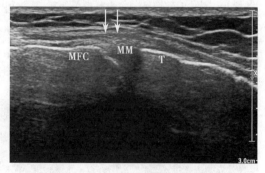

图3-11-20　髌内侧支持带　　　　　　　　图3-11-21　内侧副韧带及内侧半月板
P:髌骨;F:股骨;箭头:髌内侧支持带。　　MFC:股骨内侧髁;T:胫骨;MM.内侧半月板;箭
　　　　　　　　　　　　　　　　　　　　头:内侧副韧带。

　　(3)鹅足肌腱与滑囊:探头置于胫骨前方内侧面,显示鹅足肌腱的止点。鹅足肌腱是缝匠肌、半腱肌和股薄肌的联合腱。调整探头角度显示鹅足肌腱的长轴。鹅足肌腱与胫骨之间有鹅足肌腱滑囊,正常状态下一般不显示。肌腱肿胀和滑囊炎时可探及滑囊积液(图3-11-22)。

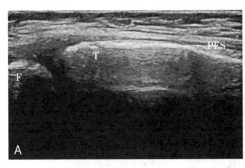
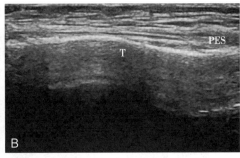

图 3-11-22　鹅足肌腱

F:股骨;T:胫骨;PES:鹅足肌腱。

3. 膝外侧区　仰卧位或侧卧位,膝轻度屈曲并内旋。从后向前依次观察到腘肌腱、股二头肌肌腱、外侧副韧带、外侧半月板、髂胫束及滑囊等。

(1)外侧副韧带:探头与股骨长轴约呈45°,尾侧偏向后外,两端显示股骨外侧髁与腓骨头,可显示外侧副韧带的长轴,其近端深面为腘肌腱(图3-11-23)。

(2)髂胫束及滑囊:在上述切面的基础上,探头尾侧向内倾斜约45°,显示髂胫束的止点,即胫骨前方外侧面Gerdy结节。髂胫束深方与胫骨之间有髂胫束滑囊,正常不显示或可见极少量滑液,深约1mm。髂胫束损伤时可肿胀、钙化,是膝外侧疼痛的常见原因,临床称为髂胫束摩擦综合征。应双侧对比(图3-11-24)。

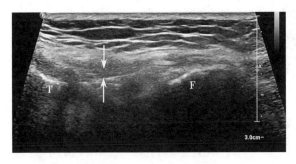

图 3-11-23　外侧副韧带

T:腘肌腱;F:腓骨头;箭头:外侧副韧带。

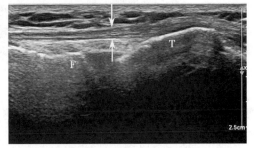

图 3-11-24　髂胫束

F:股骨外侧髁;T:胫骨;箭头:髂胫束。

4. 膝后区　患者俯卧位,下肢伸开,该区域包括腘窝、半膜肌、半腱肌、腓肠肌内外侧头、滑囊、双侧半月板的后角及后交叉韧带。

(1)股二头肌肌腱:腘窝的外侧壁上界为股二头肌,其肌腱止于腓骨头,探头从腓骨头向上纵切,可清晰显示股二头肌肌腱及肌腹(图3-11-25)。股二头肌肌腱是急性和慢性运动创伤的好发部位。

(2)腓总神经及毗邻结构:腘窝的外侧壁下界为腓肠肌外侧头,在膝后外区,探头从上至

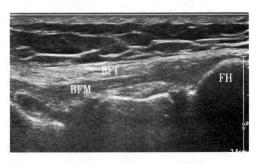

图 3-11-25　股二头肌肌腱

BFT:股二头肌肌腱;BFM:股二头肌肌腹远端;FH:腓骨头。

下做一系列横切,即腘窝的外上壁至外下壁之间可显示不同位置腓神经的横断面,在腘窝水平以上及股骨外侧髁水平的切面,腓神经在股二头肌的内后方,探头再向下移,可分别观察腓总神经在腓肠肌外侧头的外侧(腓骨头水平)和腓骨长肌的深面(腓骨颈水平)(图3-11-26)。

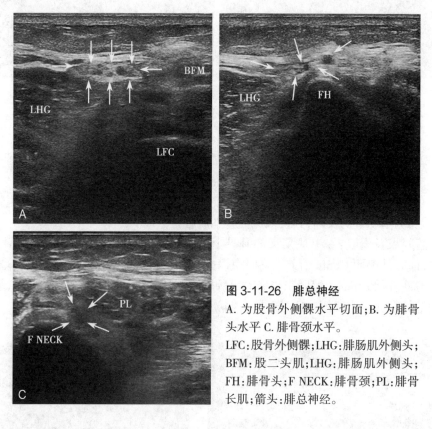

图 3-11-26　腓总神经
A. 为股骨外侧髁水平切面;B. 为腓骨
头水平 C. 腓骨颈水平。
LFC:股骨外侧髁;LHG:腓肠肌外侧头;
BFM:股二头肌;LHG:腓肠肌外侧头;
FH:腓骨头;F NECK:腓骨颈;PL:腓骨
长肌;箭头:腓总神经。

（3）腘窝正中血管神经束:在腘窝正中央位置,腓肠肌内侧头和外侧头之间做横切面,可显示腘窝内血管神经束,内含(从深至浅)腘动脉、腘静脉和胫神经(图3-11-27)。

（4）后交叉韧带:腘窝最深方,探头从内上至外下做斜切面,在股骨远端与胫骨近端之间可显示后交叉韧带的长轴,适当降低探头频率以增加穿透性,对肥胖患者有时可用3.5MHz探头。屈膝时后交叉韧带最紧张,此时更易显示(图3-11-28)。

（5）膝后内侧区肌腱:在腘窝的内侧,平股骨内侧髁水平横切,从前内向后外可显示缝匠肌、股薄肌腱、半腱肌和半膜肌腱(图3-11-29)。

（6）腘窝滑囊:在半膜肌腱和腓肠肌内侧头之间,可探及腘窝滑囊,正常人有少量液体,呈逗号样,伸向关节腔(图3-11-30)。该滑囊在病理情况下的积液称腘窝囊肿,即 Baker 囊肿,为临床常见病。

（7）半月板后角:在膝后区的内、外部做纵切面,可分别显示内侧半月板和外侧半月板的后角(图3-11-31)。

超声检查要点:超声能够准确评估髌腱、股四头肌肌腱、膝前区滑囊、内侧副韧带、外侧副韧带以及关节积液,但对于交叉韧带、半月板、骨性结构的评估不如 MRI。观察不同区域的解剖结构应该选择相应的体位,肌腱、韧带等在紧张与松弛的状态下动态观察,对于可疑病变部位应进行双侧对比。

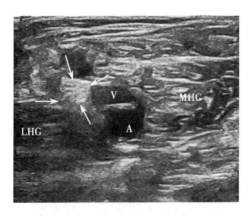

图 3-11-27　腘窝正中血管神经束
LHG. 腓肠肌外侧头；MHG. 腓肠肌内侧头；
V. 腘静脉；A. 腘动脉；箭头：胫神经。

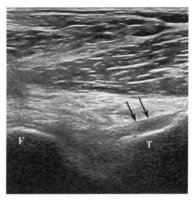

图 3-11-28　后交叉韧带
F：股骨；T：胫骨；箭头：后交叉韧带。

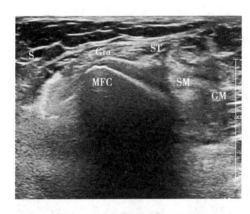

图 3-11-29　膝后内侧区肌腱
MFC：股骨内侧髁；GM：腓肠肌内侧头；SM：半
膜肌腱；ST：半腱肌；Gra：股薄肌腱；S：缝匠肌。

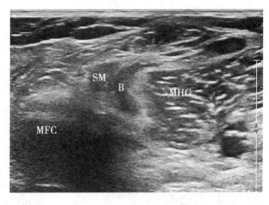

图 3-11-30　腘窝滑囊
B：腘窝囊肿；MFC：股骨内侧髁；MHG：腓肠肌内侧
头；SM：半膜肌腱。

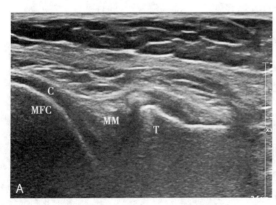

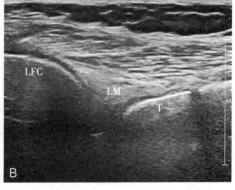

图 3-11-31　半月板后角
A. 内侧半月板；B. 外侧半月板。
MFC：股骨内上髁；MM：内侧半月板；C：关节内软骨；T：胫骨；LFC：股骨外上髁；LM：外侧半月板。

二、康复常见异常影像表现

（一）膝关节骨折

1. X 线表现

（1）股骨远端骨折：股骨远端骨折指发生于股骨关节面到髁上 5cm 之内的骨折，包括股骨髁上骨折、髁间骨折和股骨髁骨折。表现为股骨远端的骨质透亮线，股骨髁上骨折常为粉碎性骨折，髁间骨折常呈"T"形或"Y"形，股骨髁骨折可表现为股骨髁矢状或冠状骨折线。

股骨远端骨折常采用 AO（arbeitsgemeinschaft für osteosynthesefragen）/OTA（orthopaedic trauma associatio）分类方法，有助于判断骨折的治疗方法及预后，包括：①A 型，关节外髁上骨折。A1：单纯骨折；A2：干骺端楔形骨折，包括完整楔形、外侧骨块或内侧骨块；A3：粉碎性髁上骨折。②B 型，部分关节内骨折。B1：外侧髁矢状骨折；B2：内侧髁矢状骨折；B3：冠状面骨折。③C 型，完全关节内骨折。C1：非粉碎性髁间骨折；C2 型：单一关节面骨折伴髁上粉碎性骨折；C3：粉碎性髁间-髁上骨折，关节面多个骨折碎片（图 3-11-32~图 3-11-34）。

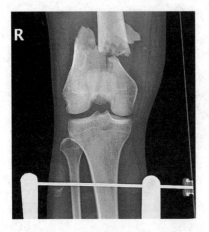

图 3-11-32　右股骨远端 A3 型骨折

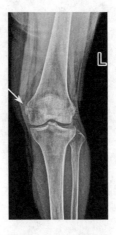

图 3-11-33　左股骨远端 B2 型骨折

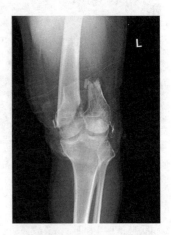

图 3-11-34　左股骨远端 C1 型骨折，髌骨垂直型骨折

（2）胫骨平台骨折：胫骨平台骨折包括劈裂和压缩两种基本骨折形态。Schatzker 分型是目前胫骨平台骨折最常用的分型方法，根据受伤严重程度将骨折由轻至重依次分为Ⅰ型至Ⅵ型：Ⅰ型，外侧平台单纯劈裂骨折；Ⅱ型，外侧平台劈裂及压缩性骨折；Ⅲ型，外侧平台单纯压缩性骨折；Ⅳ型，内侧平台骨折，可累及髁间棘；Ⅴ型，双侧胫骨平台劈裂骨折；Ⅵ型，伴有骨干-干骺端分离的胫骨平台骨折（图 3-11-35~图 3-11-37）。

（3）髌骨骨折：根据骨折的形态可分为横行、垂直型、粉碎性、边缘撕裂及骨软骨骨折等类型，以横行及粉碎性骨折常见。垂直型骨折有时

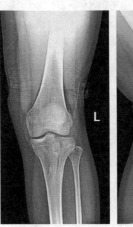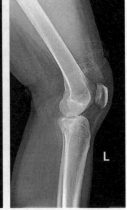

图 3-11-35　左胫骨平台Ⅰ型骨折

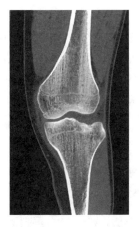
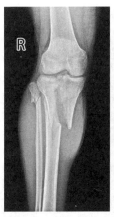
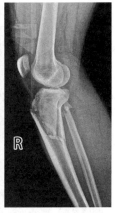

图 3-11-36　左胫骨平台Ⅲ
型骨折（CT 冠状位重建）

图 3-11-37　右胫骨平台Ⅵ型骨折、腓骨小
头骨折

在膝关节正侧位片上难以显示，髌骨轴位片有助于观察。髌骨骨折需与二分髌骨或多分髌骨相鉴别，后者髌骨骨皮质完整、边缘光滑（图 3-11-38~图 3-11-39）。

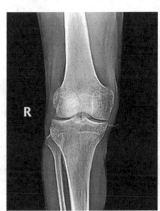
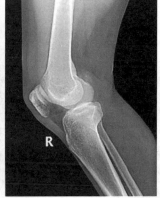

图 3-11-38　髌骨垂直型骨折

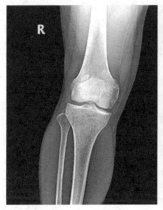
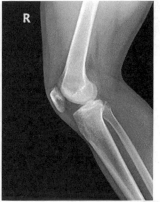

图 3-11-39　二分髌骨

（4）膝关节撕脱性骨折：膝关节结构复杂，一些特殊部位的骨折常提示重要结构损伤，需加以注意。如：胫骨髁间棘前内侧骨折，胫骨髁间棘前内侧为前交叉韧带附着处，可能会出现前交叉韧带撕脱性骨折；胫骨平台后份骨折，胫骨平台后份为后交叉韧带附着处，可能会出现后交叉韧带撕脱性骨折；Segond 骨折，胫骨外侧缘骨皮质撕脱，为外侧囊韧带撕脱所致，常伴前交叉韧带撕裂；反 Segond 骨折，胫骨内侧缘撕脱性骨折，为内侧副韧带深部囊撕脱所致，常伴后交叉韧带撕裂；腓骨头尖端骨折，常伴弓状韧带复合体撕脱（图 3-11-40~图 3-11-41）。

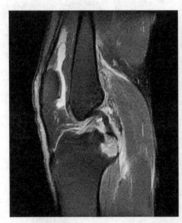
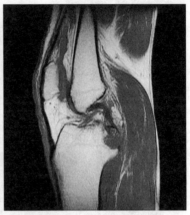

图 3-11-40　左膝胫骨平台后份骨折，后交叉韧带附着处撕脱

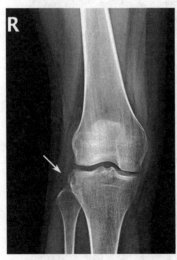
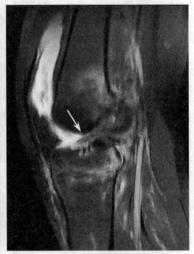

图 3-11-41　Segond 骨折，PDWI 上示前交叉韧带部分撕裂

（5）儿童骨骺损伤：约 30% 的儿童骨折累及骺板，大多数预后良好且无长期并发症，但股骨远端及胫骨的骨折则有可能引起生长紊乱，需加以注意。

经 Rang 补充过的 Salter-Harris 分型是常用的骨骺损伤分类方法，共六型：Ⅰ型，单纯的骨骺分离；Ⅱ型，骨骺分离伴干骺端骨折；Ⅲ型，骨骺骨折累及骺板；Ⅳ型，骨骺和干骺端骨折；Ⅴ型骺板挤压性损伤；Ⅵ型，骨骺边缘软骨环切削。MRI 上可明确骺板损伤，表现为长 T_1 长 T_2 信号（图 3-11-42）。

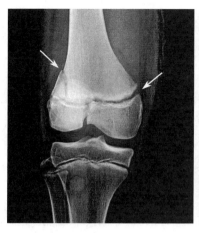
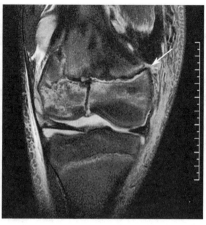

图 3-11-42　右股骨外侧髁及骨骺骨折（Ⅳ型），MRI PDWI 上可见髌板内异常高信号

2. CT 表现　表现同 X 线表现，但对无移位的隐匿性骨折、小的撕脱性骨折敏感度更高，也有助于复杂骨折的术前评估。

3. MRI 表现　膝关节骨折通常使用 X 线平片即可诊断，当怀疑隐匿性骨折、骨挫伤或需明确膝关节半月板、韧带及软组织损伤时可行 MRI 检查。

骨折线在 T_1WI 表现为线样的低信号，其周围环绕弥漫的低信号水肿，在 PDWI 压脂像上表现为高信号。由于骨挫伤而形成的骨髓水肿，表现为片状、斑片状长 T_1 长 T_2 信号（图 3-11-43）。

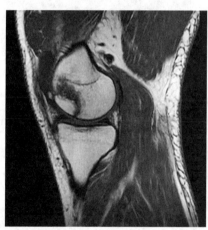
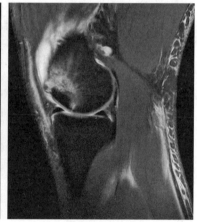

图 3-11-43　左股骨内侧髁骨折，髌上囊积液

膝关节韧带单纯损伤表现为韧带不同程度肿胀，PDWI 上信号增高，但连续性存在；韧带部分撕裂表现为部分纤维断裂伴 PDWI 上信号增高；韧带完全撕裂表现为纤维完全断裂伴 PDWI 上信号增高，可有局部韧带增厚及断端回缩（图 3-11-44）。

创伤时常导致半月板撕裂，表现为 PDWI 上半月板异常高信号延伸至关节面。在半月板垂直撕裂时，若撕裂的半月板内侧碎片内移到关节的中间，则会发生半月板桶柄状撕裂，此时容易出现关节交锁，需尽早进行手术治疗。内侧半月板桶柄状撕裂的发生率远高于外侧（图 3-11-45~图 3-11-46）。

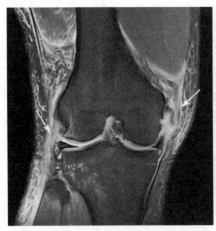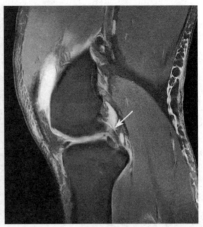

图 3-11-44 左膝内侧副韧带撕裂、断端回缩,外侧副韧带部分撕裂,后交叉韧带损伤

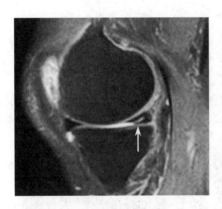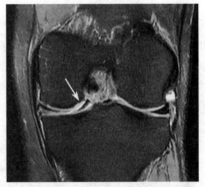

图 3-11-45 右膝内侧半月板后角撕裂　　图 3-11-46 左膝内侧半月板桶柄状撕裂

4. 超声检查表现　髌骨骨折时,多为横行骨折,超声显示髌骨连续性中断,断端骨质不光滑,显示毛糙。如超声检查提示髌骨骨折,则应进一步进行 X 线和 CT 检查,以明确骨折片的数量、大小和部位(图 3-11-47)。

(二) 半月板损伤

1. 半月板撕裂　半月板撕裂为膝关节最常见的运动创伤,主要为间接暴力所致。最易损伤的姿势为膝关节由屈曲位向伸直位运动,同时伴有旋转,即通常所说的研磨力量。因此,产生半月板损伤必须有 4 个因

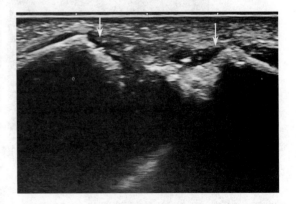

图 3-11-47 髌骨横行骨折,箭头所示为髌骨的断端

素,即膝半屈、内收或外展、重力撞压和旋转力量。损伤可在前角、体部或后角。撕裂的形状有纵裂、横裂、边缘分离、水平裂、"T" 形裂、斜裂或多处撕裂。半月板撕裂后,由于失去正常张力,经过一定时期后可以发生纤维软骨变性。

(1) 临床表现:受伤后膝关节剧痛,伸不直,并且肿胀。慢性期,膝关节肿胀不明显,但

自觉关节疼痛,活动时有弹响,并有关节交锁现象。

（2）超声表现:正常半月板超声呈等回声或高回声,内部回声均匀。撕裂时,超声可见半月板内部条形低回声（图3-11-48）。

（3）检查注意事项:尽管超声可以发现一些半月板撕裂,但超声诊断半月板损伤的敏感性远不及MRI。因此,临床怀疑半月板撕裂而超声无阳性发现时,要进一步行MRI检查。

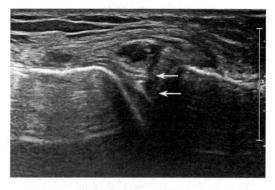

图3-11-48　内侧半月板撕裂,箭头所示为半月板撕裂位置

2. 半月板囊肿　半月板囊肿多见于20~30岁的成年人,男性比女性多见,外侧半月板囊肿比内侧半月板囊肿多见,约80%的患者合并半月板撕裂。外侧半月板囊肿多见于半月板的中1/3处,此处为半月板的薄弱区;内侧半月板囊肿好发于内侧半月板的后1/3,位于胫侧副韧带的后方。半月板囊肿的形成可能与下列因素有关:一为关节腔积液从半月板裂口处向关节外突出积聚所致;二为半月板挤压伤后发生退变所致。术中可见囊肿内为黄色果冻样的黏稠液体。囊肿可与半月板紧密相连或通过窦道与之相连。囊肿可压迫周围组织、血管、神经甚至股骨、胫骨。

（1）临床表现:疼痛和肿块为最常见的症状。疼痛可能与关节囊或半月板周围软组织牵拉有关。多数患者可在膝关节间隙处触及肿物,肿物大小会随关节的屈伸活动而发生变化,肿物在关节伸直或稍屈曲时明显,屈曲时缩小。囊肿硬度差异较大,可较软,有波动性,或较硬如骨。

（2）超声表现:超声上半月板囊肿可为无回声或低回声,与囊肿内部积液的黏稠度有关,有时囊肿内可见分隔或实性回声,实性回声可能为退变的半月板碎片。外侧半月板囊肿较易向外扩张,而内侧半月板囊肿由于半月板与关节囊结合较紧密而较难扩张。但当内侧半月板囊肿突破关节囊后,囊肿也可扩张得较大,有时可扩展到离半月板较远的部位。长期或较大的囊肿可导致邻近胫骨平台骨皮质受压性改变（图3-11-49）。

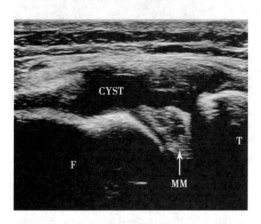

图3-11-49　半月板撕裂合并半月板囊肿形成
F.股骨;T.胫骨;MM.内侧半月板;CYST.囊肿。

（三）膝关节韧带损伤

1. 前交叉韧带损伤　前交叉韧带起自股骨髁间窝的外侧面,向前内下方止于胫骨髁间隆起的前方,当膝关节完全屈曲和内旋胫骨时,此韧带牵拉最紧。前交叉韧带控制胫骨相对于股骨向前移动的距离,当膝关节伸直、扭转或侧屈超过了正常的限度,尤其是这几个不正常的动作同时联合作用时,很容易造成前交叉韧带损伤。少部分损伤是直接暴力所致,而大部分是足部固定不动,腿伸直时突然减速或变向的动作所致,常见于运动员,特别是要求急停急动、跳跃或是绕开对手或障碍物的运动项目。

前交叉韧带损伤是比较严重的膝关节损伤,对患者的膝关节功能影响较大。早期诊断并及时治疗对患者膝关节功能的恢复具有重要意义。前交叉韧带损伤可分为 3 度：Ⅰ度损伤为韧带纤维受到牵拉，但未撕裂，膝关节轻度压痛和肿胀，活动时膝关节尚有力；Ⅱ度损伤为韧带纤维部分撕裂，膝关节轻度压痛，中度肿胀，活动时膝关节可无力；Ⅲ度损伤为韧带纤维完全撕裂，膝关节失去稳定性，关节可重度肿胀，活动无力。

（1）临床表现：急性损伤者，受伤当时患者自觉关节内有撕裂感，随即产生疼痛及关节不稳，不能完成正在进行的动作和走动。一般受伤后 1 小时之内膝关节即出现肿胀，为关节内出血的表现。由于关节积血与疼痛的逐渐加重及肌肉的保护性痉挛，患者膝关节往往呈屈曲位，拒绝任何搬动或活动。查体可发现膝关节向前活动度加大。慢性前交叉韧带损伤主要表现为膝关节不稳。通常前交叉韧带损伤后 2~4 周，疼痛和肿胀便会消失，但膝关节不稳定会持续存在。膝关节经常打软，或出现交锁，有时会有疼痛和肿胀。慢性前交叉韧带损伤的患者往往还伴有其他组织如韧带、软骨、滑膜、半月板等的损伤。

（2）超声表现：检查前交叉韧带的标准切面是患者俯卧、膝关节放松时的腘窝横切面，此切面可显示股骨髁间窝及前交叉韧带的起点部位-股骨髁间窝的外侧壁。正常髁间窝内充填以脂肪和结缔组织，呈偏高回声。腘动脉在股骨外侧髁的后方可作为解剖标志。由于在大多数患者中，超声不能直接显示前交叉韧带，因此前交叉韧带损伤的诊断主要根据间接征象，即髁间窝外侧壁前交叉韧带附着处的低回声血肿。因为交叉韧带是关节内、滑膜外的结构，所以当滑膜完整无损伤时，前交叉韧带水平处的血肿并不是关节腔积血，只能由韧带损伤所致。当病变位置较深时，可采用频率略低的凸阵探头进行检查（图 3-11-50）。超声对于前交叉韧带撕裂的诊断价值主要在于对韧带急性损伤的诊断。由于血肿吸收约需要 10 周的时间，因此损伤后 10 周内进行超声检查可发现异常。但如在慢性前交叉韧带损伤的基础上发生急性前交叉韧带撕裂，则血肿可能不太明显。

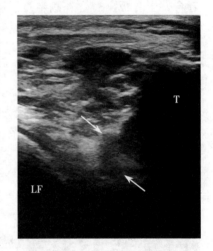

图 3-11-50　膝关节前交叉韧带断裂
LF. 股骨外侧髁；T. 胫骨；箭头所示为断裂的前交叉韧带。

2. 后交叉韧带损伤　后交叉韧带是保持膝关节稳定的重要结构之一，主要限制胫骨向后方脱位，其损伤在膝关节韧带损伤中较为少见。通常的损伤机制是过度屈曲、过度伸展或胫骨屈曲时被迫向后移位，如车祸时弯曲的膝关节撞到前方仪表盘。后交叉韧带断裂后会引起膝关节后向不稳及旋转不稳，从而影响膝关节功能。后交叉韧带发生断裂时，常伴有其他结构损伤，如前交叉韧带和膝关节侧副韧带损伤。

（1）临床表现：患者均有膝关节损伤史，伤后出现膝关节后向不稳定而影响运动功能。查体可见后抽屉试验阳性、后向旋转不稳检查阳性、胫骨下塌征阳性（胫骨因重力作用而下沉，致使胫骨上端明显凹陷，胫骨结节较健侧明显低下）。

（2）超声表现：超声可显示后交叉韧带中远段及其在胫骨附着处，为条形低回声结构。在胫骨髁间隆起处正常后交叉韧带厚约 4.6mm。怀疑韧带损伤时，应注意韧带的厚度、内部回声、后方边界。损伤时可见韧带弥漫性增厚，内部回声不均匀，后侧边界不清，有时可呈波浪状。韧带的增厚与韧带水肿、出血、韧带内部及周围的积液有关。后交叉韧带厚度 >8mm 时，可提示后交叉韧带损伤。双侧对比检查对于判断后交叉韧带是否损伤更有价值（图 3-11-51）。

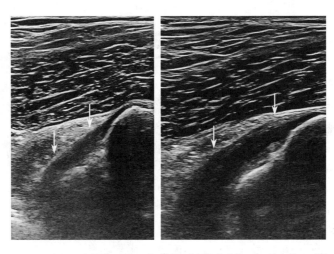

图 3-11-51　膝关节后交叉韧带撕裂（图左为撕裂,图右为正常）

3. 膝关节胫侧副韧带损伤　膝关节胫侧副韧带损伤包括部分断裂和完全断裂。损伤为膝屈曲时,小腿突然外展外旋或大腿突然内收内旋时产生。损伤部位多位于韧带浅层的近段和深层的股-半月板韧带,有时韧带近端可见撕脱骨折。

（1）临床表现:损伤后急性期局部软组织可肿胀,膝关节内侧区域有放射痛。检查时如发现膝关节腔内有积液,则常预示着关节腔内同时发生病变,如半月板或前交叉韧带损伤。韧带部分断裂时,查体发现胫侧韧带损伤部位有压痛,外展小腿时局部疼痛加剧,但无异常膝外翻活动;完全断裂时,可出现异常的关节内侧开口活动。恢复期可见韧带钙化,为股骨内上髁胫侧副韧带附着点发生钙化或骨化现象。胫侧副韧带损伤的治疗效果取决于关节腔内是否同时出现病变。单独的胫侧副韧带损伤可采用非手术治疗,如合并半月板和前交叉韧带损伤,则需要进行关节镜治疗。

（2）超声表现:胫侧副韧带损伤可分为 3 度。Ⅰ度为单纯韧带拉伤,无关节不稳,超声显示韧带水肿增厚,回声减低;Ⅱ度为韧带部分撕裂伴中度关节不稳,超声显示为韧带增厚、局部可见无回声裂隙;Ⅲ度为韧带完全撕裂伴重度关节不稳,超声可见韧带浅层和深层连续性中断,断裂处可见低回声的积液或血肿(图 3-11-52)。韧带损伤后愈合期韧带浅层上段股骨附着处常可形成钙化灶,称为 "Pellegrini-stieda"

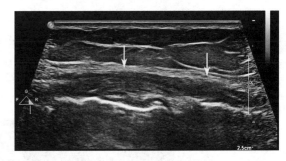

图 3-11-52　膝关节胫侧副韧带撕裂（箭头所示为胫侧副韧带）

病变,超声上显示为强回声钙化灶,后方伴声影。

4. 膝关节腓侧副韧带损伤　膝关节腓侧副韧带损伤较胫侧副韧带损伤少见,即使发生也远不如内侧严重。因为正常人下肢都有轻度膝外翻,且膝的外侧又有髂胫束、股二头肌、腘肌保护,其加强了膝腓侧副韧带的作用,所以不易损伤。腓侧副韧带呈索条状,于膝关节屈曲时松弛,因此不易因旋转力产生撕裂,而常常因小腿的突然内收而致伤。一旦发生严重损伤,常常合并其他组织的损伤,如关节囊、髂胫束、腓肠肌的外侧部分、腘肌腱与股二头肌,甚至引起腓总神经损伤而导致垂足。

（1）临床表现：腓侧副韧带断裂多发生在止点处，多数伴有腓骨小头撕脱骨折，故主要症状为膝关节外侧局限性疼痛、腓骨小头附近肿胀、皮下淤血、局部压痛、膝关节活动障碍。

（2）超声表现：韧带拉伤或部分撕裂时可见腓侧副韧带局限性增厚或弥漫性增厚，内部回声减低，纤维束结构显示不清。完全断裂时，则可见韧带连续性中断，两断端之间可见积液，断端回缩（图 3-11-53）。

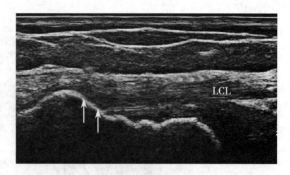

图 3-11-53　膝关节外侧副韧带股骨附着端撕裂

LCL. 外侧副韧带；箭头所指处外侧副韧带增厚，回声减低。

（四）骨性关节炎

1. X 线表现　膝关节 X 线片是目前诊断和评估骨性关节炎（osteoarthritis，OA）的常用影像学方法。膝关节间隙一般分为三部分：内侧胫股间隙、外侧胫股间隙及髌股间隙。通过采用不同拍摄体位可显示不同部位病变情况，常用拍摄体位包括双膝关节站立负重后前屈膝正位、双膝关节站立负重前后正位及侧位、双髌骨屈膝 45°轴位和双下肢全长负重位等。

当髌股关节排列异常，如髌骨外侧脱位、半脱位时，X 线平片主要用于评估髌股关节形态、间隙异常（髌骨高位、股骨滑车发育不良、Q 角超过 20°、胫骨结节外移等）、髌骨外倾外移程度和关节损伤退变的严重度等。如脱位后髌骨无自动复位，X 线检查亦可以确诊。X 线屈膝切线位片，示髌骨脱出在股骨外髁的前外侧，或在股骨外髁外缘上部，股骨外髁及髌骨嵴或可有低平、浅小等异常。CT 扫描在疑难病例中有其特殊价值，可用来确定三种特殊的髌骨力线：I 型，髌骨移位；II 型，髌骨倾斜合并移位；III 型，髌骨倾斜。

髌股关节软骨退变损伤（髌骨软化症）是髌骨软骨的退行性变，一般特指仅累及髌股关节的骨软骨退变。X 线平片早期正常，晚期可见髌骨缘骨质增生、髌骨关节面下囊性变和骨质增生硬化。

骨性关节炎主要的影像学改变是关节间隙变窄、软骨下骨化、软骨下囊性改变以及骨赘形成。常见的阳性征象为：①关节面凹凸不平，关节骨端膨大变形；②关节间隙变窄；③关节软骨下骨质致密硬化或囊性变；④关节缘骨质增生或骨赘形成；⑤关节内游离体（图 3-11-54、图 3-11-55）。

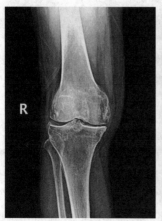
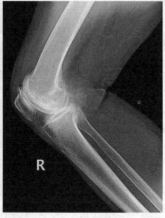

图 3-11-54　骨性关节炎

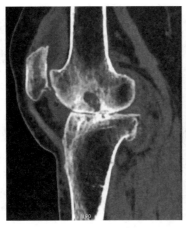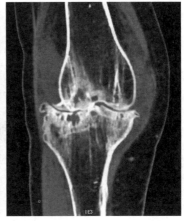

图 3-11-55　骨性关节炎

X 线片有快捷、价廉等优势,但 X 线片不能反映关节软骨等附属结构的改变。Kellgren-Lawrence 分级标准是目前应用最广泛的 OA 放射学诊断标准(表 3-11-1)。该标准依据骨赘形成和关节间隙狭窄的程度对膝关节 OA 的病情进展进行评估。

表 3-11-1　骨性关节炎 Kellgren-Lawrence 分级标准

分级	X 线表现
0 级	无 KOA 影像学特征
I 级	关节间隙可疑变窄,可能有骨赘唇样变
II 级	前后负重位 X 线片上,可见明显骨赘,关节间隙可疑变窄
III 级	多发骨赘,关节间隙变窄较明显,有硬化性改变,可能的骨性畸形
IV 级	大量骨赘,关节间隙明显变窄,严重硬化性病变和绝对骨性畸形

2. MRI 表现　MRI 对软组织结构包括关节软骨、半月板、韧带、骨髓、唇盂和滑膜等分辨率高,且无创伤性,具有多参数、多平面成像的特点。

单纯性髌股关节退行性变时软骨损伤始于表浅层,局部软骨变软,表面毛糙,进一步发展为软骨变薄或伴细小的裂纹,同时可继发软骨下骨质损伤等改变。MRI 成像可以直接显示髌股关节的关节软骨退变,MRI 成像上主要为软骨表面不光滑、软骨内裂隙、软骨分层剥脱、软骨不规则变薄以及软骨缺失等。在少数软骨退变中,MRI 成像可观察到软骨的轻度增厚及水肿。早期 MRI 即显示信号异常,T_1WI 信号降低、T_2WI 信号增高;当软骨边缘受损并变薄时,MRI 信号表现为中等信号影变薄,以 PDWI 及脂肪抑制序列图像显示清晰,可引起关节内液体渗入,并继发软骨下骨质异常改变。MRI 成像多采用国际软骨修复协会(International Cartilage Repair Society,ICRS)标准进行软骨退变的分级诊断:I 级,软骨表浅病变,浅裂纹,浅凹陷;II 级,软骨缺损,深度小于软骨厚度的 50%;III 级,软骨缺损,深度大于软骨厚度的 50%;IV 级,软骨全层缺损,软骨下骨暴露(图 3-11-56、图 3-11-57)。

骨性关节炎 MRI 表现如下:①关节积液。②半月板变性。采用 Stoller 提出的半月板分级标准分为 4 级:0 级,正常半月板;I 级,半月板内出现点状、小球状高信号影,不累及关节缘和关节面;II 级,半月板内出现线状、条状高信影并达关节囊缘;III 级,半月板内线状、条状

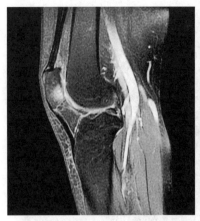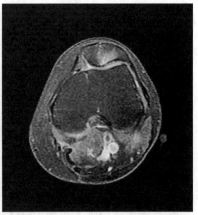

图 3-11-56 髌骨软化症

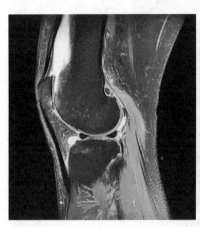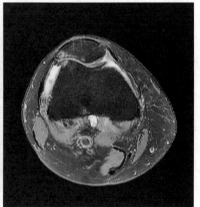

图 3-11-57 髌股关节退变

高信号影累及关节面。③滑膜增厚。④关节缘骨质增生及骨赘形成,软骨下骨质致密硬化,骨性关节面毛糙及凹凸不平。⑤关节软骨下骨质囊变。⑥关节软骨改变。⑦骨髓水肿。⑧关节间隙变窄。⑨关节内游离体。⑩软组织肿胀(图 3-11-58)。

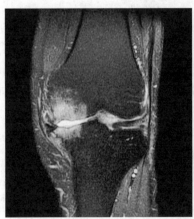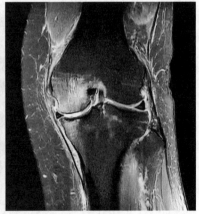

图 3-11-58 骨性关节炎

临床上,OA患者常合并有膝关节周围滑囊炎。膝关节周围是滑囊最多的部位,可分为三组:①前方4个,包括髌上囊、髌前皮下囊、髌下浅囊、髌下深囊;②外侧5个,包括外侧腓肠肌滑囊、腓骨滑囊、腓腘滑囊、腘肌滑囊、髂胫束滑囊;③内侧6个,包括内侧腓肠肌滑囊、腓肠肌内侧头-半膜肌滑囊(Baker's滑囊)、鹅足囊、半膜肌滑囊、内侧副韧带滑囊、半膜肌腱-半腱肌腱间滑囊。膝关节周围滑囊炎常见发生部位依次为髌上滑囊、髌前皮下囊、髌下深囊、髌下浅囊、腘肌滑囊以及鹅足囊(图3-11-59)。

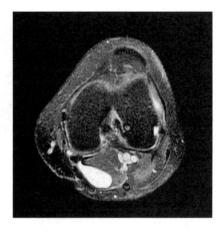

图3-11-59 Baker's滑囊炎

当存在局部刺激或受全身疾病累及时,膝周滑囊出现异常扩张、滑囊壁增生,从而形成滑囊囊肿(或称滑囊炎)。MRI成像中,滑囊囊肿表现为边界清晰的关节周围肿物,一般T_1WI低信号,T_2WI明显高信号。有时,滑囊囊肿内可出现分隔,使囊肿呈分房改变;其内部也可出血、黏液变或游离体进入,导致内部信号多样化。由某些特定病因导致的滑囊囊肿,如类风湿性关节炎和腱鞘巨细胞肿瘤等,其滑囊壁可显著增厚。增强扫描中,囊肿的壁和分隔可见强化,滑液无强化。

(五)类风湿性关节炎

1. X线表现 类风湿性关节炎(rheumatoid arthritis,RA)的典型X线征象包括受损关节的软组织梭形肿胀、关节间隙变窄、软骨下部分骨小梁连续性中断、骨破坏和关节强直等。X线平片主要用来评价关节间隙狭窄和骨侵蚀,通过对关节间隙狭窄和骨侵蚀的评分进行RA的X线分级。美国风湿病学会将RA的X线表现分为4期(表3-11-2)。

表3-11-2 美国风湿病学会基于X线表现将RA分为4期

分期	X线表现
I期	正常或关节端骨质疏松
II期	关节端骨质疏松,偶有关节软骨下囊样破坏或骨侵蚀改变
III期	明显的关节软骨下囊性破坏,关节间隙变窄,关节半脱位等畸形
IV期	除II、III期改变外,并有纤维性或骨性强直

早期X线表现是受累关节周围软组织肿胀,关节间隙变窄,局限性骨质疏松和骨质侵蚀,晚期为关节半脱位、畸形及强直。膝关节受累常见,亦为对称性受累。早期关节渗出侧位像表现为关节前方髌骨上下脂肪组织内可见膨隆的高密度影,髌骨也可向前移位;如腘窝形成滑囊囊肿时,则在关节后方可见软组织密度增高影。关节间隙狭窄在关节正位像显示较为清晰,其特点为内、外侧关节间隙一致性狭窄,且关节边缘可见多个小的骨侵蚀灶,偶可见关节外侧病变重于内侧,进而导致膝外翻畸形。骨质侵蚀也可作为有些患者膝关节受累的最早X线征象。随病情进展,骨侵蚀可大小不等,关节面下出现囊性改变,病程较长者可见关节面硬化,关节周围骨质增生。髌股关节的渗出和侵蚀则需侧位像和轴位像加以显示。晚期可见关节屈曲畸形及关节内、外翻畸形等(图3-11-60)。

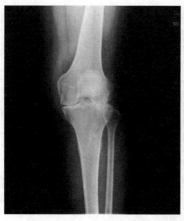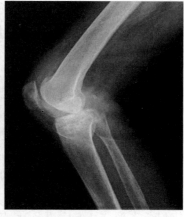

图 3-11-60 类风湿性关节炎 X 线

X 线平片仅能通过关节间隙狭窄来间接推断关节软骨破坏。对于关节滑膜增厚、活动性滑膜炎、血管翳形成等早期病理改变均不能提供明确的诊断依据,故不能对 RA 作出早期诊断,但可作为中晚期病变的观察和对已确诊病变的随访复查。此外 X 线平片有电离辐射和病变影像相互重叠易漏诊等不足。

2. MRI 表现 在 RA 早期,以滑膜炎为主要改变,关节邻近骨可因充血疼痛性制动而出现骨质疏松。对于滑膜炎,平片不能直接显示,但可表现为关节肿胀;MRI 可直接显示炎性增厚的滑膜,尤以增强后脂肪抑制 T_1WI 显示最佳。对于骨质疏松,一般平片即可,邻关节性骨质疏松为其典型特征,但也可表现为弥漫性骨质疏松。RA 的 MRI 表现如表 3-11-3。

表 3-11-3 RA 磁共振诊断的影像学表现

体征	影像学表现
腱鞘炎	表现为受累肌腱腱鞘内积液、腱鞘增厚,在增强脂肪抑制序列 T_1WI 显示增厚的显著强化滑液鞘
滑膜炎	表现为关节滑膜增厚,STIR 序列呈等高信号,不均匀,T_1WI 呈稍低或等信号,增强扫描可见伴不同程度强化的滑膜增厚
骨髓水肿	表现为边界欠清晰,在 STIR 序列呈骨髓腔内模糊弥漫高信号改变,增强扫描明显强化,T_1WI 呈略低信号或等信号改变
骨质侵蚀	表现为骨皮质不连续,正常骨质 T_1WI 信号中出现低信号,关节面边缘出现骨质缺损,呈不规则形,STIR 序列呈不同信号强度,高或等,增强扫描出现病变部位强化

在 RA 进展期,关节软骨和骨开始出现侵蚀,这种侵蚀提示不可逆的关节损害。RA 的软骨侵蚀不能直接在平片上观察,但平片上出现的关节间隙狭窄强烈提示软骨侵蚀,典型者为均匀性关节间隙狭窄;MRI 可直接显示软骨侵蚀,但目前技术多限于显示较厚软骨的侵蚀,对较薄软骨的侵蚀并不满意。骨侵蚀最早一般发生于关节裸区,平片上表现为关节边缘区域(关节囊韧带附着部)较小的骨质破坏,之后可发展为明显的骨质侵蚀,甚至可导致整个关节骨端侵蚀消失;骨侵蚀在 MRI 上表现为局部骨皮质中断、骨髓信号异常,多可强化(图 3-11-61)。

在 RA 进展期,除关节软骨和骨侵蚀外,还可能出现骨髓水肿、软骨下骨囊肿、关节半脱位、关节变形、关节强直等改变,晚期可继发骨关节病。

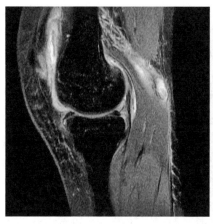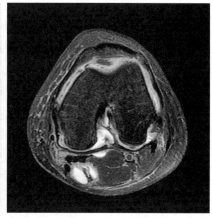

图 3-11-61　类风湿性关节炎 MRI

（六）膝关节软骨病

1. 膝关节退行性关节炎　膝关节退行性关节炎是最常见的一种慢性、进展性关节疾病，最常累及膝关节，是导致老年人膝关节功能障碍的最常见原因。膝关节骨性关节炎可分为原发性和继发性 2 种。原发性膝骨性关节炎，又称特发性骨性关节炎，多见于体力劳动者、血压高者、50 岁以上人群、妇女、体型肥胖者。继发性关节炎多继发于关节畸形、关节损伤、关节炎或其他伤病。继发于创伤者，又称创伤性关节炎。

（1）主要病理改变

1）关节软骨病变：为骨性关节炎的最主要病理改变。早期软骨基质内糖蛋白丢失导致关节表层的软骨软化，在承受压力的部位出现断裂，使软骨表面呈细丝绒状物，然后关节软骨变性、破坏、软骨下骨硬化，关节边缘和软骨下骨反应性增生、骨赘形成。关节镜下可将软骨病变分为 4 期：①Ⅰ期，软骨软化、水肿或出现表面泡状结构；②Ⅱ期，软骨变薄，出现轻中度纤维化；③Ⅲ期，软骨重度纤维化，呈现蟹肉样改变；④Ⅳ期，软骨退变达骨皮质，并可见软骨下骨的象牙化。

2）骨赘形成：通常发生于韧带和肌腱附着处，为关节边缘唇状或刺状凸起，可与邻近骨皮质相连形成骨桥，是重度骨性关节炎的特征性表现之一。骨赘的形成是在软骨基部或关节边缘的软骨内成骨所致，在活动期有软骨帽。这种骨组织特征性地向外生长，出现在远离关节负重区的部位。X 线表现为关节面周缘的骨性突起，开始可为边缘锐利，以后可呈唇样或鸟嘴样凸起（图 3-11-62）。

3）关节内游离体：骨性关节炎另一特征性表现为出现骨软骨游离体，即所谓的"关节鼠"。关节软骨发生退行性变时，可有软骨碎片脱落和滑膜异常肥厚，滑膜组织化生可演化成软骨。软骨体增大即突入关节腔，并有蒂与之相连。当中心软骨钙化后即有血管侵入成骨，变为骨体。骨体表面被覆

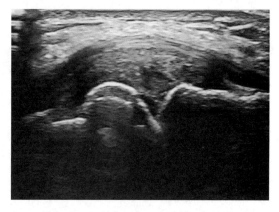

图 3-11-62　膝关节内侧骨赘形成，关节间隙变窄，半月板外突

滑膜和透明软骨。软骨与骨之间有钙化环绕。当蒂离断后即游离在关节内形成游离体。游离体的出现预示着关节病变较重,预后较差。

4)膝关节周围软组织改变:骨性关节炎患者均可见到一定程度的滑膜绒毛肥厚与纤维化。研究表明,伴发疼痛症状的骨性关节炎患者比无症状者更普遍地合并中等量或大量的关节渗液与滑膜增厚,且在具有膝部症状的患者中,滑膜肥厚与膝痛程度之间存在特定的相关性。在有症状的骨性关节炎患者中,髌上囊积液发生率为80%,Baker囊肿发生率为15%~40%,半月板半脱位(外突)发生率为10%。研究表明,半月板的外突及损伤与膝关节间隙的狭窄程度、关节软骨的损伤程度密切相关。另外,部分患者可见股四头肌腱和髌腱较正常明显变薄。

(2)临床表现

1)关节疼痛:疼痛呈进行性加重,并与活动程度有关,随活动增加而加重。

2)关节僵硬:典型的关节僵硬发生于晨起时或关节静止一段时间后,通常程度较轻,可持续15~30min,随着关节退变程度增加而加重。

3)关节无力、活动障碍。

(3)超声表现

1)髌上囊内可见积液,可伴有滑膜增厚或无明显滑膜增厚(图3-11-63)。

2)部分患者于髌上囊内可见数量不等的强回声游离体。

3)股骨负重面关节软骨可发生不同程度的改变,轻者关节软骨浅侧边界模糊,重者可见关节软骨变薄、缺失,软骨下骨缺损改变(图3-11-64)。

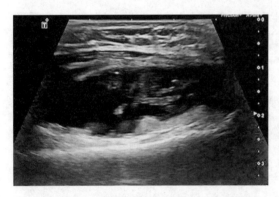

图3-11-63　膝关节髌上囊滑膜炎合并积液

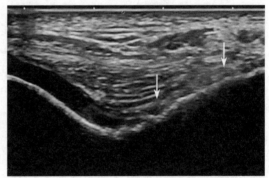

图3-11-64　股骨内侧髁软骨变薄,局部消失(箭头所指处)

4)腘窝内侧可见Baker囊肿,横切面显示囊肿的颈部位于腓肠肌内侧头与半膜肌腱之间,囊肿大小不一,其内有时可见分隔或强回声游离体(图3-11-65)。

5)膝关节周缘可见强回声骨赘形成。

6)内侧半月板可见不同程度的外突,同时伴有胫侧副韧带向外移位。

7)部分患者可见膝胫侧副韧带、腓侧副韧带慢性损伤改变,韧带增粗、回声减低,股四头肌肌腱和髌腱可较正常变薄。

(七)髌腱损伤

髌腱完全撕裂较为少见,多发生于年轻的从事高强度运动的运动员,如篮球、举重、体操和足球运动员。损伤部位多位于髌腱的髌骨附着处(近端髌骨下极)。肌腱断裂后,其两

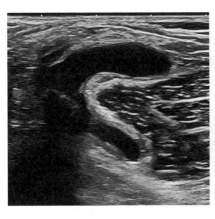
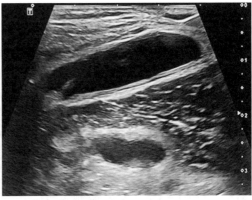

图 3-11-65　腘窝囊肿

断端可见回缩,断端之间可见无回声积液,有时还可伴肌腱附着处撕脱骨折,髌骨向上移位(图 3-11-66)。部分撕裂为髌腱的部分纤维连续性中断,局部可见无回声积液。超声还可用于观察髌腱断裂缝合术后肌腱的愈合情况。

髌腱部分撕裂需要与髌腱病相鉴别:急性部分撕裂一般有外伤史,低回声区域边界较为清楚;而肌腱病一般病程较长,其发生与肌腱的慢性劳损有关,超声显示髌腱局灶性或弥漫性增厚,回声减低,病灶边界不清。

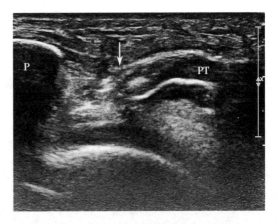

图 3-11-66　髌韧带上缘完全撕裂
P. 髌骨;PT. 髌腱。

(八)膝关节软组织疾病

1. 股四头肌损伤　股直肌为股四头肌中最表浅的肌肉,起自髂前下棘,跨过髋关节止于髌骨上缘,其主要功能为伸膝和屈髋。股直肌损伤在临床上较为常见。

(1)股直肌解剖特点与损伤机制:股直肌近端有直头、斜头和反折头 3 个肌腱,直头肌腱起自髂前下棘,向下延续为腱膜组织,覆盖股直肌近段的前面;斜头起自髋臼上缘,向下延续为呈矢状位走行的中心腱,中心腱位于股直肌近侧肌腹内。起自浅表腱膜的肌肉纤维较为表浅,呈单羽状止于远端肌腱,而起自中心腱内侧面和外侧面的肌肉纤维呈双羽状向下止于远端肌腱。因此,股直肌包括 2 类肌肉,即表浅的单羽状肌肉和中心部的双羽状肌肉。

股直肌常见损伤原因为肌肉拉伤。与腓肠肌内侧头损伤相似,其损伤原因与股直肌跨过 2 个关节Ⅱ型纤维占较大部分、常在肌肉被动牵拉状态下收缩有关。任何暴力使已强烈收缩的股四头肌猛烈被动拉伸者,可使股四头肌发生完全断裂或部分断裂。损伤可累及股直肌的近段和远段。远段损伤常累及肌肉-肌腱移行处,此处肌肉纤维止于其后方扁平的肌腱,此肌腱构成股四头肌腱的浅层。远段损伤临床较易诊断,因损伤处近侧肌腹回缩后常可表现为局部肿块。股直肌近段的损伤在临床易被忽视,由于其位置较深和内部较为特殊的结构导致中心腱损伤时常不伴有明显的肌肉回缩。

（2）临床表现：损伤后可出现膝部剧痛，髌骨上方肿胀，有时可见皮下淤血，髌骨上方股四头肌腱处压痛，断端分离较远，伤后不久者可看出或扪及断裂处的凹陷。完全断裂者伤肢即刻失去主动伸膝功能；部分断裂者，虽能主动伸膝，但伸膝能力较差。

（3）超声检查：通过超声检查股直肌近段时，探头可横切，从上至下逐层扫查，重点观察中心腱的结构。正常中心腱位于股直肌上段中部，呈矢状位，厚约1.5mm，其内侧和外侧均可见肌肉内呈高回声的纤维脂肪分隔止于中心腱。等容收缩时，横切面可见股直肌接近球形且回声减低，与肌肉纤维缩短、低回声的肌肉纤维体积增大有关。

股直肌远段撕裂后，可见断端肌肉回缩增厚。股直肌近段损伤时，可有以下表现。

1）股直肌肿胀不明显，中心腱尚完整，中心腱周围肌肉组织损伤后出血，回声弥漫性增高，包绕中心腱，部分中心腱结构显示不清。

2）股直肌近段肿胀，横切面显示近球形，中心部可见较大范围不均质回声区，呈低回声、高回声混杂，并包绕中心腱，其为肌肉内出血和血肿形成。此两型周边区域的肌肉组织未受累及（图3-11-67）。

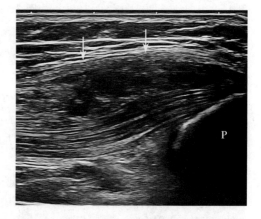

图3-11-67　股四头肌肌腱撕裂并血肿形成
P.髌骨。

3）如为股直肌在中心腱附着处完全撕裂，局部较大血肿形成，断端肌肉回缩增厚，而中心腱显示为血肿中心部的连续带状回声。

（4）检查注意事项：超声检查肌肉时，探头可适度加压。因在肌肉损伤处，探头的适度加压可引起局部疼痛而有利于发现病变。

2. 髌腱末端病　最常累及髌腱的近端止点处，为反复微小创伤和劳损所致。该处的病变又称跳跃膝（jumper knee），多见于从事踢、跑、跳的运动员，如足球、篮球运动员，其发生与肌腱附着处血供较差、运动所致局部微小撕裂伤及黏液变性有关。病理检查显示肌腱内部微小撕裂、黏液变性及组织修复改变。

（1）临床表现：临床上表现为慢性反复的膝前部疼痛和髌腱髌骨附着处压痛。起初症状仅出现在运动后，以后逐渐发展为持续性疼痛直至肌腱断裂。临床上本病需与滑囊炎或髌骨软骨软化相鉴别。

（2）超声表现：病变常累及髌腱上段中部的深层肌腱组织，局部肌腱增厚，回声减低，有时可伴有小的撕裂，髌腱的两侧肌腱组织多不被累及。慢性期，病变内血流信号可见增多，并可见钙化；髌骨下缘骨皮质不规则或出现碎裂骨块，可能为慢性撕脱骨折所致（图3-11-68）。

髌腱病也可累及髌腱的中段、下段或整个髌腱。如累及整个髌腱，其发生原因多与运动无关，而多见于患有代谢性疾病、关节假体置入或其他关节病变的患者。超声可见髌腱弥漫性增粗，回声减低，病变可累及髌腱的近段、中段、远段。

3. 髂胫束摩擦综合征　又称跑步膝（runner-knee），多见于跑步及竞走运动员，为髂胫束在股骨外侧髁反复摩擦所致。在其远侧1/3处，髂胫束紧邻股骨外侧髁。由于股骨外侧髁比较突出，当膝关节伸屈时，髂胫束在外侧髁处前后来回活动摩擦刺激（伸膝时其移向外侧髁前方，屈膝时移向后方）。久而久之，两者之间水肿充血产生无菌性炎症，甚至形成滑囊炎而出现症状。晚期滑囊和髂胫束粘连影响伸屈功能，髂胫束可变性、挛缩。

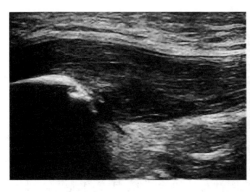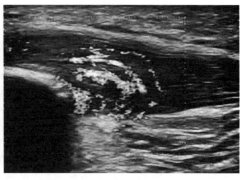

图 3-11-68　跳跃膝

髌腱上缘附着点增厚,回声减低,血流信号增多,髌骨下缘骨皮质毛糙。

（1）临床表现:以运动中和运动后出现膝关节外侧疼痛为其特点,多在伸膝、屈膝时发生,常伴有弹响或摩擦感。查体可见膝外侧股骨外侧髁处轻度肿胀、压痛,膝伸屈时该处疼痛。

（2）超声表现:髂胫束在股骨外侧髁处增厚,回声减低,其周围组织水肿、局部压痛。部分患者可见髂胫束滑囊扩张,内为无回声积液（图 3-11-69）。

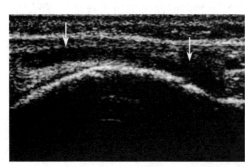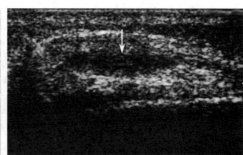

图 3-11-69　髂胫束摩擦综合征并周围少量积液

三、康复治疗的影像关注要点

（一）康复治疗影像的选择策略

1. X 线检查　是评估骨折、脱位、退行性改变的首选影像学检查。

（1）髌骨切线位:又称为髌骨轴位,可以评估髌骨本身的骨折、脱位、半脱位以及髌骨面退行性变的情况。患侧膝关节屈曲 30°~90°。30° 称为 Merchant 位,体位上可以使用仰卧位、俯卧位、侧卧位。

（2）膝关节负重摄片:包括双膝负重摄片和单膝负重摄片,主要评估关节间隙变化情况,多用于退行性骨关节病。

常规膝关节 X 线显示骨组织以及关节间隙和肌肉大体情况,对半月板等软组织不能显示。

2. CT 检查　可以评估膝关节构成骨皮质、小梁的细微结构的骨折及病变;CT 薄层扫描可作任意方向重建图像,显示半月板欠佳,表现为突出骨质边缘之外的软组织密度弧形结构,对半月板损伤的显示远不如 MRI。且不如 MRI 无辐射损伤。

3. MRI 检查　因为它不涉及射线辐射危害，并且软组织成像效果好，膝关节 MRI 检查仰卧位下有 3 个标准成像平面:冠状位、矢状位、横断位(轴位)。不同的软组织在不同的平面显示不同，冠状位、矢状位比横断位常用。

矢状位可显示髌韧带、前后交叉韧带、外侧副韧带、半月板前角和后角及滑膜的解剖，特别是髌上囊。

冠状位可显示内外侧副韧带、半月板体部等。

横断面可显示髌骨内外侧关节面等。

MRI 检查能够很好地显示软组织，能够清晰地观察到软骨、韧带等结构，组织内轻微的出血、水肿都会导致 MRI 信号改变，显著提高隐匿性骨折的诊断率，且 MRI 还可以显示是否伴有韧带损伤、骨髓水肿等并发症。MRI 检查也能清晰显示出髌股关节面的解剖结构、病变部位和程度，对早期诊断髌骨软化症采取合理的防治措施，指导临床制订治疗方案起到重要作用。

(1)前交叉韧带(ACL)MRI 检查的显示

1)斜矢状位:前内侧束(AMB)呈条带状低信号，与胫骨平台的夹角约 40°;后外侧束(PLB)与胫骨平台之间夹角较大，平均约 50°。

2)冠状位:AMB 和 PLB 呈"人"字形分布。腓侧为 PLB，平行于股骨外侧髁内侧面;胫侧为 AMB，与 PLB 间有 16°夹角。

3)横轴位:①ACL 股骨端层面:ACL 与股骨外侧髁内侧面骨皮质大致平行，呈低信号带状结构，不能区分 AMB 与 PLB。②ACL 中部层面:ACL 呈低信号不对称的"A"字形，PLB 较 AMB 粗且长，二者之间有脂肪成分分割。③ACL 股骨端层面:ACL 两束分离较明显，分别为胫侧 AMB 和腓侧的 PLB。

(2)后交叉韧带(ACL)MRI 检查的显示

1)横轴位层面:胫骨端，PCL 多表现为横行"T"字形，内侧部纤维束呈纵向走行为主，外侧部纤维束呈横向走行为主，部分二者间隐约可见高信号分隔;有时呈内宽外窄带状结构或双结节融合型;中段 PCL 多表现为横行类椭圆形结构，表面有凹状切迹;股骨端 PCL 结构松散，信号不均匀，边缘欠清晰，难以描述其轮廓形态。

2)斜冠状位层面:PCL 呈近似等宽带状结构，由股骨内侧髁外侧面至胫骨平台后缘，有时呈弓形向外侧走行，多数无明显分束样结构。

3)矢状位层面:PCL 呈弓背形向后由股骨端斜向后下至胫骨平台后侧，弓背的高点多位于 PCL 上段，少数弓背的高点位于 PCL 中段，弓背高度变化较大。

(3)内侧副韧带(MCL)及外侧副韧带(LCL)MRI 检查的显示:冠状位辅以横轴位。

(4)关节囊与滑膜 MRI 检查的显示:MRI 能清晰显示正常膝关节内的少量积液，以及积液增多，滑囊及关节液分布情况。

4. 肌骨超声检查　可动态观察膝关节周围软组织的情况，是一种便捷、可靠及重复性强的检查方法。观察不同部位采用的超声探头的频率也不同。较浅表的解剖结构(浅表滑囊、肌腱、韧带等)以较高的频率探头为主，而深层结构(关节内滑膜、软骨、半月板后角等)采用 5~10MHz 的探头。膝关节后交叉韧带、膝关节周围肌肉软组织(小腿三头肌、股四头肌)的检查常使用 3~5MHz 频率的探头。超声检查存在伪像是肌骨关节检查必须克服的重要内容。膝关节超声检查常规可分为 4 个区域进行检查，包括膝前区、膝内侧区、膝外侧区和膝后区。采用动态扫描，配合膝关节不同体位以改变肌腱、韧带的功能状态，并与健侧对比。

（二）重要数据测量及康复诊疗指导意义

1. 髌骨位置的测量

投照位置：膝关节侧位。

测量方法：髌骨最长对角线的长度/髌骨下极至胫骨结节顶点上缘的比值（图 3-11-70）。

正常范围：0.8~1.2。

临床意义：>1.2 提示髌骨上移，<0.8 提示髌骨下移。

2. Q 角

投照位置：膝关节正位。

测量方法：髂前上棘至髌骨中点连线与胫骨结节至髌骨中点连线的夹角（图 3-11-71）。

正常范围：男性为 8°~10°，女性为 10°~15°。

临床意义：当 Q 角大于 15°时，髌股轨迹会向外侧半脱位。

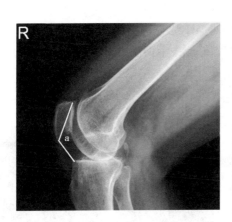

图 3-11-70　髌骨位置的测量

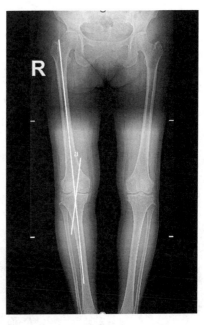

图 3-11-71　Q 角

3. 股骨髁间角

投照位置：仰卧屈 45°球管从头侧向尾侧与床而成 60°角投照。

测量方法：股骨髁最低点与内外侧髁关节面连线所成角（图 3-11-72）。

正常范围：138°。

临床意义：股骨外髁发育不全时此角增大，用于判断习惯性髌骨脱位及半脱位的病情。

4. 髌股适合角

投照位置：仰卧屈膝 45°球管从头侧向尾侧与床面成 60°角投照。

测量方法：股骨髁间角的平分线与髌骨最低点与股骨髁间角连线之间的夹角（图 3-11-73）。

正常范围：-6°。

临床意义：用于评价髌股关节的适合程度，若夹角 <6°或为正值，为髌骨外移；若 >11°，多见于习惯性髌骨脱位及半脱位，并有助于髌股关节病的诊断。

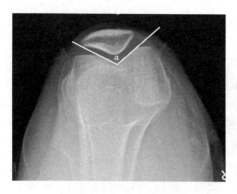

图 3-11-72　股骨髁间角

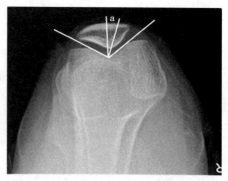

图 3-11-73　髌股适合角

5. 髌股指数

投照位置：坐位屈膝 20°，膝关节侧位。球管从尾侧向头侧与小腿平行投照。

测量方法：计算内侧髌股关节间隙宽度与外侧髌股关节间隙宽度的比值（图 3-11-74）。

正常范围：<1.6。

临床意义：用于评价髌骨半脱位的程度，>1.6 时除髌骨半脱位外，还多见于髌骨软骨软化症。

6. 外侧髌骨角

投照位置：坐位屈膝 20°，球管从尾侧向头侧与小腿平行投照。

测量方法：测量股骨内外髁顶点连线与髌骨外侧关节面所成的角（图 3-11-75）。

正常范围：夹角开口向外，正常值 >0°。

临床意义：两线平行或开口夹角向内时为异常，用于评价髌骨半脱位的程度。

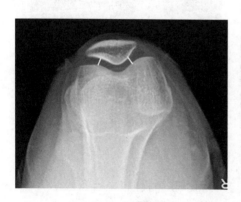

图 3-11-74　髌股指数

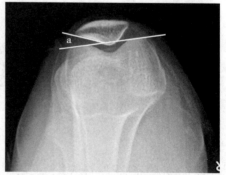

图 3-11-75　外侧髌骨角

7. 股骨下角

投照位置：膝关节伸直正位，以髌骨下方 1.5cm 处为投照中心。

测量方法：测量股骨长轴与股骨内外髁顶点连线所成的外侧夹角（图 3-11-76）。

正常范围：75°~85°（平均 81°）。

临床意义：用于评价膝内翻与膝外翻。

8. 髁角

投照位置：膝关节侧位。

测量方法:测量股骨干纵轴与股骨髁长轴之夹角(图 3-11-77)。

正常范围:90°~110°。

临床意义:膝关节反屈时此角增大,测量该角有助于评价膝反屈的程度及手术治疗效果。

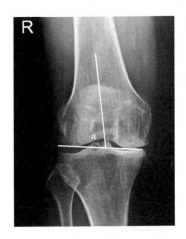
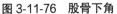
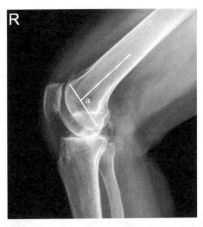

图 3-11-76　股骨下角　　　　　　　　图 3-11-77　髁角

9. 胫骨上角

投照位置:膝关节伸直正位,以髌骨下方 1.5cm 处为投照中心。

测量方法:测量胫骨长轴与胫骨上端关节面所成的外侧夹角(图 3-11-78)。

正常范围:男性为 85°~100°;女性为 87°~98°;平均为 93°。

临床意义:用于评价膝内翻与膝外翻。

10. 股骨髁间沟角

投照位置:膝关节侧位。

测量方法:测量股骨髁间沟底与股骨纵轴所成的角(图 3-11-79)。

正常范围值:34.0°±0.5°(26°~44°)。

临床意义:用于评价股骨髁上骨折时的移位程度,复位欠佳时此角增大或减小。

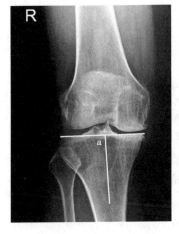
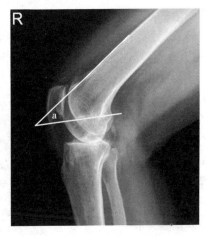

图 3-11-78　胫骨上角　　　　　　　　图 3-11-79　股骨髁间沟角

11. 胫骨骺线角

投照位置:立位双膝及小腿正位。

测量方法:测量胫骨近端骺线与胫骨长轴垂线所成的角(图 3-11-80)。

正常范围:11~20 月龄幼儿为 5.1°±2.8°;20~30 月龄幼儿为 3.7°±3.1°。

临床意义:此角大于 11°时可考虑为膝内翻。胫骨骺线角/(胫股角–180°)>60% 时说明有严重膝内翻。

12. 胫骨平台角

投照位置:胫骨上端侧位。

测量方法:测量胫骨前缘延长线之垂线与胫骨平台关节面所成的角(图 3-11-81)。

正常范围:14°±3.6°(7~22°)。

临床意义:用于评价胫骨变形所致的膝关节反屈。

康复诊疗指导意义:骨轴位片测量角度明显异常,可以在康复治疗中增加髌骨向内方向的松动,避免向外方向的松动,造成髌骨外侧脱位。

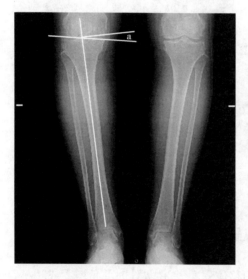

图 3-11-80　胫骨骺线角

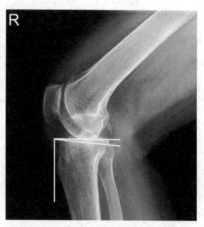

图 3-11-81　胫骨平台角

(三)临床康复的影像关注点

在膝关节相关疾病临床康复中,影像学评估意义重大,结合康复评估,能帮助建立临床诊断、选择康复治疗适应证、制定康复治疗策略及判断疗效。

1. 膝关节骨性关节炎

(1)保守治疗:通过影像判断膝关节骨性关节炎关节平面磨损,关节间隙的大小等情况,结合临床症状体征膝关节的疼痛部位,疼痛程度,表现痛觉异常、肌肉力量减弱及下肢力线异常等,制定康复治疗方案。经系统的保守治疗无效后,建议选择手术。

(2)术后康复:通过影像观察膝关节骨性关节炎术后假体位置、膝关节活动度,结合临床症状体征等,针对膝关节疼痛、活动度差,下肢肌肉力量减弱,下肢力线异常等,制定康复治疗方案。

目前膝关节骨性关节炎手术主要有四大类:微创关节镜清理术、截骨畸形矫正术、单髁表面置换术和全膝关节表面置换术,每个手术都有适应证,主要参考骨性关节炎的严重程度。

　　1）微创关节镜清理术：主要适用于关节有游离体绞锁或半月板损伤，而关节磨损程度还不算严重的患者，关节镜手术对于严重骨性关节炎的患者效果不理想。术后恢复较快，术后康复注意复查 CT 或 MRI，术后注意微创关节镜清理术后关节内情况。

　　2）高位胫骨截骨术：主要适用于关节退变程度轻，但关节内翻或外翻畸形明显，膝关节力线不良，成角畸形的患者。患者通过对胫骨截骨矫形，将患肢的下肢力线从膝关节内侧间室转移到相对正常的外侧间室，从而减轻内侧间室负荷，使已磨损的软骨和受损伤的半月板有条件得以自我修复，进而缓解疼痛，改善膝关节功能。术后复查膝关节正侧位 X 线，关注胫骨截骨愈合情况。

　　3）单髁表面置换术：主要适用于中度到重度关节磨损，但磨损尚且局限于胫股关节的前内侧间室、畸形较轻的患者。单髁表面置换术手术相对较小，不改变关节的运动学方式，恢复快，效果好。术后复查膝关节正侧位 X 线，关注单髁表面置换后膝关节生物力学平衡。

　　4）全膝关节表面置换术：适用于重度的关节磨损、严重的关节畸形的患者。术后复查膝关节正侧位 X 线，关注膝关节置换术后膝关节的情况。

　　2. 膝关节韧带重建术　膝关节韧带重建术包括前交叉韧带重建术和后交叉韧带重建术，MRI 检查可以观察膝关节内韧带恢复情况，骨隧道的走行等情况，从而制订康复治疗方案。

（崔芳　查云飞　杨萌）

参 考 文 献

［1］WEBER K L,JEVSEVAR D S,MCGRORY B J. AAOS clinical practice guideline:surgical management of osteoarthritis of the knee:evidence-based guideline［J］. J Am Acad Orthop Surg,2016,24（8）:e94-e96.

［2］PETCHPRAPA C N,RYBAK L D,DUNHAM K S,et al. Labral and cartilage abnormalities in young patients with hip pain:accuracy of 3-Tesla indirect MR arthrography［J］. Skeletal Radiol,2015,44（1）:97-105.

［3］HOFFELNER T,PICHLER I,MORODER P,et al. Segmentation of the lateral femoral notch sign with MRI using a new measurement technique［J］. BMC Musculoskeletal Disorders,2015,16:217.

［4］CHANG M J,CHANG C B,CHOI J Y,et al. Can magnetic resonance imaging findings predict the degree of knee joint laxity in patients undergoing anterior cruciate ligament reconstruction?［J］. BMC Musculoskeletal Disorders,2014,15（1）:214.

［5］ROEMER F W,HUNTER D J,CREMA M D,et al. An illustrative overview of semi-quantitative MRI scoring of knee osteoarthritis:lessons learned from longitudinal observational studies［J］. Osteoarthritis and Cartilage,2016,24（2）:274-289.

［6］CANALE S T,BEATY J H. 坎贝尔骨科手术学［M］. 王岩,译. 11 版. 北京:人民军医出版社,2011.

［7］CANTIN O,MAGNUSSEN R A,CORBI F,et al. The role of high tibial osteotomy in the treatment of knee laxity:a comprehensive review［J］. Knee Surg Sports Traumatol Arthrosc,2015,23（10）:3026-3037.

［8］YABLON C M,MELVILLE D M,JACOBSON J A. Ultrasound of the knee［J］. Am J Roentgenol,2014,202（3）:W284.

［9］DE MAESENEER M,VANDERDOOD K,MARCELIS S,et al. Sonography of the medial and lateral tendons and ligaments of the knee:the use of bony landmarks as an easy method for identification［J］. Am J Roentgenol,2002,178（6）:1437-1444.

［10］TSAI W H,CHIANG Y P,LEW R J. Sonographic Examination of Knee Ligaments［J］. Am J Phys Med Rehabil,2015,94（8）:e77-e79.

[11] DE MAESENEER M, MARCELIS S, BOULET C, et al. Ultrasound of the knee with emphasis on the detailed anatomy of anterior, medial, and lateral structures [J]. Skeletal Radiol, 2014, 43(8):1025-1039.

[12] PASTA G, NANNI G, MOLINI L, et al. Sonography of the quadriceps muscle:Examination technique, normal anatomy, and traumatic lesions [J]. J Ultrasound, 2010, 13(2):76-84.

[13] 中国医师协会超声医师分会. 中国肌骨超声检查指南[M]. 北京:人民卫生出版社,2017.

[14] 王月香,曲文春,陈定章. 肌骨超声诊断[M]. 2版. 北京:科学出版社,2020.

第十二节　踝　关　节

踝关节的骨性结构是由胫骨下端、腓骨下端和距骨构成。胫骨下端关节面呈凹形,内侧有内踝向下突出,覆盖距骨内侧 1/4 的面积,后唇较长形成后踝。外踝由腓骨下端形成,外踝较内踝长,将整个距骨的外侧遮盖。距骨的垂直切面为楔形,上面呈鞍状,与胫骨下端相对形成关节。

踝关节主要的韧带:内侧韧带,又称三角韧带,起自内踝,扇形向下止于多块跗骨上,形成 4 束,分别是舟胫韧带、距胫前韧带、跟胫韧带和距胫后韧带;踝关节外侧韧带,又称外侧韧带复合体,分别是距腓前韧带、距腓后韧带、跟腓韧带;前韧带是薄而宽的膜状结构,由关节囊的前部增厚构成;后韧带是非常薄的一层,由关节囊的后部增厚构成。

足部的骨骼包括跗骨、跖骨和趾骨。其中跗骨 7 块属于短骨,分为近侧、中间和远侧 3 列,近侧有上方的距骨和下方的跟骨,中列为足舟骨,远侧列为内侧、中间和外侧楔骨及骰骨。跖骨为 5 块,趾骨 14 块。足部关节中的跗骨间关节包括距下关节、跟骰关节及距舟关节。维持距下关节的韧带有距跟骨间韧带、距跟前韧带、距腓前韧带和跟腓韧带。距舟关节是跗横关节的一部分,由跟舟足底韧带和分歧韧带维持稳定。跟骰关节亦为跗横关节的一部分,足底长韧带和跟骰足底韧带维持其稳定性。楔骰舟关节是一个微动关节,由楔舟关节、舟骰关节和楔骰关节、楔间关节组成。跗跖关节是由 5 块跖骨跟跗骨形成,内侧楔骨和第一跖骨形成关节,中间和外侧楔骨与 2、3 跖骨形成关节,4、5 跖骨与骰骨形成关节,Lisfranc 韧带维持其稳定。跖趾关节和趾间关节将前足联系在一起。

足部有很多重要的结构维持人体的承重和运动,足弓就是其中之一。足弓是足底穹形状态,由 3 部分组成:内侧纵弓位于足底内侧,由 1~3 跖骨、楔骨、足舟骨、距骨和跟骨构成;外侧纵弓位于足外侧,第 4、5 跖骨、骰骨和跟骨构成;足底横弓由远端向近端有 3 个部分,在跖骨部分,由 1~5 跖骨构成,第二跖骨头最高,3、4 跖骨头次之,1 和 5 跖骨头最低,在楔骨部分,横弓由 3 块楔骨和骰骨组成,中间楔骨最高,在足舟骨和骰骨部分,足舟骨高于骰骨。维持足弓的一个重要结构是跖腱膜。跖腱膜起于跟骨结节,止于 1~5 跖趾关节跖侧。跖腱膜分为三部分,内外侧部分较薄弱,中间部分较厚。

一、正常影像表现

(一) 踝关节 X 线平片、CT、MRI 影像和超声影像

1. 踝关节 X 线平片　踝关节的普通 X 线平片常用正位(图 3-12-1A)、侧位(图 3-12-1B)和跟骨轴位(图 3-12-2)。正侧位像观察胫骨下端、腓骨下端组成的踝穴、距骨以及关节间隙,跟骨轴位观察跟骨有无内翻或外翻。

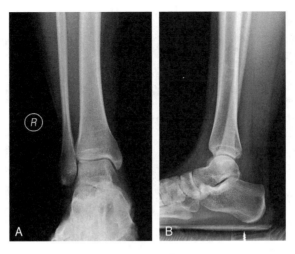

图 3-12-1　踝关节正侧位

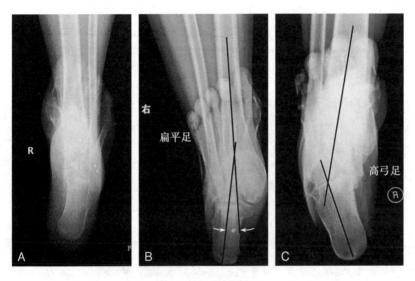

图 3-12-2　跟骨轴位

（1）踝关节正位：踝关节骨质连续性好，无明显骨质疏松，关节间隙正常。距骨穹隆无骨质异常与倾斜。踝关节正位像中距骨与内踝间隙正常为 2~3mm，此间隙如果大于 3mm 则为距骨侧方移位，提示下胫腓韧带损伤。胫腓重叠或胫腓间隙小于 6mm 为正常，如果此间隙大于 6mm 则提示下胫腓分离。

（2）踝关节侧位：踝关节骨质连续性好，形态无异常，无明显骨质疏松，关节间隙正常。

（3）跟骨轴位（Saltzman 位）：评估跟骨的排列情况。图 3-12-2A 提示正常的跟骨排列，跟骨轴线和胫骨轴线夹角 0°~5°。图 3-12-2B 提示跟骨外翻，跟骨轴线和胫骨轴线夹角 5°~10°，大于 10°提示中度跟骨外翻。图 3-12-2C 提示跟骨内翻，跟骨和胫骨轴线夹角 0°~10° 提示跟骨内翻，小于 10°提示跟骨中度内翻。

2. 踝关节 CT　踝关节 CT 显示踝关节由胫腓骨下端及距骨组成，骨排列正常，骨皮质及骨小梁连续，关节间隙均匀。CT 可多方位重建图像显示组成骨的位置关系，对骨折特别是微小骨折、关节面皮质下囊变、骨质增生及骨坏死的显示明显优于平片（图 3-12-3）。

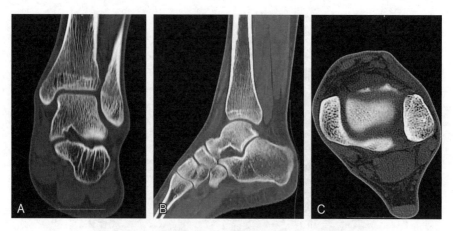

图 3-12-3　踝关节 CT
A. 冠状位；B. 矢状位；C. 横断位。

3. 踝关节 MRI　踝关节 MRI 更有助于了解踝关节骨皮质、骨髓腔、关节软骨、关节腔和周围软组织（如肌腱、韧带的解剖）和判断疾病，对于显示骨皮质和关节软骨的连续性、骨髓腔水肿、肌腱韧带损伤、关节腔积液或积血较为清晰。多方位多参数成像对于先天发育异常、骨质及软组织损伤、退行性变等能提供更多信息（图 3-12-4）。

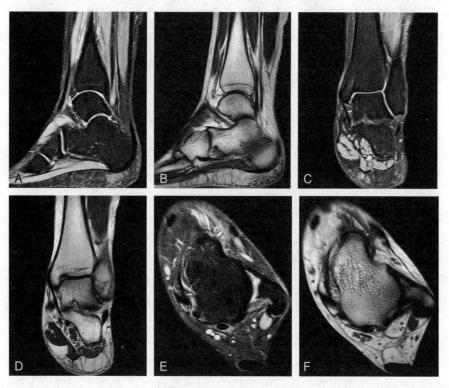

图 3-12-4　踝关节 MRI
A. PD 加权矢状位；B. T_1WI 矢状位；C. PD 加权冠状位；D. T_1WI 冠状位；E. PD 加权横断位；F. T_2WI 压脂横断位。
骨皮质为连续线状黑色无信号，肌腱韧带为低信号，肌肉为等低信号，关节液 PD 上为稍高信号，骨髓腔 T_2WI 压脂上为低信号，PD 等信号。

4. 踝部超声检查　踝部超声检查需要 7.5MHz 以上的线阵探头。踝部超声检查可分为 5 个部分,分别为前部、内侧、外侧、后部、足底。

（1）踝前部

1）踝前部伸肌肌腱:检查踝关节前部时,患者可仰卧,膝部屈曲,足底放在检查床上。探头横断分别向上和向下扫查显示胫骨前肌腱、跨长伸肌腱和趾长伸肌腱(图 3-12-5)。

2）胫距关节前陷窝:探头纵向置于胫距关节背侧中部,关节处于中立位。动态扫查时,关节前陷窝内的液体可以在关节过度跖屈时流走。通过向内外移动探头位置可显示 60%~70% 的距骨穹顶表面,用于评估距骨表面的软骨(图 3-12-6)。

3）胫腓前韧带:探头一端置于外踝的内侧前缘,另一端轻微斜向上即可显示胫腓前韧带(图 3-12-7)。

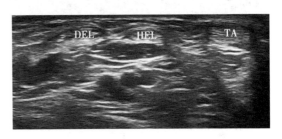

图 3-12-5　踝部前方横断面声像图

TA:胫前肌腱;HEL:跨长伸肌腱;DEL:趾长伸肌腱。

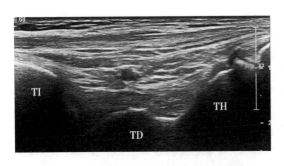

图 3-12-6　踝前部胫距关节前隐窝声像图

TI:胫骨下端;TD:距骨穹顶;TH:距骨颈。

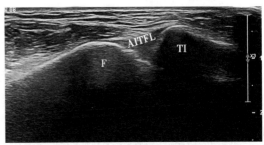

图 3-12-7　胫腓前韧带声像图

F:腓骨(外踝);TI:胫骨;AITFL:胫腓前韧带。

（2）踝内侧

1）内踝处的肌腱（胫后肌腱、趾长屈肌腱、跨长屈肌腱）:患者平卧或坐于检查床上,足于中立位置放置在检查床上并轻微外翻。探头一端置于内踝的中部,另一端向后下,显示内踝处的三条肌腱的横断,由前向后分别是胫后肌腱、趾长屈肌腱和跨长屈肌腱(图 3-12-8)。扫查过程中注意探头的侧动,以避免各向异性伪像导致的肌腱回声减低。横断扫查完成后,应该对各条肌腱分别进行长轴追踪扫查,要追踪显示胫后肌腱的肌肉肌腱连接处和胫后肌腱位于足舟骨的止点(图 3-12-9)。

2）踝管内的结构:探头和体位与扫查内踝处的肌腱相同。在趾长屈肌腱和跨长屈肌腱之间即为踝管,其内包括胫后动脉、胫后静脉和胫神经。

3）三角韧带:患者平卧于或坐于检查床上,足于中立位置放置在检查床上并轻微外翻。探头一端置于内踝的中部,另一端向前下、下方和后下方分别显示三角韧带的胫舟束、胫跟束和胫距束。

（3）踝外侧

1）距腓前韧带:患者平卧于或坐于检查床上,足底平放,可轻微内翻。探头一端置于外踝的内侧前缘,另一端向前,探头大致与检查床平行可显示距腓前韧带(图 3-12-10)。

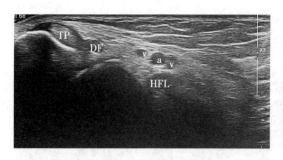

图 3-12-8　内踝横断面声像图

TP:胫后肌腱;DF:趾长屈肌腱;HFL:踇长屈肌腱;
a:胫后动脉;v:胫后静脉。

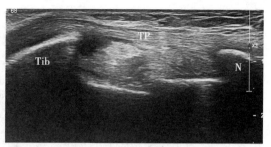

图 3-12-9　胫后肌腱长轴声像图

Tib:胫骨;TP:胫后肌腱;N:足舟骨。

2）跟腓韧带:患者平卧于或坐于检查床上,足于中立位置放置在检查床上并轻微内翻。探头一端置于外踝的中部下缘,另一端向下大致与足底垂直。这一位置同时可以显示腓骨长肌和腓骨短肌的肌腱,位于跟腓韧带的前方。动态超声检查显示,中立位时,跟腓韧带呈屈曲状,背屈位时被拉直(图 3-12-11)。

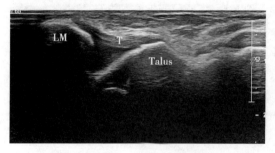

图 3-12-10　距腓前韧带声像图

LM:腓骨(外踝);Talus:距骨;T:距腓前韧带。

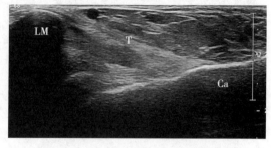

图 3-12-11　跟腓韧带声像图

T:跟腓韧带;Ca:跟骨外侧缘;LM:腓骨(外踝)。

3）外踝处腓骨肌腱:探头置于外踝后面横断显示腓骨长、短肌的肌腱(图 3-12-12)。由于这些肌腱在这一位置呈弧形弯曲,因此侧动探头使声束垂直于肌腱可以避免各向异性效应导致的回声减低。在外踝的后下区域向上、向下继续追踪扫查腓骨长、短肌的肌腱,范围不小于 5cm。腓骨短肌应该追踪至其位于第五跖骨底部的止点处。怀疑肌腱脱位时,检查者要在患者足被动背屈外翻过程中实时观察肌腱向前内侧滑动,严重者越过外踝至外踝前方。

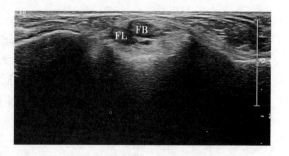

图 3-12-12　腓骨长、短肌腱短轴声像图

FL:腓骨长肌腱;FB:腓骨短肌腱。

（4）踝后部:检查跟腱时,患者可取俯卧位,足悬于床之外。应从肌腹与肌腱移行处开始检查至其跟骨附着处。正常跟腱呈条形高回声结构,内部可见多条平行排列的细线状回声,远端附着于跟骨,附着处跟骨骨皮质平滑(图 3-12-13)。跟腱前后径随受检者的体型和性别而不同,一般横切时为 5~6mm(图 3-12-14)。

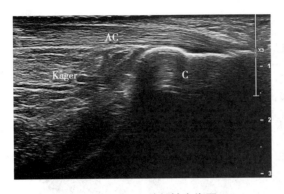

图 3-12-13　跟腱长轴声像图

C:跟骨;AC:跟腱;Kager:Kager 脂肪垫。

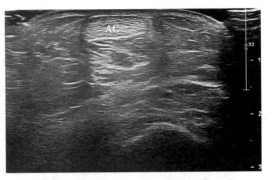

图 3-12-14　跟腱横切声像图

AC:跟腱。

(二)足部 X 线平片、CT 和 MRI 和超声影像

1. 足部 X 线平片

(1)足部正位:显示足部骨质连续,足部骨的力线和形状良好,关节间隙正常,无骨质疏松(图 3-12-15A)。

(2)足部斜位:更清晰显示跖骨基底以及跗骨间、跖跗关节和跖趾关节间隙(图 3-12-15B)。

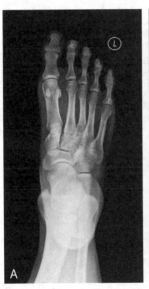
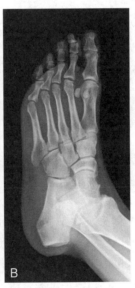

图 3-12-15　足部正斜位

(3)足部负重侧位:可以显示足部承重状态下足弓的高度,判断患者是否平足或弓形足(图 3-12-16)。

2. 足部 CT　足部 CT 为断层图像,改善了足部 X 线平片的结构重叠的限制,多平面重组可以清晰显示骨的排列以及跖趾关节、跖跗关节、跗骨间的位置关系(图 3-12-17~

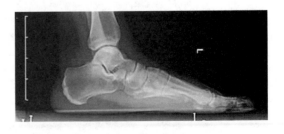

图 3-12-16　足部负重侧位

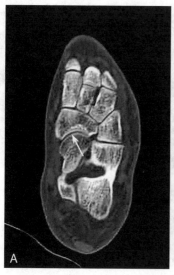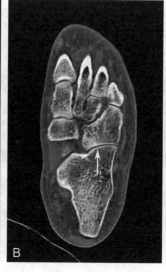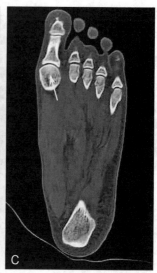

图 3-12-17　足部 CT 冠状位重建

A:距舟关节;B:跟骰关节;C:跖趾关节。

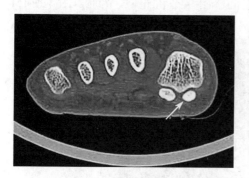

图 3-12-18　足部 CT 横断位重建

跖骨远段水平横断位和籽骨的位置(箭头)。

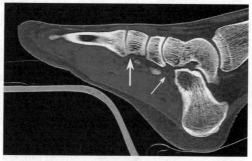

图 3-12-19　足部 CT 矢状位重建

显示跗骨间关节(细箭头)及跖楔关节(粗箭头)。

图 3-12-19)。明确有无骨折及关节脱位,特别是平片上显示不确切的损伤。可以判别退行性病变,对骨质破坏和肿瘤可以辅助 MRI 进一步判断。

3. 足部 MRI　足部 MRI 能够显示足部更细微结构,能够直接显示骨皮质及骨髓腔、韧带结构和关节(图 3-12-20)。足部有丰富的肌腱韧带等软组织,MRI 能显示这些组织的解剖和病变,对腓骨肌腱的脱位、胫后肌损伤、跟腱的炎性表现和跟腱的断裂、跖腱膜炎症、Morton 神经瘤和籽骨的病变。

4. 足部超声影像　足底筋膜几乎覆盖整个足底,其跟骨附着处较窄,而远段较宽,包括较厚的中心部和较薄的内侧部分和外侧部分。检查足底筋膜时,患者可俯卧,足悬于检查床之外,或者仰卧,足趾向上。首先检查其跟骨附着处,然后逐渐向远段扫查。正常足底筋膜呈纤维状,附于跟骨粗隆,位于足跟部脂肪垫的深部,其在近跟骨附着处厚 3~4mm(图 3-12-21)。

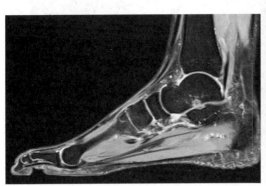
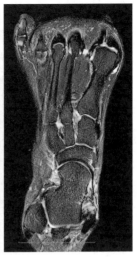

图 3-12-20 足部 MRI

足部 MRI 矢状位 PDWI 及冠状位 T_2WI 显示足跗骨、距骨、趾骨形态、信号及位置关系,足部关节间隙、肌肉、肌腱及韧带亦可清晰显示。

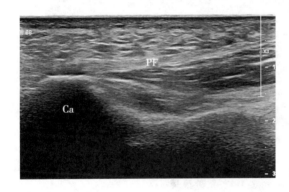

图 3-12-21 跖筋膜声像图
Ca:跟骨;PF:跖筋膜。

二、康复常见异常影像表现

(一)足踝骨折

1. 踝部骨折 踝部骨折是涉及距小腿关节的腓骨远端骨折(图 3-12-22、图 3-12-23),如果腓骨骨折伴有内踝骨折称为双踝骨折(图 3-12-24、图 3-12-25),如果还有胫骨后缘骨折称为三踝骨折(图 3-12-26、图 3-12-27)。踝关节骨折分型临床上常用的是 Danis-Weber 分型:A型,胫腓联合下方大致水平方向的撕脱骨折,胫腓联合完整;B 型,冠状位上胫腓联合水平处由后上到前下的腓骨骨折,胫腓联合可以撕裂或完整;C 型,胫腓联合上方的腓骨骨折。胫腓联合不同程度地撕裂。临床表现:踝部疼痛,畸形,患者的负重能力下降,伤后踝关节活动受限和关节肿胀、疼痛和周围肌肉萎缩。还可出现患者本体感觉异常、神经肌肉控制能力下降等隐藏的损伤。踝关节骨折可以非手术治疗或手术治疗,康复过程中在骨折不同的时期复查影像学,根据影像学的提示设计患者负重时间、负重程度和运动时间。

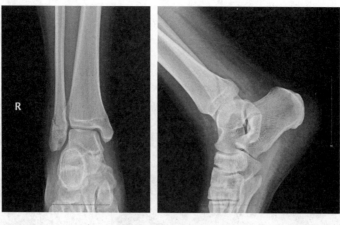

图 3-12-22 右侧外踝骨折

踝关节正侧位像显示右侧腓骨远端外踝斜行骨折透亮线。

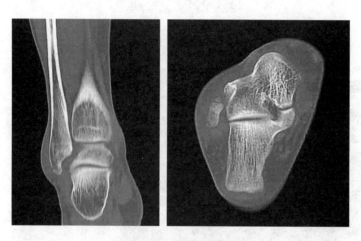

图 3-12-23 外踝骨折

踝关节 CT 冠状位、横断位重建显示外踝远段微细横行透亮线,骨皮质不连续。

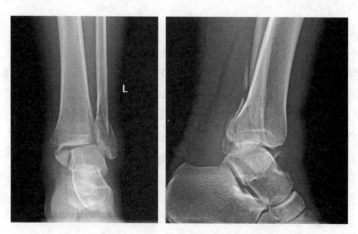

图 3-12-24 左侧双踝骨折伴腓骨远断端分离

左踝关节正侧位像显示内踝及外踝骨折线,外踝断端移位。

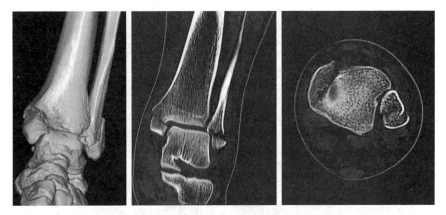

图 3-12-25 双踝骨折

踝关节 CT VR、冠状位及横断位重建显示内踝及外踝骨质中断,断端轻度移位。

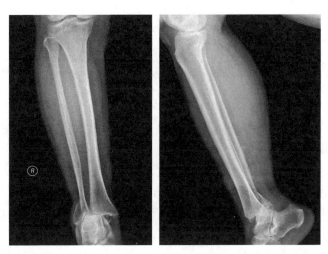

图 3-12-26 三踝骨折

踝关节正侧位相显示内踝、外踝及后踝骨质中断,断端皮质成角。

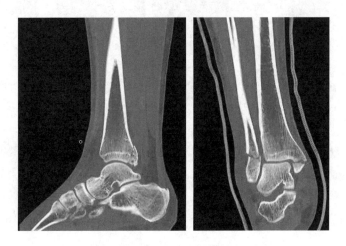

图 3-12-27 三踝骨折

踝关节 CT 矢状位、冠状位、横断位及 VR 重建图像直观显示三踝骨折骨质中断及轻度错位。

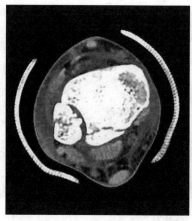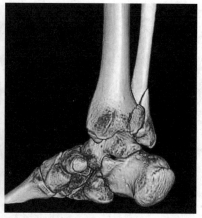

图 3-12-27(续)

　　踝关节骨折保守治疗需要支具或石膏固定 6~8 周,在患者固定期间患者可以进行相邻关节的训练和肌肉力量的康复训练。患者去除外固定后开始踝关节足部康复训练包括:踝关节关节活动度训练,如主动、被动关节活动或关节松动术;肌肉力量训练,如抗阻训练;渐进性负重训练,逐渐完全负重。

　　双踝骨折或三踝骨折多为不稳定性骨折,多数采用手术治疗。手术后尽早开展康复治疗。在手术后 6~8 周和手术后 3 个月复查踝关节影像,根据骨折愈合情况决定患者是否进行负重、行走和运动训练。

　　2. Pilon 骨折　胫骨的 Pilon 骨折是胫骨远端由一个纵向压缩力导致的,它将距骨推近胫骨下端,骨折累及胫骨下端关节面(图 3-12-28)。Pilon 骨折的主要临床症状有踝关节肿胀或出现张力水疱,疼痛,患者不能负重行走,关节畸形。X 线平片可以发现骨折,CT 可更加明确骨折移位及骨折线累及关节面情况,以帮助选择手术方式。MRI 检查对骨髓水肿更敏感,还可评价软组织及关节腔损伤。

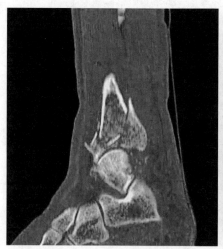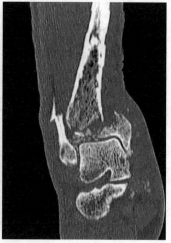

图 3-12-28　Pilon 骨折

踝关节 CT 矢状面及冠状面重建显示胫腓骨远段多发骨折,骨折线累及踝关节面,关节间隙及邻近多发碎骨片。

3. 距骨骨折　距骨骨折可以发生在距骨的任何部位,距骨颈、距骨体、距骨后凸、距骨外侧突(图3-12-29)。主要临床症状有踝关节的肿胀,疼痛、患者不能负重行走,骨折后多达50%的患者会出现并发症。

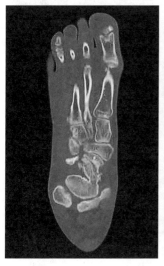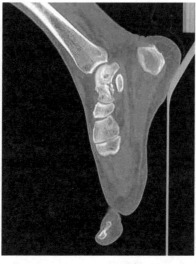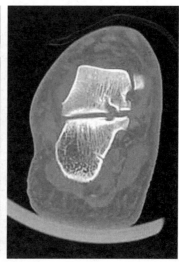

图 3-12-29　距骨骨折
足部 CT 冠状位、矢状位、横断位重建显示距骨骨质不连续。

影像学检查依靠 X 线平片和 CT 评价骨折,决定治疗方式,MRI 辅助判断距骨软骨损伤或无菌坏死以及邻近软组织损伤情况。

4. 跟骨骨折　跟骨骨折可能发生于关节内或关节外(图3-12-30),主要的临床症状是后足部的肿胀和疼痛,广泛的皮下血肿,不能负重,足部纵弓扁平。影像学检查 CT 优于 MRI,跟骨轴位和侧位平片可以显示骨折,并判断跟骨内外翻。

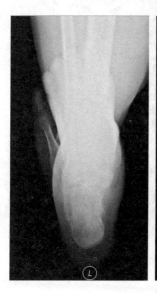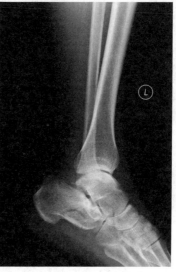

图 3-12-30　跟骨骨折
跟骨轴位、侧位相显示跟骨不规则骨折透亮线。

5. Lisfranc 骨折　Lisfranc 关节是前中足之间的关节，即跖跗关节，又称跖跗关节复合体，包括组成骨、关节与韧带。Lisfranc 关节参与组成足内侧纵弓、外侧纵弓和中间横弓。Lisfranc 骨折累及跗跖关节面，伴有或不伴有关节脱位。主要的临床症状有足部疼痛、肿胀、足趾不能负重，运动受限，足弓扁平，足缩短。足部斜位 X 线平片显示跖跗关节骨折，第一、二跖骨基底之间间隙增大，沿着第二跖骨基底与中间楔骨内侧缘正常平滑直线中断（图 3-12-31）。CT 扫描显示骨折及移位更直观全面，减少漏诊（图 3-12-32）。

（二）足踝畸形

1. 弓形足　弓形足，即足部内侧足弓过高，足部外侧着地或不着地。此类患者多伴有跖趾关节向背侧屈曲而呈爪型，又被命名为高弓足或高弓爪形足。弓形足形成的原因主要是肌肉力量不平衡，常为神经肌肉疾病如肌肉萎缩症、周围神经和腰骶髓神经根病变（Charcot-Marie-Tooth，CMT）、脊髓前角细胞病变（脊髓灰质炎、脊髓性肌萎缩、脊髓纵裂、脊髓瘤等）、中枢神经病变、先天性弓形足、特发性弓形足、创伤性弓形足（缺血性肌挛缩）等。由于患者的足弓较高，主要临床表现包括：容易出

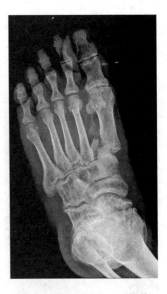

图 3-12-31　Lisfranc 损伤
足部斜位像显示第一、二跖骨基底骨折，第一、二跖骨分离，内侧楔骨及中间楔骨移位。

现疲劳，足部或小腿不适；由于患者足跟的外侧、第五跖骨的基底、跖骨头部疼痛，在这些部位会有胼胝；随着病情的发展患者足部出现运动障碍，甚至有些患者穿鞋困难。影像学检查负重位的 X 线平片至关重要。测量跟骨倾斜角、距跖夹角、跟距夹角和足顶角，判断患者是否弓形足（图 3-12-33，图 3-12-34）。

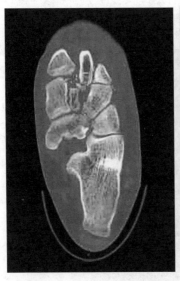
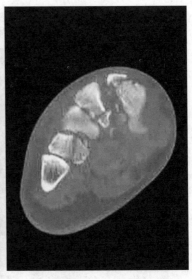

图 3-12-32　Lisfranc 损伤
CT 足冠状位、横断位重建显示第一、二、四跖骨基底骨折，第一、二跖骨
间隙增大，第一跖楔关节半脱位，第二跖骨基底与中间楔骨脱位。

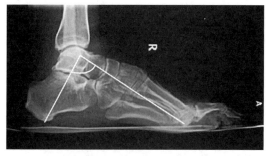

图 3-12-33 弓形足,足顶角 <95°

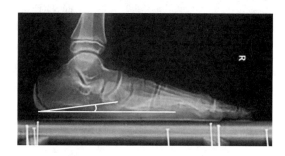

图 3-12-34 弓形足,跟骨倾斜角 >30°

2. 平足 平足是足部异常的一个体征,表现为足部内侧纵弓塌陷,称为平足。平足伴有疼痛称为平足症。平足症按照病因分为先天性平足症和后天性平足症;按照程度分为柔软可复性和僵硬性;按照年龄可分为青少年型和成人获得性平足。平足症患者主要的症状是早期患者出现踝部和中足负重后的肿胀和疼痛,并向小腿部放散。随着病情加重患者逐渐出现足弓塌陷并内侧负

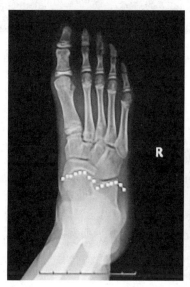

图 3-12-35 平足,跟骨倾斜角 <30°

重,前足外展外翻,跟骨外翻,患者疼痛症状加重穿鞋困难;患者可能出现距下关节和踝关节的退行性病变。由于患者足外翻,患者在行走时出现外侧撞击,出现外踝疼痛症状。平足的诊断主要是负重位的 X 光片(图 3-12-35),侧位距跟角、侧位第一距跖角、前后位第一距跖角、后前位的 CYMA(卡玛线,即距舟关节和跟骰关节在负重侧位片的连线)和侧位的 CYMA 线(图 3-12-36)。一些先天的原因可以引起平足症,如存在先天性垂直距骨、足副舟骨、跗骨联合等,也需要影像学的辅助诊断。

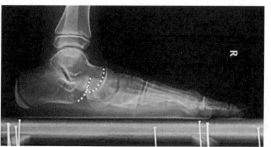

图 3-12-36 平足,负重正侧位 CYMA 线不连续

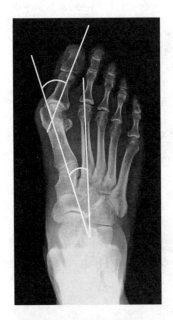

图 3-12-37　踇外翻畸形（HAA 及 IMA 增大）

3. 踇外翻畸形　踇趾向外偏斜超过生理范围的一种足部畸形,是前足最常见的畸形之一。主要的临床表现有踇趾外翻、踇囊炎、第一跖趾关节疼痛或僵硬,足底胼胝。有些患者伴有平足,内侧跖楔关节松动等。影像学辅助检查主要是负重位X线平片和相关测量。踇外翻角(hallux abductus angle,HAA)为第一跖骨中轴线和踇趾近节趾骨中轴线的夹角,正常 <15°(图 3-12-37)。第一、二跖骨间夹角(intermetatursal angle,IMA)第一与第二跖骨轴线夹角,正常小于9°。HAA<20°、IMA<11°为轻度踇外翻畸形;HAA 20°~40°、IMA 11°~18° 为中度踇外翻畸形;HAA>40°、IMA>18°为重度踇外翻畸形。对于踇外翻畸形还要关注第一跖趾关节的匹配度(DMAA 角)和关节间隙,患者是否还伴有其他畸形,例如是否有平足等。

(三)足踝关节炎

1. 痛风性关节炎　痛风性关节炎是指由于血液中的尿酸浓度过高,导致单钠尿酸盐结晶析出,继而沉积在关节及关节周围软组织后引起的炎症反应,是痛风的主要表现之一。

痛风性关节炎,常见病变部位为第一跖趾关节。痛风性关节炎时,超声可见关节腔积液,积液回声增高(为弥漫分布的结晶),滑膜增生,点状强回声(为微小痛风石),软骨表面沉积尿酸盐结晶形成的线状强回声(称为双边征)(图 3-12-38)。痛风石还可累积肌腱、腱鞘、滑囊。

2. 类风湿性关节炎　类风湿关节炎是一种自身免疫病,以侵蚀性关节炎为主要特征,其病理基础是滑膜炎。发病初期的关节表现为关节晨僵、肿胀、疼痛等。

类风湿性关节炎,超声可显示关节腔积液和滑膜增生(图 3-12-39)。与皮下脂肪组织比较,滑膜增生通常为低回声,但也可为等回声,彩色多普勒可显示血流信号。滑膜增生时,如显示骨皮质连续性中断则提示为骨侵蚀性病变。第五跖骨头为最常见的骨侵蚀部位。

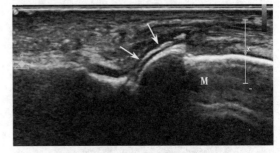

图 3-12-38　第一跖趾关节跖骨头软骨表面双线征(箭头)

M:跖骨头。

3. 化脓性关节炎　化脓性关节炎是一种由化脓性细菌直接感染,并引起关节破坏及功能丧失的关节炎,又称细菌性关节炎或败血症性关节炎。任何年龄均可发病,但好发于儿童、老年体弱和慢性关节病患者,男性居多,男女之比 3:1~2:1。受累的多为单一的肢体大关节,如髋关节、膝关节及肘关节等。如为火器损伤,则根据受伤部位而定,一般膝、肘关节发生率较高。

关节隐窝扩张、内有积液,应怀疑化脓性关节炎(图 3-12-40)。扩张的关节隐窝内可呈无回声至高回声,有时可见滑膜增生呈低回声或等回声。仅根据积液的回声强度或有无血流信号,常无法判断有无感染,因此需要进一步行超声引导下穿刺抽吸。

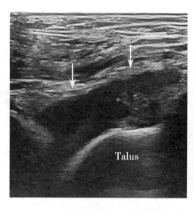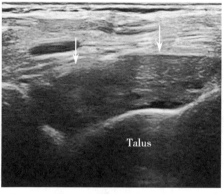

图 3-12-39　类风湿性关节炎关节腔积液和滑膜增生（箭头）

Talus:距骨。

（四）足踝软组织病变

1. 跟腱撕裂　跟腱撕裂常是由于在运动时足部着地小腿三头肌强烈收缩而导致，也可以是在推重物或者推墙时足部跟腱强烈用力而导致，跟腱撕裂可以出现局部疼痛、肿胀以及足部活动受限。这时要进行早期的局部冷敷、伤肢制动，早期进行磁共振检查以及彩超检查来进一步确诊和治疗，一旦确诊为跟腱撕裂要判断是部分撕裂，还是完全撕裂。如果为部分撕裂可以进行石膏固定，一般固定 6 周后进行踝关节功能的练习，在固定期间要复查磁共振。如果为跟腱完全撕裂要进行早期的手术治疗，手术要进行跟腱缝合恢复跟腱的完整性，才能使足的功能得以恢复正常。

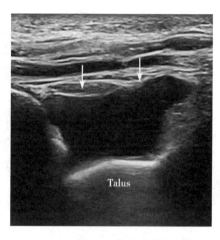

图 3-12-40　化脓性关节炎踝关节前隐窝内积脓（箭头）

Talus:距骨。

跟腱部分撕裂表现为肌腱内边界较清楚的低回声或无回声裂隙，为肌腱纤维部分撕裂所致，跟腱增厚超过 1cm 且伴有显著的内部异常回声，提示肌腱部分撕裂。踝屈伸时进行动态超声检查有助于鉴别跟腱是否为完全断裂（图 3-12-41）。

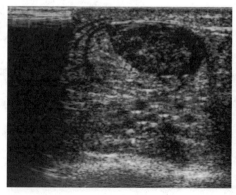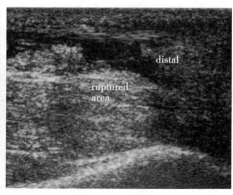

图 3-12-41　跟腱部分撕裂

跟腱完全断裂表现为跟腱纤维的全部断裂和断端回缩,多发生在跟骨止点近侧的2~6cm。跟腱断裂端为锥形,肌腱回缩处后方可见声影(图 3-12-42)。

2. 距腓前韧带损伤 距腓前韧带损伤通常是在生活工作中不小心踝关节扭伤所致,扭伤以后主要表现为踝关节前外侧局部明显肿胀、疼痛、局部压痛明显,并可引起踝关节屈伸活动受限。在外踝韧带中,距腓前韧带的损伤最为常见。

(1)韧带部分撕裂超声显示损伤的韧带增厚、回声减低,仍可见部分韧带纤维延续(图 3-12-43)。

(2)韧带急性完全断裂时,超声显示韧带连续中断或韧带结构消失,局部被低回声或不均匀回声组织多替代(图 3-12-44)。

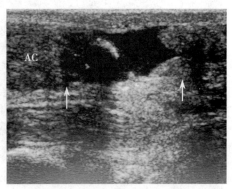

图 3-12-42 跟腱完全断裂(箭头)
AC:跟腱。

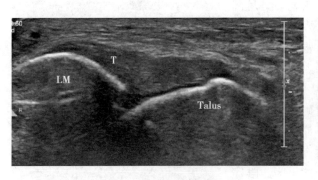

图 3-12-43 距腓前韧带部分撕裂
LM:外踝;Talus:距骨。

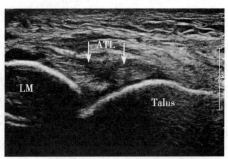

图 3-12-44 距腓前韧带完全断裂(箭头)
ATL:距腓前韧带;LM:外踝;Talus:距骨。

3. 跟腱炎 跟腱炎分为止点性跟腱炎和非止点性跟腱炎。止点性跟腱炎指在跟腱止点 2cm 范围内的跟腱无菌性炎症。非止点性跟腱炎是指止点近端 2~6cm 范围内,包括腱周组织和跟腱本身退行性病变引起的无菌性炎症。止点性跟腱炎 X 线表现有跟骨内囊突部由于炎症导致骨皮质侵蚀样改变,有些患者有 Hanlund 结节,严重的病例出现骨赘(图 3-12-45)。MRI 显示跟腱增厚、异常信号和周围软组织水肿(图 3-12-46、图 3-12-47)。跟腱肌腱病,超声表现跟腱呈梭形低回声肿胀,彩色多普勒于正常的跟腱内常不能探及血流信号,但跟腱病患者有时于病变处可见血流信号增加(图 3-12-48)。跟腱异常可见于肌腱本身或其周围组织,由于跟腱无腱鞘,仅有一层腱围组织。因此,如紧邻跟腱组织出现低回声肿胀或无回声积液,常提示跟腱腱围炎(图 3-12-49)。

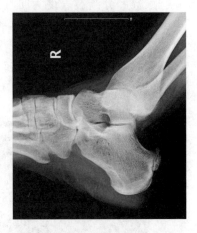

图 3-12-45 止点性跟腱炎 X 线
跟骨侧位相显示跟腱附着处骨质增生,骨赘形成。

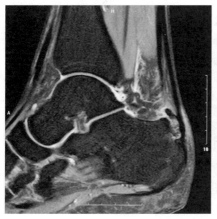
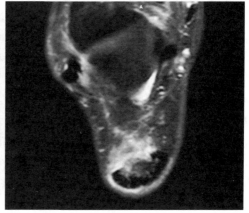

图 3-12-46 止点性跟腱炎 MRI

MRI PDWI 矢状位及 T$_2$WI 冠状位显示跟腱止点及周围软组织异常高信号。

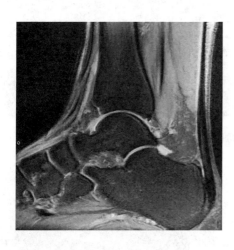

图 3-12-47 非止点性跟腱炎

MRI PDWI 矢状位显示止点上方 >2cm 处跟腱内异常高信号。

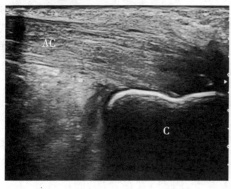
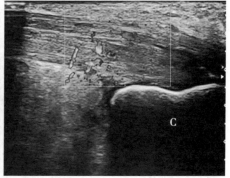

图 3-12-48 跟腱肌腱病

AC. 跟腱；C. 跟骨。

4. 胫骨后肌腱病及腱鞘炎 胫骨后肌腱的劳损性病变。损伤的主要原因是跑跳过多,使肌腱与腱鞘反复摩擦、挤压,导致肌腱病及腱鞘炎。时间较久,鞘壁增厚,可发展为狭窄性腱鞘炎。

肌腱病为退行性病变,病变部位常位于肌腱与骨性结构的转折处,内踝肌腱中,胫骨后肌腱最多见,超声表现受累的胫骨后肌腱增粗,回声减低,而肌腱内纤维未见撕裂。

腱鞘炎时,腱鞘可扩张,其内积液增多。如为单纯性积液,则呈无回声。腱鞘内增生的滑膜多呈低回声,彩色或能量多普勒有时可见环形血流(图3-12-50)。

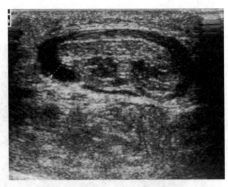

图 3-12-49 跟腱腱围炎

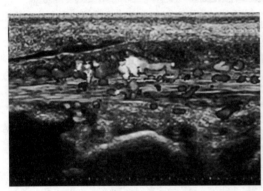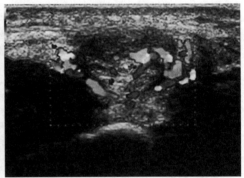

图 3-12-50 胫骨后肌腱病及腱鞘炎

5. 足底筋膜炎 足底筋膜炎(plantar fasciitis)又称跖腱膜炎,是足底筋膜(跖腱膜)内侧跟骨结节连接处的无菌性炎症,是引起足跟痛的常见原因。由于长时间的走路或跑步,足底的肌肉及其筋膜受到反复过度的牵拉,导致局部肌肉和筋膜的劳损(反复微损伤),引起无菌性炎症,可表现为足底和足跟部的疼痛。足底筋膜炎在跑步者中更为常见,因此也叫跑步者足跟(runner's heel)。

足底筋膜炎,发生于足底筋膜近段于跟骨起点处,表现为增厚(大于4mm)、回声减低(图3-12-51)。其病变与局部反复的微小损伤、撕裂的修复、组织退变或水肿有关。

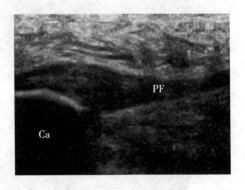

图 3-12-51 足底筋膜炎
Ca. 跟骨;PF. 足底筋膜。

6. 足踝部腱鞘囊肿 足踝部腱鞘囊肿在临床中经常见到。腱鞘囊肿是因为关节囊、腱鞘等部位的结缔组织退变导致的囊性肿物,多发生于手腕以及足背部,而足背部腱鞘囊肿尤以足踝部多见。腱鞘囊肿可以见于任何年龄,女性发病率比男性高,而且肿块直径一般不超过2cm。治疗上,一般都是以保守治疗为首选,如针灸、小针刀、穿刺抽取等,如果保守治疗效果不明显,可以选择手术切除囊肿。

足踝部最常见的良性肿块为腱鞘囊肿。典型的腱鞘囊肿为无回声,其后方回声增强,无肿瘤成分。囊内黏稠的液体可使反射的回声增加。位于踝管内的腱鞘囊肿有可能压迫胫神经。超声引导下可对腱鞘囊肿进行穿刺抽吸。穿刺时一般采用较粗穿刺针,以利于囊肿内黏稠液体的抽出(图 3-12-52)。

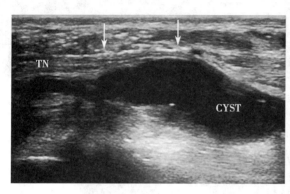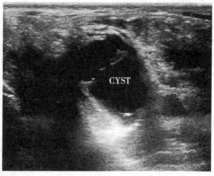

图 3-12-52 踝关节内侧腱鞘囊肿并挤压胫神经,箭头所指为胫神经
TN.胫神经;CYST.腱鞘囊肿。

7. 足底 Morton 神经瘤 Morton 神经瘤(也称为 Morton 跖骨痛、Morton 神经痛和跖间神经瘤)是位于跖骨间的跖神经良性神经瘤,最常见于第三和第四跖骨间隙。原因是外侧跖神经与内侧跖神经在此处汇合,直径增粗;另外此处神经位于皮下,正好位于足部脂肪垫上方,靠近动脉和静脉;在神经上方为跖骨深横韧带,非常坚韧,形成神经的顶部。上述原因均导致此处神经容易受到挤压增粗。扁平足可牵拉神经向内侧移位,刺激神经,导致其增粗增大。女性较男性更为常见,可能是因为女性更喜欢穿窄头的鞋,挤压神经所致,另外,高跟鞋也会导致前足受力增加,导致该部位压力增高。Morton 神经瘤疾病的特征是疼痛和麻木,脱掉鞋子后症状会减轻。Morton 神经瘤最早由一名足病医生发现。虽然被命名为"神经瘤",但有很多学者认为其实并非由真正的神经形成的肿瘤,而是一种神经周围纤维瘤(围绕神经形成纤维组织)。

Morton 神经瘤为发生在足底趾总神经的非肿瘤性病变,为神经受卡压或创伤所致,病理表现为神经束膜纤维化、血管增生、神经内膜水肿和轴突变性。该病最常见的发病部位为第三趾蹼间隙、其次为第二趾蹼间隙的跖骨头水平。超声表现,Morton 神经瘤低回声结节,结节大于 5mm 时患者可能出现症状。冠状切面上,Morton 神经瘤可自跖骨头之间向足底生长延伸,其内侧和外侧轮廓呈凹陷形。在矢状切面,如显示呈低回声的足底趾总神经进入神经瘤内则能明确诊断(图 3-12-53)。

(五) 慢性踝关节不稳

反复性踝关节扭伤成踝关节不稳,多为踝关节外侧不稳。踝关节外侧稳定结构主要是腓骨和附着其上的韧带,包括距腓前韧带、距腓后韧带和跟腓韧带(图 3-12-54)。另外还有项韧带、骨间韧带、距腓跟韧带、下伸肌支持带和后距跟关节的关节囊。由于反复的扭伤后期患者踝关节有骨性关节炎、踝关节畸形或距骨软骨损伤等(图 3-12-55)。

(六) 距骨软骨损伤

距骨软骨损伤是踝关节慢性疼痛的主要病因之一,是指距骨滑车局限性的骨软骨损伤,累及距骨穹隆关节软骨面和/或软骨下骨质,表现为局部关节软骨剥脱。距骨软骨损伤好发

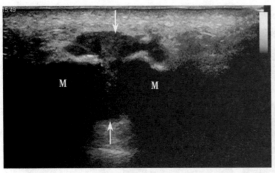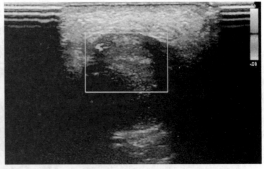

图 3-12-53　足底第三趾蹼间隙跖间神经瘤（箭头）

M. 跖骨。

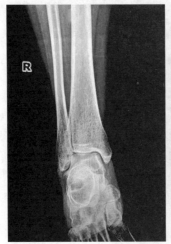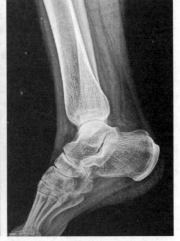

图 3-12-54　踝关节不稳 X 线

踝关节平片正侧位显示腓骨下端骨质增生，踝关节间隙外侧部分变窄。

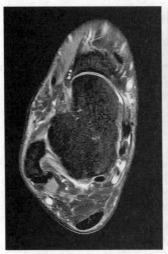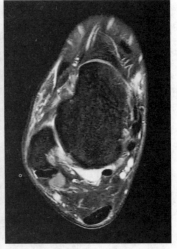

图 3-12-55　踝关节不稳 MRI

距腓前韧带及距腓后韧带增厚、T_2 信号异常，距腓后韧带距骨附着处积液。

于距骨穹隆中部的内、外侧缘,可分为内侧穹隆损伤和外侧穹隆损伤。发生于距骨内侧穹隆部的软骨损伤较外侧穹隆部损伤常见,且病变范围及深度较外侧穹隆部损伤严重。

　　MRI 对距骨软骨损伤的诊断有极其重要的作用,可明确诊断并对其进行分期,是评价距骨软骨损伤的最佳无创检查手段之一。Mintz 等提出了 MRI 的分期系统:0 期,正常;Ⅰ期,关节软骨面保持完整但在 T_2WI 上呈高信号;Ⅱ期,关节面软骨形成裂隙,但未累及软骨下骨质;Ⅲ期,软骨片悬垂或软骨下骨质暴露;Ⅳ期,有松弛、无移位的骨碎片;Ⅴ期,有移位的骨碎片。MRI 表现为关节软骨异常信号,软骨不连续,关节面软骨损伤下方骨质异常水肿或囊变(图 3-12-56)。CT 可检出距骨软骨损伤累及关节面下骨质,表现为关节面下骨质硬化及囊变,较 MRI 发现晚(图 3-12-57)。

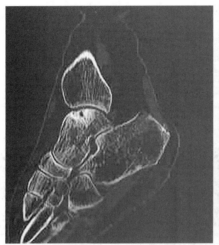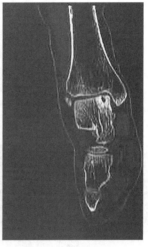

图 3-12-56　距骨软骨损伤

CT 矢状面及冠状面重建,显示距骨内侧穹隆关节面下骨质囊变及其周围硬化带,邻近关节间隙狭窄。

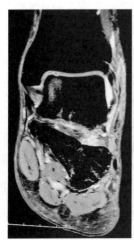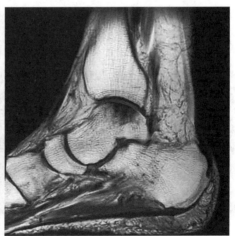

图 3-12-57　距骨软骨损伤

MRI 冠状面 PDWI 及矢状面 T_1WI 显示距骨内侧穹隆关节面软骨信号不连续,其下方骨髓腔水肿。

三、康复治疗的影像关注要点

(一)骨折康复治疗的影像关注要点

足踝部骨折后康复治疗对影像学的关注主要是骨折愈合情况,在影像学表现就是骨折线的清晰与否,骨折线消失,根据骨折愈合不同阶段做影像学复查,指导康复治疗计划的制订和实施。

由于足踝部的特殊性,很多部位由于结构重叠在 X 线平片上不能清晰显示,另外还有一些隐匿性骨折在 X 线平片上显示不清,CT 检查可以获得更清晰的影像。

足踝部主要的功能是负重与运动,所以足部骨骼排列与力线也是康复治疗关注的要点。

(二)足部畸形康复治疗的影像关注要点

足部畸形的康复治疗包括非手术治疗和手术治疗,对于足部畸形影像检查选择负重位 X 线平片或负重 CT,并做畸形程度和力线测量,指导制订治疗方案和康复方案。

1. 弓形足的测量(应在负重位上测量)

(1)跟骨倾斜角(Pitch 角)测量:跟骨前下方的连线与水平线两线形成的夹角,正常值 20°~30°,跟骨倾斜角 10°~20°说明足弓降低,当跟骨倾斜角大于 30°,表示后足高弓畸形(图 3-12-58)。

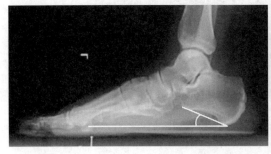
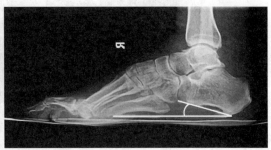

图 3-12-58 跟骨倾斜角测量

(2)跖距夹角(Meary 角):距骨轴线和与第一跖骨轴线的夹角,正常 0°~4°,大于 4°为弓形足(图 3-12-59)。

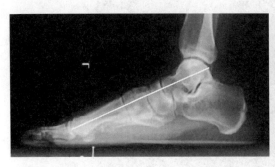
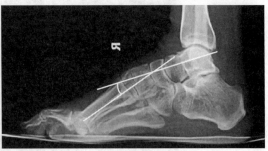

图 3-12-59 跖距夹角测量

(3)跟跖夹角(Hibbs 角):跟骨轴线与第一跖骨轴线连线的夹角,正常为 135°,发生高弓足,尤其第一跖列高弓时跟跖夹角明显变小(图 3-12-60)。

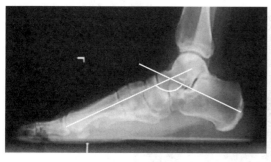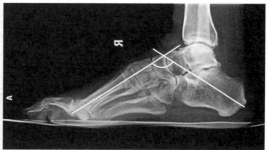

图 3-12-60　跟跖夹角测量

（4）足顶角测量法：第一跖骨头最低点（A），内踝末端（B），跟骨结节末最低点（C）连成三角称之为足顶角，正常足顶角（∠ABC）95°，弓形足 <60°，跟骨角（∠BCA）正常 60°，弓形足 >65°（图 3-12-61）。

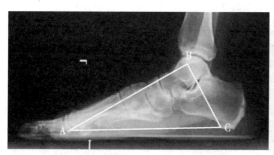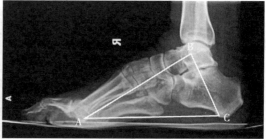

图 3-12-61　足顶角和跟骨角测量

2. 平足测量

（1）侧位距跟角：足负重位距骨轴线和跟骨前下方连线的夹角，侧位距跟角大于 45° 提示后足外翻（图 3-12-62）。

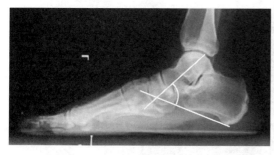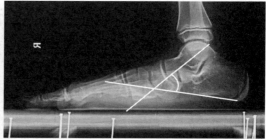

图 3-12-62　侧位距跟角

（2）前后位距跟角：负重足部前后位跟骨轴线和距骨轴线的夹角，前后位距跟角大于 30° 提示后足外翻（图 3-12-63）。

（3）侧位第一跖距角：足负重侧位第一跖骨轴线和距骨轴线的夹角，第一跖距角大于 4° 提示平足，15°~30° 为中度，大于 30° 为严重，在测量时跟骨轴线与距骨轴线的相交之处即为足弓塌陷之处（图 3-12-64）。

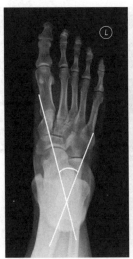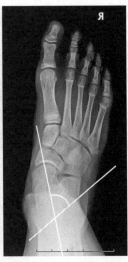

图 3-12-63　前后位距跟角

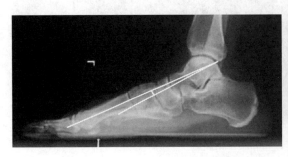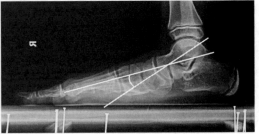

图 3-12-64　侧位第一跖距角

（4）前后位第一跖距角：足负重位第一跖骨轴线和距骨轴线夹角，此角若偏向第一跖骨内侧成角则提示前中足的外展（图 3-12-65）。

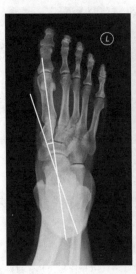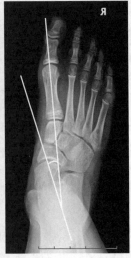

图 3-12-65　前后位第一跖距角

（5）距舟关节包容角：距舟关节包容角显示后足外展的指标。在足站立位负重的前后位片上，此角度显示足舟骨相对于距骨移位的大小。测量时需要绘出两条线，一条为距骨关节面的连线，另一条为足舟骨关节面的连线，两条线之间的夹角即为距舟关节包容角。正常<7°，>7°提示距骨横向脱位（图 3-12-66）。

（6）前后位及侧位 CYMA 线：前后位及侧位上，足舟骨及骰骨后缘为一光滑连线，CYMA 线不连续提示跟骨相对距骨缩短（图 3-12-67、图 3-12-68）。

（7）侧位 Moreau-Costa-Bertani 角：跟骨最低点和第一跖骨远端最低点二者与距骨头最低点连线夹角为内弓，正常为115°~125°，>135°为平足（图 3-12-69）。

3. 蹈外翻程度测量

（1）蹈外翻角（HAA）和第一、二趾骨间夹角（IMA）：第一跖骨轴线与第一近节趾骨轴线的夹角为 HAA，正常 <15°；第一、二跖骨中轴线夹角为 IMA，正常 <9°（图 3-12-70）。

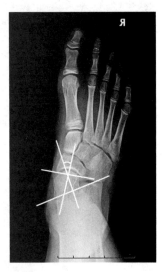

图 3-12-66 距舟关节包容角

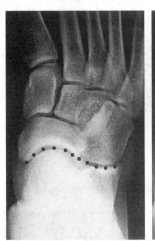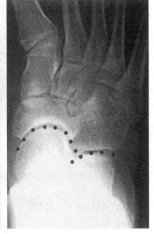

图 3-12-67 前后位 CYMA 线

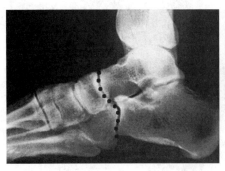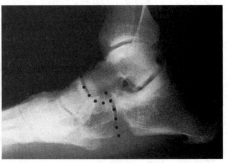

图 3-12-68 侧位 CYMA 线

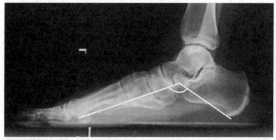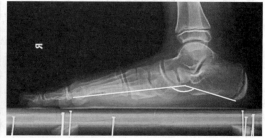

图 3-12-69 侧位 Moreau-Costa-Bertani 角

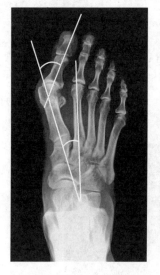

图 3-12-70 踇外翻角及第
一、二跖骨间夹角

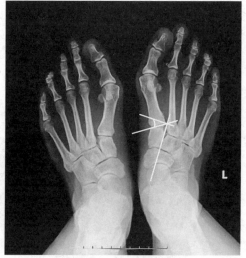

图 3-12-71 跖楔角

（2）跖楔角（MCA）：从内侧楔骨内侧缘划一连线，内侧楔骨关节面远端作一连线后者与前者垂线的夹角，一般为 8~10°（图 3-12-71）。

（3）远端关节面固有角（DASA）：通过近端趾骨中线与远端趾骨近端关节面连线交点引关节面连线的垂线，该垂线与近端趾骨中线夹角，一般小于 7.5°（图 3-12-72）。

对于足部畸形患者手术多采用截骨和融合手术，在康复治疗过程中要阶段性地复查影像，根据影像学情况调整康复治疗计划。

（三）踝关节不稳康复治疗影像学关注要点

慢性踝关节不稳（chronic ankle instability，CAI）是踝关节扭伤以后很常见的疾病。主要表现为反复的疼痛、肿胀、踝关节"打软"，长距

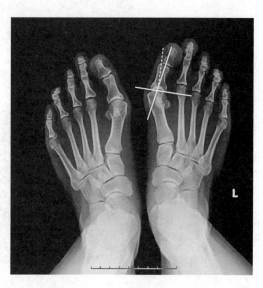

图 3-12-72 远端关节面固有角

离步行易出现疲劳感。40%的患者出现韧带损伤、关节松弛等结构的不稳,称为结构性踝关节不稳(structural ankle instability,SAI)。60%的患者并无韧带松弛或者阳性体征的表现,而是主要表现为本体感受器损伤及损伤导致的关节周围相关肌群的力量缺失有关,表现为平衡协调能力差,空间位置觉判定能力明显下降,被称为功能性踝关节不稳(functional ankle instability,FAI)。

长时间的慢性不稳会导致踝关节周围甚至整个机体生物力学的变化。尤其是韧带长期的拉长、变薄等,减弱了对踝关节内翻的限制能力,因此导致了踝关节的撞击,加速软骨的退变。同时也会增加关节滑膜的刺激,导致滑膜增生、肥厚。踝关节慢性不稳定病程越长,关节内软骨损伤越严重,在初次扭伤病例,只有40%左右的患者存在关节软骨损伤,但在踝关节慢性不稳定的病例中,高达70%以上患者可存在关节软骨损伤。这种继发的关节软骨损伤主要是踝关节反复扭伤产生的撞击、踝关节不稳产生的关节退变加速以及关节内原有病变增加了关节软骨的磨损,最终导致踝关节骨关节炎。

康复治疗方案应根据患者就诊的具体情况和病史而定。保守治疗的患者以肌力、本体感觉的训练为主,增加关节的稳定性;针对手术后的患者,一定要了解具体的手术方式,不同手术治疗有不同的康复方案。

注意循序渐进,根据患者症状和术后不同的阶段具体实施相应的康复方案。早期以消肿止疼为主,术后的患者早期同时要保护移植物和软组织的修复。

在治疗过程中要关注影像学变化,包括患者足部力线(踝关节有无内外翻)、韧带修复情况、距骨软骨情况。

(四)足踝部软组织炎性病变康复治疗影像学关注要点

足踝部软组织炎性病变康复治疗以消除炎性病变、减轻疼痛为主,所以早期的治疗多为物理因子治疗消除炎症,之后要加强力线矫正和力量训练,防止炎症复发。在治疗过程中关注影像学软组织水肿或关节积液变化情况,以及足踝力线是否矫正。

(陈亚平　燕飞　杜启亘)

参 考 文 献

[1] 王正义. 足踝外科学[M].2版.北京:人民卫生出版社,2014.

[2] COUGHLIN M,SALTZMAN C,ANDERSON R. 曼氏足踝外科学[M].唐康来,徐林,译.北京:人民卫生出版社,2015.

第一节 心血管系统

心血管疾病的诊断常需应用多种影像学检查。常规的检查包括透视、X线摄片、心血管造影、超声心动图、多层螺旋CT、心血管MRI等。各检查方法的特点分述如下。

1. 透视已不作为临床常规检查。

2. X线摄片可以初步观察心脏形态，估计各房室大小，评价肺血多少，并间接反映心功能情况。

3. 心血管造影可以观察心内解剖结构的改变与血流方向，估计心脏瓣膜功能、心室容量与心室功能情况。但由于属于有创性检查，目前主要用于复杂先天性心脏病、冠状动脉检查及介入治疗。

4. 超声心动图可直观、准确、实时地观察心脏结构和血流动力学变化，可重复性强且价格相对低廉，对被检者无辐射损伤，在心脏瓣膜病、先天性心脏病等疾病的诊断治疗中，发挥着举足轻重的作用。

5. 多层螺旋CT（MSCT）能显示心脏大血管轮廓及其与纵隔内器官、组织的毗邻关系。由于心肌与心腔内血液X线衰减值差异很小，因此CT平扫显示心肌和心腔内结构的价值有限。对比剂的引入和心电门控的应用可提高心脏CT检查价值和准确性。近年来，MSCT发展迅速，扫描层厚达0.500~0.625mm，双源、256层乃至320层CT使扫描速度不断提高，现已广泛应用于冠状动脉及血管检查。

6. 心血管MRI可反映心脏和血管解剖及形态学的改变并可用于评估心功能、心肌灌注、心肌活性等情况。

一、正常影像表现

（一）正常心脏超声心动图表现

正常的心血管系统是一个十分复杂的动态立体结构，超声心动图可以实时显示很多心脏及大血管的二维超声断面，显示心房、心室、大动脉形态结构及位置，常用的切面包括胸骨左缘左室长轴切面、胸骨左缘大动脉短轴切面、心尖部四腔切面等（图4-1-1~图4-1-3）。同时，超声心动图还包括M型超声心动图、彩色多普勒、连续多普勒、组织多普勒、心腔内声学造影、心肌造影、经食道超声心动图、负荷超声心动图、实时三维超声心动图等超声新技术。

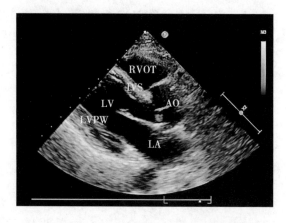

图4-1-1 胸骨左缘左室长轴切面

RVOT：右室流出道；IVS：室间隔；AO：主动脉；LA：左房；LV：左室；LVPW：左室后壁。

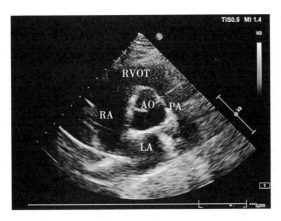

图 4-1-2　胸骨左缘大动脉短轴切面

RVOT:右室流出道;RA:右房;AO:主动脉;PA:肺动脉;LA:左房。

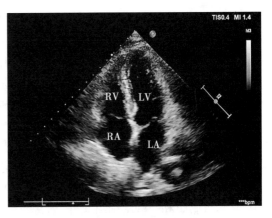

图 4-1-3　心尖四腔心切面

RA:右房;RV:右室;LA:左房;LV:左室。

（二）正常心脏 X 线平片表现

（1）后前位:心脏右缘上方为上腔静脉,向下进入右心房,右心房构成心脏大血管右缘的下 1/2;近膈面处有时可见下腔静脉,向内上方向斜行。左缘上方向外突起的部分为主动脉结;其下方为肺动脉段,此处向内凹入,故称心腰;肺动脉与左心室缘之间为左心耳,正常情况下 X 线片上不能显示;左心室缘向外下方延伸然后向内,转弯处称心尖。

（2）右前斜位:前方为右心室构成心缘;向上与肺动脉段相接,弧形后弯,分成左、右肺动脉;在肺动脉段后方为升主动脉,升主动脉向上后行,形成主动脉弓。在此位上主动脉弓并非充分显示,升、降主动脉前后重叠。在心影的后缘,左、右心房呈上下排列,难以分清其界限,最下端有时可见下腔静脉影。食管吞钡时受主动脉、左主支气管及左心房压迫形成三个压迹。心前缘与胸壁之间有三角形透明区,称心前间隙或胸骨后区。

（3）左前斜位:前方的心缘为右心室;向上为肺动脉主干与主动脉,肺动脉主干弯向后,分为左、右肺动脉,右肺动脉表现为圆形致密影。心影内主动脉从左心室向上升,越过肺动脉主干向上并向后形成主动脉弓,主动脉弓围成主动脉窗,内见气管分叉及左、右主支气管,主动脉弓在此位上显示最佳。主动脉弓向后向下续为降主动脉,与脊柱相重叠。心后缘上为左心房,下为左心室。此位置也可见心前间隙。

（4）侧位:常取左侧位。胸片的正前方为胸骨侧位像。心影的前下缘为右心室;向上向后为右心室流出道与肺动脉主干,然后与主动脉重叠,并被掩盖。心后缘上方为左心房,下方为左心室。左心室与横膈接触面处可见凹面向前的下腔静脉影。当食管吞钡时可见左心房处有一轻度压迹,向下食管与左心室及横膈构成一三角形透亮的心后食管前间隙。在胸骨后右心室前有一倒三角形透亮影,即心前间隙。

评估心脏大小最常用的方法为心脏最大横径与胸廓最大横径的比,即心胸比,心脏横径是胸廓正中线分别至左、右心缘各自最大径之和,胸廓横径则以最大胸廓处的内缘距离为准。在充分吸气后摄片,正常成人这一比例小于 0.52,未成年人则可能较大些。

心脏大小与年龄及体型关系密切,与性别关系较小,如儿童心胸比率高,老年人心脏则比同样体型的年轻人士,运动员横膈高,心胸比率可能大于 50%。另一方面,常可见正常人的胸廓长而狭,心影小,横膈低。此外,摄片时适逢心室收缩期或舒张期,或不同呼吸相,或不同体位时,也可显示略有差别,以上情况均为正常。

(三)正常心脏冠状动脉 CT 表现

1. 心脏　普通胸部 CT 扫描由于时间和密度分辨力的限制,通常难以用于心血管诊断。但 MSCT 利用对比剂和心电门控,可用于心脏 CT 检查。

正常心脏大血管 CT 扫描具有代表性的横轴位层面为主动脉弓层面、主-肺动脉窗层面、左心房层面、四腔心层面。

（1）主动脉弓层面（aortic arch level）：可见主动脉弓呈自右前向左后斜行,位于气管的左前方。约 10% 的正常人在此层面可见奇静脉弓。主动脉弓前方的前纵隔呈三角形,尖端指向前,为脂肪密度,正常成人其内有胸腺的残余。于奇静脉内侧可见气管前腔静脉后间隙,除包含脂肪和一些结缔组织外,通常还包含数个小的淋巴结。

（2）主-肺动脉窗层面（aortopulmonary window level）：其上界为主动脉弓下缘,下界为左肺动脉,前方为升主动脉,内后方为气管,其内亦包含有数个淋巴结、脂肪和一些结缔组织。主肺动脉向左向后延伸为左肺动脉,而左上肺静脉则见于左肺动脉的外后方;主肺动脉向后、向右延伸为右肺动脉,走行于上腔静脉和中间段支气管之间,右上肺静脉则位于右肺动脉的外侧。此层面主肺动脉与两侧肺动脉呈人字形排列。正常主肺动脉直径不应超过29mm。在此层面可同时观察到升主动脉和降主动脉,两者比例为 1.1∶1~2.2∶1。奇静脉弓大多位于此层面,自后向前越过右上叶支气管上缘汇入上腔静脉。

（3）左心房层面（left atrial level）：可见左心房位于主动脉根部及右心耳后方,奇静脉、食管及降主动脉前方。左心房前后径约 30~45mm。于此平面常同时显示冠状动脉主干及主要分支的近段。食管奇静脉隐窝亦见于此层面。

（4）四腔心层面（four-chamber level）：可见左、右心房和左、右心室,心腔和心壁,如不注射对比剂无法区分。

（5）心脏长轴位及短轴位层面：为经后处理的多平面重组（MPR）图像,是心脏特有的成像体位。用于观察心腔大小、心肌厚度、瓣膜和乳头肌等。结合电影显示技术可动态观察心脏运动功能。

2. 心包　CT 扫描是进行心包（pericardium）检查较为敏感而又无创伤性的检查方法。通常显示的是壁层心包,正常厚度为 1~2mm。CT 平扫时几乎均能显示心包,见于不同的层面和部位。

3. 其他

（1）体、肺循环大血管的显示：在心脏扫描时,同时可显示两侧锁骨下动、静脉,颈总动脉及头臂动、静脉,并可见奇静脉弓,主动脉弓和升、降主动脉及两侧肺动、静脉。还可显示上、下腔静脉。上述结构在 CT 平扫时即可显示,而对比增强检查并行 MIP、VR 等处理后则显示更清楚、更直观。

（2）冠状动脉的显示：行 CTA 检查,可清楚显示冠状动脉主干及其主要分支。

（3）瓣膜的显示：行心脏 CTA 检查,通过不同体位可观察瓣膜形态及房室大小,还可通过不同期相观察瓣膜开放、关闭情况。

(四)正常心脏冠状动脉血管造影表现

左、右冠状动脉分别起自左、右冠状动脉窦。大约 85% 个体为右冠优势,即右冠状动脉供应后降支与心室的后、下壁;10%~12% 个体为左冠优势,由左冠状动脉旋支供应后降支与心室的后、下壁;4%~5% 个体两侧均衡。

左冠状动脉（LCA）发出 0.5~1.5cm 时在左心耳下方分出左前降支，它向前在前室间沟内行走；左冠状动脉分出另一支称回旋支，在左心耳下沿侧后方行走于左房室沟内；偶尔左冠状动脉有第三支称为中间支，作为第一对角支或第一钝缘支。前降支发出数个间隔支穿入室间隔，发出一支或几支对角支伸向前外侧壁，偶尔有圆锥支在第一间隔支之后走向肺动脉圆锥和右心室漏斗部；回旋支则发出一支或几支钝缘支，供应左心室的外侧壁。

右冠状动脉（RCA）在肺动脉与右心房之间走向前右，它的第一支为圆锥支，走向肺动脉圆锥，第二支是窦房结支，另一个较小的分支走向右心房，肌支走向右心室心肌，在后侧发出一大的锐缘支向前走向右心室的膈面，右冠优势者右冠状动脉随后向后，在房室沟内形成 90°转弯，走行在后室间沟内而成为后降支，并发出分支到膈面心肌与室间隔的后 1/3。

（五）正常心脏 MRI 表现

1. 心脏　MRI 为多方位成像，可获得任意平面断层的图像，能清晰显示心脏、大血管的解剖结构，常用扫描体位及正常表现如下。

（1）横轴位：为最基本的心脏切层，呈不典型的四腔心断面，并为其他的心脏 MR 检查体位提供定位图像。左心室平均内径 40mm，室壁及室间隔厚度约为 10mm，右心室平均内径为 35mm，室壁厚度约为 5mm。

（2）冠状位：可较好显示左心室腔及左心室流出道、主动脉窦和升主动脉的形态、走行，并能显示左心房、右心房后部的上腔静脉入口形态。

（3）矢状位：不同心型的心脏矢状切面心腔及心壁的形态结构变异较大，因此矢状位主要用于心脏 MRI 扫描的定位。

（4）长轴位（右前斜位）：定位根据横轴位断面上四腔心层面，扫描轴线平行于左心室长轴及室间隔，此切层主要用于观察左心室长轴收缩期和舒张期的径线改变及二尖瓣功能，同时可良好显示右心房和上、下腔静脉，亦可观察右心室流入道、流出道和三尖瓣关闭不全的情况。

（5）短轴位（左前斜位）：定位根据横轴位断面上四腔心层面，扫描轴线垂直于室间隔。此切层主要用于心室功能的评估，计算射血分数等，亦是观察右心室流出道末端的最佳层面。

（6）左心室流出道位：扫描平面通过左心室顶部和升主动脉中部，主要观察主动脉的反流情况，并可测定左心室射血分数，观察室间隔膜部的缺损等。

（7）右心室流出道位：扫描平面通过右心室和肺动脉主干，主要观察右心室流出道的狭窄情况和肺动脉瓣关闭不全的情况。

2. 心包　心包因其壁层纤维组织的质子密度低，致 T_1 值长、T_2 值短，因此无论 T_1WI、T_2WI 均表现为低信号。正常心包厚度约为 1~2mm。

3. 血管　磁共振血管成像是基于血管内血液的流动，其信号强弱取决于血液的流速及方向。近年来应用磁共振血管造影技术，除用于观察血管的形态、内径、走行等，还可用于测量血流速度和观察血流特征。磁共振血管成像（MRA）的基本技术包括时间飞跃法（TOF）和相位对比法（PC）。MRA 与传统血管造影相比，具有无创伤性、无电离辐射、经济有效等优点，在除了需介入治疗的周围血管疾病中，MRA 已基本取代 DSA，成为可靠的常规检查方法。

磁共振于不同扫描体位和层面在心外脂肪的衬托下可见冠状动脉，但个体差异较大。特别是磁共振可进行无创的冠状动脉血管成像，可显示冠状动脉的主要分支，但对回旋支和其他细小分支显示相对困难。

(六)正常心脏放射性核素检查影像表现

1. 心肌血流灌注显像正常影像表现 心肌血流灌注显像(myocardial perfusion imaging, MPI)是核医学心脏病中最重要的检查方法,^{99m}Tc-MIBI 是迄今为止心肌灌注显像最常用的显像剂。心肌灌注显像包括静息心肌灌注显像和负荷心肌灌注显像,负荷心肌灌注显像是通过增加冠脉血流量来评价局部心肌的供血状态,两种显像相结合评价缺血性心肌病具有重要临床意义。正常情况下,无论是静息心肌灌注显像还是负荷心肌灌注显像图像分布特征如下。

(1)左心室心肌显影清晰、分布均匀、轮廓清晰。心肌灌注断层(短轴、长轴、垂直轴)显像上,心尖部和基底部可以表现为显像剂分布稀疏,其余各壁显像剂分布均匀、显影清晰。负荷后心肌灌注分布特点与静息图像一致(图 4-1-4)。

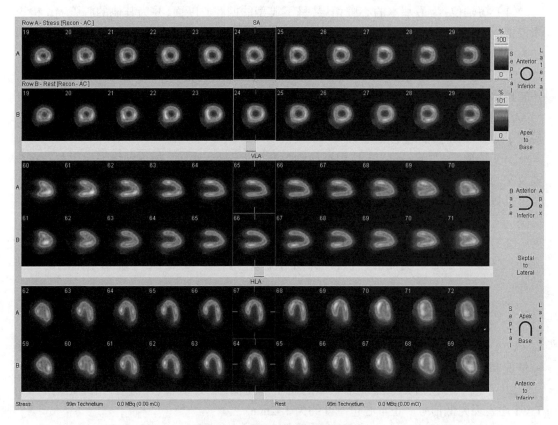

图 4-1-4 正常心肌灌注显像表现

负荷心肌灌注显像与静息心肌灌注显像分布一致,表现为心尖部和基底部显像剂分布稀疏,余左心室各壁显像剂分布均匀。上排:负荷心肌灌注显像,下排:静息心肌灌注显像。

(2)右心室在静息时显影浅淡或不显影,负荷后可轻度显影。

(3)利用心肌灌注靶心图可以定量分析左心室功能、左心室血管灌注及室壁运动情况。

2. 心肌葡萄糖代谢显像正常影像表现 心肌细胞利用多种能量底物进行物质代谢进而维持心脏的基本功能,其中脂肪酸和葡萄糖是心肌细胞代谢的重要能量底物。正常生理状态下,心肌细胞主要从脂肪酸氧化中获取能量以维持心脏收缩功能,游离脂肪酸供应心脏所需能量的 2/3,葡萄糖仅供应 1/3。当不同原因引起血浆脂肪酸水平下降时,心脏的供能方式发生变化,葡萄糖代谢成为心肌细胞供能的主要来源。^{18}F-FDG 是目前最常用的葡萄糖代谢显像剂。对于正常心肌,空腹状态下大部分能量供应来源于血中游离脂肪酸,心肌 ^{18}F-FDG 摄取减少,心肌整体显示不清晰。进餐或葡萄糖负荷状态下正常心肌则转变为以葡萄糖有氧代谢为主,心肌 ^{18}F-FDG 摄取增高,心肌整体显像清晰、显像剂分布均匀。

二、康复常见疾病影像表现

(一)冠状动脉粥样硬化性心脏病

冠状动脉粥样硬化性心脏病(coronary artery disease,CAD)简称"冠心病",也叫缺血性心脏病。根据 1979 年世界卫生组织制定的标准,"缺血性心脏病"与"冠状动脉粥样硬化性心脏病"为同义词,是指由于冠状动脉循环改变引起冠状动脉血流和心肌氧需求之间不平衡而导致的心肌损害。

1. X 线表现冠心病在不合并其他异常时,X 线胸片上在陈旧性心肌梗死或室壁瘤形成时,可表现为左心室增大,左心缘局限性凸出,左心室边缘弧形高密度影和钙化提示左心室前侧壁陈旧性心肌梗死,急性心肌缺血表现为轻度到重度的充血性心力衰竭,X 线胸片可表现肺淤血、肺水肿(图 4-1-5)。

2. 超声心动图表现

(1)超声心动图检查在冠状动脉粥样硬化性心

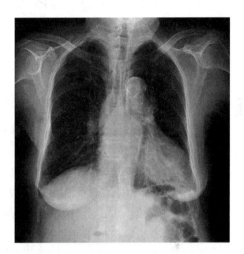

图 4-1-5　冠心病合并左心功能不全,主动脉结钙化,左心增大,肺淤血

脏病中适用于以下情况:胸痛或心电图 ST 段改变时,鉴别心肌缺血还是其他疾病(如心包炎或主动脉夹层等)所致;判断肌钙蛋白水平升高是新发的心脏疾病还是非心源性所致;心肌梗死后,测量左室收缩功能并判断有无出现并发症;心脏急性失代偿时,要注意探查相关的急性并发症(如乳头肌断裂、室间隔穿孔或游离壁破裂等)。

(2)冠状动脉粥样硬化性心脏病主要超声心动图表现

1)观察缺血累及的区域是否存在节段性室壁运动异常,描述缺血累及的区域,节段性室壁收缩幅度及室壁增厚率。

2)观察评估其余节段运动情况:代偿性运动增强、收缩幅度增高往往提示预后良好;运动减弱提示多支冠脉病变,预后较差。

3)是否存在局部变薄的节段(厚度 <6mm)。

4)观察是否存在陈旧性心肌梗死:心肌局部变薄,回声增强,收缩减弱(图 4-1-6)。

5)观察是否存在心腔局限性或弥漫性扩大,有时可形成局限性外膨。

6)测量左室整体收缩功能,如果存在室壁节段性运动异常,用 M 型测量左室射血分数(LVEF)减低的患者,应该通过三维法或改良双平面 Simpson 法测量左室的收缩功能。

7)心肌梗死后常常出现二尖瓣反流,对反流程度进行分级,并探查反流的原因(是否出现瓣叶脱垂,或者小腱索及部分乳头肌断裂等)。多瓣口反流较少见。

8)评估右心室,估测肺动脉压力。

9）组织多普勒成像局部心肌色彩暗淡、消失,甚至出现相反的色彩,心肌运动速度减低。

（3）负荷超声心动图:包括运动负荷试验、药物负荷试验、起搏负荷试验、冷加负荷试验。其中应用最多的是平板运动负荷及药物负荷试验。负荷超声心动图的检查指征如下。

1）出现典型的心前区疼痛,但心电图及肌钙蛋白水平完全正常或处于临界状态。

2）患者肌钙蛋白轻微升高,临床情况稳定,但不适合行冠脉造影检查。

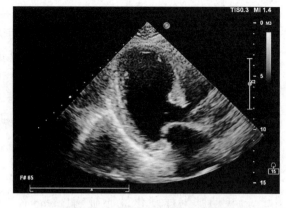

图 4-1-6　心肌梗死病变室壁变薄

（4）心肌造影负荷超声心动图的应用:造影检查与负荷超声心动图联合应用分为左心室腔造影和心肌灌注成像。

1）左心室腔造影主要用于负荷超声心动图成像质量不佳从而影响室壁运动评价者,通过对心内膜边界的清晰显示提高左心室功能以及室壁运动分析的准确性。

2）应用声学对比剂检测负荷诱发的心肌灌注异常是近年临床研究的热点,同时也是需深入研究的领域。理论上,灌注缺损早于室壁运动异常的出现,因此评价心肌灌注可提高负荷试验检测心肌缺血的敏感性。

（5）存活心肌:随着缺血加重及持续时间延长,正常心肌细胞发生从缺血心肌到顿抑心肌,再到冬眠心肌,最后则转变为梗死心肌的连续性病理变化过程,其中顿抑心肌及冬眠心肌在灌注恢复后可恢复功能,因而被称为存活心肌。通过影像学检查方法可以从心脏形态、功能及组织3个层面评估这一病理变化,达到检测存活心肌的目的。存活心肌具有一定的肌力收缩储备,低剂量多巴酚丁胺可有效激发这一特性,因此可通过多巴酚丁胺负荷超声心动图或心脏磁共振（cardiac magnetic resonance,CMR）检测存活心肌。存活心肌若在静息超声心动图中表现为局部室壁运动异常,可输注低剂量多巴酚丁胺使存活心肌收缩力增强,继续输注则导致室壁运动减弱,这种现象被称为多巴酚丁胺的双相反应,可用于预测血运重建后心肌功能的恢复。

（6）心肌梗死并发症

1）真性室壁瘤:冠状动脉硬化性心脏病心肌梗死最常见的并发症就是真性室壁瘤,简称为室壁瘤(图4-1-7)。超声心动图表现为坏死心肌局部变薄、膨出、回声增强,室壁增厚率消失,室壁运动消失或呈矛盾运动,通常较宽,边界为心肌组织,通常无血流交通。可形成附壁血栓,以心尖部更常见。

2）假性室壁瘤:是心肌梗死最严重的

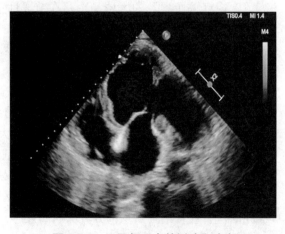

图 4-1-7　心肌梗死合并侧壁室壁瘤

并发症,下后壁更为常见,表现为游离壁坏死心肌的破裂,局部心包、血栓包裹,形成瘤体,其边界为心包,收缩期血流进入瘤体,舒张期流出。

3）室间隔穿孔:超声心动图可明确室间隔穿孔的部位、大小、数目,可客观评价血流动力学紊乱的程度、测量肺体循环之比。

4）血栓形成:多发生在前壁和心尖的缺血或坏死心肌部位,合并室壁瘤高发。当心尖的血栓难以被确定或排除,超声造影有助于明确诊断。有报道表明,实时超低MI灌注成像及MI"闪烁"成像可用于鉴别血栓与肿瘤。血栓显示为典型的心腔内充盈缺损,血栓内无对比剂回声。

5）心包积液:梗死后心包积液常发生在透壁性心肌梗死后,一般积液量较少。

6）乳头肌功能不全:下后壁的节段性室壁运动异常,后内侧乳头肌回声增强,收缩减低,腱索相对延长,二尖瓣脱垂或对合点后移,二尖瓣反流从少量至大量程度不等。

7）乳头肌断裂:伴有断裂的腱索或乳头肌的连枷样二尖瓣叶在左室内自由运动,舒张期瓣尖脱入左房,瓣叶对合不良,导致二尖瓣偏心性反流。

3. CTA表现

（1）冠状动脉管腔改变

1）冠状动脉重构:正性重构表现为斑块造成管壁的增厚向外膨隆,管腔无明确狭窄或扩张性改变(图4-1-8);负性重构显示斑块造成管壁的增厚向内突出,造成管腔狭窄,多见于病变是非钙化斑块或动脉粥样硬化晚期。

2）管腔狭窄的形态、程度、累及部位、长度:CT可显示病变血管的诸多特点,如管腔偏心性、向心性狭窄,管腔有无血栓形成,管腔是否完全闭塞,病变远端血流情况,闭塞管腔内密度改变,病变部位血管有无分支。另外还可以显示冠状动脉有无起源异常及是否有心肌桥的存在。对于冠状动脉管腔狭窄程度可以用直径狭窄和面积狭窄表示,临床工作中多采用直径狭窄程度表示,依据管腔直径减少的程度,将冠状动脉狭窄分为6级:0级、正常,无斑块或无冠状动脉狭窄;1级为狭窄

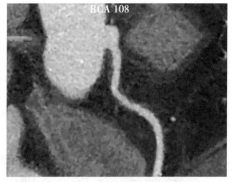

图4-1-8　右冠状动脉近段正性重构,局限性非钙化斑块,管壁向外膨隆,管腔不窄

<25%,常表现为管腔不规则;2级为狭窄25%~49%,轻度狭窄;3级为狭窄50%~69%,中度狭窄;4级为70%~99%,重度狭窄;5级为管腔完全闭塞,无血流通过。根据管腔狭窄累及范围分为局限性狭窄(狭窄累及长度<10mm)、节段性狭窄(狭窄累及长度10~20mm)、弥漫性狭窄(狭窄累及长度>20mm)。

（2）冠状动脉斑块性质:冠状动脉CT成像可以准确识别斑块特征,包括钙化斑块、非钙化斑块、混合斑块(以非钙化斑块为主或以钙化斑块为主),如(图4-1-9~图4-1-11)所示。钙化斑块:CT对钙化敏感,表现为沿冠状动脉管壁分布的高密度影,平扫时将CT值>130Hu的病灶定义为钙化。非钙化斑块:包括含脂质的软斑块及纤维斑块,无钙化成分,因为两者在CT上不易区分,故将两者统称非钙化斑块。目前公认的高危斑块CT特征包括管壁正性重构(重构指数>1.1),低密度斑块(密度<30Hu),斑块内点状钙化(<3mm钙化结节)和"餐巾环"征(斑块靠近管腔部分为低密度,周围为稍高密度),其中前三个特征中存在两个特征

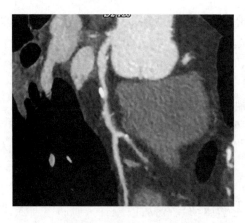

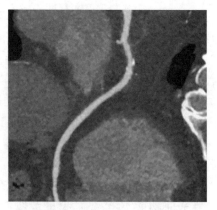

图 4-1-9　前降支近段局限性混合斑块,管腔
局部重度狭窄

图 4-1-10　局限性混合斑块,管腔轻度
狭窄

即可评价为易损斑块。

　　（3）冠脉支架术后评估:受 CT 空间分辨率及金属、钙化伪影所限,一般直径 >3mm 薄壁
支架可以评估支架腔内情况。

　　1）支架通畅:①支架位置准确、形态整齐、支架附壁良好、内膜斑块被隔离在支架外;
②支架内管腔通畅,无内膜增厚、斑块、血栓造成的低密度充盈缺损;③多个支架衔接良好,
支架两端（5mm）内无狭窄;⑤支架以远血管对比剂充盈良好（图 4-1-12）。

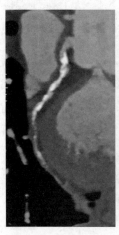
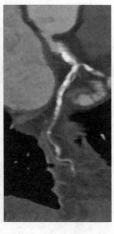

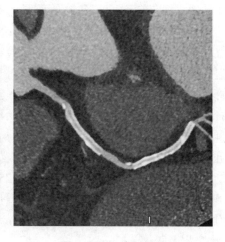

图 4-1-11　回旋支弥漫钙化斑块,钙化伪影
重,管腔评估受限

图 4-1-12　支架通畅

　　2）支架再狭窄:①内膜增生,表现为贴壁条状不规则低密度影;斑块形成,表现为偏心
隆起低密度影;血栓表现为管腔内充盈缺损或完全闭塞。②支架两端 5mm 范围内狭窄,多
由冠脉固有病变发展延伸而来,或支架过大造成损失所致。③支架以远血管对比剂充盈不
良,显影淡或不显影;支架以远管腔变细或无血管显示（图 4-1-13）。

3）支架闭塞：支架局部或全部低密度充盈缺损，远端血管不显影或者经侧枝循环逆供显影（图4-1-14）。

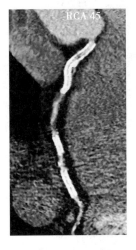 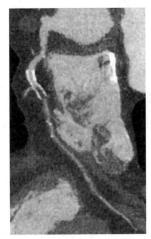

图 4-1-13 支架再狭窄　　图 4-1-14 支架闭塞

4）支架断裂、脱落、移位：少见。

（4）冠脉旁路移植术后评估

1）桥血管通畅：桥血管规则通畅，吻合口通畅。

2）桥血管狭窄及闭塞：静脉桥血管易发生动脉粥样硬化，斑块造成桥血管狭窄、闭塞、多发生桥血管吻合口近心端，管壁不规则，管腔多发狭窄，主动脉吻合口闭塞时，可见乳头状盲端。乳内动脉桥血管狭窄多发生于远端吻合口，吻合口以远前降支灌注减少，显影淡，管腔变细。

（5）心肌梗死与心脏结构性并发症

1）心肌梗死：局部心肌变薄、灌注减低，如仅发生于心内膜下，厚度小于室壁1/2，为心内膜下心肌梗死，如果大于1/2称透壁性心肌梗死。可合并附壁血栓及钙化。心脏功能成像可有节段性心肌收缩增厚率减低，室壁运动功能异常（包括运动减弱、消失、矛盾运动或运动不协调），左室整体或节段性运动功能下降，心室射血分数下降。

2）室壁瘤：大范围透壁性心肌梗死（梗死范围超过室壁厚度1/2）及其后形成的纤维瘢痕组织，受左室内压力作用向外膨出，形成室壁瘤（图4-1-15）。可表现局部心肌变薄、膨出、运动减低甚至矛盾运动。

3）附壁血栓：多发生于室壁瘤，表现瘤腔内局部对比剂充盈缺损，无强化，慢性期可有钙化（图4-1-16）。

4）室间隔穿孔：CT可显示室间隔穿孔特点、部位及累及范围，多合并室壁瘤，左右心室增大，根据穿孔大小，可继发肺循环高压、肺动脉相应增宽。

5）心脏破裂：CT不能直接显示急性小破口，但可见心包积血，心脏压塞，少量慢性出血可形成血肿、附壁血栓与心包粘连形成假性室壁瘤。

（6）左室心功能、心肌灌注的评估：心肌梗死患者可以出现左室弥漫、节段性收缩功能减弱，收缩期室壁增厚率减低，左室心功能减低，表现为每搏输出量（stroke volume,SV）、心排血量（cardiac output,CO）、射血分数（ejection fraction,EF）下降，梗死心肌会出现心肌延迟强化。

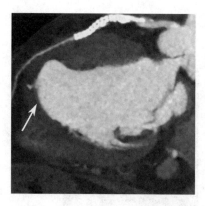

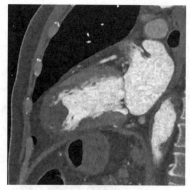

图 4-1-15　左室心尖室壁瘤　　　　图 4-1-16　左室心尖附壁血栓

4. MRI 表现

（1）心脏形态：心肌缺血时心脏形态学一般无显著改变。心肌梗死后心脏形态学改变包括：①心肌信号，急性期及亚急性期 T_2 序列信号增高（图 4-1-17）。慢性期 T_1、T_2 序列心肌信号均减低。②心肌厚度，急性期心肌增厚，慢性期节段性室壁变薄（厚度小于或等于同层面正常心肌节段厚度的 65%），舒张末期室壁厚度小于 5.5mm 则为透壁瘢痕组织。前降支阻塞造成前、侧壁和 / 或前间隔室壁变薄，右冠状动脉阻塞者，后壁和 / 或下壁隔段变薄。

（2）心脏功能改变

1）心肌灌注：MR 首过心肌灌注成像（MR first-pass myocardial perfusion imaging，MRFPMPI）能反映心肌局部组织的血流灌注情况。心肌缺血 MRFPMPI 表现包括：①静息状态各段心肌灌注正常，负荷状态灌注缺损；②静息状态缺血心肌灌注减低或延迟，负荷状态灌注缺损；③静息状态缺血心肌灌注缺损。心肌梗死 MRFPMPI 表现包括：①心肌梗死后瘢痕组织灌注减低、缺损；②梗死心肌存在再灌注，导致 MRFPMPI 显示心肌灌注正常。所以单独 MRFPMPI 检查无法诊断梗死心肌。

MR 延迟强化成像显示心肌延迟强化（late gadolinium enhancement，LGE），是心肌坏死的标志，提示心肌细胞死亡，细胞间质容积增加，对比剂排出时间延长。当患者仅存在心肌缺血，而不伴有心肌梗死时，延迟强化成像表现正常。当发生心肌梗死时，则表现为梗死节段心内膜下、心内膜下至心肌中层或心肌透壁性延迟强化（图 4-1-18）。

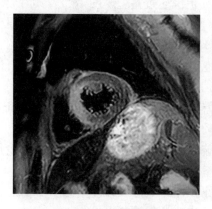

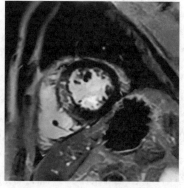

图 4-1-17　急性心梗　　　　图 4-1-18　室间隔壁梗死心肌延
室间隔壁 T_2 信号增高。　　迟强化，累及后组乳头肌

2）心脏运动功能：心肌缺血室壁运动功能可以正常，有时亦可出现节段性室壁运动异常。心肌梗死表现为梗死段心肌舒张期室壁变薄，收缩期室壁增厚率减低，收缩运动功能低下、无运动或不协调运动。同时由于左心室增大，可继发二尖瓣、主动脉瓣关闭不全，电影序列可显示二尖瓣、主动脉瓣区反流导致的低信号影。

（3）心肌梗死并发症的表现

1）室壁瘤：形态学上于心室舒张期室壁局限性异常膨突，多累及三个以上节段，变薄程度较重，尤其陈旧性心肌梗死合并室壁瘤者，室壁厚度可薄至 1mm。MRI 电影序列显示室壁矛盾运动或运动消失，收缩期增厚率消失（图 4-1-19）。

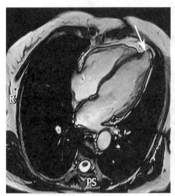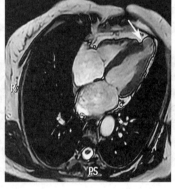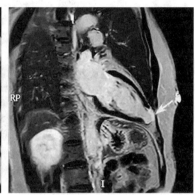

图 4-1-19 左室心尖室壁瘤向外膨突
收缩期运动消失，膨突更加明显，延迟期心尖心肌透壁强化。

2）左心室附壁血栓：表现为附着于心室壁或室壁瘤内的团片样充盈缺损。亚急性期 T_1 中至高信号，T_2 高信号；慢性期 T_1、T_2 均为低信号。

3）室间隔穿孔破裂：表现为室间隔连续性中断，MRI 电影序列见心室水平异常血流信号。

4）二尖瓣关闭不全：指心肌梗死乳头肌断裂所致二尖瓣关闭不全。表现左心房内于心室收缩期二尖瓣口的条、片状低信号区。

5）心功能不全：磁共振电影成像示节段性或广泛性室壁运动异常，心肌收缩功能降低，室壁增厚率下降。应用后处理软件可以测定舒张末期容积、收缩末期容积、每搏量、射血分数（EF）来定量评价心功能。

5. 核医学表现

（1）心肌灌注显像异常表现：心肌灌注显像是冠状动脉粥样硬化性心脏病（简称冠心病）心肌缺血诊断、危险度分层和治疗决策制订的主要无创性影像学技术之一，在冠心病的诊疗路径中具有重要作用。冠心病血流灌注减低呈节段性分布，与冠状动脉供血区分布一致，室壁运动减低也呈节段性。心肌灌注断层显像上，至少连续 3 个层面观察到心肌灌注显像剂分布稀疏、缺损，才被认为是异常图像。

1）典型心肌缺血表现：负荷显像存在显像剂分布稀疏或缺损区，而静息显像或延迟显像上述显像剂分布稀疏或缺损区被显像剂完全填充，提示心肌可逆性缺血（图 4-1-20）。

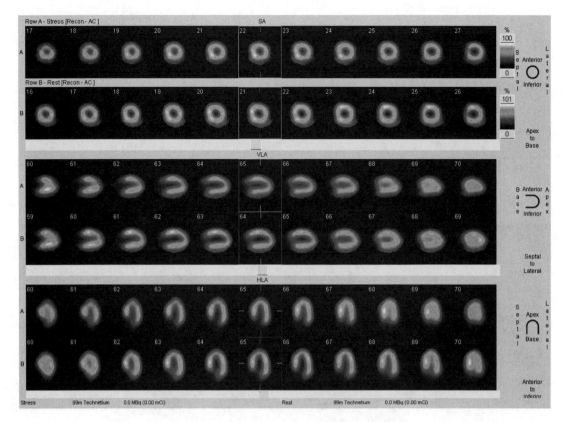

图 4-1-20 左心室下壁（中段、基底段）心肌缺血

负荷显像左心室下壁（中段、基底段）显像剂分布稀疏，静息显像上述显像剂分布稀疏区可见显像剂填充，呈可逆性改变。上排：负荷心肌显像；下排：静息心肌显像。

2）心肌梗死伴缺血表现：负荷显像存在显像剂分布稀疏或缺损区，静息显像或延迟显像，上述显像剂分布稀疏或缺损区被显像剂部分填充，稀疏、缺损范围明显减小，但仍低于正常心肌摄取水平，提示心肌部分可逆性缺血（图 4-1-21）。

3）心肌梗死表现：负荷和静息显像存在相同程度、相同范围的显像剂缺损区，通常提示存在心肌梗死（图 4-1-22）。

4）反向再分布表现：负荷显像心肌显像剂分布正常，静息或延迟显像存在显像剂分布稀疏区；或者负荷显像心肌存在显像剂分布稀疏区，静息显像上述显像剂稀疏程度加重或范围增大。这种情况可出现在部分正常人、严重冠状动脉狭窄、心脏血管痉挛及急性心肌梗死溶栓治疗后，但是目前反向再分布的意义存在争论（图 4-1-23）。

5）左心室功能障碍表现：负荷显像后肺脏显像剂摄取增加，肺脏与心脏摄取比值≥0.45（^{99m}Tc-MIBI）；负荷显像一过性或持续性左心室增大。以上提示左心室功能存在异常，预后不良。

（2）心肌葡萄糖代谢显像异常表现：在冠心病心肌缺血的病理状态下，由于缺血心肌供血减少，导致氧供应量减少，游离脂肪酸 β 氧化受抑制，此时需氧较低的葡萄糖氧化和葡萄糖无氧糖酵解成为缺血心肌功能的唯一代谢底物。^{18}F-FDG PET/CT 心肌代谢显像对冠心病存活心肌评估方面具有重要的临床意义。临床上，一般将该方法与静息和负荷心肌灌注显像联合进行综合评价。

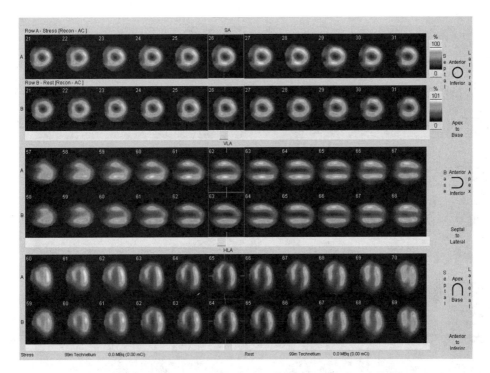

图 4-1-21 左心室前壁心尖段、心尖部、前间壁各段心肌梗死伴缺血

负荷显像左室前壁心尖段、心尖部、前间壁各段显像剂分布稀疏、缺损,静息显像上述显像剂分布稀疏、缺损区可见部分显像剂填充,呈部分可逆性改变。上排:负荷心肌显像;下排:静息心肌显像。

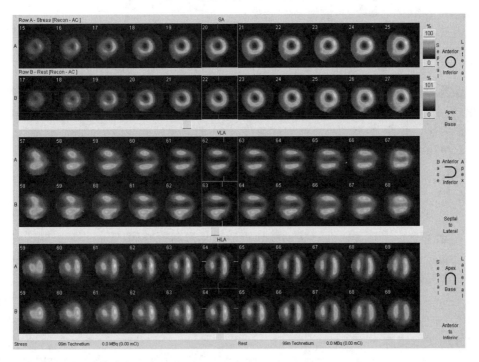

图 4-1-22 左心室心尖部、部分前壁心尖段、部分间隔心尖段陈旧性心肌梗死

负荷显像左心室心尖部、部分前壁心尖段、部分间隔心尖段显像剂缺损,静息显像上述显像剂分布缺损区未见填充,呈固定性改变。上排:负荷心肌显像;下排:静息心肌显像。

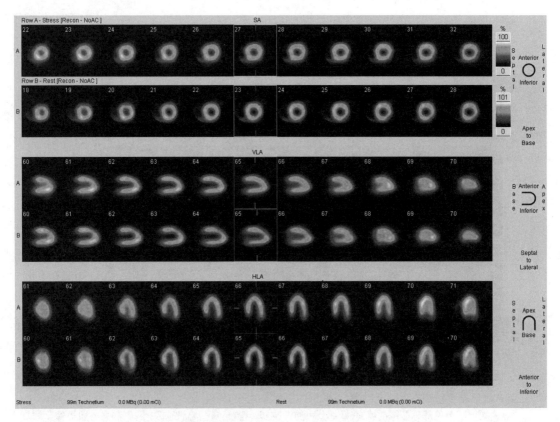

图 4-1-23　正常人群左心室反向分布现象,负荷显像左心室显像剂分布均匀,静息显像左心室前壁心尖段、后侧壁基底段显像剂分布稀疏,呈"反向分布"表现

上排:负荷心肌显像;下排:静息心肌显像。

1)存活心肌表现:空腹状态下,缺血心肌无氧糖酵解增加,缺血心肌摄取 ^{18}F-FDG,正常心肌和梗死心肌不摄取 ^{18}F-FDG;糖负荷状态下,正常心肌和缺血心肌的 ^{18}F-FDG 摄取程度大致相同;由于空腹状态下心肌整体摄取水平较低,心肌轮廓显示不清,所以临床上最常应用糖负荷方法。此外,需要结合心肌灌注显像,在心肌灌注减低节段表现为心肌灌注减低程度大于心肌代谢减低程度,呈灌注/代谢不匹配,提示心肌缺血仍有存活心肌(图 4-1-24)。

2)梗死心肌表现:空腹或者糖负荷条件下梗死心肌均不摄取 ^{18}F-FDG。结合心肌灌注显像,表现为心肌灌注减低程度等于心肌代谢减低程度,呈灌注/代谢匹配,提示心肌细胞无存活(图 4-1-25)。

6. 心血管造影表现侵入性冠状动脉导管造影是诊断冠心病(管腔狭窄≥50%)的金标准。冠状动脉造影可以显示病变的部位、严重程度以及病变的形态学,定量测量冠脉血流,同时也可以显示侧支循环。冠状动脉狭窄的判断方法分为两种:目测法和定量分析法。目前临床工作中多采用目测法,即目测判断狭窄处管径比狭窄近心端和远心端的正常冠脉管径减少百分比。

(二)心脏瓣膜病

1. 二尖瓣狭窄　风湿性心脏病是二尖瓣狭窄最常见原因,其次为老年退行性变。

(1)X 线表现

1)左心房增大是诊断二尖瓣狭窄最重要的 X 线征象,左房耳突出,后前位左心缘出现

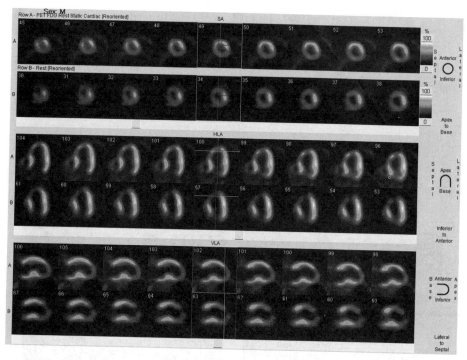

图 4-1-24　左室前壁（心尖段 - 中段）、心尖部灌注 / 代谢不匹配，提示缺血心肌存在存活心肌
上排：^{18}F-FDG 心肌代谢显像；下排：^{99m}Tc-MIBI 心肌灌注显像。

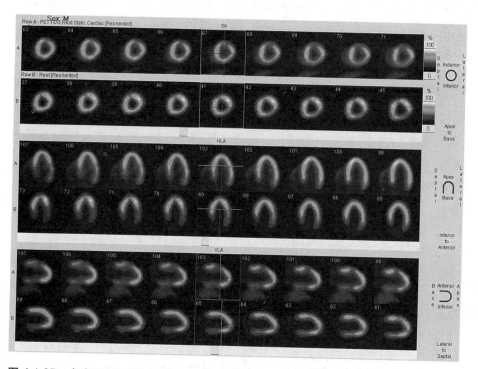

图 4-1-25　左室后侧壁（中段、基底段）、下壁（部分中段、部分基底段）、后间壁（部分中段、
部分基底段）、左室前壁（部分中段）灌注 / 代谢匹配，提示心肌梗死无存活心肌
上排：^{18}F-FDG 心肌代谢显像；下排：^{99m}Tc-MIBI 心肌灌注显像。

"四弓征"表现;左前斜位可见左主支气管抬高,支气管夹角增大(超过45°);后前位右心缘双房影(图4-1-26)。

2）右心室增大,肺动脉段隆突,右心缘向右凸,左下心缘向左凸,心尖圆钝上翘;右前斜或侧位心前缘凸出,心前间隙变窄(图4-1-27)。

3）肺淤血、肺静脉高压:肺门增大,肺血管边缘模糊,肺血再分配所致上肺静脉增粗而下肺静脉收缩变细。

4）间质性肺水肿:肺野透过度减低,磨玻璃样改变,可见间隔线,双侧肋膈角处多见,Kerley A、B、C线。

5）肺泡性肺水肿:X线表现多样,变化快。

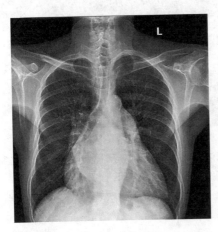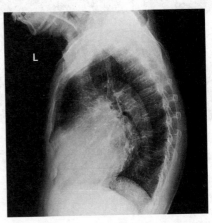

图4-1-26 后前位片示心影呈"二尖瓣"型,主动脉结钙化,肺动脉段突出,气管隆突角开大,右心缘可见双房影

图4-1-27 左侧位示左主支气管抬高,心前间隙变窄,右心增大,心后缘左房段隆凸,左房增大

（2）超声心动图表现

1）二尖瓣狭窄的病因:心脏瓣膜病是由多种原因引起的心脏瓣膜狭窄和/或反流所致的心脏疾病。超声心动图是心脏瓣膜病的诊断及评估其严重程度的首选检查方法。超声心动图是无创评估二尖瓣狭窄的主要手段,为临床决策提供重要依据,进行准确和规范化测量至关重要。二尖瓣狭窄的病因和发病机制包括风湿性（瓣叶交界处粘连等）、退行性（瓣叶或瓣环、瓣下腱索钙化等）、先天性（降落伞式二尖瓣等）和其他。风湿性心脏瓣膜病是二尖瓣狭窄的最主要病因。二尖瓣狭窄根据形态可分为隔膜型、漏斗型和隔膜漏斗型。

2）风湿性心脏瓣膜病二尖瓣狭窄主要的超声心动图表现:①M型超声心动图:左心房扩大,二尖瓣前叶呈"城墙样"改变,EF斜率下降,二尖瓣开放幅度降低,前后叶同向运动。②二维超声心动图:二尖瓣瓣叶增厚挛缩、钙化、活动度下降,联合部粘连是风湿性二尖瓣狭窄的标志,同时还伴随着腱索融合和缩短。舒张期二尖瓣前叶呈圆顶状改变(图4-1-28),二尖瓣后叶僵硬,舒张期活动明显受限,二尖瓣水平短轴切面见"鱼嘴状"瓣口(图4-1-29),提示瓣口面积缩小。显著的左房扩大(有时与二尖瓣狭窄程度不一致,图4-1-30),右心扩大,主动脉瓣及三尖瓣反流,左心房及右心的压力增高。左房附壁血栓是二尖瓣狭窄的常见并发症。③彩色多普勒超声心动图:经二尖瓣口的血流可出现流速较高的彩色血流频谱,呈

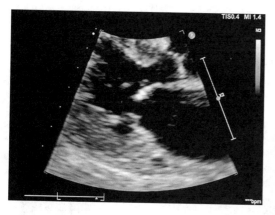

图 4-1-28　舒张期二尖瓣前叶呈圆顶状改变

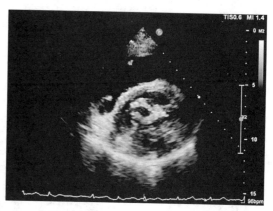

图 4-1-29　二尖瓣口呈"鱼嘴状"

红黄为主的五彩镶嵌状,且瓣口流束明显缩窄,色彩明亮。④频谱多普勒超声心动图:二尖瓣口血流速度增快,增快的程度与二尖瓣口面积成正比。

　　3）二尖瓣狭窄严重程度评估主要通过二尖瓣瓣口面积(MVA)、平均跨瓣压差、肺动脉收缩压进行评估。二尖瓣瓣口面积分级标准:轻度狭窄(1.5~2.0cm²);中度狭窄(1.0~1.5cm²);重度狭窄(<1.0cm²)。MVA通过以下几种方法进行评估:①二维描记法测量二尖瓣口面积(MVA):是最常见的无创估测 MVA 的方法,能够准确估测正常人和心

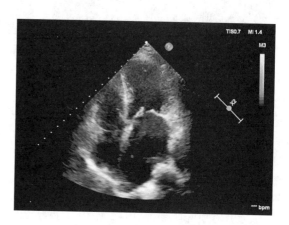

图 4-1-30　左房增大

瓣膜病患者的 MVA。但对于瓣膜明显增厚、畸形等患者的检查可靠性差。②压力时间减半法(PHT)评估 MVA。③连续方程法测量 MVA。④实时三维超声心动图测量 MVA,可以实时三维显示心脏的内部结构形态及毗邻关系,可以显示狭窄的二尖瓣口整体形态,测量瓣口面积。但对于风湿性心脏病二尖瓣狭窄并房颤的患者不宜进行三维重建。⑤若普通经胸超声心动图的二尖瓣图像显示不佳,或二尖瓣狭窄合并反流的患者,必要时可行经食道超声心动图检查进一步评估。尤其适用于拟行经导管二尖瓣球囊扩张术及既往有栓塞史等患者,可进一步明确左心房、左心耳有无血栓及左心耳排空速度。⑥心导管计算的 MVA 为临床的金标准,但测量容易受到心排血量、跨瓣压差和二尖瓣关闭不全等的影响。术前心导管检查仅用在复杂瓣膜病变的病例。⑦合并主动脉瓣反流时,此时不能使用连续方程法和 PHT 法评估二尖瓣狭窄,推荐二维超声切面直接测量瓣口面积。⑧二尖瓣狭窄合并主动脉瓣疾病:合并主动脉瓣狭窄时,可能产生"低血流、低压差"效应,主动脉瓣狭窄的严重程度可被低估。

　　4）当二尖瓣狭窄时,二尖瓣口开放受限,舒张期左房排血受阻,可致左房压力升高,左房增大。长期左房压力升高,肺静脉压力和肺毛细血管压力也升高,继而可引起右室扩大。

　　5）二尖瓣狭窄合并功能性三尖瓣反流多见。

（3）MSCT 表现

1）二尖瓣膜增厚，并可见瓣叶、瓣环钙化，瓣叶开放受限（图 4-1-31）。

2）左房增大，部分合并左房耳血栓（图 4-1-32）。

3）可同时合并右心室壁肥厚、心腔扩张、肺动脉增宽。

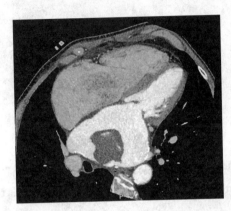

图 4-1-31　四腔心

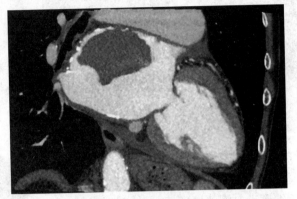

图 4-1-32　左心室长轴两腔心

显示二尖瓣前后瓣瓣叶增厚，二尖瓣开放受限，左房体积增大合并血栓，血栓内局部钙化，左心室体积小。右心房增大。

（4）MRI 表现

1）可观察二尖瓣的形态、大小、瓣叶厚度、有无赘生物。

2）瓣膜开放受限，电影 MRI 显示瓣叶开放程度，舒张期可见自二尖瓣向左心室方向的条束状低信号"喷射征"。

3）左心房扩大，左心房或左心耳血栓，根据时间不同信号多变，无强化。

4）右心室肥厚、扩张。

（5）心血管造影表现：心导管检查及造影一般不作为常规检查项目，属于有创检查，在有关二尖瓣形态学信息方面不如超声心动图全面，但它在反映血流动力学功能异常方面准确率高。

1）选择性左心房造影：显示对比剂通过二尖瓣口时，瓣膜开放受限，左心房扩大。

2）双斜位左心室造影：左心室舒张期二尖瓣口区瓣膜呈圆顶状凸向左心室，对比剂经狭窄的二尖瓣口向左心室喷射，左心室不大。

3）二尖瓣跨瓣压差增大，跨瓣平均压差 >6.7kPa（50mmHg）为重度狭窄，跨瓣压差越大，表示二尖瓣狭窄越重。

2. 二尖瓣关闭不全　二尖瓣关闭不全多为风湿性，其中约 1/2 合并二尖瓣狭窄，男性多见。其他原因引起的多为乳头肌功能不全，二尖瓣脱垂和左心室增大导致的功能性二尖瓣关闭不全。

（1）X 线表现

1）轻至中度二尖瓣关闭不全，肺野清晰或仅有轻度肺淤血，可有轻度左心房室增大。

2）重度二尖瓣关闭不全，左心房及左心室增大，正位上可见左下心缘向左下突出，左前斜位可见心后间隙消失，左室后下缘向后下方突出与脊柱重叠；可见肺淤血、间质性肺水肿等肺静脉压力高的表现,可伴有右心室增大。

3)左心室和左心房区搏动增强。尤其左心房区出现收缩期扩张性搏动,有助于二尖瓣关闭不全的定性诊断。二尖瓣环钙化为致密而粗的高密度影。

(2)超声心动图表现

1)二尖瓣关闭不全的病因:二尖瓣反流在心脏瓣膜病中发病率最高。二尖瓣关闭不全的病因可分为原发性(也为器质性,二尖瓣器质性病变导致),继发性(也为功能性,因左心室或左心房的扩大或功能不全导致)及混合性(合并原发性和继发性的因素)。在发达国家,退行性二尖瓣反流是二尖瓣关闭不全的最常见原因,通常与二尖瓣脱垂有关。二尖瓣病变累及部位通常按照 Carpentier 分区法,把二尖瓣前后叶从外侧到内侧大致三等分各划为三个区,分别为前叶 A1、A2、A3 区,后叶 P1、P2、P3 区,以方便定位瓣叶病变位置和区域。

2)原发性二尖瓣关闭不全的超声心动图表现:①二维超声心动图:可观察二尖瓣结构变化,有无瓣叶增厚冗长、钙化,了解瓣下腱索的病变情况以及病变累及部位,病变形态学的改变对外科开胸手术或是介入治疗的选择起关键作用。风湿性心脏瓣膜病二尖瓣关闭不全可见二尖瓣前后叶瓣尖增厚挛缩,腱索挛缩钙化,交界融合,严重时可累及大部分或整个瓣叶、腱索及乳头肌。二尖瓣脱垂在胸骨旁长轴切面见瓣叶呈圆隆状脱向左心房一侧(图 4-1-33),超过瓣环连线水平 5mm 以上,瓣叶增厚冗长、腱索松弛变细,收缩期运动幅度增大。二尖瓣腱索或乳头肌断裂时可见连枷样运动。老年性退行性瓣膜病变可见瓣叶增厚,回声增强,瓣环钙化。感染性心内膜炎可见瓣叶赘生物、瓣叶穿孔或脓肿等。先天畸形可见瓣膜前叶裂等。②M 型超声心动图:某些特征性 M 型超声心动图表现对二尖瓣病变的病因有提示作用。如出现"城墙样"改变提示风湿性心脏病二尖瓣狭窄,多合并不同程度的关闭不全。舒张期 CD 段明显下凹呈"吊床样"改变,提示二尖瓣脱垂。CE 幅度明显增大并 CD 段明显分离,提示二尖瓣腱索断裂。

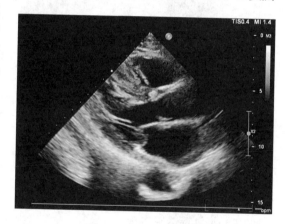

图 4-1-33 二尖瓣脱垂

3)继发性二尖瓣反流为瓣环扩大、瓣叶对合面积减小所致。冠心病及急性心肌缺血等,左室重构、左室壁节段性运动异常、膨展或室壁瘤形成,乳头肌移位或者瓣环扩张可导致不同程度的二尖瓣反流。扩张型心肌病患者,左室重构、乳头肌移位或者瓣环扩张,可引起二尖瓣反流。房颤患者单纯瓣环扩张也可导致二尖瓣反流。

4)二尖瓣关闭不全彩色多普勒及频谱多普勒超声心动图:收缩期见蓝色血流从二尖瓣口反流入左房是诊断要点。连续多普勒测量二尖瓣反流频谱。二尖瓣反流程度分级为:轻度反流、中度反流、重度反流。二尖瓣反流的严重程度常通过以下两种方法评估:①通过反流面积与左房的面积比。轻度:小、中心性、窄、短促;中度:适中;重度:大,中心性 >50% 左心房面积,偏心性较大面积冲击左心房壁。②缩流颈宽度:在心尖四腔心或胸骨旁左室长轴切面观察反流信号汇聚,在汇聚最窄处测量直径(cm)。轻度:缩流颈宽度 <0.3cm;中度:缩流颈宽度 0.3~0.7cm;重度:缩流颈宽 >0.7cm。

5)继发改变:中度以上的反流可导致左房及左室扩大,进一步可出现肺淤血及肺动脉高压。

（3）MSCT 表现

1）于心脏收缩期垂直于二尖瓣瓣环的轴位像可见不完全的瓣膜闭合。

2）左心室形态及功能异常。

3）能显示左心房扩大及部分二尖瓣关闭不全的病因，二尖瓣瓣环及瓣下组织钙化；后壁、下壁心肌梗死，梗死面积 >20% 可以产生急性二尖瓣关闭不全。MSCT 不但可以同时观察冠状动脉病变，而且可以发现心肌缺血及梗死的范围、程度。

（4）MRI 表现

1）左心房、左心室扩大。一般来说，二尖瓣关闭不全时，左心房、左心室内径明显增大，二者的增大程度基本一致，房室增大的程度基本可反映病变的严重程度。

2）电影序列左心室长轴四腔位、两腔位层面上，收缩期左心房内可见源于二尖瓣口的高速反流血流信号，反流束的长度和宽度与反流程度大致成正比。经二尖瓣口电影序列扫描，亦能够直接观察二尖瓣反流量，进行定量分析（图 4-1-34、图 4-1-35）。

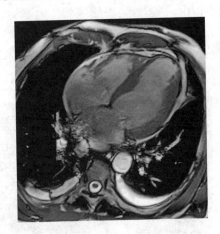

图 4-1-34　四腔心

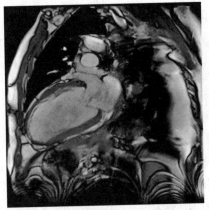

图 4-1-35　左心室长轴两腔心
显示收缩期左心房侧窄束状低信号，左心房、室体积增大。

（5）心血管造影表现

1）左心室造影：左心房室增大，心室收缩期对比剂从左心室反流入左心房，分流量的多少与反流程度相关。

2）左心房压力曲线出现一个高 P 峰。

3）二尖瓣反流失代偿期或急性二尖瓣关闭不全时，肺动脉压增高，心排血量减少。

3. 主动脉瓣狭窄　　主动脉瓣狭窄的病因主要有主动脉瓣膜退变和风湿性主动脉瓣膜炎所致。

（1）X 线表现

1）肺野清晰或轻度肺淤血。

2）主动脉结凸出，主动脉迂曲，升主动脉近段增宽，于右心缘上段向右侧突出。

3）心脏不大或轻、中度增大，心尖向左、向下移位；右前斜位可见心前缘间隙变窄；食管呈"漫弧"状压迹，说明左心室肥厚增大向后推压左心房所致。左前斜位见心后缘间隙变窄，左心室增大。

4）主动脉瓣区钙化为直接征象。

（2）超声心动图表现

1）主动脉瓣狭窄的病因：包括先天性、风湿性和老年退行性病变。随着我国人口老龄化的增加，退行性（钙化性）主动脉瓣狭窄逐渐增多。5%的二叶主动脉瓣合并主动脉瓣缩窄。

2）二维超声心动图：主动脉瓣狭窄的定性诊断主要靠二维超声心动图。仔细观察主动脉瓣叶数目（二叶、三叶或四叶等）、钙化程度及分布、瓣叶的活动情况。主动脉瓣叶不同程度增厚、回声增强，主动脉瓣变形、活动僵硬，开口面积明显减小（图4-1-36）。

3）彩色多普勒超声心动图：左室流出道在主动脉瓣口近端形成五彩镶嵌的血流束。射流束的宽度与狭窄严重程度成反比。

4）频谱多普勒超声心动图：多声窗多切面测量跨主动脉瓣峰值流速、平均跨瓣压差，采用连续方程法测量主动脉瓣有效瓣口面积（EOA），据此评估主动脉瓣狭窄程度。主动脉瓣狭窄的频谱为：收缩期负向、单峰、充填的、高速射流频谱，流速 >2.5m/s（图4-1-37）。连续多普勒形态呈"匕首"形提示中度狭窄，"拱形"提示重度狭窄。

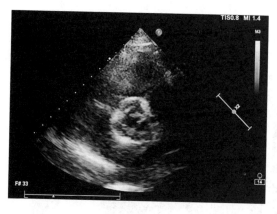

图4-1-36　主动脉瓣瓣叶增厚、瓣口狭窄

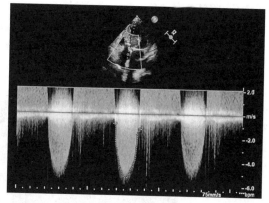

图4-1-37　主动脉瓣狭窄时收缩期负向、单峰、充填的、高速射流频谱

5）关于主动脉瓣狭窄严重程度的分级：①峰值流速（m/s）：轻度（2.6~2.9）、中度（3.0~4.0）、重度（>4.0）。②平均跨瓣压差（mmHg）：轻度（<20）、中度（20~40）、重度（>40）。③主动脉瓣口面积（cm^2）：轻度（>1.5）、中度（1.0~1.5）、重度（<1.0）。④主动脉瓣口面积 <1.0cm^2，峰值流速 >4.0m/s 或主动脉瓣平均跨瓣压差 >40mmHg（1mmHg=0.133kPa），出现上述三个标准中的任何一个均提示重度主动脉瓣狭窄。

6）继发改变：主动脉根部内径增宽，升主动脉可出现狭窄后扩张。左室壁增厚，左室流出道增宽。早期左室不大，晚期左室可增大。

（3）MSCT 表现

1）主动脉瓣瓣叶增厚、钙化，主动脉瓣瓣口面积减小，瓣口面积小于 200mm^2 可以诊断主动脉瓣狭窄，MSCT 可观察瓣膜形态、有无赘生物，有无瓣叶畸形（如二瓣畸形），测量瓣膜的厚度、大小，重建电影 CTA 显示收缩期及舒张期瓣膜开放程度、活动度。

2）代偿期左心室壁增厚，失代偿期左心室壁变薄，心腔增大，相对性二尖瓣关闭不全及左心房增大，心功能不全。

3）升主动脉增宽（图4-1-38）。

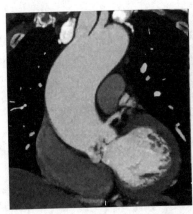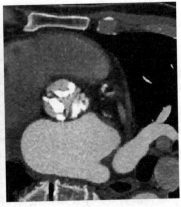

图 4-1-38 主动脉瓣狭窄 CT MRP 图像

主动脉瓣增厚钙化,升主动脉增宽。

（4）MRI 表现

1）直接征象:主动脉瓣瓣叶增厚、粘连、活动度减低,有时合并赘生物,主动脉瓣口直径及面积减小。电影 MRI 可见主动脉瓣膜开放受限,"圆顶征"、"喷射征",即于收缩期呈主动脉瓣向主动脉方向膨隆并见束状低信号区(图 4-1-39)。

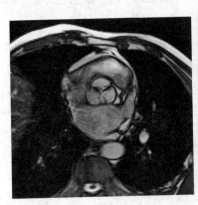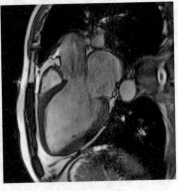

图 4-1-39 主动脉瓣狭窄 MRI 图像

主动脉瓣增厚,收缩期自主动脉瓣向主动脉方向的条束状低信号,左心增大。

2）间接征象:左心室壁普遍增厚,室壁运动增强,晚期出现左室腔扩大,可有相对性二尖瓣关闭不全、左心房扩大、二尖瓣反流;平扫和增强 MRA 可以显示升主动脉扩张。但是 MRI 显示主动脉瓣钙化的敏感性差,不及 CT 检查。

（5）心血管造影表现:多采用斜位升主动脉根部或左心室造影,于心室收缩期半月瓣不能舒张,呈幕状或鱼口状凸向主动脉,瓣口见"喷射"征;左心室 - 主动脉压力阶差增加,瓣口面积减小。升主动脉近中段呈梭形扩张。

4. 主动脉瓣关闭不全　主动脉瓣关闭不全由主动脉瓣结构改变及升主动脉扩张所致。风湿热为最常见原因,另外老年性主动脉瓣退行性改变、高血压、感染性心内膜炎也是常见原因。

（1）X 线表现:主动脉瓣关闭不全心脏呈"主动脉"型,左心室中度以上的增大,肺动脉段凹陷,左心室增大以扩张为主,主动脉升弓部呈普遍扩张;透视下左心缘搏动增强(图 4-1-40)。

（2）超声心动图表现

1）主动脉瓣关闭不全病因：由主动脉瓣膜本身病变、主动脉根部疾病所致。根据发病情况分为急性和慢性两种。主动脉瓣反流的病因和发病机制包括先天性心脏病瓣叶病变，获得性瓣叶病变，先天性心脏病遗传性主动脉根部病变及获得性主动脉根部病变。

2）二维超声心动图：瓣叶的数目及瓣膜的形态，舒张期可见瓣膜闭合时存在裂隙。在心底短轴切面可观察三叶瓣活动情况。风湿性心脏病主动脉瓣关闭不全时闭合线可失去正常的"Y"字形态。

3）彩色多普勒超声心动图：可见左室流出道出现舒张期反流血流束。反流束起自主动脉瓣环，向左室流出道延伸。反流程度分为轻度、中度、重度。可通过多普勒定性参数、半定量（缩流颈宽度、反流束宽度/左室流出道宽度、反流束/左室流出道横截面积）、定量参数进行分级（反流容积、反流分数、有效反流口面积）。常用的半定量参数缩流颈宽度（cm）：轻度（<0.3）、中度（0.3~0.6）、重度（>0.6）和多普勒定性参数进行评估。

4）频谱多普勒超声心动图：舒张期正向单峰充填的湍流频谱，上升支陡直，下降支斜率增大（图4-1-41），频谱图呈梯形。根据反流频谱可对主动脉瓣反流定量。

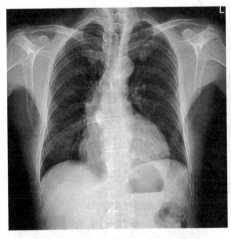

图 4-1-40 主动脉瓣关闭不全

后前位 X 线片示心影呈"主动型"，左心室增大膨隆，升主动脉增宽，主动脉结突出，肺动脉段凹陷。

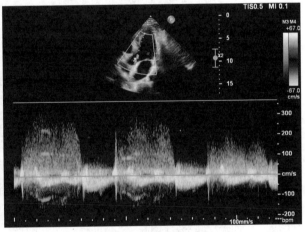

图 4-1-41 主动脉瓣反流

5）继发改变：主动脉增宽，左室腔扩大等。

（3）MSCT 表现：可有主动脉瓣增厚、瓣环扩大，左心腔增大，升主动脉增宽（图4-1-42）。心脏舒张期，平行于主动脉瓣瓣环的轴位像可见瓣膜闭合不完全。

（4）MRI 表现

1）直接征象：①主动脉瓣反流：MRI 电影成像可见舒张期通过主动脉瓣反流入左心室的低信号血流。②直接观察主动脉瓣膜形态、大小、厚度、瓣膜赘生物、活动度、闭合情况、瓣膜脱垂及主动脉根部病变。③测量收缩期及舒张期主动脉瓣环直径、舒张期主动脉瓣反流量。

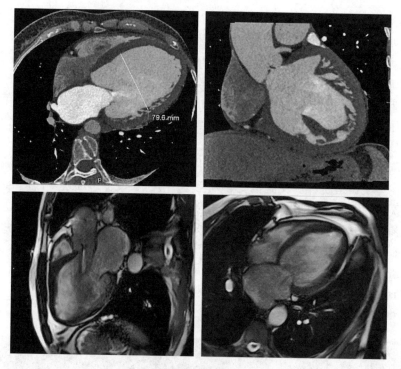

图 4-1-42 主动脉瓣关闭不全

主动脉瓣增厚,左心明显增大,舒张期见自主动脉瓣向左心室内反流的低信号束,合并左房增大,二尖瓣关闭不全,心室收缩期见自二尖瓣向左房内反流的低信号束。

2)间接征象:左心室增大,可同时伴有左房增大、升主动脉扩张;后期心脏收缩末期容积增加,射血分数减低、心功能不全(图 4-1-42)。

(5)心血管造影表现:多采用双斜位升主动脉根部造影,心室舒张期对比剂向左心室不同程度反流;左心室增大,主动脉升部、弓部增宽,晚期可有心功能减低。

(三)心肌疾病

1. 遗传性心肌疾病

(1)肥厚型心肌病

1)X 线表现:①大多数肥厚型心肌病患者 X 线平片缺乏特异性表现,部分患者可表现为正常形态。②X 线平片的异常多表现为左室为主的轻度增大,少数病例可以表现为心脏中 - 重度增大。此时心影多呈"主动脉型"或"主动脉 - 普大"型(图 4-1-43)。③心脏明显增大的病例还可以合并肺淤血及间质性肺水肿表现(图 4-1-43)。

2)超声心动图表现:

Ⅰ. 肥厚型心肌病(hypertrophic cardiomyopathy,HCM)是一种以心肌肥厚为主要特征的疾病,且排除

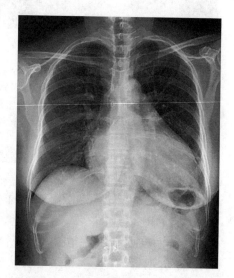

图 4-1-43 双侧肺淤血,心影增大,以左心室增大为主,心胸比:0.66

其他可能导致左室肥厚的系统性心脏疾病,通常不伴左室扩大。非对称性肥厚是肥厚型心肌病的主要特征之一。超声心动图不仅能准确测量心室壁厚度,判断左心室流出道是否存在梗阻,评估梗阻的范围和程度,同时亦能评估室壁运动和瓣膜功能,全面了解心室收缩、舒张功能以及心肺血流动力学异常的整体表现,是诊断 HCM 首选、准确且经济的方法。肥厚型心肌病国际上有很多分型建议。而 HCM 也是一类形态学上变异较多的疾病,其变异类型包括反向弯曲(室间隔整体肥厚凸出,左室腔呈新月形)、正常形态室间隔、乙状室间隔(基底段明显增厚并凸向左室腔)及心尖肥厚。7% 的 HCM 为心尖明显肥厚,但常规超声心动图检查因不能完整清晰显示心尖,15% 心尖肥厚型心肌病漏诊。

Ⅱ. 二维超声心动图:左心室壁非对称性肥厚,室间隔厚度 / 左室后壁厚度 >1.5 是肥厚型心肌病超声心动图表现的主要特征。超声心动图发现左心室肥厚(成人左室壁最大厚度 >15mm)而不扩大,或者有明确家族史者厚度 ≥13mm,同时排除其他任何能够导致左心室肥厚的疾病(如左心室后负荷增加引起的室壁增厚,以及运动性心室肥厚等),则可以从形态学上诊断 HCM。肥厚的室壁心肌常呈强弱不均的颗粒或斑点状回声,颗粒粗糙(图 4-1-44、图 4-1-45)。左心室收缩期内径缩小,严重时心腔可呈闭塞样改变。

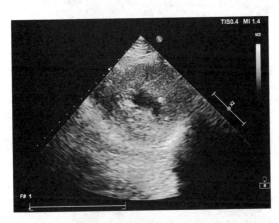

图 4-1-44 肥厚的室壁心肌常呈强弱不均的颗粒或斑点状回声

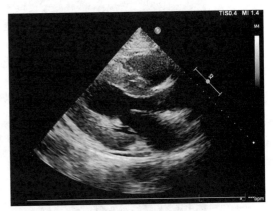

图 4-1-45 左室壁肥厚

Ⅲ. M 型超声心动图:二尖瓣 CD 段收缩期前向运动,呈弓背样隆起,这种现象称为收缩期前向运动(systolic anterior motion,SAM)。

Ⅳ. 彩色多普勒:梗阻型 HCM 左心室流出道收缩期呈五彩镶嵌的湍流信号,可通过观察血流汇聚处结合二维超声判断梗阻的部位。非梗阻型 HCM 左心室流出道收缩期呈蓝色层流信号。根据不同的血流动力学特点对肥厚型心肌病进行分类,主要包括非梗阻性肥厚型心肌病、梗阻性肥厚型心肌病、室间隔中部梗阻型心肌病及心尖肥厚型心肌病。

Ⅴ. 频谱多普勒:当左心室流出道或左室腔内梗阻时,收缩期负向递增充填状射流,血流速度加快,峰值压差 ≥30mmHg,呈倒"匕首样"单峰形态;非梗阻性左心室流出道收缩期负向层流血流频谱,呈楔形。

Ⅵ. 当怀疑心尖肥厚型心肌病而不能被明确或排除时,应该进行心脏超声造影检查。心尖肥厚型心肌病左室腔轮廓典型的造影表现为左室呈"铲子样"的外观,心尖部室壁明显增厚。在心尖肥厚型心肌病中肥厚的心尖部对比剂灌注通常是相对减少的,与心腔内的高强度对比剂形成明显的对比。

Ⅶ. 鉴别诊断:HCM要注意与高血压心脏病相鉴别。高血压心脏病患者首先要有高血压病史,其超声表现包括:室间隔与左心室后壁增厚,一般为向心性、对称性,也偶有轻度非对称性,但室间隔厚度/左室后壁厚度<1.3;增厚的心肌内部回声均匀;左房增大,左室内径多正常,晚期心功能不全时左室也增大。

3)CT表现

Ⅰ. 扫描要求:肥厚型心肌病的CT检查主要依赖回顾性心电门控CT增强扫描。通过重建最大舒张期时相和最大收缩期时相的容积数据,结合多平面重组技术可以进行疾病的诊断和相关测量。

Ⅱ. 诊断标准:最大舒张期左心室室壁厚度≥15mm(对室壁厚度在临界值范围,即13~14mm,则需要与高血压、运动员心脏等鉴别)(图4-1-46)。

Ⅲ. 影像表现:心肌肥厚[弥漫性、节段性(包括心尖肥厚)、多节段性,累及右心室壁];左室流出道梗阻;室壁瘤;合并二尖瓣前叶冗长;与心腔相通的心肌内裂隙等(图4-1-47)。

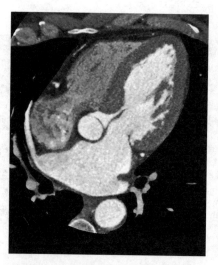

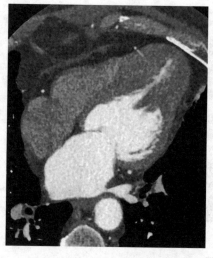

图4-1-46 肥厚型心肌病,室间隔心肌局限性增厚约19mm

图4-1-47 心尖肥厚型心肌病

Ⅳ. 左室流出道梗阻:流出道梗阻是由于血流的作用吸引二尖瓣前叶收缩期前向运动(systolic anterior motion,SAM征),同时导致二尖瓣关闭不全。约70%肥厚型心肌病患者静息状态或运动激发状态下可以表现出机械性左室流出道梗阻(压力阶差≥30mmHg)(图4-1-48)。

Ⅴ. 左室中段梗阻:由于乳头肌直接与二尖瓣连接的先天性异常,导致左室心腔中段肌性梗阻,并继发心尖段室壁瘤样改变。

4)MRI表现

Ⅰ. 形态学评价:通过MRI心电门控电影序列进行心脏特征层面扫描(如四腔心长轴层面、左心室两腔心长轴层面、左心室双口位层面、两腔心短轴层面等),可以进行疾病的诊断和相关测量。观察及测量包括:最大舒张期左心室及右心室室壁厚度(图4-1-49、图4-1-50);心肌内裂隙;室壁瘤;左室流出道梗阻(图4-1-51);左室流出道宽度;二尖瓣反流等定性征象和定量指标。

Ⅱ. 功能学评价:通过连续扫描电影序列,重组最大收缩期和最大舒张期时相3D模

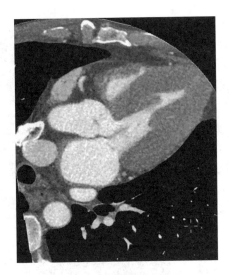

图 4-1-48 梗阻性肥厚型心肌病
收缩期见左室流出道梗阻,二尖瓣前叶
前向运动。

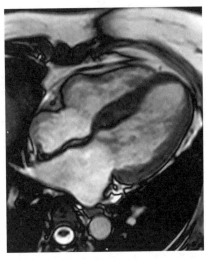

图 4-1-49 肥厚型心肌病,室间隔非对
称性增厚

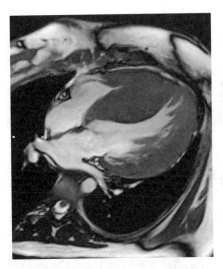

图 4-1-50 双室型肥厚型心肌病

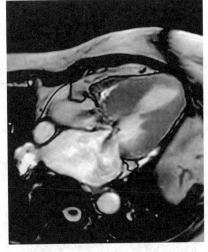

图 4-1-51 梗阻性肥厚型心肌病
收缩期见左室流出道高速血流信号及二
尖瓣前叶前向运动,二尖瓣反流。

型,能够对心室容积、每搏输出量、射血分数等进行定量分析。另外通过相位对比法(phase contrast,PC)MRI 序列,可以对扫描层面内的血流动力学参数进行定量测量。

Ⅲ. 心肌纤维化评价:通过磁共振延迟增强成像、定量化参数成像(T$_1$ mapping)可无创评估心肌内局限性和弥漫性心肌纤维化。主要表现为团块样、斑片样延迟强化病灶,主要分布于心肌中层。局限性病灶多位于肥厚段心肌、间隔壁与右室连接处,而弥漫病变广泛累及多个节段甚至全部心肌(图 4-1-52)。

5)核医学表现

Ⅰ. ^{99m}Tc-MIBI SPECT 静息心肌灌注显像:肥厚型心肌病表现为心肌壁增厚,左心室心肌显像剂摄取增多,心腔缩小;针对非对称性室间隔增厚患者,表现为左心室显像剂摄取增高集中在室间隔,室间隔与左心室后壁的厚度比值 >1.3;针对心尖肥厚型心肌病患者,静息显像表现为垂直长轴和水平长轴心尖显像剂摄取增多,短轴心尖区呈中心摄取增多、四周稍暗的太阳极地图征(图 4-1-53)。

Ⅱ. ^{99m}Tc-MIBI SPECT 负荷心肌灌注显像:肥厚型心肌病患者由于心室壁肥厚而导致冠状动脉管腔狭窄和心脏负荷过度,致使氧供失衡,因此,可能导致心肌缺血和心肌梗死,负荷心肌灌注显像不仅可以检查出肥厚心肌的部位、范围、程度及左心室功能,还可以评价肥厚型心肌病是否合并心肌缺血。

Ⅲ. ^{99m}Tc- 标记红细胞或血清白蛋白血池显像:左心室心腔变小,肥厚心肌壁在左心室血池周围表现为一圈空白区,左室射血分数可正常或升高,大部分患者舒张期快速充盈功能受损。

(2)心肌致密化不全

1)X 线表现:心影可表现为正常。部分患者心影表现为中、重度增大,以左室为主,同

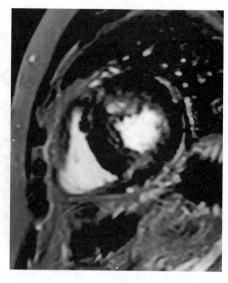

图 4-1-52　肥厚型心肌病,室间隔中层延迟强化

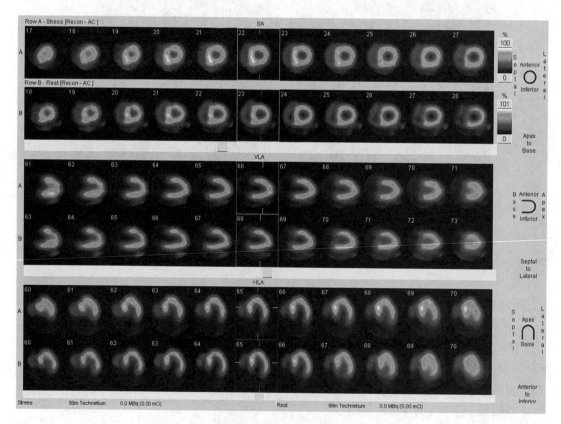

图 4-1-53　肥厚型心肌病负荷和静息心肌灌注显像

室间隔增厚,显像剂摄取明显增高,负荷与静息显像一致。上排:负荷心肌灌注显像;下排:静息心肌灌注显像。

时可以合并肺淤血和间质性肺水肿的左心功能降低征象(图 4-1-54)。

2）超声心动图表现

I. 胎儿时期心脏在早期有大量的肌小梁，此后心肌逐渐致密化。如果这一过程阻断或肌小梁新生都会导致心肌致密化不全(noncom paction of ventricular myocardium，NVM)。临床表现缺乏特异性，极易被漏诊误诊，多表现为心力衰竭、心律失常、体循环栓塞。也有患者无症状，在家族筛查时才得以发现。病程缓慢迁延或急速恶化导致心源性猝死。超声心动图是目前公认的 NVM 首选及重要的检查手段，但由于目前超声心动图诊断标准有多种，一致性较差，特别是对于心功能减低的患者诊断标准过于敏感，随之出现"NVM 过度诊断"的问题。

II. 二维超声心动图：左心室腔不同程度扩大，左心腔内见明显增多(大于 3 个)的粗大肌小梁、过度隆突的肌小梁和深陷其间的隐窝，呈网络样交织(图 4-1-55)。病变累及左心室中、下段，以心尖部、下壁或侧壁为主。病变区域外层的致密心肌变薄，运动幅度减低。正常心肌与致密化心肌之厚度比值儿童 >1.4，成人厚度比值 >2.0。注意探查隐窝中是否存在血栓。

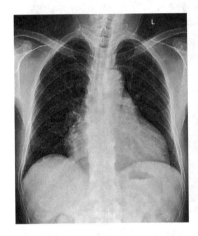

图 4-1-54　胸片正位，双侧肺淤血，心影增大

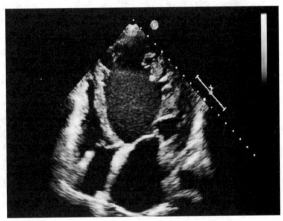

图 4-1-55　心肌致密化不全

III. 彩色多普勒超声心动图：肌小梁隐窝内见暗淡低速血流信号，与心室腔相通，但不与冠状动脉循环相通。

IV. 超声造影：超声造影是常规二维超声心动图极有价值的补充。当传统的二维超声成像不能清晰地显示窦隙状非致密化心肌时，造影超声心动图检查可清晰显示突入左室腔肌小梁之间的血池内有对比剂填充，从而能更清晰地勾勒心内膜边界，可明显提高 NVM 的超声检出率，能够较敏感地发现肥厚型心肌病伴心尖节段性致密化不全。目前，孤立性左心致密化不全的诊断标准尚未统一，但通过超声造影显示非致密化心肌厚度与致密化心肌厚度比值 >2.0 时有助于该病的确诊。同时，心脏声学造影可大大提高心内血栓诊断的特异性和准确性。

V. 实时三维超声心动图：空间分辨率高，可优于二维超声心动图显示左室心肌的局部解剖特征细节，可从心底至心尖水平对疑似肌小梁的心内异常回声进行任意角度追踪显示。部分 NVM 患者由于乳头肌受累，引起瓣膜脱垂至关闭不全，通过实时三维超声心动图可在观察二尖瓣环的同时发现其扩大和受损的原因，避免误诊为心脏瓣膜病。

3）MRI 表现

I. 增厚的心肌由两层结构构成。内层(非致密化心肌层)心肌致密化不全、增厚，信号不均匀,其内可见网状或栅栏状排列的肌小梁结构;外层(致密化心肌层)变薄,信号强度同正常心肌,呈均匀等信号。心室舒张期非致密化心肌内可见多发、粗大的肌小梁及充满血液的深陷的小梁隐窝。收缩期小梁隐窝可消失,心肌变得"致密",或小梁隐窝仅变形、缩小,亦可无变化。最大舒张期最厚心肌处的非致密化心肌与致密化心肌比值≥2.3。以左心室心尖处及中段侧壁最常见。部分患者小梁隐窝内可以合并附壁血栓形成(图 4-1-56)。

Ⅱ. 功能学评价:室壁运动可正常或节段性室壁运动异常。左心室扩张伴有运动减弱时,这种运动减低不仅发生在非致密化心肌,而且也表现在致密化的心肌。收缩期室壁增厚率、每搏输出量、射血分数等减低。当发生心腔扩大导致瓣环继发扩张时,电影序列可以观察到房室瓣及大动脉瓣区域的反流信号(图 4-1-57)。

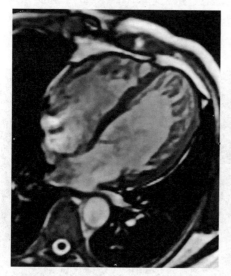
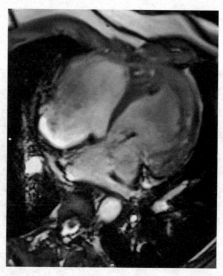

图 4-1-56　心肌致密化不全　　　　图 4-1-57　心肌致密化不全,二尖瓣反流

Ⅲ. 心肌纤维化评价:磁共振延迟增强成像可显示合并纤维化所致的延迟强化。

2. 混合性心肌疾病　以扩张型心肌病为例。

(1)X 线表现:缺乏特异性 X 线征象。

1)肺血变化:可以表现为肺淤血、间质性肺水肿等左心功能不全的 X 线征象。

2)心影增大:多数患者 X 线平片能够观察到心影增大,多表现为"普大型"或"主动脉型"心。各房室均可增大,但以左室增大为主。主动脉结、肺动脉段和上腔静脉多正常。伴右心功能不全患者,多合并上腔和 / 或奇静脉扩张者(图 4-1-58)。

3)鉴别诊断:心力衰竭患者合并 X 线心影明显增大情况下需要结合临床信息,并与多种疾病相鉴别,如冠心病;高血压心脏病;风湿性心脏病;大量心包积液等。

(2)超声心动图表现:扩张型心肌病(dilated cardiomyopathy,DCM)是引起心功能不全、心律失常和猝死的常见疾病之一,以心室扩大、心肌收缩功能降低为特征的原发性心肌病。临床表现为心脏逐渐扩大、心室收缩功能降低、心力衰竭、室性和室上性心律失常、传导系统异常、血栓栓塞和猝死。超声心动图是诊断和评估 DCM 的首选的重要的检查手段。

Ⅰ. M 型超声心动图:左室壁运动弥漫性减低,振幅≤ 5mm。E 峰至室间隔距离(EPSS)

增加,表明二尖瓣瓣叶开放幅度受限。二尖瓣前后叶开放幅度减低,形成"大心腔,小开口"(图4-1-59),但前后叶仍呈镜像运动,呈"钻石样"改变。主动脉振幅减低。

Ⅱ. 二维超声心动图:早期左心室扩大,后期全心扩大,以左心房和左心室扩大为主,左心室球形扩大(图4-1-60),右心室扩大相对较轻。左室壁厚度正常或相对变薄,弥漫性室壁运动减低。附壁血栓形成:房室腔内可出现一个或多个附壁血栓,常见于左室心尖部。左心腔内血流缓慢淤滞,出现云雾状回声。下腔静脉内径增宽(>21mm),随着呼吸塌陷率减低(<50%)。

Ⅲ. 彩色多普勒及频谱多普勒:心肌收缩及舒张功能受损,心腔内血流速度缓慢,心腔内血流色彩暗淡;心腔扩大导致二尖瓣及三尖瓣环相对扩张,合并多瓣膜反流,多见于二、三尖瓣,程度较重。继发性肺动脉高压。

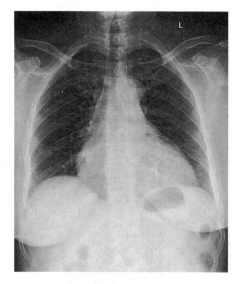

图 4-1-58　胸片正位
双侧肺淤血,上腔静脉增宽,心影增大。

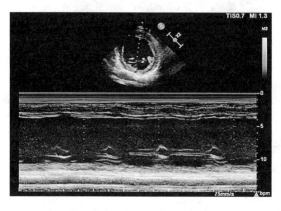

图 4-1-59　"大心腔,小开口"

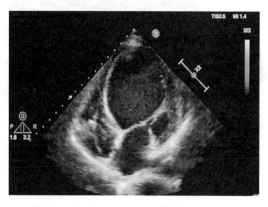

图 4-1-60　左心室球形扩大

Ⅳ. DCM左室收缩功能降低,左室射血分数(LVEF)<45%,左室短轴缩短率(LVFS)<25%。推荐改良双平面Simpson法测量左室容积和LVEF。实时三维超声心动图可用于测量左心室、右心室和左房容积及射血分数。推荐使用二维或三维斑点追踪技术评价心肌局部和整体应变及应变率。推荐使用左室整体纵向应变(global longitudinal strain,GLS)−20%为收缩功能减低的参考值。

Ⅴ. 心脏声学造影可改善静息和应激时心腔内显像,更准确地评估LVEF、心肌血流灌注、心腔附壁血栓等方面提供更可靠的信息。DCM的心肌声学造影心肌灌注尚正常。

Ⅵ. 冠状动脉造影正常。

Ⅶ. 在DCM进行诊断时,需要排除先天性心脏病、高血压、心脏瓣膜病或缺血性心脏病等其他引起心肌损害的心脏疾病。

(3)CT表现

1)扫描要求:需要进行回顾性心电门控CT增强扫描,并重建最大舒张期时相和最大收缩期时相的容积数据。

2）影像表现

Ⅰ. 心腔扩大：左心室或双侧心室扩张，左心室多呈球形，即心室横径增宽较长径扩大更为明显。仅有左室扩大者为左室型，室间隔呈弧形凸向右心室侧（图 4-1-61）；仅有右室扩大者为右室型，室间隔呈弧形凸向左心室侧；左右心室均有扩大者为双室型。部分患者左心房、室内可见附壁血栓形成，为不强化的低密度充盈缺损（图 4-1-62）。

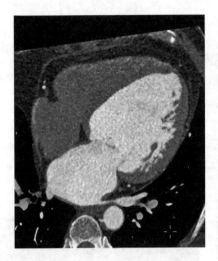 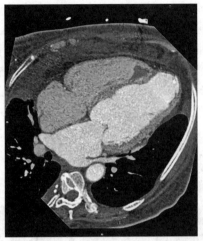

图 4-1-61　舒张期 CTA 显示左心室明显扩张，室壁变薄　　图 4-1-62　舒张期 CTA 显示两心室扩张，右室心尖处低密度血栓

Ⅱ. 室壁厚度可以正常或变薄。同时心室内肌小梁显示较正常粗大、增多，以左室侧壁为主，可能是心腔扩大的继发改变，影像表现与心肌致密化不全重叠。

Ⅲ. 左室型可见主肺动脉扩张。右室型可见上、下腔静脉扩张。

（4）MRI 表现

1）形态学评价：心肌及心腔的形态学表现同 CT 表现。心腔内附壁血栓 T_1WI 与心肌相近，多呈中等强度信号，T_2WI 多呈高信号（图 4-1-63）。

2）功能学评价：左心室或双侧心室弥漫性室壁运动功能降低，射血分数多在 50% 以下。收缩期心肌增厚率下降，收缩功能普遍减低。最明显的特征是受累心室的收缩功能障碍，因而收缩末期容积增加。主要表现为心室扩大和射血分数降低。左心室或双室射血分数减低，左心室舒张期、收缩末期容积增加。导致瓣环继发扩张时，电影序列可以观察到房室瓣及大动脉瓣区域的反流信号（图 4-1-64）。

3）心肌纤维化评价：延迟增强图像可显示延迟强化病灶位置，为病因和患者预后判断提供信息（图 4-1-65）。

（5）核医学表现

1）^{99m}Tc-MIBI SPECT 静息心肌灌注显像：心肌细胞 ^{99m}Tc-MIBI 摄取不仅能够反映心肌血流灌注，也可以体现心肌细胞活力，能够通过对其分布缺损的定量分析评价心肌纤维化。主要表现为心肌壁变薄，心肌显像剂摄取减少，分布不规则，呈"花斑样"改变。有研究提示，部分受损心肌周围出现线粒体代偿性增加，为心肌舒缩提供能量，此时，受损心肌各个节

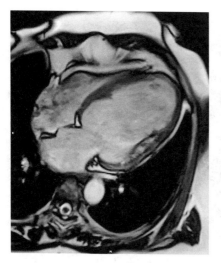

图 4-1-63　扩张型心肌病舒张期
左心室明显扩张,室壁变薄。

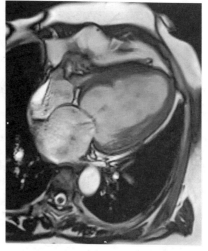

图 4-1-64　扩张型心肌病收缩期
较图 4-1-63 左心室收缩功能下降,心肌
增厚率减低,二尖瓣反流。

段可不表现为显像剂摄取减少(图 4-1-66)。

2)⁹⁹ᵐTc-MIBI SPECT 负荷心肌灌注显像:心肌缺血是扩张型心肌病的另一个重要病理机制,可能是由于冠状动脉微循环受损所致。负荷心肌灌注显像不仅可以诊断扩张型心肌病,还可以评价左心室心肌缺血、心肌坏死情况。

3)¹⁸F-FDG PET/CT 心肌代谢显像:针对扩张型心肌病合并心肌缺血的患者,可结合 ⁹⁹ᵐTc-MIBI SPECT 心肌灌注显像和 ¹⁸F-FDG PET/CT 心肌代谢显像鉴别缺血心肌和存活心肌。灌注 / 代谢不匹配提示与心肌缺血相关,灌注 / 代谢匹配提示既往发生过心肌坏死。

4)⁹⁹ᵐTc- 标记红细胞或血清白蛋白血池显像:心腔明显扩大,形态消失,室壁运动减低,心肌收缩同步性差,在实相图或振幅图上呈"花斑样"改变。

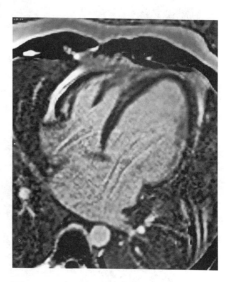

图 4-1-65　扩张型心肌病,室间隔中层延迟强化

(四)胸、腹主动脉瘤

1. X 线表现

(1)直接征象

1)胸主动脉瘤:可表现为纵隔影增宽,甚至形成与胸主动脉相连的局限性高密度肿块。一般升主动脉瘤位于纵隔的右前方,弓降和降主动脉瘤多位于左后方(图 4-1-67、图 4-1-68)。

2)瘤壁的钙化,特别是主动脉壁伴有弥漫性钙化时,可观察到主动脉管腔扩张的直接征象(图 4-1-69)。

(2)间接征象:周围器官受动脉瘤瘤体压迫移位或侵蚀,例如气管、食管受压移位、椎体骨质破坏等。

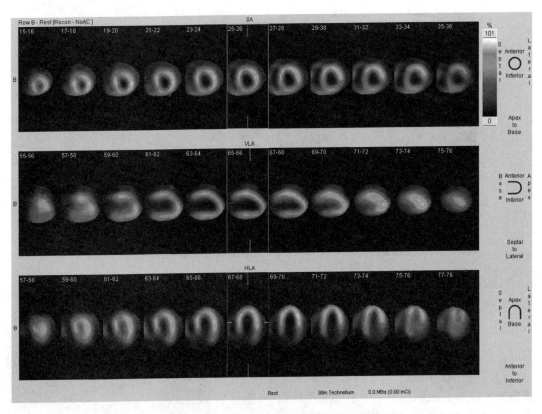

图 4-1-66 扩张型心肌病静息心肌灌注显像

左心室显像剂摄取减低,分布不规则,呈"花斑样"改变。

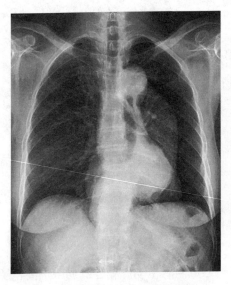

图 4-1-67 胸片正位,降主动脉瘤

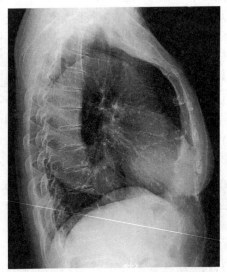

图 4-1-68 胸片侧位,降主动脉瘤

2. 超声心动图表现

(1)升主动脉直径超过 50mm 和降主动脉内径为 40mm 时,可诊断为主动脉瘤。老年患者常见的病因为高脂血症、吸烟相关的退行性改变、高血压等。年轻患者可能与遗传有关。腹主动脉瘤比胸主动脉瘤多见。胸主动脉瘤通常在无症状进行影像学检查时发现。根据形态,可将主动脉瘤分为两种:梭状和囊状。经胸超声心动图对于主动脉根部动脉瘤的诊断和随访起着重要的作用,尤其是马方综合征或主动脉瓣环扩张的患者尤为关键。

（2）二维超声心动图:病变段主动脉局限性扩张,腹主动脉瘤多呈梭形(图 4-1-70、图 4-1-71),胸主动脉瘤多呈囊状。病变段管径为相邻正常管径的 1.5 倍或以上。管腔内无隔膜分离,管壁可见强、低回声斑块。病变段搏动与心律同步。

（3）彩色多普勒:红蓝各半或红蓝相间的涡流。在瘤体与病变侧近端可见五彩镶嵌血流,伴有斑块或血栓时可见充盈缺损。

（4）频谱多普勒:形态呈毛刺状、频窗变小、频带增宽的动脉频谱。

3. CTA 表现

（1）主动脉局部或多处向外不可逆性的病理性扩张或膨出,超过正常血管直径的 50%。

（2）真性主动脉瘤:主动脉管腔异常扩张的同时,瘤体规则,主动脉壁三层保持完整(图 4-1-72)。

（3）假性主动脉瘤:瘤体不规则,主动脉壁不完整,大部分可见破口,瘤体与瘤腔通常不成比例(瘤体大、瘤腔小),瘤腔周围可见厚度不一的血肿形成,与周围器官境界不清(图 4-1-73)。

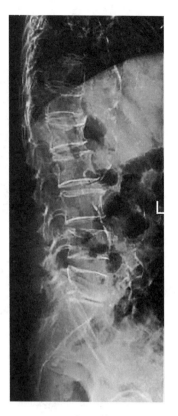

图 4-1-69　腹主动脉瘤并管壁多发钙化

（4）CTA 对主动脉瘤评价

1）动脉瘤形态和特征:真性或假性动脉瘤,囊状或梭形和梭囊状动脉瘤。

2）动脉瘤位置、大小、数量和范围。

3）动脉瘤腔、瘤壁和瘤周情况:瘤腔内有无血栓,瘤壁有无破裂、夹层、增厚和钙化等,瘤周有无出血、血肿和周围组织结构压迫。

4）动脉瘤部位和主要分支血管关系:是胸主动脉瘤、腹主动脉瘤或胸腹主动脉瘤,动脉瘤是否累及头臂动脉、腹腔动脉、肠系膜上动脉、肾动脉和双髂动脉。

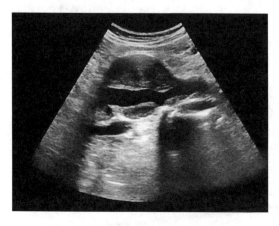

图 4-1-70　腹主动脉瘤合并附壁血栓

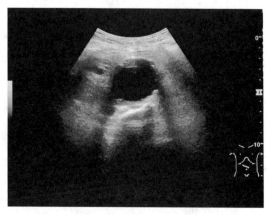

图 4-1-71　腹主动脉瘤

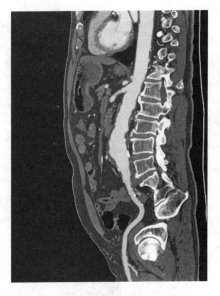

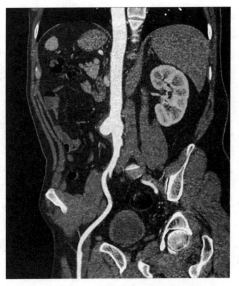

图 4-1-72　腹主动脉真性动脉瘤　　　图 4-1-73　腹主动脉假性动脉瘤

5）有无其他并发症：如冠心病、主动脉瓣关闭不全、周围动脉瘤、狭窄或闭塞等。

6）动脉瘤的病因：临床表现和影像学特征结合可能得到病因学诊断。

7）术后随访评价：动脉瘤瘤腔变化；支架周围或人工血管吻合口瘘等。

4. MRI 表现

（1）MRA 能够通过容积扫描获得三维主动脉形态学图像，并通过图像三维后处理技术能够清晰显示主动脉瘤的部位、范围、大小、与各分支血管之间的关系（图 4-1-74）。

（2）二维 TSE/FSE 序列及快速自由稳态进动序列能够清晰显示瘤腔内附壁血栓分布情况、血栓新旧程度、局部瘤壁有无不稳定或破裂征象及周围组织情况（图 4-1-75）。DWI 序列对于鉴别炎症和肿瘤性病变累及主动脉形成的假性主动脉瘤具有重要临床鉴别诊断意义（图 4-1-76）。

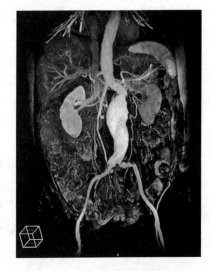

图 4-1-74　腹主动脉真性动脉瘤

（3）通过 PC MRI 序列，可以对扫描层面瘤腔内的血流动力学参数进行定量测量。

5. X 线血管造影表现

（1）血管造影可清晰显示主动脉瘤的位置及范围，为介入治疗提供术中解剖学信息（图 4-1-77）。

（2）支架置入后即可观察是否存在并发症以及评价手术质量。

（五）主动脉夹层

1. X 线表现

（1）纵隔增宽：主要是升主动脉、主动脉弓降部、降主动脉的增宽、扩张。

（2）主动脉壁（内膜）钙化内移（>4mm）。

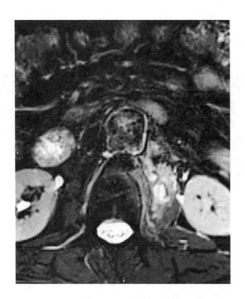

图 4-1-75　T₂WI 显示感染性腹主动脉假性动脉瘤瘤腔、周围软组织及左侧腰大肌高信号

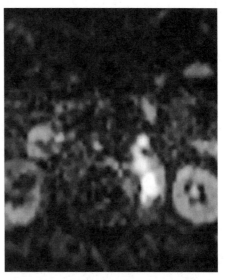

图 4-1-76　DWI 显示感染性腹主动脉假性动脉瘤瘤腔周围软组织及左侧腰大肌弥散受限

（3）心影增大：继发于高血压和主动脉瓣关闭不全；心包积液（血）。

（4）胸腔积液（血），多位于左侧胸腔。

2. 超声心动图表现

（1）主动脉夹层发生是正常的主动脉腔内血液进入主动脉中层，并导致主动脉沿着纵向方向向近端或远端撕裂。撕裂产生的主动脉内膜将主动脉腔分为真腔和假腔。典型的临床表现为剧烈的、沿着病变发展方向的撕裂样或刀割样胸痛。撕裂以后堵塞的真腔可出现缺血症状。主动脉夹层的主要特征包括：内膜撕裂；慢性高血压、结缔组织病或创伤引起异常血流从动脉腔进入薄弱的中层；血流引起主动脉管壁纵向撕裂，将动脉分为真腔和假腔；长期的动脉结构改变。继发的并发症有心脏压塞、主动脉瓣关闭不全和主动脉分支血管灌注不足等。

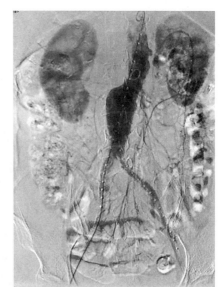

图 4-1-77　腹主动脉瘤 DSA

（2）按照累及的部位，Stanford 分型和 DeBakey 分型是最常见的分类方法。Stanford 分为 A 型和 B 型。所有累及升主动脉的都属于 A 型。B 型夹层仅累及降主动脉。Debakey I 型：起自升主动脉至任何远端的夹层；Ⅱ型仅局限于升主动脉；Ⅲ型局限于降主动脉，相当于 Stanford B 型。Debakey I 型和Ⅱ型相当于 Stanford A 型。经食道超声心动图或计算机断层扫描是急性主动脉夹层的首选诊断方法。偶尔也可通过经胸超声心动图诊断主动脉夹层，但特异性和敏感性较差。经胸超声心动图的主要目的是辨认主动脉夹层的主要表现、并发症及观察长期的变化。

（3）二维超声心动图：病变部位真、假腔之间撕裂的内膜样强回声似飘带样随心动周期摆动(图 4-1-78),短轴比长轴更容易看到。撕裂内膜将其分隔成两个大小不一的无回声区,通常较大者为假腔,较小者为真腔。由于真腔管壁是内膜,假腔管壁是撕裂的内膜,内膜粥样硬化改变也有利于真腔的确定。假腔内容易血流瘀滞,产生自显影和血栓。

（4）彩色多普勒:真腔内可探及明亮血流信号,假腔内血流信号暗淡,血流由真腔流入假腔。血栓形成时可见血流信号充盈缺损。

（5）频谱多普勒:夹层内低速正负向血流频谱,内膜破口显示收缩期高速血流,由真腔喷入假腔,血流峰速≥2m/s,舒张期可无血流信号或见反向血流信号。

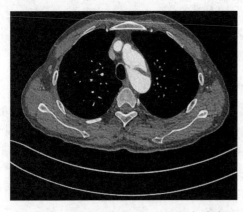

图 4-1-78 主动脉内见撕裂内膜样强回声

（6）微泡造影有助于真、假腔的鉴别,对比剂先进入真腔,后进入假腔。

（7）标准的经胸超声心动图和食道超声心动图容易观察到主动脉夹层的并发症:主动脉瓣关闭不全;冠状动脉受累导致的左室壁节段性运动异常;心包积液;夹层累及的其他分支血管等。

3. CT 表现

（1）内膜片:表现为真假双腔之间的低密度影;可呈螺旋形,亦可呈“套袖”样;多数内膜片较完整,形态规则,少数破碎,形态不规则(图 4-1-79)。

（2）真假腔:典型 CTA 表现为真腔小,而假腔较大,部分假腔可见血栓形成;真腔与升主动脉未受累管腔自然延续;内膜片螺旋撕裂时假腔通常包绕真腔(图 4-1-79)。

（3）破口:原发破口的位置、形态及大小个体差异较大。远端再破口常为多个,位置相对不固定,多位于分支开口处(图 4-1-79)。

（4）分支血管受累:可累及冠状动脉、头臂动脉、肋间动脉、腹腔干、肠系膜上动脉、肾动脉、髂动脉甚至股动脉等主动脉分支血管,导致管腔塌陷或分支血管夹层。CTA 表现为分支血管管腔内的内膜片及双腔结构;分支血管显影浅淡或不显影;相应靶器官出现缺血甚至坏死的一系列征象(图 4-1-80)。

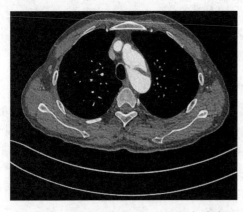
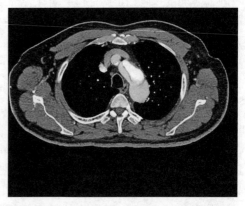

图 4-1-79 主动脉夹层 CTA,显示主动脉弓双腔结构、内膜片及破口　　**图 4-1-80 主动脉夹层 CTA,右无名动脉受累**

（5）术后评价：主动脉夹层术后应定期行 CTA 复查，观察支架和人工血管的位置形态、原发破口是否隔绝成功、有无内漏及吻合口瘘、真假腔的变化、重要血管分支供血情况及远端破口变化等（图 4-1-81）。

4. MRI 表现

（1）MRA 表现同 CTA，能够显示主动脉腔内真假腔的空间结构关系及低信号的内膜片和内膜破口（图 4-1-82）。

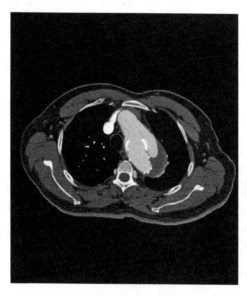

图 4-1-81　主动脉夹层支架术后周围漏

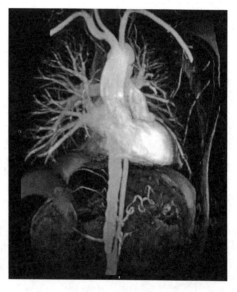

图 4-1-82　主动脉夹层 MRA

（2）心电门控电影序列能够观察内膜片及内膜破口随血流的摆动情况。

（3）二维 TSE/FSE 序列：真腔内血流快，多表现为低信号；假腔内如血流慢可产生等信号或略高的信号。内膜片则表现为真假腔之间线状中等信号。假腔内的新鲜血栓 T_1W1 和 T_2W1 均呈高信号。

5. 主动脉造影表现

（1）主动脉呈双腔，一般真腔多受压变窄，假腔扩张，剥离可呈螺旋状（图 4-1-83）。

（2）内膜片表现为充有对比剂双腔间的线条状负影，有时假腔充盈不全或延缓则难以衬托内膜片负影（图 4-1-83）。

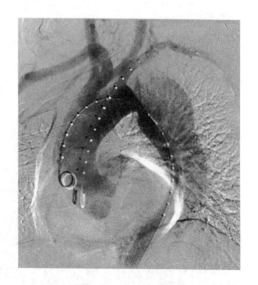

图 4-1-83　主动脉夹层 DSA

（3）内破口表现为局部对比剂向假腔内喷射或外溢。

（4）显示主动脉分支是否受累及其与夹层的关系，是动力型或静力型缺血。

（5）显示主动脉瓣关闭不全和冠状动脉等情况。

（六）下肢动脉硬化闭塞症

1. X线表现 X线平片仅能显示下肢动脉钙化,表现为软组织内下肢动脉走行区内管状或轨道状钙化性病变。伴有湿性坏疽的患者,X线平片可显示软组织肿胀、筋膜间隙消失、皮下或肌肉内的气体密度影或骨质密度减低等。

2. 超声表现

（1）动脉硬化闭塞症为动脉内膜粥样硬化斑块、钙化和纤维化管腔狭窄,继发血栓形成引起的慢性血管闭塞性疾病,可发生于各个部位的大、中型动脉,以下肢动脉最为常见,并可出现下肢动脉慢性阻塞的缺血症状。多发生于 50 岁以上,常常有糖尿病、高血压、冠心病、高脂血症等病史。临床表现有发冷、麻木、疼痛、间歇性跛行,动脉搏动减弱乃至消失,以及趾或足发生溃疡或坏疽。下肢动脉硬化闭塞症的病变多出现于膝关节以下的中小动脉如胫前动脉、胫后动脉、足背动脉。

（2）二维超声:动脉内中膜层增厚、毛糙,管壁可见大小不等、形态不一的粥样硬化斑块,管腔可出现不同程度的狭窄。斑块形态多不规则,回声可表现为强回声、弱回声、等回声或不均质回声(图 4-1-84)。若继发血栓形成引起闭塞时,管腔内可见低回声充填。

1）斑块内出血:斑块内部出现不规则低回声区。

2）溃疡形成:斑块表面出现形似"火山口"的壁龛影。

（3）彩色多普勒:管腔内血流信号纤细,斑块附着处可见血流充盈缺损。局限性严重狭窄的患者,狭窄处血流突然变细,呈五彩镶嵌色,常常合并狭窄后的涡流或旋流。若动脉完全闭塞时,彩色血流于闭塞处突然中断,无血流信号。若慢性闭塞伴有侧支循环的建立,于狭窄或闭塞的近端可检测到增宽、明亮的高速血流。斑块表面有溃疡时,可见斑块缺损区内有彩色血流。

（4）频谱多普勒:狭窄处流速增快,频带增宽,中重度狭窄时舒张期反向波消失。严重狭窄或闭塞血管的远段动脉出现血流速度减慢,频谱反向波消失,呈低速低阻的血流频谱(图 4-1-85)。

3. CTA 表现

（1）局限性、节段性或弥漫性动脉硬化斑块形成。血栓形成时表现为血管腔内充盈缺损。钙化斑块的伪影,可以造成严重钙化区域的动脉管腔评价困难。

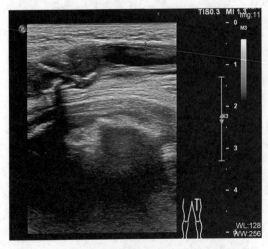

图 4-1-84　不均质回声的动脉斑块

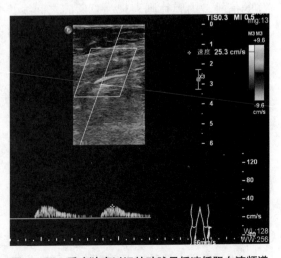

图 4-1-85　重度狭窄以远的动脉呈低速低阻血流频谱

（2）可显示下肢动脉病变全貌,主要特征为下肢动脉单发或多发管腔狭窄,甚至呈串珠样改变。当管腔完全闭塞时表现为截断状、杯口状或鼠尾状。严重管腔狭窄或闭塞病变周围可伴有侧支血管形成(图 4-1-86)。

4. MRI 表现增强及非增强 MRA 对下肢动脉管腔的显示与 CTA 类似,能够显示下肢动脉管腔狭窄、闭塞,以及周围侧支血管情况。并且,由于不受钙化和骨骼伪影的影响,MRA对于钙化病变及紧邻骨骼的动脉病变的评价较 CTA 更为准确(图 4-1-87)。

5. 血管造影表现显示下肢动脉血管走行扭曲、管腔不规则狭窄,甚至管腔闭塞。狭窄及闭塞水平血管造影可以显示侧支循环开放。目前主要用于引导介入治疗(图 4-1-88)。

三、康复治疗的影像关注要点

（一）康复治疗影像的选择策略

X 线平片检查能够反映肺循环的异常变化,如肺淤血、肺水肿等,以此推断是否合并心力衰竭。还可以总体评价心脏的位置、大小和形态等的改变,如心界是否扩大、是否心包积液、室壁瘤等。但是 X 线平片不能直接显示冠状动脉病变存在与否及其严重程度,也无法直接显示心内结构,对于了解瓣膜病变所致的血流动力学变化限制较大。对于大动脉疾病,X

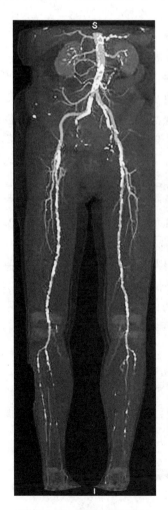

图 4-1-86　下肢动脉 CTA

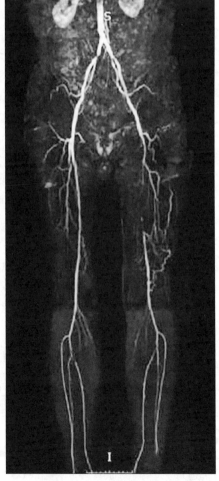

图 4-1-87　下肢动脉 MRA

线主要用于胸主动脉疾病的初步诊断,可初步估计
主动脉轮廓改变及管壁钙化情况,对于主动脉病变
合并纵隔、胸腔及肺部的并发症可以进行初步评估。

超声心动图因其易于应用、无创性和安全性
的特点,是评估缺血性心脏病患者心脏功能的重要
成像方式。与其他无创技术相比,超声心动图可简
单快速地评估左心室每搏输出量(SV)、心排血量
(CO)和射血分数(EF)。超声心动图检查也是目前
检查心脏瓣膜的主要手段,它能显示瓣膜的形态结
构及瓣膜病变导致的血流动力学和心功能的变化,
确定左心室对压力负荷的反应,可以实时观察心内
及瓣膜结构,如瓣膜厚度、活动度、有无钙化、脱垂、
赘生物及瓣下结构的损害程度。对于可运动的患
者,在运动负荷条件下,运用超声手段观察室壁运

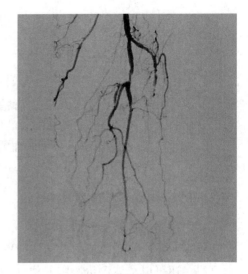

图 4-1-88　膝下动脉 DSA

动改变的运动负荷超声心动图(exercise stress echocardiography,ESE)被认为是诊断心肌缺
血的首选方法,可以通过运动负荷超声心动图评价患者的心脏功能,检出缺血心肌,区分存
活心肌,并对疾病进行危险分层。此外,运动负荷超声心动图还可以提供运动耐量、血压反
应和心律失常等对临床诊断或预后评估有价值的信息。基于运动的心脏康复可以改善心脏
功能并降低总体和心血管疾病发病率和病死率。运动引起的这种改善作用,可能是通过以
左心室容积减少和左心室射血增加为特征的逆向左心室重塑发挥作用。超声心动图结果可
以为心脏康复治疗提供参考,我们将在重要数据测量及康复诊疗指导意义中详细介绍。

冠状动脉 CTA 已经成为冠心病检查中最重要的无创性检查之一。冠状动脉 CTA 以
其很高的阴性预测值能够准确排除冠状动脉管腔狭窄与否,而且对于管壁的显示也有助
于判断斑块的成分。但是目前 CT 时间分辨率仅能达到 75ms,尚不能实现冠状动脉实时
显示,患者的呼吸运动、心律和心率仍是影响图像质量的主要因素。CT 的空间分辨率为
5mm × 5mm × 5mm,而冠状动脉近中段管腔内径一般小于 5mm,定量测量管腔狭窄程度不准
确。严重的钙化也会导致对管腔狭窄程度的判断错误,造成高估管腔狭窄程度。碘过敏是
冠状动脉 CTA 检查的绝对禁忌证。肝肾功能不全以及严重左心功能不良的患者慎做此项
检查。CTA 能较好地显示主动脉整体形态,对主动脉病变的位置、大小、形态、累计范围可清
晰显示并能对各径线进行准确测量,同时清晰显示病变与周围邻近结构的关系,是主动脉病
变的首选检查方法。CTA 发现闭塞动脉远段节段的能力优于常规血管造影,对动脉狭窄、闭
塞诊断的敏感性和准确性均很高。

心脏 MRI 检查具有无创、安全等优点,作为评价心肌活性的金标准,已经得到临床的广
泛认可。幽闭恐惧症、心脏起搏器、体内金属置入物患者禁止此项检查。心脏 MRI 检查复
杂、费时、价格昂贵,目前尚不能作为冠心病检查的首选方法。对于主动脉病变累及心脏瓣
膜或继发于心脏瓣膜病变情况可通过心脏 MRI 综合评估。

心血管对比剂及导管检查技术被认为是诊断冠心病的"金标准"。其最大优势在于能
够对患者进行治疗,进行血运重建术。但导管造影检查有创,且对于冠状动脉斑块性质的判
断受限。以导管造影为基础的血管内超声(IVUS)和光学相干成像(OCT),对于准确判断管
腔狭窄程度以及斑块成分有很大帮助。

核医学心肌灌注显像作为一项无创性检查,对于判断心肌缺血和心肌活性已经被临床广泛接受。核医学心肌灌注显像对判断冠心病患者预后有很大帮助。

(二)重要数据测量及康复诊疗指导意义

1. 左心室整体收缩功能

(1) 每搏输出量(SV):测定舒张末内径(Dd)及收缩末内径(Ds),按照 Teichnolz 校正公式计算舒张末和收缩末期心室容积(V_D 和 V_S)。

$$SV=V_D-V_S(ml)。$$

(2) 左室射血分数(LVEF):左心室每搏量占左心室舒张末期容积的比率,是目前最常用的评价左心室功能的指标,正常值为 50%~75%。

$$LVEF=SV/V_D=(V_D-V_S)/V_D$$

(3) 心排血量(CO)及心排血指数(CI)

$$CO=SV \times HR(L/min)$$

$$CI=CO/BSA[L/(min \cdot m^2)]$$

(4) 短轴缩短率(FS):FS=(Dd-Ds)/Dd × 100%,与左心室 EF 相关性较好,正常值为 30%~50%。

康复诊疗指导意义:判断心功能,把握禁忌证,评估康复干预疗效。

2. 左心室节段收缩功能左室壁运动评分(wall motion score index,WMSI)是 1989 年美国超声心动图学会建议采用,来评价左心室局部的收缩功能。具体方法为:应用二维超声心动图记录二尖瓣、乳头肌和心尖 3 个水平的左心室短轴切面,以二尖瓣交界处、乳头肌附着点及室间隔与右心室壁交界处等解剖结构为依据,将上述 3 个切面中的左心室室壁划分为 16 个心肌节段。每个节段按照室壁运动状况计分:①1 分,收缩期室壁运动增厚率 >30%,室壁运动正常;②2 分,收缩期室壁运动增厚率 <30%,室壁运动减弱;③3 分,收缩期室壁运动增厚率 <10%,室壁无运动;④4 分,受累心肌节段收缩期向外运动,常伴有收缩期室壁变薄;⑤5 分,室壁瘤(舒张期变形)。正常左心室 WMSI 为 1,WMSI 分值越高,说明室壁运动越差。

$$WMSI=\frac{室壁运动分数总和}{室壁运动节段数}$$

康复诊疗指导意义:判断心功能,评估心脏康复干预的疗效。

3. 左心室舒张功能

(1) 左心室等容舒张时间(IVRT):反映舒张早期心肌舒张的速率,以及左心房室间舒张早期压差的改变。在心肌发生疾病时,它是多普勒超声检测舒张功能最早表现为异常和最为敏感的指标之一。检测方法为:在心尖四腔切面,将连续多普勒取样线置于二尖瓣口与左心室流出道之间,同时得到左心室流入道与流出道血流频谱,测量主动脉频谱终点与二尖瓣 E 波起始点之间的时间即为 IVRT,正常范围为 70~110ms。IVRT 明显缩短提示左心房压力升高,IVRT 延长提示心室心肌主动松弛功能受损,但左心房压力正常或接近正常。

(2) 舒张早期充盈(E 峰)、心房收缩时最大流速(A 峰)、E/A 比值、E 波减速时间(DT):当舒张期左心室和左心房压力均在正常范围时,左心室舒张充盈量的 60%~70% 在舒张早期完成,E/A>1,DT 为 150~250ms。当舒张早期松弛性受损,左心室压力下降并充盈量减少,舒张晚期充盈量相对增加,导致 E/A<1 和 DT 延长。当舒张功能受损进一步加重,即出现了左心室顺应性下降和左心室舒张末期压力增高,同时左心房压力相应增高,由于舒张早期的

左心室压力变化不大,导致该期左心房室间压差相对加大,上述压力关系的变化对 E/A 比值和 DT 的作用与单纯舒张早期松弛性受损的作用相反,使 E/A 比值和 DT 由前述异常状态又恢复到"正常"范围,即假性正常。如果左心室舒张功能明显减低,导致舒张中晚期压力明显增高和左心房压力代偿性明显增高,使舒张早期左心房室间压差加大,充盈速度增加但又随之迅速达到零平衡,此种压差状态甚至持续到舒张晚期,表现为舒张早期 E 峰高尖、舒张晚期 A 峰低矮甚至消失,E/A>2 和 DT<120ms,称之为限制性充盈异常。

康复诊疗指导意义:慢性心力衰竭、心肌病的诊断与辅助诊断,评估心脏康复干预的疗效。

(三) 临床康复的影像关注点

在心血管疾病临床康复中,结合影像学评估,能帮助明确康复治疗适应证,制订康复治疗策略及判断疗效。

通过超声心动图评估心肌缺血的情况、心肌梗死及并发症、心脏功能,为能否开展心脏康复干预提供一定依据。通过观察心包腔有无冠状动脉的缓慢渗血,判断有无心脏压塞的可能。监测主动脉根部情况,及时发现主动脉夹层动脉瘤等严重并发症。通过左心室射血分数、室壁运动情况等评估心功能情况,了解运动过程中发生心血管事件的风险,也可以进行治疗效果的评估。根据运动过程中发生心血管事件的危险分层,低危要求左室射血分数必须大于等于50%,若左室射血分数小于40%,即为高危。假性室壁瘤、左心室内血栓形成为心脏康复绝对禁忌证,可以通过超声心动图进行鉴别。

(谢 瑛　徐 磊　陈 铃　张茗昱)

参 考 文 献

[1] D'ANDREA A, SPERLONGANO S, PACILEO M, et al. New Ultrasound Technologies for Ischemic Heart Disease Assessment and Monitoring in Cardiac Rehabilitation [J]. J Clin Med, 2020, 9(10): 3131.

[2] 张兆琪. 临床心血管病影像诊断学[M]. 北京:人民卫生出版社, 2013.

[3] 中国康复医学会心血管病专业委员会. 中国心脏康复与二级预防指南2018精要[J]. 中华内科杂志, 2018, 57(11): 802-810.

[4] 李春伶,刘惠亮. 常见心脏病超声诊断[M]. 北京:人民军医出版社, 2012.

[5] 中华医学会超声医学分会超声心动图学组. 负荷超声心动图规范化操作指南[J]. 中国医学影像技术, 2017, 33(4): 632-638.

[6] 宋雨微,井玲. 负荷超声心动图在缺血性心脏病中的临床应用进展[J]. 心血管病学进展, 2021, 42(1): 47-51.

第二节　呼 吸 系 统

一、正常影像表现

(一) CT 表现

1. 肺组织　双肺均由胸膜包绕分隔为肺叶。右肺由水平裂和斜裂分隔为上叶、中叶和下叶。左肺由斜裂分为上、下两叶。在 CT 图像上,根据支气管及伴随血管的走行和位置来判断各肺叶和肺段。支气管及其伴随的肺段动脉位于肺叶及肺段中心,而叶间裂和肺段静脉主支构成肺叶、肺段的边缘。

CT图像上,观察肺组织多使用肺窗。肺组织与纵隔有较大的密度差别,因此在胸部CT上需使用不同的窗宽及窗位来观察肺与纵隔。肺窗的窗位约为–700Hu,窗宽约为1 000Hu,适合观察肺实质。纵隔窗的窗位为30~60Hu,窗宽为300~500Hu。

双肺可见由中心向外周走行的肺血管分支,由粗到细,表现为圆形或类圆形的断面影。双肺下叶后部血管纹理较粗,为正常表现,由被扫描者仰卧时肺血的坠积效应所致,勿认为异常。肺叶肺段支气管与肺门血管,特别是肺动脉的相对位置、伴行关系较为恒定。

2. 气管与支气管　肺门为位于肺纵隔面心压迹后的凹陷,为支气管、血管、神经、淋巴管的出入口。气管是连接喉与支气管的管道,在隆突处分叉形成两主支气管。右肺上叶分为尖段、后段及前段,中叶分为外侧段与内侧段,下叶分为上段(背段)以及内、前、外、后4个基底段。左肺上叶分为尖后段、前段、上舌段及下舌段,下叶分为上段(背段)以及前内、外、后3个基底段(图4-2-1~图4-2-4)。

儿童左右主支气管较对称,成人左肺支气管较细长,稍倾斜;而右肺支气管较短粗,稍陡峭。常规肺部薄层CT可显示亚段以上支气管,于CT横断位上多呈圆形或椭圆形,且可精确评估气道直径及横截面积。随年龄增长可见气管软骨环钙化。

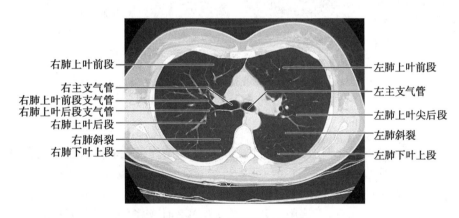

图4-2-1　经气管权层面肺窗

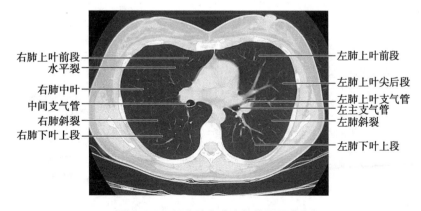

图4-2-2　经左肺上叶支气管层面肺窗

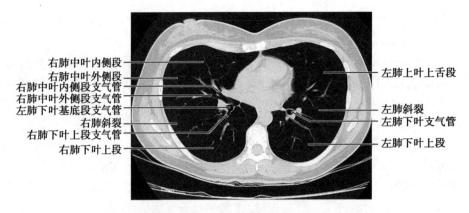

图 4-2-3 经主动脉窦层面肺窗

右肺中叶内侧段
右肺中叶外侧段
右肺中叶内侧段支气管
右肺中叶外侧段支气管
左肺下叶基底段支气管
右肺斜裂
右肺下叶上段支气管
右肺下叶上段

左肺上叶上舌段
左肺斜裂
左肺下叶支气管
左肺下叶上段

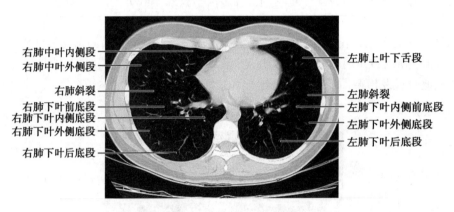

图 4-2-4 经四腔心层面肺窗

右肺中叶内侧段
右肺中叶外侧段
右肺斜裂
右肺下叶前底段
右肺下叶内侧底段
右肺下叶外侧底段
右肺下叶后底段

左肺上叶下舌段
左肺斜裂
左肺下叶内侧前底段
左肺下叶外侧底段
左肺下叶后底段

3. 纵隔 位于胸骨之后,胸椎之前,两肺之间。主要结构包括心脏、血管、气管、食管、淋巴组织、胸腺、脂肪及结缔组织等,通过纵隔窗可清晰观察(图 4-2-5~图 4-2-8)。

纵隔内容为软组织结构,受体位和呼吸的影响。卧位及呼气时变为宽而短,立位及吸气时窄而长。正常情况下,纵隔位置居中。若一侧压力增高时,纵隔可被推向健侧;若一侧压力减低或肺萎陷性疾病时,纵隔可被牵向患侧。

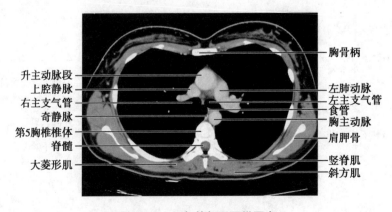

图 4-2-5 经气管杈层面纵隔窗

升主动脉段
上腔静脉
右主支气管
奇静脉
第5胸椎椎体
脊髓
大菱形肌

胸骨柄
左肺动脉
左主支气管
食管
胸主动脉
肩胛骨
竖脊肌
斜方肌

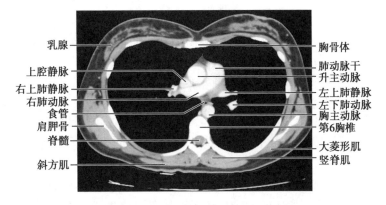

图 4-2-6 经左肺上叶支气管层面纵隔窗

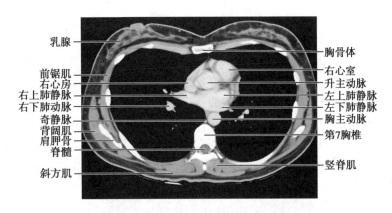

图 4-2-7 经主动脉窦层面纵隔窗

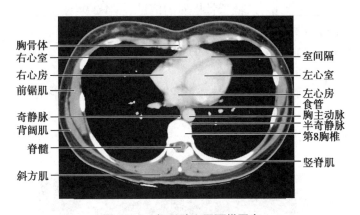

图 4-2-8 经四腔心层面纵隔窗

　　心腔内血液与心肌密度较为相近。在左右心膈角部可见三角形的心包外脂肪垫。胸腺位于上纵隔血管前间隙,在主动脉弓或大血管平面显示最佳。胸腺密度均匀,青春期之前,胸腺占据了大血管前方纵隔的绝大部分,与软组织密度接近。青春期之后,逐步被脂肪组织替代,胸腺密度逐渐下降。60 岁以上胸腺几乎全部被脂肪组织取代,与邻近的纵隔脂肪无法区分。淋巴结在纵隔内分布广泛。正常的纵隔淋巴结直径多小于 10mm,多位于前纵隔和气管旁,呈类圆形等密度影。

4. 胸壁

（1）软组织:纵隔窗可清晰显示胸壁各组肌肉,肌间可见薄层脂肪影。腋窝内充满脂肪,其内可见血管影,有时也可见小淋巴结影。

（2）骨骼:多用骨窗观察。胸骨与锁骨形成胸锁关节。肋骨起于胸椎两侧,有 12 对,后段呈水平向外下方走行,前段自外上向内下倾斜走行与肋软骨相连,形成肋弓。肋软骨随着年龄自上而下逐渐出现钙化,表现为断续的片状、条状或颗粒状钙化影,第 1 肋软骨钙化往往突向肺野内。肩胛骨位于胸廓背侧,呈对称性分布,发育期间的肩胛骨可出现二次骨化中心,切勿认为骨折。

5. 胸膜　胸膜分为脏层和壁层,衬于胸壁内面。附于膈面及纵隔面为壁层,包绕于肺表面为脏层,并在叶间反折形成叶间裂。正常胸膜菲薄,CT 显示为薄层状或线样致密影。奇静脉裂为先天发育变异,此叶裂下端包裹奇静脉,是由于发育过程中,奇静脉未能从胸壁移位到其正常位置,即气管支气管角,而是陷入脏胸膜和壁胸膜的包裹中所致。

6. 横膈　膈由穹顶状的中心腱及围绕其周的扁薄的横纹肌组成,位于胸腹之间。大多数人的膈面呈光滑的穹顶状或波浪状。横膈与胸壁相交形成的夹角为肋膈角,与心脏形成的夹角为心膈角。膈的局部可发育较薄,向上可局限性隆起,吸气时明显,成为局限性膈膨升,为正常变异,多发生于右侧。胸腔及腹腔压力的改变以及不同的体位可影响膈的位置。

（二）MRI 表现

在 MRI 上,双肺及双侧支气管基本呈无信号的黑色,气管和支气管壁不易分辨。由于流空效应,肺动静脉均在自旋回波序列上呈管状的无信号影,与支气管不易鉴别。而快速梯度成像序列上,动静脉均表现为高信号,故可与支气管鉴别。纵隔淋巴结显示清晰,于 T_1WI 和 T_2WI 上均为类圆形中等信号影,一般直径 <10mm。胸壁肌肉在 T_1WI 和 T_2WI 上均呈较低信号,骨皮质在 T_1WI 和 T_2WI 上均显示为低信号,而骨松质中因含有脂肪,呈较高信号。肋软骨的信号高于骨皮质的信号,低于骨松质的信号(图 4-2-9~图 4-2-12)。

（三）正常核素扫描表现

1. 肺灌注显像（pulmonary perfusion imaging）

（1）平面影像

1）前后位:可见双肺轮廓完整。右肺影较左肺影大,两肺中间空白区为纵隔及心影,左肺下野几乎被心影占据,呈与左心形状一致的显像剂分布减低区。肺门部纵隔略宽,肺底呈弧形,受呼吸运动的影响而稍欠整齐。双肺内显像剂分布:除肺尖、肺周边和肋膈角处略显

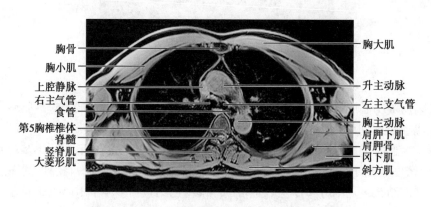

图 4-2-9　经气管杈层面 T_1WI 压脂像

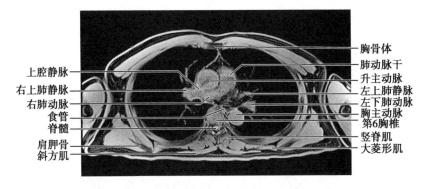

图 4-2-10　经左肺上叶支气管层面 T_1WI 压脂像

左侧标注（从上到下）：上腔静脉、右上肺静脉、右肺动脉、食管、脊髓、肩胛骨、斜方肌

右侧标注（从上到下）：胸骨体、肺动脉干、升主动脉、左上肺静脉、左下肺动脉、胸主动脉、第6胸椎、竖脊肌、大菱形肌

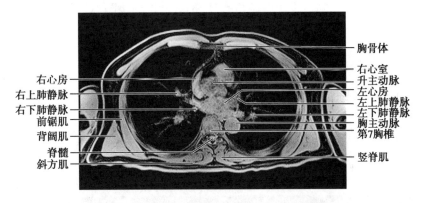

图 4-2-11　经主动脉窦层面 T_1WI 压脂像

左侧标注（从上到下）：右心房、右上肺静脉、右下肺静脉、前锯肌、背阔肌、脊髓、斜方肌

右侧标注（从上到下）：胸骨体、右心室、升主动脉、左心房、左上肺静脉、左下肺静脉、胸主动脉、第7胸椎、竖脊肌

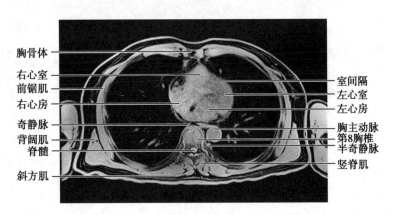

图 4-2-12　经四腔心层面 T_1WI 压脂像

左侧标注（从上到下）：胸骨体、右心室、前锯肌、右心房、奇静脉、背阔肌、脊髓、斜方肌

右侧标注（从上到下）：室间隔、左心室、左心房、胸主动脉、第8胸椎、半奇静脉、竖脊肌

稀疏,其余部分大致均匀。

2）后前位:双肺轮廓完整清晰,两肺面积大小近似。中间空白区为脊柱及脊柱旁组织所构成。双肺显像剂分布均匀,肺上部及周边略稀疏。

3）侧位:双肺影呈蛤蚌形,边缘和形状与胸廓和膈肌一致。双侧肺部显影形态相似但方向相反,左肺前下缘受心脏影响略向内凹陷。检查时通常取仰卧位行静脉注射,受重力作用,双肺后部显像剂分布较浓,中部受肺门的影响,显像剂分布略显稀疏。

4）斜位:采用后斜位显像对下叶背段、左肺上叶舌段和右肺中叶的观察有利,有助于病灶的定位。在斜位图像上两侧肺影难免重叠,故使用本体位进行诊断时,应结合解剖定位图和 X 线检查作对照,以便对病变局部做出正确的解读。

（2）断层影像:肺灌注断层图像是以脊柱为长轴,分为横断面、冠状面和矢状面三个断面。

1）横断面图像:自两肺尖沿纵隔脊柱下行,在肺尖显影后肺影逐渐增大的同时,肺门、心影空白区相继出现,在肺门以下心影增大,到基底部由于肺底受横膈膜的影响呈弧形,肺底只显露其外缘轮廓。

2）冠状面图像:脊柱前区由两肺、纵隔、心影及肺门等各层次组成,肺影近似于前位平面像,先是肺影由窄变宽,而心影则由大变小,直到脊柱影出现。脊柱后区可见心影消失,两肺影增大且图像与后位平面像相似。

3）矢状面图像:首先肺右下角开始显影,肺影逐渐增大至与右侧位平面像相近似,继之肺门、纵隔、心影依次出现,使肺影中心出现空白区,且逐渐扩大,肺影只能见到淡薄的完整周边轮廓,其后肺影增大,心影明显,且由大变小,随之肺影增大至与左侧位影像相似,其后肺影再次逐渐变小至左肺下叶外侧段消失。

2. 肺通气显像（pulmonary ventilation imaging） 平面及断层像基本与肺灌注影像相似,所不同之处,可因吸入颗粒不够均匀及气溶胶受气道内气流影响较大,大气道内混积较多,使喉头、大气道显影,如有放射性通过食道进入胃,则在胃区可见放射性浓聚。正常肺通气影像和肺灌注影像所见基本一致,无不匹配显像（图 4-2-13、图 4-2-14）。

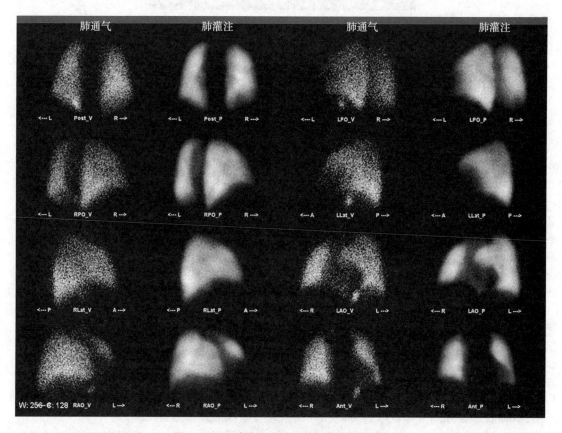

图 4-2-13　肺灌注及肺通气正常平面显像

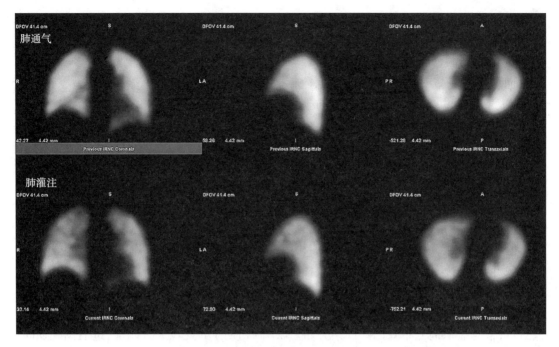

图 4-2-14 肺灌注及肺通气正常断层显像（冠状面、矢状面和横断面）

3. ^{18}F-FDG 肿瘤显像 ^{18}F-FDG 是一种葡萄糖的类似物，它目前是临床上最常用的肿瘤代谢显像剂，可示踪人体内葡萄糖摄取和第一步磷酸化过程，通过 PET/CT 成像后，可以反映机体组织和细胞利用葡萄糖的分布和摄取水平。正常胸部图像显示心肌组织呈不同程度的显像剂摄取，纵隔呈轻度显像剂摄取。正常肺组织一般呈低摄取，肺门淋巴结可见不同程度的摄取。此外未完全退化的胸腺组织、具有分泌功能的乳腺及正常食管也可见轻度显像剂摄取。

二、康复常见疾病影像表现

（一）慢性阻塞性肺气肿

阻塞性肺气肿（obstructive emphysema）指终末细支气管以远的末梢肺组织过度充气、异常扩大，多伴有不可逆性肺泡壁的破坏，可分为局限性阻塞性肺气肿和弥漫性阻塞性肺气肿。

1. CT 表现

（1）局限性阻塞性肺气肿：为较大支气管狭窄或阻塞所致，可见于异物、肿瘤及慢性炎症等。多导致一个肺叶或一侧肺的肺气肿。CT 图像上表现为局部肺透亮度增高，肺纹理稀疏。

（2）弥漫性阻塞性肺气肿：见于慢性支气管炎及支气管哮喘。CT 图像上常表现为桶状胸，肋间隙增宽，膈肌低平，肺纹理稀疏，肺边缘可见肺大疱影。CT 可显示气管支气管腔内病变的形态、管腔狭窄和梗阻、管壁增厚及软骨钙化等改变，以管腔狭窄和梗阻最常见，可引起阻塞性肺气肿、阻塞性肺不张及阻塞性肺炎。

此外，CT 检查还可分辨出不同病理类型的肺气肿及肺大疱。例如：①小叶中央型肺气肿表现为小圆形低密度区，位于小叶中央，周围肺组织基本正常。可见小叶中央肺动脉或小动脉穿过小圆形低密度区域中心，成为小叶中央的标志（图 4-2-15）。②全小叶型肺气肿为肺组织密度普遍减低,肺血管影变细、稀疏。③间隔旁型肺气肿为胸膜下及支气管血管周围区域的局限性低密度区,并被轻度纤维化而增厚的完整的小叶间隔分隔。④肺大疱为直径超过 1cm 无血管纹理的透亮区,且有光滑的薄壁,可合并任何类型的肺气肿。

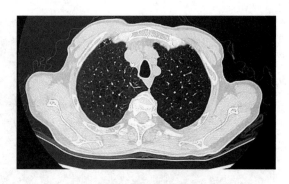

图 4-2-15　小叶中央型肺气肿

因阻塞性肺气肿于 MRI 图像上显示欠佳,而 CT 是评估活体肺气肿及确定其形态分型和范围最准确的影像检查方法,故该类疾病首选 CT 检查。

2. 肺 V/P 显像　慢性阻塞性肺疾病(chronic obstructive pulmonary disease,COPD)肺灌注显像可见放射性分布呈斑片状稀疏缺损区,且不呈节段性分布,表明病变已经明显而广泛地损伤了肺毛细血管床和毛细血管前动脉。肺通气显像常因支气管的损伤程度不同和不完全阻塞,表现为放射性颗粒在中央气道沉积和周边性气道的沉积,形成多处不规则的放射性“热点”,常与显像剂分布减低区混杂分布。COPD 初期 V/P 显像大致匹配,进展到晚期时,肺通气功能受损的范围与血流灌注的影响不完全相同,出现 V/P 显像不一致现象。当病变部位肺通气显像的减低程度或范围较灌注显像更明显、更广泛时,称为反向不匹配。当病情严重的 COPD 患者形成肺大疱时,其表现为肺通气及灌注显像匹配的呈肺叶状分布的放射性分布缺损区。在肺通气显像中,COPD 病变部位的受损程度与患者的肺功能密切相关。而肺灌注显像对肺血管床损伤的部位、范围、程度及药物疗效的判断也有一定的价值。

(二) 肺部肿瘤

肺部肿瘤包括原发性肿瘤和继发性肿瘤。肺部原发性肿瘤分为良性肿瘤和恶性肿瘤。肺部继发性肿瘤主要指肺部转移瘤。

1. 肺癌(lung cancer)　起源于支气管及肺实质,是肺内最常见的原发性恶性肿瘤,其发病率及病死率均居所有恶性肿瘤之首。

肺癌常见的转移部位有肺门及纵隔淋巴结。肿瘤血行转移在肺内形成多发结节,转移至胸膜引起胸腔积液和胸膜结节,转移至胸壁引起胸壁肿块及肋骨破坏,转移至心包引起心包积液。肺癌在肺外的常见转移部位是脑、肝脏、肾上腺和骨骼等。

(1) CT 表现

1) 周围型肺癌:周围型肺癌是指发生于肺段以下支气管的肺癌(图 4-2-16)。CT 征象如下。

Ⅰ. 多数病灶边缘较清楚,形态多为类圆形或不规则形,可见多种征象:①分叶征,即肿块向各个方向生长速度不一,或受周围结构阻挡,轮廓可呈多个弧形凸起,从而形成分叶形。②毛刺征,肿块边缘不同程度棘状或毛刺状突起,通常为短毛刺,长度 <5mm。③胸膜凹陷征,指的是肿瘤与胸膜之间的线样阴影,是由于肿瘤内部的瘢痕组织牵拉邻近的脏层胸膜导致。④血管集束征,指的是靠近肺门附近可见多条肺血管向肿瘤聚集。⑤肺上沟瘤(Pancoast 瘤)特指发生在肺尖部的周围型肺癌,表现为肺尖肿块及邻近胸膜增厚。

Ⅱ. 可为实性、半实性和磨玻璃样改变。磨玻璃样改变指肺内局限性云雾状或淡薄的稍高密度影,也称为磨玻璃阴影或磨玻璃结节。若磨玻璃结节中含有部分实性成分,则称为部

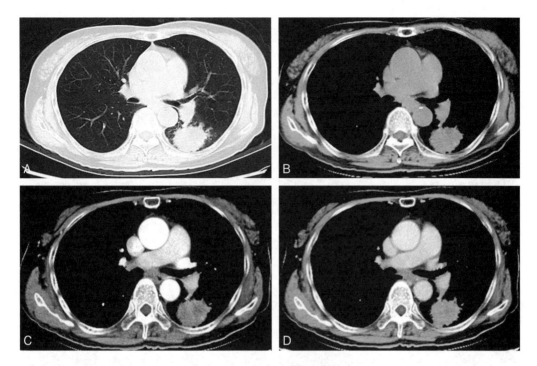

图 4-2-16　左肺下叶周围型肺癌

A. 肺窗平扫；B. 纵隔窗平扫；C. 纵隔窗增强动脉期；D. 纵隔窗增强静脉期。

分实性磨玻璃结节，反之则为纯磨玻璃结节。磨玻璃结节多见于贴壁生长为主的肺腺癌，肿瘤细胞沿肺泡壁生长，内可见血管影；但磨玻璃结节亦可为癌前病变，如非典型腺瘤样增生等其他良性病变。

Ⅲ. 肿瘤内可形成瘢痕或坏死。坏死物经支气管排出后形成空洞者称癌性空洞或空洞型肺癌。洞壁可成不规则增厚伴壁结节，空洞内可见液平面。

2）中央型肺癌：中央型肺癌是指发生于肺段或肺段以上支气管的肺癌（图 4-2-17、图 4-2-18）。CT 征象包括：①肺门肿块是进展期中央型肺癌最直接的影像学表现，呈结节状，边缘不规则，也可有分叶及毛刺，同时可见阻塞性改变。②支气管阻塞征象包括阻塞性肺气肿、阻塞性肺炎、阻塞性肺不张及黏液栓塞等。③肺癌直接侵犯或压迫邻近血管，导致血管变形、狭窄、形态不规则，甚至中断。④当肿瘤局限于支气管内时，薄层 CT 可见支气管管壁

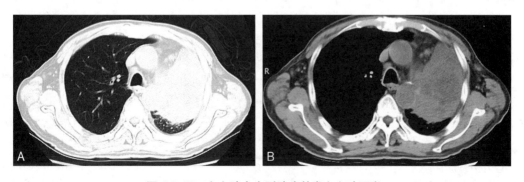

图 4-2-17　左上肺中央型肺癌并发左上叶不张

A. 肺窗；B. 纵隔窗。

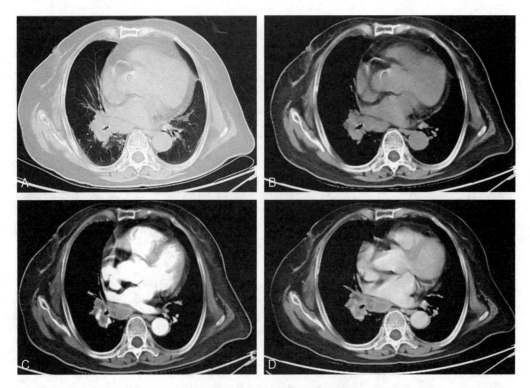

图 4-2-18　右下肺门区中央型肺癌

A. 肺窗；B. 纵隔窗；C. 动脉期增强；D. 静脉期增强。

不规则增厚及腔内、壁外结节，引起支气管狭窄甚至截断。肺内表现的范围和轻重取决于肿瘤发生部位和瘤体大小。

（2）MRI 表现：肺上沟瘤的冠状及矢状位成像有助于评估臂丛神经受侵情况。当癌灶较大时，MRI 平扫即可显示肿块的形态、大小、信号以及支气管狭窄等征象，还可显示邻近支气管、血管受累及纵隔淋巴结肿大等征象，有助于临床分期。

CT 为肺癌影像检查的首选方式，可清晰显示肿瘤部位及周围特征；MRI 检查可提供清晰的淋巴结及病灶侵犯情况，为诊断提供更多依据。

（3）^{18}F-FDG PET/CT 显像：^{18}F-FDG PET/CT 显像在肺癌的诊断价值主要为：肺癌的诊断及临床分期；肺癌疗效评估；判断预后；肺癌复发病灶的诊断。

1）肺癌的诊断及临床分期：除正常生理性摄取外，出现局灶性异常葡萄糖高代谢病灶可视其为异常病灶，主要包括恶性肿瘤、肿瘤样病变和炎症。由于恶性肿瘤的异常增殖且具有旺盛的糖酵解，因此大部分肺恶性肿瘤如非小细胞肺癌在 ^{18}F-FDG PET/CT 显像中表现为高代谢病灶，摄取程度的增高与肿瘤的大小、分化程度及所处的肿瘤增殖周期的不同阶段有关。只有少部分恶性肿瘤在图像中表现较低甚至无显像剂摄取，呈假阴性诊断结果，如支气管肺泡癌。

此外，^{18}F-FDG PET/CT 显像也存在假阳性和假阴性的问题。当出现 ^{18}F-FDG 不典型摄取增高病灶时，诊断存在一定的难度。例如各种原因（如手术、放疗或感染等）引起的急性炎症、以肉芽组织增生为主的炎症（如肺结节病、真菌性疾病或结核性疾病）等可表现为较高的显像剂摄取，导致假阳性诊断结果。对于可能造成的假阴性和假阳性，我们在应用 ^{18}F-FDG

PET/CT显像诊断肺癌时,应结合CT,必要时通过病理学检查明确诊断。

原发性肺癌的临床分期结果是治疗决策和预后评估的直接证据。^{18}F-FDG PET/CT是肺癌临床分期最有效的影像诊断技术。通过^{18}F-FDG PET/CT显像能更清楚地显示病灶大小、周围组织受侵犯的情况、纵隔淋巴结的定性以及肿瘤的远处转移。对于临床医生在选择手术方式、评估手术切除范围以及指导放射治疗显得尤为重要。

2)肺癌疗效评估:临床上发现的晚期肺癌因各种原因失去手术机会,常常选择以化疗为主的综合治疗进行干预以控制病情进展。现阶段化疗药物主要是通过直接杀死肿瘤细胞发挥作用,因此通过比较治疗前后病灶体积大小的变化,从而反映肿瘤对所用治疗方案的反应并判断疗效,及时调整治疗方案和改善患者预后具有重要参考价值。PET/CT不仅可以从形态学直观地显示肿瘤体积大小,更能从代谢水平方面对肿瘤进行观察分析。最大标准化摄取值(maximum standard uptake value,SUV_{max})常作为PET/CT的量化指标来评估肿瘤细胞对葡萄糖的代谢情况,从而在分子水平上获取肿瘤的代谢水平。相比于传统CT,能更及时和准确地反映真实治疗效果,为评估分子靶向药物和联合化疗对晚期肺癌患者治疗效果及判断患者预后情况提供了更适合的选择。

3)判断预后:通常肿瘤早期由于细胞尚处于缓慢增殖阶段,对^{18}F-FDG摄取较少,SUV_{max}较低。随着肿瘤体积的增大,对^{18}F-FDG摄取增高,SUV_{max}也随之增高。肿瘤组织对^{18}F-FDG的摄取高低一定程度反映了肿瘤的恶性程度,SUV_{max}越高,其肿瘤恶性程度越高,预后越差;SUV_{max}越小,其肿瘤恶性程度也越低,预后更好。因此,SUV_{max}对肺癌患者的预后具有提示意义,某种程度上可评估肺癌术后患者的预后,对于临床制定合理的诊疗方案有一定的指导意义。

4)肺癌复发病灶的诊断:^{18}F-FDG PET/CT对于肺癌治疗后残留或复发的鉴别具有重要价值。肺癌患者治疗后是否复发是其预后的关键。通常CT检查难以鉴别局部复发与手术或放化疗后的瘢痕组织。^{18}F-FDG PET/CT很好地利用了肿瘤组织的葡萄糖代谢旺盛而坏死纤维组织葡萄糖代谢低的特点,对二者进行鉴别,从而监测肺癌治疗后是否存在残留或复发。肺癌治疗后残留或复发在^{18}F-FDG PET/CT图像上可表示为放射性浓聚,而坏死组织表示为放射性摄取减低。由于术后瘢痕、肿瘤坏死组织或放疗后炎症均可摄取^{18}F-FDG而出现假阳性,因此在应用^{18}F-FDG PET/CT探测肺癌残留或复发时,最好在手术或放疗结束后至少3个月进行。

2. 错构瘤 错构瘤为肺部常见原发良性肿瘤,位于肺段以下支气管和肺内者称为周围型错构瘤或肺内型错构瘤,发生在肺段和肺段以上支气管内者称为中央型错构瘤或支气管内型错构瘤。

错构瘤CT表现多呈圆形或类圆形,直径多小于2.5cm,周围型错构瘤多见;边缘清晰光滑,偶可见分叶征;一般密度欠均匀,其内可见斑点状或"爆米花"状钙化(图4-2-19),部分含脂肪密度。周围肺野清晰,无炎症征象,无卫星灶。增强后大多无明显强化或轻度强化。中央型错构瘤远端肺组织可出现阻塞性肺炎或阻塞性肺不张。

3. 肺部转移瘤 肺部转移瘤的转移途径包括血行转移、淋巴管转移和直接侵犯等。

(1)血行转移CT表现:肺转移瘤以血行转移最为常见。血源性肺转移瘤表现为多发或单发结节灶,大小不一,多呈圆形,边缘清楚光滑,于双方散在分布,以中下肺野多见(图4-2-20);钙化少见,伴出血时可出现晕轮征,即磨玻璃影环绕结节,边缘模糊。肺转移瘤中偶见空洞,为鳞癌的特征性表现。

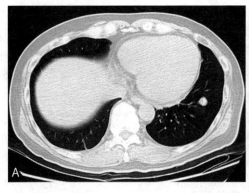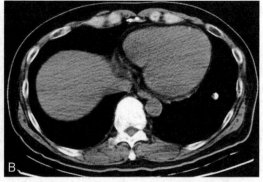

图 4-2-19 肺错构瘤

（2）淋巴道转移 CT 表现：肿瘤侵犯淋巴管可形成癌性淋巴管炎,肿瘤细胞穿过血管壁侵入周围淋巴管,形成多发的小结节病灶,常发生于支气管血管周围间质、小叶间隔及胸膜下间质,并通过淋巴管在肺内播散。淋巴管转移表现为支气管血管束增粗,常伴有小结节,小叶间隔呈串珠状改变或不规则增粗,小叶中心及胸膜下亦见小结节灶。常合并胸腔积液,约半数有纵隔及肺门淋巴结肿大。

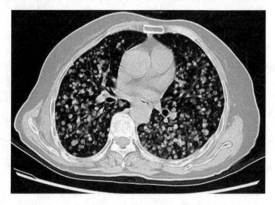

图 4-2-20 双肺多发转移瘤

（3）直接侵犯 CT 表现：肿瘤向肺内直接转移的原发病变为胸膜、胸壁及纵隔的恶性肿瘤。胸膜转移表现为胸膜结节和胸腔积液。肺上沟瘤易引起肺尖胸膜和邻近肋骨及胸椎侵犯和破坏。

4. 常见疾病的肺通气 / 灌注（ventilation/perfusion,V/P,亦称为 V/Q）显像

（1）肺栓塞（pulmonary embolism,PE）：引起闭塞动脉相应部位的灌注缺损,闭塞的末端动脉可以是整个肺、一个叶、一个肺段或一个亚段,典型影像学表现为肺叶、肺段或亚段性放射性分布稀疏或缺损,而 PE 的通气基本保持完好,因此肺通气显像是正常的。由于支气管肺段是圆锥形的,其顶端朝向肺门,底端突向胸膜表面。因此,血栓阻塞肺动脉会产生特征性的叶状、节段性或亚节段性周边楔形缺损,底部到达胸膜表面（图 4-2-21、图 4-2-22）。

（2）肺动脉高压的诊断：肺灌注显像对于肺动脉高压的诊断更有意义,其典型表现是双肺尖部显像剂分布明显高于肺底部,呈倒“八”字形,双肺内显像剂分布严重不均匀。通过肺 V/P 显像可以鉴别原发性和继发性肺动脉高压。原发性肺动脉高压在肺通气显像时病变部位呈现显像剂分布缺损区,而肺灌注显像则显示有显像剂填充,呈“反向不匹配”显像。因此,肺 V/P 显像有助于鉴别肺动脉高压的病因,有利于治疗方法的选择。

三、康复治疗的影像关注要点

（一）康复治疗影像的选择策略

慢性呼吸系统疾病的康复治疗方法出现很早,其疗效也被广泛研究,其中最常见的疾病之一就是慢性阻塞性肺疾病（COPD）。COPD 为气道慢性炎症病变,目前已经成为全球死亡

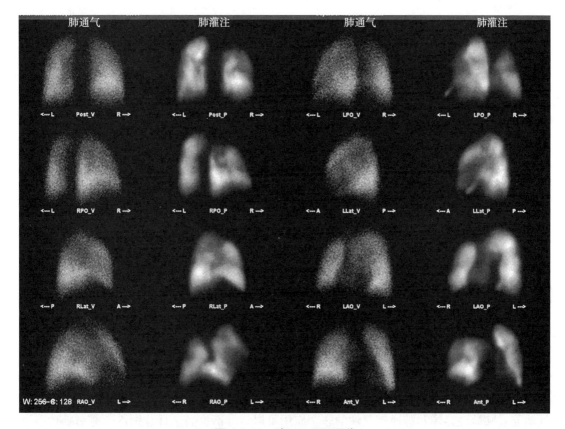

图 4-2-21　肺 V/P 平面显像

肺灌注显像示右肺上叶、左肺上叶舌段及左肺下叶背段可见放射性分布减低或缺损,而肺通气显像则未见明显异常,即肺 V/P"不匹配"。

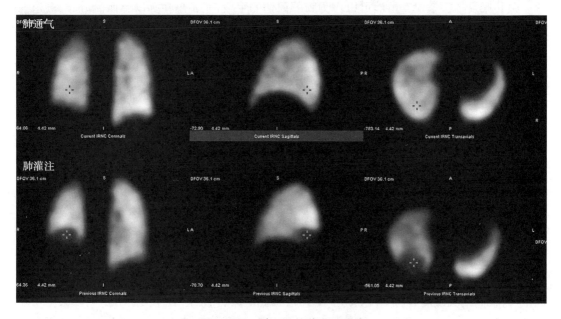

图 4-2-22　肺 V/P 显像断层显像

肺灌注显像示右肺下叶后基底段可见放射性分布缺损区,而肺通气显像则未见明显异常,即肺 V/P"不匹配"。

及致残重要原因。该病以不可逆气道阻塞作为主要特征,老年患者尤为严重,早期诊断并予以干预是改善预后的关键。肺功能检查是 COPD 确诊及临床分级重要手段,但对于早期患者,该方法无法明确直径 <2mm 小气道功能是否出现异常以致早期确诊受到影响。

数字 X 线成像是诊断肺部疾病的基本检查,主要用于观察肺脏的大致解剖,但 COPD 早期胸片可无变化,以后可出现肺纹理增粗、紊乱等非特异性改变,也可出现肺气肿改变。X 线胸片改变对 COPD 诊断意义不大,主要作为确定肺部并发症及与其他肺疾病鉴别之用。对患者肺部情况及有无并发症进行基本评估。同时 X 线胸片可作为体位引流的评估方法,决定是否需要体位引流,肺部哪一段需要引流。

CT 检查是临床上诊断鉴别诊断 COPD 常用的影像学方法,可清楚显示病灶的大小形态、位置,高分辨率 CT(high resolution CT,HRCT)作为胸部常规扫描的补充,主要用于观察病灶的微细结构,其影像可显示与大体正常解剖和病理解剖相似的形态学改变。HRCT 可以很好地发现早期肺气肿病灶,监测肺气肿的严重程度。CT 检查对肺部评价较为重要,尤其是高分辨率 CT 对患者早期疾病的评价起到重要作用。

MRI 诊断 COPD 具有一定优势,其可提供患者通气、灌注及呼吸动力学方面信息,具有较高时间与空间分辨力且无放射性辐射,在诊断灌注异常方面准确度较高,可达到90%~95%。但不可忽视的是,其容易受到血流信号丢失、肺质子密度低等不利因素影响,无法较好评价患者肺部形态学,因此无法有效掌握患者肺部组织形态方面异常。

核医学检查在呼吸系统疾病诊断中的应用,主要有肺灌注显像和肺通气显像。肺灌注显像用于评价肺动脉血流分布情况;肺通气显像主要用于评价气道的通畅性和肺的局部通气功能。肺灌注显像和肺通气显像的联合应用可以对肺部疾病进行鉴别诊断并对肺功能进行评估。肺灌注显像可用于肺动脉血栓栓塞症、肺动脉畸形、肺动脉病变诊断、COPD 评价等,也可以用于预测术后肺功能。肺通气显像主要用于支气管阻塞、肺肿瘤、肺炎症及支气管哮喘等疾病的评价。

磁共振及核医学检查虽然可以作为肺部评估的手段,尤其是在肺动脉血流分布、气道的通畅性和肺的局部通气功能的评估上,但在临床上应用并不广泛,相关的评价更常用的仍是肺功能检查。

(二)重要数据测量及康复诊疗指导意义

COPD 早期 X 线胸片可无明显变化,随后可出现肺纹理增多和紊乱等非特征性改变。主要 X 线征象为肺过度充气,表现为肺野透亮度增高,双肺外周纹理纤细稀少,胸腔前后径增大,肋骨走向变平,横膈位置低平,心脏悬垂狭长,严重者常合并有肺大疱的影像学改变。慢阻肺并发肺动脉高压和肺源性心脏病时,X 线胸片表现为:右下肺动脉干扩张,其横径≥15mm 或右下肺动脉横径与气管横径比值≥1.07,或动态观察右下肺动脉干增宽 >2mm;肺动脉段明显突出或其高度≥3mm;中心肺动脉扩张和外周分支纤细,形成"残根"征;圆锥部显著凸出(右前斜位 45°)或其高度≥7mm;右心室增大。

X 线胸片对肺部疾病的评价主要是确定肺部并发症及与其他疾病(如肺间质纤维化、肺结核等)鉴别诊断。

高分辨率 CT(HRCT)对辨别小叶中心型和全小叶型肺气肿以及确定肺大疱的大小和数量,有较高的灵敏度和特异度,多用于鉴别诊断和非药物治疗前评估。对预测肺大疱切除或外科减容手术等的效果有一定价值。利用 HRCT 计算肺气肿指数、气道壁厚度、功能性小气道病变等指标,有助于 COPD 的早期诊断和病情严重程度评估。

CT 影像的肺气肿改变可通过视觉评估或软件定量分析,其主要指标为肺气肿比例,即 CT 值小于某阈值的肺低密度衰减区占总肺截面积(体积)的比例(low attenuation areas,LAA%),其常用阈值分别为 –950Hu 和 –910Hu。根据 CT 所示气道病变及肺气肿严重程度的组合,可将 COPD 分为 3 个表型:①A 型:无肺气肿或存在轻微肺气肿;②E 型:存在较严重肺气肿(平均 LAA%>25%),而不合并支气管管壁增厚;③M 型:同时存在较严重的肺气肿和气管壁增厚(支气管壁增厚 / 相邻肺动脉直径≥30%)。

CT 可评估 COPD 急性加重的风险。支气管壁厚度是 COPD 急性加重频率的独立预测因素,严重肺气肿患者(LAA%>35%,阈值为 –950Hu)中肺气肿比例也是急性加重的独立预测因。肺动脉扩张(肺动脉 / 主动脉直径 >1)与需要住院的严重慢阻肺急性加重的发生风险相关,且独立于其他因素。欧洲呼吸学会 / 美国胸科学会(ERS/ATS)指南推荐,因 COPD 急性加重住院患者应考虑在出院后 3 周内开始行呼吸康复训练。研究表明,因 COPD 急性加重住院患者的早期呼吸康复治疗可减少再次入院并提高生活质量。

胸部 CT 的后处理技术已实现对气道的三维重建,根据气道壁、气道腔以及肺部组织之间的密度差异,于肺部 CT 数据中选择气道壁密度范围内的体素来重建气道的三维模型。气道的三维重建可帮助获得气管的内外径、管壁厚度(WT)、管壁面积(WA)和气道面积(LA)等数据,在评价支气管哮喘上非常重要。

CT 检查更多地用于肺部疾病的诊断和病情严重程度的评估,虽然也有 CT 肺密度测定与肺功能的相关性研究,但肺功能检查仍是诊断肺部疾病的常用方法。

(三)临床康复的影像关注点

影像学作为呼吸系统疾病的评价方式,对于疾病的早期诊断、并发症的判断及病情严重的评估都有着重要的作用,并可用于监测某些呼吸疾病的病程演变以及指导治疗,同时也直接影响着康复处方的制订。通过影像学检查对呼吸系统疾病患者进行评价。COPD 一直是最常被推荐进行呼吸康复治疗的疾病。尽管关于呼吸康复预后的研究,非 COPD 比 COPD 少,但是在最近的美国胸科医师学会 / 美国心肺康复学会(ACCP/AACVPR)循证医学指南和 ERS/ATS 呼吸康复声明中都明确了呼吸康复对非 COPD 患者的有效性。

1. 慢性阻塞性肺疾病(COPD)　由于 COPD 早期 X 线胸片可无变化,即使出现改变也是非特异性的,所以对临床康复的评价意义并不大。胸部 CT 检查可见小气道病变的表现、肺气肿的表现以及并发症的表现。临床康复更多地通过 CT 的表现来评价患者病情的严重程度,包括评价 COPD 急性加重的情况。由于 ERS/ATS 指南不推荐 COPD 急性加重住院期间开展呼吸康复,所以通过 CT 来判断患者是否处于急性加重期,是否及时进行康复治疗就非常重要了。结合运动评估,包括 6min 步行测试、往返步行测试、心肺运动测试等,从而依据 FITT 原则 [频率(frequency)、强度(intensity)、时间(time)、方式(type)] 制订个体化的运动处方。因为运动训练是呼吸康复基石,几乎所有慢性呼吸系统疾病患者都能从运动中获益。

2. 其他疾病的呼吸康复

(1)哮喘:哮喘是一种慢性气道炎症性疾病,相较于 COPD,哮喘气道阻塞更为可逆。一般而言,哮喘患者的身体状况往往比未患哮喘的人差。哮喘控制良好且无明显功能障碍的患者一般不需要呼吸康复治疗。对那些即使接受了最大限度治疗仍有呼吸困难或有个体化教育需求的患者,呼吸康复治疗是必要的。康复的目标是维持正常肺功能、减轻症状和减少急性加重、保持体能和降低病死率。

哮喘发作时胸部 X 线可见两肺透亮度增加,呈过度通气状态,缓解期多无明显异常。轻中度哮喘患者的胸部 CT 可无明显改变,重度哮喘患者常表现为支气管异常或通气异常。支气管异常包括支气管扩张、管壁增厚、管腔变细及气道内黏液阻塞等;通气异常则包括肺过度膨胀,肺气肿等。胸部 CT 提供更高的图像分辨率和以 Hu 为单位易于解释的 X 射线衰减,通过肺部组织的密度差异,可识别局部的空气滞留和黏液阻塞;且可以利用 CT 的后处理重建支气管树的三维成像,易于评价气道重塑。这些都成为评价哮喘的重要方法,对采取相应康复治疗技术提供依据。

(2)肺癌:肺癌是导致癌症死亡的最重要原因。吸烟是肺癌的主要原因,其他病因包括石棉、被动吸烟等环境暴露。许多肺癌患者,包括放疗或化疗后恢复的患者,都是进行呼吸康复的极佳人选,尤其是考虑到很多患者还合并 COPD。此外,体适能下降、恶病质、焦虑、肌力下降和疲乏是肺癌患者功能障碍的常见原因,这些情况在呼吸康复后可能会得到改善。运动训练可以增加体力、提升自我状态、改善健康状况,还能减轻接受化疗的癌症患者的疲乏,呼吸康复已被证明是对肺癌切除术患者有益的辅助治疗。

胸部 X 线检查是发现肿瘤最重要的方法之一。低剂量 CT 是目前筛查肺癌有价值的方法。我们通过影像学检查,可以评价患者肺癌的类型及进展程度,从而制订个体化康复处方。肺癌患者无论采用何种治疗方法,是手术治疗,还是综合治疗、对其开展康复治疗,都可有效地改善功能状态,缩短住院时长,改善生存质量及减少术后并发症的发生。

(谷 磊 邱士军 解 朋)

参 考 文 献

[1] 韩萍,于春水 . 医学影像诊断学[M] . 4 版 . 北京:人民卫生出版社,2016.

[2] 安德烈亚斯·亚当·格 - 艾放射诊断学[M] . 6 版 . 张敏鸣,译 . 北京:人民卫生出版社,2018.

[3] 王荣富,安锐 . 核医学[M] . 9 版 . 北京:人民卫生出版社,2018.

[4] 黄钢,申宝忠 . 影像核医学与分子影像[M] . 3 版 . 北京:人民卫生出版社,2016.

[5] 黄钢 . 核医学[M] . 3 版 . 北京:人民卫生出版社,2015.

[6] 中华医学会呼吸病学分会肺栓塞与肺血管病学组,中国医师协会呼吸医师分会肺栓塞与肺血管病工作委员会,全国肺栓塞与肺血管病防治协作组 . 肺血栓栓塞症诊治与预防指南[J] . 中华医学杂志,2018,98(14):1060-1087.

[7] 陈聪霞,姚稚明,郭悦,等 . 肺灌注 SPECT 显像 / 同机低剂量 CT 融合显像诊断急性肺栓塞的价值[J] . 中华核医学与分子影像杂志,2018,38(10):649-653.

[8] 郭宵峰 . 肺 V/Q 平面显像、肺灌注 SPECT/CT 及 CTPA 对肺栓塞临床诊断的对比性研究[D] . 太原:山西医科大学,2016.

[9] BAJC M,SCHÜMICHEN C,GRÜNING T,et al. EANM guideline for ventilation/perfusion single-photon emission computed tomography(SPECT)for diagnosis of pulmonary embolism and beyond[J]. Eur J Nucl Med Mol Imaging,2019,46(12):2429-2451.

[10] 房建珍,毕丽岩 . 慢性阻塞性肺疾病急性加重期诊治新进展[J] . 医学与哲学,2013,34(16):57-59.

[11] 贺煜 . 慢性阻塞性肺疾病的 CT 及 MRI 影像学的鉴定价值[J] . 中国 CT 和 MRI 杂志,2015,13(9):54-56.

[12] 王文尚 . CT 肺小血管与肺截面积比值与 COPD 患者肺功能指标的相关性分析[J] . 中国 CT 和 MRI

杂志,2017,15(7):54-57.

[13] 南登崑,黄晓琳.实用康复医学[M].北京:人民卫生出版社,2009.

[14] 李爽,陈亮,杜继民,等.MSCT 肺容积测定在 COPD 患者肺功能评价中的应用[J].吉林大学学报(医学版),2009,35(6):1167-1171.

[15] 徐松.重度 COPD 患者 CT 成像与 MRI 灌注扫描之间的关系[J].现代诊断与治疗,2012,23(7):1012-1013.

[16] 蔡显斌.慢性阻塞性肺疾病合并脑梗死 45 例临床特点分析[J].中国老年学杂志,2011,31(8):1435-1436.

[17] 中华医学会呼吸病学分会慢性阻塞性肺疾病学组.慢性阻塞性肺疾病诊治指南(2021 年修订版)[J].中华结核和呼吸杂志,2021,44(3):170-192.

[18] 程挺,程齐俭,万欢英.CT 评估在慢性阻塞性肺疾病中的临床应用进展[J].中华结核和呼吸杂志,2014,37(1):45-47.

[19] RIES A L,BAULDOFF G S,CARLIN B W,et al. Pulmonary Rehabilitation:Joint ACCP/AACVPR Evidence-Based Clinical Practice Guidelines [J]. Chest,2007,131(suppl 5):4S-42S.

[20] WEDZICHA J A,MRIAVITLLES M,HURST J R,et al. Management of COPD exacerbations:a European Respiratory Society/American Thoracic Society guideline [J]. Eur Respir J,2017,49(3):1600791.

[21] 美国心血管 - 肺康复协会.呼吸康复指南:评估、策略和管理[M].席佳宁,姜宏英,译.北京:北京科学技术出版社,2020.

[22] RIES A L. ACCP/AACVPR evidence-based guidelines for pulmonary rehabilitation. Round 3:another step forward [J]. J Cardiopulm Rehabil Prev,2007,27(4):233-236.

[23] SPRUIT M A,SINGH S J,GARVEY C,et al. An official American Thoracic Society/European Respiratory Society statement:key concepts and advances in pulmonary rehabilitation [J]. Am J Respir Crit Care Med,2013,188(8):e13-e64.

[24] 吴登峰,杨青.CT 和 MRI 评价哮喘的研究进展[J].实用临床医学,2020,21(12):97-99.